D1640684

Karl Paul (Hrsg.)
Asthma bronchiale bei Kindern
und Jugendlichen

Asthma bronchiale bei Kindern und Jugendlichen

Basiswissen
Hintergrundinformationen
Krankheitsbilder erkennen und
erfolgreich therapieren

Herausgegeben von
Karl Paul, Berlin,

unter Mitarbeit von
H.G. Berzel, K. Deichmann, A. Ernsting, J. Forster, F. Friedrichs, T. Frischer,
N. Gebert, H. Grasemann, M. Griese, N. Haller, E. Hamelmann, J. Hammer,
J. Kühr, G. Kusenbach, S. Lau, B. Niggemann, R. Nickel, F. Ratjen, F. Riedel,
J. Riedler, E. Rietschel, A. Schuster, J. Schwarze, H. Skopnik, D. Staab,
R. Szczepanski, C. Wojnarowski, R. Wolstein

Mit 75 Abbildungen und 97 Tabellen

Wissenschaftliche Verlagsgesellschaft mbH Stuttgart 2003

Anschrift des Herausgebers:

Prof. Dr. med. Karl Paul
Universitätsklinikum Charité
Campus Virchow-Klinikum
Klinik für Pädiatrie mit Schwerpunkt Pneumologie/Immunologie
Augustenburger Platz 1
13353 Berlin

Die in diesem Buch aufgeführten Angaben zur Medikation wurden sorgfältig geprüft. Dennoch können Herausgeber, Autoren und Verlag keine Gewähr für die Richtigkeit der Angaben übernehmen. Dem Leser wird empfohlen, sich vor einer Medikation in eigener Verantwortung anhand des Beipackzettels oder anderer Herstellerunterlagen kritisch zu informieren.

Bibliografische Information Der Deutschen Bibliothek
Die Deutsche Bibliothek verzeichnet diese Publikation in der Deutschen Nationalbibliografie; detaillierte bibliografische Daten sind im Internet über http://dnb.ddb.de abrufbar.
ISBN 3-8047-1910-4

Ein Markenzeichen kann warenzeichenrechtlich geschützt sein, auch wenn ein Hinweis auf etwa bestehende Schutzrechte fehlt.
Jede Verwertung des Werkes außerhalb des Urheberrechtsgesetzes ist unzulässig und strafbar. Dies gilt insbesondere für Übersetzung, Nachdruck, Mikroverfilmung oder vergleichbare Verfahren sowie für die Speicherung in Datenverarbeitungsanlagen.

© 2003 Wissenschaftliche Verlagsgesellschaft mbH,
Birkenwaldstraße 44, 70191 Stuttgart
Printed in Germany
Satz: Steffen Hahn GmbH, Medienservice, Kornwestheim
Druck und Bindung: Kösel GmbH & Co. KG, Kempten
Umschlaggestaltung: Atelier Schäfer, Esslingen

Für Zoë

Vorwort

Das Asthma bronchiale ist die häufigste chronische Erkrankung bei Kindern und Jugendlichen. Als mich die Wissenschaftliche Verlagsgesellschaft bat, ein praxisnahes, handliches Buch zu diesem Thema herauszugeben, stellte ich zunächst die Frage nach der Zielgruppe. Wir kamen überein, diese als alle Ärzte (auch in Ausbildung) zu definieren, die Kinder mit Asthma diagnostizieren, führen oder mitbehandeln. Dazu sollte das Buch

- auf dem neuesten wissenschaftlichen Stand sein
- verschiedene Experten auf den einzelnen Gebieten zusammenbringen
- in kurzen prägnanten Texten schnell zur Sache kommen
- anerkennen, dass man bei der heutigen Flut der Informationen nie vollständig sein kann
- kritisch Stellung beziehen, um dem Lesenden selbst die Weiterbildung zu erleichtern.

Die Gliederung des Buches wurde von Frau Prof. A. Schuster entscheidend mit beeinflusst. Die in der Betreuung der Patienten oder Forschung aktiven Autoren aus verschiedenen deutschsprachigen Ländern wurden gebeten, die Beiträge folgendermaßen zu strukturieren:

- Was ist auf dem betreffenden Gebiet gesichert und Voraussetzung für ein sinnvolles Handeln?
- Was ist allgemein akzeptiert und praktikabel?
- Wo ist Klärungsbedarf oder woran wird gearbeitet?

Da der Zugriff zur Originalliteratur für die meisten Leser ohnehin über Bibliotheken und elektronische Medien jederzeit leicht möglich ist und diese konkurrenzlos einfach zu bedienen sind, wurde darauf verzichtet, jede Aussage durch Zitate zu belegen. Vielmehr wurden bis zu 10 Literaturstellen pro Kapitel aufgenommen, die nach Ansicht der Autoren entscheidende Aussagen enthalten. Am Ende des Buches stehen die Literaturstellen, die übergreifende Bedeutung haben.

Das Buch wird abgerundet durch eine Liste der Arzneimittel mit Dosierungen, der Applikationsform, der Zulassung sowie Informationen über Fortbildungsmöglichkeiten, Zeitschriften und Internetseiten. Das aktuelle Stufenschema der Gesellschaft für pädiatrische Pneumologie zur medikamentösen Therapie, welches wenige Monate alt ist, wurde ebenfalls aufgenommen.

Mein Dank gilt neben allen Autoren Daniel Paul für redaktionelle Korrekturen. Alle Autoren erwarten von Ihnen, liebe Leser, Kritik und Verbesserungsvorschläge. Last not least möchte ich an dieser Stelle meines Koautors, Herrn PD. Dr. Gregor Kusenbach, gedenken, der in der Frühphase der Erstellung des Buches durch einen tragischen Unfall verstorben ist.

Berlin im Herbst 2002   Karl Paul

Inhalt

Vorwort   7

Einführung:
Was ist „Asthma bronchiale"? – Definition und Einteilung
K. Paul   25

A Ätiologie   27

A1 Epidemiologie   29
T. Frischer

A2 Genetik des Asthmas   31
R. Nickel und K. Deichmann

- 2.1 Kandidatengenregionen   33
  - 2.1.1 Chromosom 5q31–q32   34
  - 2.1.2 Chromosom 11q13   34
  - 2.1.3 Chromosom 12q14–q24   34
  - 2.1.4 Chromosom 16p12   34
- 2.2 Pharmakogenetische Untersuchungen   35
- 2.3 Genomweite Kopplungsanalysen des Asthma bronchiale   35
- 2.4 Zusammenfassung   35

A3 Zellen und Mediatoren der allergischen Entzündungsreaktion   36
E. Hamelmann

- 3.1 Humorale Faktoren   36
  - 3.1.1 Membranabkömmlinge   36
  - 3.1.2 Zell-Granula   37
  - 3.1.3 Zytokine   37
  - 3.1.4 Chemokine   38
- 3.2 Entzündungs-Zellen   39
  - 3.2.1 Mastzellen (MC)   39
  - 3.2.2 Eosinophile Zellen (Eos)   40
- 3.3 T-Lymphozyten beim Asthma bronchiale   40
- 3.4 IgE-Produktion und Bronchospasmus   41

A 4 Allergene — 44
S. Lau
- 4.1 Charakterisierung von Allergenen — 44
- 4.2 Besonderheit verschiedener Allergenquellen — 45
  - 4.2.1 Pollen — 45
  - 4.2.2 Allergene tierischen Ursprungs — 45
- 4.3 Nachweis von Innenraumallergenen im häuslichen Umfeld — 46

A 5 Funktionelle und morphologische Grundlagen der bronchialen Hyperreagibilität — 47
H. Grasemann
- 5.1 Verdickung der Atemwegswände — 47
- 5.2 Mediatoren des Remodellings — 48
- 5.3 Ausblick — 51

A 6 Infektionen — 52
J. Schwarze
- 6.1 Mechanismen der virusinduzierten Atemwegsobstruktion — 52
- 6.2 Infektionen und Verhinderung allergischer Reaktionen — 53
- 6.3 Infektionen als Auslöser von Asthma bronchiale — 54
- 6.4 Strategien zur Vermeidung einer Asthmaentwicklung nach Infektionen — 57

A 7 Prognose des Asthmas — 58
F. Riedel

B Klinik — 61

B 1 Der akute Asthma-Anfall — 63
F. Riedel

B 2 Chronische Form des Asthmas — 64
F. Riedel

B 3 Malignes Asthma — 66
F. Riedel

C Diagnostik — 67

C 1 Anamneseerhebung — 69
F. Friedrichs
- 1.1 Schriftliche Anamnesebögen — 69
- 1.2 Arzt-Patienten-(Eltern-)Gespräch — 69
  - 1.2.1 Eigenanamnese: Aktuelle Beschwerden — 69
  - 1.2.2 Eigenanamnese: Bisheriger Verlauf der Erkrankung — 69
  - 1.2.3 Eigenanamnese: Bisherige Diagnostik und Therapie — 70
  - 1.2.4 Familienanamnese — 70
  - 1.2.5 Umgebungsanamnese — 70

C2 Körperliche Untersuchung — 71
F. Friedrichs

- 2.1 Allgemeinpädiatrische Untersuchung — 71
- 2.2 Spezielle Untersuchung der Nase, des Thorax und der Lunge — 71
  - 2.2.1 Inspektion — 71
  - 2.2.2 Palpation und Perkussion — 71
  - 2.2.3 Auskultation — 72
  - 2.2.4 Weitere Diagnostik — 72

C3 Lungenfunktionsprüfung — 73
B. Niggemann

- 3.1 Spirometrie — 73
  - 3.1.1 Obstruktive Ventilationsstörungen — 74
  - 3.1.2 Restriktive Ventilationsstörungen — 75
  - 3.1.3 Kombinierte Ventilationsstörungen — 75
  - 3.1.4 Ventilationsstörungen der oberen Atemwege — 75
  - 3.1.5 Artefakte — 76
- 3.2 Ganzkörperplethysmographie — 76
- 3.3 Beurteilung — 77

C4 Lungenfunktionstestung im Säuglings- und Kleinkindesalter — 78
F. Ratjen

- 4.1 Fluss-Volumen-Kurve in Ruheatmung — 78
- 4.2 Thoraxkompressionstechnik — 78
- 4.3 Messung von Compliance und Resistance mit der Okklusionsmethode — 81
- 4.4 Bestimmung von Lungenvolumina — 82

C5 Medikamentöse Provokationen — 83
J. Kühr

- 5.1 Prinzip und Indikationen — 83
- 5.2 Instrumentarium — 83
- 5.3 Sicherheit und Reaktionserfassung — 83
- 5.4 Praktische Durchführung — 83
- 5.5 Störeinflüsse, Limitierungen und Therapierelevanz — 84

C6 Kaltluftprovokation — 85
J. Kühr

- 6.1 Prinzip und Indikationen — 85
- 6.2 Praktische Durchführung — 85

C7 Laufbelastung — 86
J. Kühr

- 7.1 Prinzip und Indikationen — 86
- 7.2 Praktische Durchführung — 86

C8 Peak-flow-Meter — 87
K. Paul

- 8.1 Allgemeines — 87
- 8.2 Durchführung der Peak-flow-Messung — 88
- 8.3 Interpretation der Ergebnisse — 88
  - 8.3.1 Peak-flow-Messung zur Erkennung einer Exazerbation — 88

C 9 Bronchoalveoläre Lavage ... 91
F. Ratjen

    9.1 Durchführung ... 91
    9.2 Referenzwerte ... 92
    9.3 Diagnostischer Einsatz der BAL ... 93
    9.4 Therapeutische BAL ... 93

C 10 Nichtinvasive Messung der Inflammation und ihre Bedeutung ... 94
J. Riedler

    10.1 Sputum ... 94
    10.2 Nasensekrete und Nasenlavage ... 95
    10.3 NO in der Ausatemluft ... 96
    10.4 H_2O_2 im Atemkondensat ... 96
    10.5 Blut und Harn ... 96
    10.6 Konklusion ... 96

C 11 Allergologische Diagnostik – Hauttestung ... 98
J. Kühr

    11.1 Prinzip ... 98
    11.2 Indikation ... 98
    11.3 Instrumentarium ... 98
    11.4 Sicherheit, Medikationskarenz, Reaktionserfassung ... 98
    11.5 Praktische Durchführung ... 99
    11.6 Alternativen zum Pricktest ... 99

C 12 Allergologische Diagnostik – In-vitro-Diagnostik ... 100
J. Kühr

    12.1 IgE-Bestimmung ... 100
        12.1.1 Indikationen ... 100
        12.1.2 Instrumentarium ... 100
        12.1.3 Praktische Durchführung ... 100
        12.1.4 Interpretation ... 100
    12.2 Mediatoren-Bestimmung ... 101
        12.2.1 Indikationen ... 101
        12.2.2 Instrumentarium ... 101
        12.2.3 Praktische Durchführung ... 101

C 13 Inhalative Allergenprovokation ... 102
J. Kühr

    13.1 Prinzip und Indikationen ... 102
    13.2 Praktische Durchführung ... 102

C 14 Gastroösophagealer Reflux und Asthma bronchiale ... 103
H. Skopnik und G. Kusenbach

    14.1 Diagnostik ... 103
    14.2 Gastroösophageale Refluxkrankheit ... 104
        14.2.1 Extraintestinale Manifestationen ... 105
    14.3 Therapie ... 105
        14.3.1 Prokinetische Therapie ... 105
        14.3.2 Säuresuppressive Therapie ... 105
        14.3.3 Chirurgische Therapiemaßnahmen ... 106

C 15	**Differenzialdiagnostik**	107

K. Paul

D Grundlagen der Pharmakotherapie — 109

D 1 Einführung — 111
K. Paul

D 2 Chromone — 112
H. G. Berzel

- 2.1 Pharmakologie — 112
- 2.2 Wirkmechanismen — 112
- 2.3 Medikation — 114

D 3 Inhalative Corticosteroide — 115
A. Schuster

- 3.1 Wirkmechanismus — 115
- 3.2 Klinische Wirksamkeit — 116
- 3.3 Nebenwirkungen — 117
  - 3.3.1 Körperlängenwachstums — 117
  - 3.3.2 Knochenstoffwechsel — 118
- 3.4 Klinische Anwendung — 118

D 4 Systemische Corticoide — 122
A. Schuster

- 4.1 Wirkmechanismus — 122
- 4.2 Klinische Anwendung — 122

D 5 β_2-Sympathomimetika — 124
E. Rietschel

- 5.1 Wirkungsmechanismus — 124
- 5.2 Wirkstoffe — 124
- 5.3 Nebenwirkungen — 125
- 5.4 Wechselwirkungen mit anderen Medikamenten — 125
  - 5.4.1 Theophyllin — 125
  - 5.4.2 Steroide — 125
  - 5.4.3 Anticholinergika — 125
- 5.5 Anwendung — 125
- 5.6 Kurz wirksame β_2-Sympathomimetika — 126
  - 5.6.1 Salbutamol — 127
  - 5.6.2 Terbutalin — 127
  - 5.6.3 Fenoterol — 128
- 5.7 Lang wirksame β_2-Sympathomimetika — 128
  - 5.7.1 Formoterol — 129
  - 5.7.2 Salmeterol — 129
  - 5.7.3 Kombination von Salmeterol und Fluticason — 129
  - 5.7.4 Kombination von Formoterol und Budesonid — 129

D 6 Anticholinergika
G. Kusenbach und K. Paul ... 131

- 6.1 Wirkungen und Wirkungsmechanismen ... 131
- 6.2 Nebenwirkungen ... 131
- 6.3 Stellenwert in der Therapie des Asthma bronchiale ... 132
- 6.4 Praktische Anwendung und Dosierung ... 132
  - 6.4.1 Akuter Asthma-Anfall ... 132
  - 6.4.2 Dauertherapie ... 132

D 7 Theophyllin
G. Kusenbach und K. Paul ... 133

- 7.1 Wirkungsspektrum und Wirkmechanismen ... 133
  - 7.1.1 Wirkmechanismen ... 134
  - 7.1.2 Antientzündliche Wirkung ... 134
- 7.2 Nebenwirkungen ... 134
- 7.3 Stellenwert in der Therapie des Asthma bronchiale ... 135
  - 7.3.1 Vergleich mit anderen antiasthmatischen Wirkprinzipien ... 135
  - 7.3.2 Indikationen für Theophyllin bei Asthma bronchiale ... 135
- 7.4 Dosierung und praktische Anwendung ... 136

D 8 Antileukotriene
K. Paul ... 137

- 8.1 Bedeutung der Leukotriene ... 137
- 8.2 Leukotrieninhibitoren ... 137
  - 8.2.1 Klinische Studien ... 138
  - 8.2.2 Studien an pädiatrischen Patienten ... 138
- 8.3 Vergleich mit anderen Asthmamedikamenten ... 139
- 8.4 Vor- und Nachteile der Leukotrieninhibitoren ... 140
- 8.5 Offene Fragen ... 140

D 9 Antihistaminika
K. Paul ... 141

- 9.1 Therapeutischer Einsatz ... 141
- 9.2 Unterschiede zwischen einzelnen Antihistaminika ... 141
- 9.3 Prophylaktischer Einsatz ... 142

D 10 Phosphodiesteraseinhibitoren
A. Schuster ... 143

D 11 Kombinationspräparate
K. Paul ... 144

- 11.1 Argumente für eine fixe Kombination ... 144
- 11.2 Beispiele für fixe Kombinationen ... 144
  - 11.2.1 DNCG und β_2-Sympathomimetika ... 144
  - 11.2.2 Inhalative Corticosteroide und β_2-Sympathomimetika ... 144
- 11.3 Zusammenfassung ... 145
- 11.4 Mögliche Nachteile ... 145

D 12 Experimentelle Therapien 146
E. Hamelmann
12.1 Interaktion mit der IgE-Antwort (Anti-IgE-Therapie) 146
12.1.1 Grundlagen 146
12.1.2 Studien 146
12.1.3 Beurteilung 147
12.2 Interaktion mit der Zytokin-Antwort 147
12.2.1 Grundlagen 147
12.2.2 Anti-IL-4 147
12.2.3 Anti-IL-5 148
12.2.4 Anti-IL-13 148
12.2.5 Anti-inflammatorische/anti-allergische Zytokine 148
12.3 Interaktion mit der Entzündung (antiinflammatorische Therapie) 149
12.3.1 Grundlagen 149
12.3.2 Anti-Adhäsions-Moleküle 149
12.3.3 Chemokin-Inhibitoren 149
12.3.4 Mediator-Antagonisten 149
12.4 Interaktion mit der Immunreaktion (Prävention) 150
12.4.1 Grundlagen 150
12.4.2 Immuntherapie 150
12.4.3 Vakzinierung 150

D 13 Schwerstes Asthma 152
K. Paul
13.1 Pathophysiologie des steroidresistenten Asthmas 152
13.2 Klinik 152
13.3 Therapie 153
13.3.1 Ciclosporin 153
13.3.2 Methylprednisolon-Pulstherapie 153
13.3.3 Immunglobuline 153
13.3.4 Inhaliertes Lidocain 153
13.3.5 Methotrexat 153
13.3.6 Interferon-1a 153

E Darreichungsformen für inhalative Therapeutika 155

E 0 Inhalationssysteme 157
K. Paul

E 1 Feuchtinhalation per Gerät 158
M. Griese
1.1 Indikationen für die Anwendung der Feuchtinhalation bei Asthma bronchiale 158
1.2 Technische Grundlagen 158
1.2.1 Düsenvernebler 158
1.2.2 Ultraschall-Vernebler 159
1.3 Patientenbezogene Faktoren der Inhalationstechnik 159
1.3.1 Einfluss der Gesichtsmaske 159
1.3.2 Nasenatmung 159
1.3.3 Entrainment 160
1.3.4 Atemmuster 160
1.3.5 Anwenderfreundlichkeit und Compliance 160

1.4	Klinische Anwendung von Düsenverneblern	160
1.5	Klinische Studien	160
1.6	Neue Entwicklungen in der Verabreichung von Aerosolen	161
1.7	Schlussfolgerungen	161

E2 DOSIERAEROSOLE UND SPACER 162
R. WOLSTEIN UND F. RATJEN

2.1	Aerosole	162
2.2	Dosieraerosole	162
	2.2.1 Aufbau und Funktion	162
	2.2.2 Treibgase	163
	2.2.3 Benutzung	163
	2.2.4 Dosierung	163
2.3	Spacer	164
	2.3.1 Prinzip	164
	2.3.2 Der Einsatz des Spacers bei Kindern	165
	2.3.3 Elektrostatische Aufladung	166
	2.3.4 Vom Dosieraerosol zum Wirkort	166
	2.3.5 Pflege	167
2.4	Vergleich von Nass- und Trockeninhalation	167
2.5	Zusammenfassung	168

E3 PULVERINHALATOREN 169
K. PAUL

3.1	Unterschiede der verschiedenen Geräte	169
3.2	Anwendung	169

E4 HFA-BASIERTE INHALATIONSSYSTEME UND TREIBGASFREIE LÖSUNGEN 170
K. PAUL

F STUFENTHERAPIE 171

F1 STUFENTHERAPIE DES ASTHMA BRONCHIALE 173
G. KUSENBACH UND K. PAUL

1.1	Therapieziele und Überwachung	174
1.2	Vermeidung von Auslösern	175
1.3	Pharmakotherapie	176
1.4	Patientenschulung und Partnerschaft Arzt/Patient	177

F2 AMBULANTES VORGEHEN 181
K. PAUL

2.1	„Step-up" oder „step-down"?	181
2.2	Praktische Durchführung des Step-down	181
2.3	Step-up	181
2.4	Kindgerechte Therapie	182
2.5	Entscheidungskriterien für die Therapiereduktion	182
2.6	Zusammenfassung	183

F 3 **MONITORING VON NEBENWIRKUNGEN IN DER PRAXIS** 184
F. FRIEDRICHS
    3.1 **Controller und Reliever** 184
        3.1.1 Reliever 184
        3.1.2 Parasympatholytika 185
        3.1.3 Theophyllin 185
    3.2 **Controller** 185
        3.2.1 DNCG und Nedocromil 185
        3.2.2 Leukotrienantagonisten 186
        3.2.3 Glucocorticoide 186

G BEHANDLUNG DES AKUTEN ASTHMA-ANFALLS 187

G 1 **BEHANDLUNG DES AKUTEN ASTHMA-ANFALLS ZU HAUSE** 189
H. G. BERZEL
    1.1 **Anamnese und Krankheitsbefund** 189
    1.2 **Prävention, Therapieschemata, Stufenpläne** 189
    1.3 **Behandlungsschritte zu Hause und in der Praxis** 190
    1.4 **Fazit** 190

G 2 **STATIONÄRE BEHANDLUNG DES SCHWEREN ASTHMA-ANFALLS** 192
K. PAUL
    2.1 **Diagnostik** 192
    2.2 **Therapie** 192
        2.2.1 Sauerstoff 192
        2.2.2 Intravenöse oder orale Glucocorticosteroide 193
        2.2.3 Inhalative β_2-Sympathomimetika 193
        2.2.4 Intravenöses Theophyllin, β_2-Sympathomimetika oder intravenöses Montelukast 193
    2.3 **Monitoring** 193

G 3 **BEHANDLUNG DES ASTHMA BRONCHIALE AUF DER INTENSIVSTATION** 194
J. HAMMER
    3.1 **Status asthmaticus – klinische Präsentation** 194
    3.2 **Kriterien zur Hospitalisation auf der Intensivstation** 194
    3.3 **Allgemeines Management/Monitoring** 195
        3.3.1 Sauerstoff 196
        3.3.2 Flüssigkeitszufuhr 196
        3.3.3 Na-Bicarbonat 196
        3.3.4 Sedativa 196
        3.3.5 Monitoring 196
    3.4 **Medikamentöse Standardtherapien** 197
        3.4.1 β_2-Sympathomimetika 197
        3.4.2 Steroide 198
    3.5 **Adjuvante medikamentöse Therapie** 198
        3.5.1 Anticholinergische Substanzen (Ipratropiumbromid) 198
        3.5.2 Aminophyllin und Theophyllin 198
        3.5.3 Magnesiumsulfat 198

3.6 Intubation und assistierte Beatmung ... 198
  - 3.6.1 Intubation ... 198
  - 3.6.2 Beatmung ... 199
  - 3.6.3 Sedation/Neuromuskuläre Blockade ... 200
3.7 Therapien bei Versagen der üblichen Maßnahmen ... 201
  - 3.7.1 Helium/Sauerstoff-Gasgemische (Heliox) ... 201
  - 3.7.2 Inhalationsanästhetika ... 201
  - 3.7.3 Hochfrequenz-Oszillations-(HFO)Beatmung ... 201
  - 3.7.4 Extrakorporelle Membranoxygenation ... 201

G4 NACHBEHANDLUNG ... 203
K. PAUL

H ALLERGOLOGISCHE MASSNAHMEN UND UMWELT ... 205

H1 HAUSSTAUBMILBEN ... 207
S. LAU
- 1.1 Faktoren, die das Milbenwachstum beeinflussen ... 207
- 1.2 Physikalische Maßnahmen ... 208
- 1.3 Acarizide ... 208
- 1.4 Bedeutung der Milbenallergenexposition für die spezifische Sensibilisierung und das Asthma bronchiale im Kindesalter ... 209

H2 SCHIMMELPILZE ... 210
J. FORSTER
- 2.1 Diagnostik ... 210
- 2.2 Allergenminderung ... 210
- 2.3 Offene Fragen ... 210

H3 TIERALLERGENE ... 211
J. FORSTER
- 3.1 Allergeneigenschaften ... 211
- 3.2 Diagnostik ... 211
- 3.3 Allergenreduzierung ... 211
- 3.4 Offene Fragen ... 211

H4 HYPOSENSIBILISIERUNG ... 213
K. PAUL
- 4.1 Indikationen ... 213
- 4.2 Kontraindikationen ... 213
- 4.3 Erfolgsaussichten ... 213
- 4.4 Durchführung ... 214
- 4.5 Nebenwirkungen ... 214
- 4.6 Unklarheiten und Kontroversen ... 214

H 5	**Umwelteinflüsse**	215

T. Frischer

	5.1	Außenluftschadstoffe	215
		5.1.1 Ozon	215
		5.1.2 NO_2	215
		5.1.3 Partikel	216
		5.1.4 Passivrauchen	216
	5.2	Erhöhte Empfindlichkeit bei Kindern mit Asthma	217

I Spezielle Aspekte des Asthmas bei Kindern und Jugendlichen   219

I 1	**Säugling und junges Kleinkind**	221

C. Wojnarowski

	1.1	Klinik	221
	1.2	Prädisponierende physiologische Faktoren für das Auftreten einer Atemwegsobstruktion im Säuglingsalter	221
	1.3	Ätiologie und Risikofaktoren	221
	1.4	Differenzialdiagnosen	222
	1.5	Diagnostik	222
	1.6	Therapie	223
	1.7	Prognose	223

I 2	**Das belastungsinduzierte Asthma im Kindesalter**	224

T. Frischer und C. Wojnarowski

	2.1	Mechanismus des belastungsinduzierten Asthmas	224
	2.2	Feststellung des belastungsinduzierten Asthmas	224
	2.3	Risikofaktoren	225

I 3	**„Cough-variant asthma"**	227

A. Schuster

I 4	**Kontraindizierte Medikamente**	229

H. G. Berzel

I 5	**Impfungen**	231

J. Forster

	5.1	Grundimmunisierung	231
	5.2	Indikationsimpfung	231
	5.3	Hühnereiweißallergie	231
	5.4	Gelatine-Allergie	231
	5.5	Prinzipien der Impfungen bei Allergikern/Asthmatikern	232

I 6	**Physiotherapie**	233

A. Ernsting

I 7 Ernährung 235
K. Paul

- 7.1 Einfluss von ω-6-Fettsäuren auf die TH2-Antwort 235
- 7.2 Einfluss von ω-3-Fettsäuren auf die TH2-Antwort 235
- 7.3 Epidemiologische Daten zum Einfluss von ω-6-Fettsäuren auf die TH2-Antwort 236
- 7.4 Epidemiologische Daten zum Einfluss von ω-3-Fettsäuren auf die TH2-Antwort 237

I 8 Komplikationen 238
E. Rietschel

- 8.1 Komplikationen verursacht durch die Pathophysiologie des Asthmas 238
  - 8.1.1 Pulmonale Komplikationen 238
  - 8.1.2 Extrapulmonale Komplikationen 238
- 8.2 Komplikationen als Folge antiasthmatischer Therapie 239
  - 8.2.1 Komplikationen durch Antiasthmatika 239
  - 8.2.2 Komplikationen unter maschineller Beatmung 239
- 8.3 Erkrankungen, die durch Asthma verstärkt werden 240
  - 8.3.1 Gastroösophagealer Reflux 240
  - 8.3.2 Sichelzellanämie 240
  - 8.3.3 Hypertonus 240
- 8.4 Langzeitkomplikation durch Asthma bronchiale im Kindesalter 240

K Psychosoziale und ökonomische Bedeutung des Asthmas 241

K 1 Kindliches Asthma und Psyche 243
N. Gebert

- 1.1 Historischer Überblick 243
  - 1.1.1 Überblick über die psychologische Therapie 244
- 1.2 Ganzheitliche Betrachtungsweisen 244
- 1.3 Angst und Asthma 245
  - 1.3.1 Persönlichkeitsspezifische Angst bei Kindern 245
  - 1.3.2 Asthmaspezifische Angst 245
- 1.4 Psyche und Compliance 247
- 1.5 Asthma und Familie 248
- 1.6 Psychologische Therapiemöglichkeiten 248
  - 1.6.1 Sozialer Mikrokosmos, familiäre Interaktion 249
  - 1.6.2 Gemeindekontext: Schule, Freundeskreis, Hausarzt 249
  - 1.6.3 Makrosystemkontext 249
- 1.7 Ausblick 250

K 2 Asthma und Lebensqualität 251
D. Staab

- 2.1 Was versteht man unter gesundheitsbezogener Lebensqualität? 251
- 2.2 Warum soll man LQ beim Asthma messen? 251
- 2.3 Wie kann man LQ messen? 251
  - 2.3.1 Generische LQ-Instrumente 252
  - 2.3.2 Krankheitsspezifische Instrumente 252
- 2.4 Krankheitsspezifische LQ-Instrumente für Kinder mit Asthma 252
- 2.5 Zusammenfassung 253

K 3 Asthmaschulung — 254
R. Szczepanski

- 3.1 Entstehung und Ziele — 254
- 3.2 Inhalte und Durchführung — 254
  - 3.2.1 Wissensbereich — 254
  - 3.2.2 Körperlicher Bereich — 255
  - 3.2.3 Emotionaler Bereich — 255
  - 3.2.4 Kognitiver Bereich — 255
  - 3.2.5 Verhaltenstraining — 256
  - 3.2.6 Familiärer Bereich — 256
  - 3.2.7 Sozialer Bezug — 256
  - 3.2.8 Umgang mit Hilfssystemen — 256
- 3.3 Rahmenbedingungen — 256
- 3.4 Wirksamkeit und Ergebnisse — 257
- 3.5 Qualitätssicherung — 258
- 3.6 Offene Fragen — 258
  - 3.6.1 Praktische Durchführung — 258
  - 3.6.2 Situation der Asthmatrainer — 259
  - 3.6.3 Rahmenbedingungen und Strukturen — 259
- 3.7 Ausblick — 259

K 4 Grundzüge des Qualitätsmanagements zum Krankheitsbild Asthma — 261
N. Haller

- 4.1 Definitionen und Interpretationen der Qualitätsthematik — 261
  - 4.1.1 Qualität und Versorgungssysteme — 261
  - 4.1.2 Beurteilung der Qualität — 262
- 4.2 Idee und Konzept des Total Quality Management (TQM) — 262
- 4.3 Ansatzpunkte des TQM — 263
  - 4.3.1 Der Null-Fehler-Ansatz — 263
  - 4.3.2 Die Kundenorientierung — 263
  - 4.3.3 Der Systemansatz — 264
  - 4.3.4 Verpflichtungen und Aufgaben für die Leitung — 264
- 4.4 Unternehmenspolitik und Qualitätspolitik — 265
- 4.5 Handlungsrahmen des TQM (Asthma) — 266
  - 4.5.1 Der Kunde als Partner — 266
  - 4.5.2 Die Notwendigkeit des Marketings — 268
  - 4.5.3 Bedeutung der Organisationsstrukturen — 268
  - 4.5.4 Abschließende Bemerkung — 269

K 5 Therapiekosten — 270
K. Paul

K 6 Geschriebene Pläne — 272
F. Friedrichs

Anhang — 277

Anhang 1 Medikamente — 279
Anhang 2 Internetadressen — 283
Anhang 3 Allgemeine Literatur — 284

Abkürzungsverzeichnis — 288

Autorenverzeichnis — 290

Stichwortverzeichnis — 293

Einführung: Was ist „Asthma bronchiale"? – Definition und Einteilung

Einführung: Was ist „Asthma bronchiale"? – Definition und Einteilung

Hinter dem Begriff Asthma bronchiale verbirgt sich ein facettenreiches Krankheitsbild, welches verschiedene Phänotypen umfasst, die durch eine bronchiale Inflammation und Obstruktion als Antwort auf verschiedene Auslösereize gekennzeichnet sind. Eine unter pädiatrischen Pneumologen akzeptierte klinische Definition lautet: „Asthma ist episodisch auftretendes Pfeifen oder Husten in einem klinischen Zusammenhang, in welchem Asthma wahrscheinlich ist und andere, seltene Erkrankungen ausgeschlossen werden können". Es ist aufgrund dieser vagen Beschreibung nicht erstaunlich, dass verschiedene andere medizinische Disziplinen in ihrer Charakterisierung der Erkrankung weitere unterschiedliche Aspekte der Krankheitsmanifestation betonen (Tabelle 1).

Obwohl es wünschenswert wäre, Patienten, bei denen sich Asthmasymptome manifestieren oder besser noch Individuen mit einer Disposition für Asthma mit wenig invasiven Mitteln zu diagnostizieren und durch eine adäquate Therapie zu behandeln, damit den weiteren Krankheitsverlauf zu stoppen und Spätfolgen vorzubeugen, sind die Voraussetzungen gegenwärtig nur in begrenztem Maß gegeben. Die Heterogenität der Erkrankung legt zum einen nahe, dass es eine Reihe von „Ursachen" für diese Erkrankung gibt. Zum Zweiten ist die Diagnose des Asthmas gerade in den ersten Lebensjahren nicht mit 100%iger Sicherheit zu stellen. Zum Dritten ist es gegenwärtig noch umstritten, welche therapeutischen der prophylaktischen Interventionen geeignet sind, die Krankheit zu heilen oder Folgeschäden zu verhindern. Letztendlich müssen wir uns darüber im Klaren sein, dass die gegenwärtig angebotenen Therapien (mit Ausnahme der Hyposensibilisierung) lediglich symptomatisch sind: dies betrifft sowohl die β_2-Sympathomimetika- als auch die Corticosteroid-Therapie.

In der Praxis und Klinik ist in der Patientenführung eine gründliche klinische Einschätzung entscheidend, die den Körperzustand, die Manifestationsfaktoren sowie vor allem die Anamnese in geeignetem Maße einbezieht. Verschiedene Laboruntersuchungen können zur diagnostischen Sicherheit beitragen, die durch sie erreichte Spezifität und prädiktive Wertigkeit ist allerdings für den individuellen Patienten nicht ausreichend, um auf dieser Grundlage allein Entscheidungen zu treffen.

Die Klinik lehrt auch, dass Asthma noch immer eine lebensbedrohliche Erkrankung ist. Die Häufigkeitszunahme betrifft zwar eher die leichten Verläufe, die von Allgemeinpädiatern betreut werden. Patienten mit hohem Therapieniveau oder mit bedrohlichen Anfällen gehören allerdings in die Hand des Spezialisten, des pädiatrischen Pneumologen. Nicht zuletzt die möglichen Medikamentennebenwirkungen erfordern Spezialwissen. Auch Säuglinge, bei denen die Frage der weiteren Diagnostik bzw. der frühen Intervention zur Disposition steht, sollten in einem Zentrum evaluiert werden. Jugendliche und Adoleszenten weisen eine Reihe weiterer Besonderheiten auf.

Tab. 1: Definitionen des Asthma bronchiale.

Allergologe	Krankheit, die Karenz und ggf. Hyposensibilisierung erfordert
Epidemiologe	Erkrankung mit rasch ansteigender Häufigkeit, bestimmten Risikofaktoren und variabler Prognose
Genetiker	Polygenie
Gesundheitsökonom	Ursache zunehmender Krankheits- und erheblicher Folgekosten
Immunologe	Überwiegen der Th2-Immunantwort, atopische Reaktionslage
Kliniker	Einschränkung der Lebensqualität und Gefahr durch plötzlich einsetzende bronchiale Obstruktion, Hustenreiz und Hypoxie
Lungenphysiologe	Bronchiale Obstruktion, Überblähung, Hyperreagibilität auf verschiedene Auslösereize
Pathologe	Chronische Inflammation der Bronchialwand mit subepithelialer Fibrose und eosinophiler Entzündung
Pharmakologe	Reversibilität auf Intervention mit β_2-Sympathomimetika und/oder antiinflammatorischen Medikamenten (v. a. Corticosteroide)
Psychologe	Verunsicherung und Lebensgefahr

Tab. 2: Einteilung des Asthma bronchiale.

Einteilung	Beispiel
Ätiologie	Allergisch, intrinsisch, infektgetriggert, belastungsinduziert
Schweregrad	Häufigkeit der Beschwerden: Pro Tag/Woche/Monat/Jahr Intensität der Beschwerden Dauer der Anfälle Schulfehlzeiten Krankenhausaufenthalte Arztbesuche Therapieniveau Malignes Asthma
Chronologie	Frühkindliches Asthma Schulkindasthma
Verlauf	Chronisch, intermittierend
Dynamik	Progredient, rückläufig

Tab. 3: Risikofaktoren für Asthma bei Kindern und Heranwachsenden.

Hyperreagibilität
Atopie
Geschlecht (häufiger bei Jungen)
Exposition gegenüber Innenraumallergenen
Innenraumluftverschmutzung
Respiratorische Infektionen
Abwesenheit von respiratorischen Infektionen
Passivrauchen
Aktivrauchen
Pränatale Tabakrauchexposition
Mütterliches Alter (inverse Relation)
Frühgeburtlichkeit

Die Einteilung des Asthma bronchiale kann verschiedene Gesichtspunkte wie die Ätiologie, den Schweregrad und den Verlauf berücksichtigen (Tabelle 2). Einige Phänotypen in verschiedenen Lebensaltern sind in Abbildung 1 enthalten. Weitere Risikofaktoren, die teilweise aus epidemiologischen Studien stammen und daher in ihrer pathogenetischen Bedeutung in den entsprechenden Kapiteln näher analysiert (oder kommentiert) werden sollen, sind in Tabelle 3 zusammengefasst.

In den ersten beiden Lebensjahren spielen Zigarettenrauch und Viruserkrankungen eine überragende Rolle. Die Allergie nimmt ab dem Alter von 3 Jahren an Bedeutung zu. „Kleine" Atemwege, die aufgrund der Schleimhautschwellung zu einer Atemwegsobstruktion führen können, sind dagegen schon ab Geburt an dem Asthmaphänotyp beteiligt.

Prospektive Untersuchungen haben verschiedene Verlaufsformen entsprechend unterschiedlicher ätiologischer Voraussetzungen identifizieren können (Tabelle 3). Es ist für erfahrene Pädiater nicht überraschend und auch in der wissenschaftlichen Welt akzeptiert, dass eine Subgruppe von Kindern, die im ersten Lebensjahr asthmaähnliche Symptome aufweisen („rezidivierende obstruktive Bronchitiden"), später beschwerdefrei ist. Hingegen zeigen Kinder mit Neurodermitis und frühzeitiger Sensibilisierung gegen verschiedene Nahrungsallergene („Atopietyp") einen eher chronischen Verlauf und bei einer weiteren Gruppe von Patienten mit allergischem Asthma stellen sich diese Symptome zusammen oder im Gefolge einer allergischen Rhinitis erst im späten Kindergartenalter bzw. frühen Schulalter ein.

Wissenschaftliche Untersuchungen, die prospektiv multizentrisch durchgeführt werden, sind zur Klärung dieser Fragen hilfreich. Es sollte Patienten ermöglicht werden, auch im Kindesalter an wissenschaftlichen Untersuchungen teilzunehmen. Nur so lässt sich vermeiden, dass unkritisch therapeutische Entscheidungen aufgrund von Einzelbeobachtungen oder Analogieschlüssen aus Untersuchungen an Erwachsenen getroffen werden.

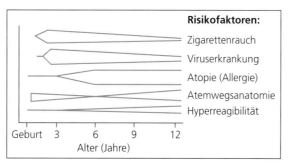

Abb. 1: Phänotypen des kindlichen Asthma bronchiale in Abhängigkeit von Lebensalter und Risikofaktoren [nach Silverman und Wilson 1997].

Literatur

Gappa M, Freihorst J, von der Hadt H: Asthma bronchiale: klinischer Verlauf vom Kleinkindes- zum Schulalter. Eine Nachuntersuchung. Monatsschrift Kinderheilkd 145 (3): 255–261 (1997)

Martinez FD, Wright AL, Taussig LM, Hoberg CJ, Haonen M, Morgan WJ and the Group Health Medical Associates: Asthma and wheezing in the first six years of life. N Engl J Med 332: 133–138 (1995)

Silverman M, Wilson MN: Wheezing phenotypes in childhood. Thorax 52 (11): 936–937 (1997)

Woolcock A, Barnes PJ (eds): Asthma: the important questions. Am J Respir Crit Care Med 161 (3) S 157–S 217 (2000)

A
Ätiologie

A 1 Epidemiologie

Die Epidemiologie beschäftigt sich einerseits mit der Beschreibung von Krankheitsbildern in der Bevölkerung (deren zeitliche und räumliche Verteilung), andererseits versucht sie mit wissenschaftlichen Methoden Ursachen für die Entstehung von Krankheiten zu erforschen und die Auswirkungen von Therapiekonzepten auf den Krankheitsverlauf zu beschreiben.

Beschreibende Funktion: Die Prävalenz (in Prozent) ist ein Maß für die Häufigkeit einer Erkrankung in einer Population zu einem gewissen Zeitpunkt. Die Inzidenz (in Fällen/100 000/Jahr) gibt die Häufigkeit über einen Zeitraum an. Standardisierte Verfahren helfen Prävalenzen/Inzidenzen zwischen Populationen, Regionen oder Zeiträumen zu vergleichen.

Analytische Funktion: Die Ursachen von Erkrankungen können mit Querschnitt- oder Längsschnittuntersuchungen untersucht werden, wobei die Häufigkeit des Auftretens einer bestimmten Erkrankung zwischen exponierten (d.h. den dem unter Verdacht stehenden Einflussfaktor ausgesetzten Personen) und nicht exponierten Personen angegeben wird. Das *relative Risiko* wird in einer prospektiven Studie ermittelt und ist eine Verhältniszahl für die Anzahl der Erkrankten unter den Exponierten verglichen mit den Erkrankten unter den nicht Exponierten. Die *Odds-ratio* wird aus einer Querschnittsuntersuchung berechnet und vergleicht die Expositionshäufigkeit unter den Erkrankten mit der Expositionshäufigkeit unter den Gesunden. Eine Zahl > 1 ergibt ein erhöhtes Risiko (Odds-ratio) an (z. B. 1.2 = um 20 % erhöhtes Risiko). Schließt das Konfidenzintervall „1" nicht ein, handelt es sich um ein statistisch signifikant erhöhtes (oder erniedrigtes) Risiko. Die Kausalität einer Assoziation ist wahrscheinlich, wenn die gefundene Beziehung an unterschiedlichen Gruppen von Personen, zu unterschiedlichen Zeitpunkten und mit unterschiedlichen Methoden entdeckt wurde und wenn klinisch-experimentelle Studien kongruente Ergebnisse zeigen.

Auswirkung von Therapiekonzepten: Während bei der klinischen oder experimentellen Forschung das Individuum im Mittelpunkt steht, werden in der Epidemiologie Personen- (oder Patienten-)gruppen untersucht. Die Ergebnisse epidemiologischer Forschung sind daher im klinischen Alltag nicht direkt auf den einzelnen Patienten anwendbar, sondern geben Richtlinien für die Therapie (z. B. präventive Maßnahmen, Strategien für Vermeidung von Passivrauchen) einer ganzen Patientengruppe.

Tab. A 1.1: Hypothesen zur Manifestation des Phänotyps „Asthma".

	Beobachtung	Hypothese
Geschwisteranzahl	Anzahl der Geschwister ist negativ mit Asthmaprävalenz assoziiert.	Präventive Wirkung respiratorischer Infekte. Modulation des Immunsystems in Richtung TH2-Antwort.
Diät	Protektive Wirkung von Stillen und hypo-allergener Nahrung bei Kindern atopischer Eltern, Vit-C-reiche Kost, vegetarische Ernährung, ungesättigte Fettsäuren (fischreiche Kost).	Allergenmeidung protektiv bei atopischer Disposition, Antioxidanzien wirken anti-inflammatorisch.
Allergenexposition	Frühkindliche Exposition gegenüber Hausstaubmilben führt zu erhöhter Asthmainzidenz.	Priming des Immunsystems durch frühen (evtl. auch intrauterinen) Allergenkontakt.
Sozioökonomischer Status	Erhöhte Asthmaprävalenz bei Kindern mit niedrigem sozialen Status in amerikanischen Großstädten. Erhöhte Asthmaprävalenz in Europa bei hohem sozialen Status.	Schlechter Zugang zu Gesundheitsvorsorgeeinrichtungen, höhere Rauchexposition, diätetische Faktoren. Geringere Kinderzahlen (weniger Infekte?), erhöhte Allergenexposition (Milben?), stärkere Perzeption von Symptomen.
Geburtszeitpunkt	Erhöhte Prävalenz atopischer Manifestationen bei Kindern, die in der Pollensaison geboren wurden.	Frühkindliches Priming des Immunsystems in Richtung TH2-Antwort.
Geburtsgewicht	Erhöhte Prävalenz asthma-typischer Symptome bei Geburtsgewicht < 2500 g.	Unreife der Lunge, Assoziation mit broncho-pulmonaler Dysplasie, Assoziation mit intrauteriner Rauchexposition.
Rauchen in der Schwangerschaft	Erhöhte Prävalenz von asthma-typischen Symptomen bei Kleinkindern („wheezy bronchitis") mit guter Prognose.	Störung des Wachstums der kleinen Atemwege prädisponiert zu Episoden mit pfeifender Atmung bei viralen Infekten.

A Ätiologie

Wichtige Erkenntnisse der epidemiologischen Forschung der letzten Jahre im Hinblick auf das kindliche Asthma bronchiale umfassen:

- Beschreibung der weltweiten Zunahme allergischer Erkrankungen
- Bedeutung von Lebensstil-Faktoren für die Genese von Asthma
- Differenzierung des heterogenen Asthmasyndroms des Kleinkindes
- Effekte präventiver Therapiestrategien.

Weltweit ist in den letzten Jahrzehnten eine steigende Prävalenz von Asthma sowie anderen allergischen Erkrankungen beobachtet worden. Diese, mit unterschiedlichsten Methoden (Krankenhausaufnahmen, vergleichende Fragebogenuntersuchungen, Messung der bronchialen Hyperreaktivität, Allergietest etc.) abgeschätzte Prävalenzsteigerung betrifft v. a. industrialisierte, reiche Länder und hier vorwiegend urbanisierte Regionen. Erst durch die Entwicklung standardisierter, international gut vergleichbarer Methoden ist es möglich geworden, die weltweite Verbreitung von Asthma sowie dessen Phänotyp zu beschreiben. Kinder, und hier vornehmlich Kleinkinder, zählen zu den betroffenen Gruppen. Die Prävalenzsteigerung betrifft alle Schweregrade von Asthma, sodass eine gesteigerte Perzeption von Symptomen nicht alleinig für die Häufigkeitszunahme verantwortlich gemacht werden kann, da man in diesem Fall nur eine Zunahme von leichtem Asthma erwarten würde. Aufgrund der raschen Entwicklung dieses Phänomens können genetische Einflüsse ausgeschlossen werden und es sind vielmehr Umweltbedingungen, die hier eine Rolle spielen dürften. Ein für moderne Industrienationen typischer Lebensstil spielt hier vermutlich eine große Rolle und führt möglicherweise zu einer verstärkten Exposition gegenüber nutritiven oder inhalativen Allergenen v. a. bei sehr kleinen Kindern. Lebensstilfaktoren könnten auch die Art und den Schweregrad respiratorischer Infektionskrankheiten modulieren. Eine Zusammenfassung von Hypothesen zur Expression des Phänotyps Asthma, für die eine wissenschaftliche Evidenz besteht, ist in Tabelle A 1.1 ersichtlich.

Die Evaluation einer Sekundärprävention (= präventive Maßnahmen bei Patienten mit erhöhtem Risiko für eine spezifische Erkrankung) im Sinne einer Allergenexpositionsmeidung bei Hoch-Risikokindern (Kinder atopischer Eltern) kann nur mit epidemiologischen Methoden erfolgen. Sowohl für nutritive als auch inhalative Allergene konnte gezeigt werden, dass eine Expositionsvermeidung das Risiko, an einer atopischen Manifestation zu erkranken, signifikant senken kann. Die Meidung von Kuhmilchallergen sowie die Reduktion der Belastung mit Hausstaubmilben ist bei der Therapie des frühkindlichen Asthmas und der Vorsorge bei Risikokindern (s. o.) etabliert. Ähnliches gilt für die Prävention von Passivrauchen, welches als der wesentlichste vermeidbare Faktor für die Entstehung von Asthma angesehen werden kann. Die Wirkung des Passivrauchens ist umso schädlicher, je früher sie einsetzt, wobei vermutlich der intrauterinen, zu einer Störung der anatomischen Atemwegsgeometrie führenden Exposition die größte Bedeutung zukommt.

Die Differenzierung des Phänotyps „Asthma" im Kleinkindesalter in zwei distinkte Entitäten konnte mit einer prospektiven Kohortenstudie gezeigt werden. Martinez und Mitarbeiter verfolgten 826 Kinder unmittelbar postpartal bis in das Schulalter. Lungenfunktionsmessungen wurden in den ersten Lebenswochen und dann wieder bei Erreichen des Schulalters durchgeführt. Es konnte eine Gruppe von Kindern identifiziert werden, bei denen eingeschränkte Lungenfunktionswerte bereits postpartal vorlagen. Diese Kinder hatten ein deutlich erhöhtes Risiko, an einer rezidivierenden „wheezy bronchitis" zu erkranken. Während bei dieser Gruppe jedoch eine gute Prognose vorlag, konnte eine zweite Gruppe von Kindern beschrieben werden, die über eine normale Lungenfunktion bei Geburt verfügten, aber zunehmend atopische Stigmata entwickelten. Diese Gruppe hatte hinsichtlich einer persistierenden Symptomatik bis ins Schulalter eine schlechtere Prognose. Zu diesem Zeitpunkt hatte sich die Lungenfunktion bei der ersten Gruppe gebessert (jedoch nicht normalisiert) und bei der zweiten verschlechtert. Die Autoren schließen aus ihren Beobachtungen, dass schon bei Geburt enge Atemwege vorliegen können, die zum Phänotyp Asthma prädisponieren. Unklar bleibt, ob diese engen Atemwege einen Risikofaktor für die spätere Entwicklung einer chronisch obstruktiven Lungenerkrankung darstellen.

Literatur

Sporik R, Holgate ST, Platts-Mills TA, Cogswell JJ: Exposure to house-dust mite allergen (Der p I) and the development of asthma in childhood. A prospective study. N Engl J Med 323 (8): 502–507 (1990)

Strachan DP, Butland BK, Anderson HR: Incidence and prognosis of asthma and wheezing illness from early childhood to age 33 in a national British cohort [see comments]. BMJ 312 (7040): 1195–1199 (1996)

The International Study of Asthma and Allergies in Childhood (ISAAC) Steering Committee: Worldwide variation in prevalence of symptoms of asthma, allergic rhinoconjunctivitis, and atopic eczema: ISAAC. Lancet 351 (9111): 1225–1232 (1998)

Von-Mutius E, Weiland SK, Fritzsch C, Duhmel H, Keil U: Increasing prevalence of hay fever and atopy among children in Leipzig, East Germany. Lancet 351 (9106): 862–866 (1998)

Woolcock AJ, Peat JK: Evidence for the increase in asthma worlwide. Ciba-Found-Symp. 206: 122–134; discussion 134–139, 157–159 (1997)

A 2 Genetik des Asthmas

Asthma bronchiale und andere Erkrankungen des allergischen Formenkreises stellen genetisch komplexe Phänotypen dar. Vereinfacht betrachtet handelt es sich bei genetisch komplexen Erkrankungen um solche, die in ihrer Vererbung nicht den einfachen Mendel'schen Regeln folgen. Die Schwierigkeit, zugrunde liegende Gendefekte oder Genvarianten der Entstehung einer solchen Erkrankung zuzuordnen, wird durch mehrere Erbauffälligkeiten begründet:

- eine inkomplette Penetranz (d.h. nicht jeder Variantenträger muss erkranken)
- Phänokopien (d.h. Umgebungseinflüsse können die Erkrankung auch ohne Erbanlage bedingen)
- genetische Heterogenität (d.h. mehrere Varianten in unterschiedlichen Genen können dieselbe Erkrankung bedingen)
- eine polygene Vererbung (d.h. Genvarianten erhalten ihren krankheitsbildenden Stellenwert erst durch ihr Zusammenspiel).

Die Schwierigkeiten genetischer Studien komplexer Krankheitsbilder sind von Lander und Mitarbeitern ausführlich beschrieben worden.

Eine genetisch bedingte Veranlagung ist aus epidemiologischen Studien hinreichend belegt, wobei aufgrund der Komplexität der Erkrankung die Frage nach einem einheitlichen Erbgang nicht eindeutig beantwortet werden kann. Hieraus resultiert letztlich auch das fehlende Wissen über die molekulargenetische Basis der Allergien. Erst verbesserte molekularbiologische Techniken und statistische Auswertungsverfahren der letzten Jahre erlauben es, auf genomischer Ebene mehr über die Grundlagen der genetisch komplexen Erkrankungen Asthma bronchiale und Atopie zu erfahren.

Die Erforschung genetischer Grundlagen allergischer Erkrankungen ist aus folgenden Gründen von zentraler Bedeutung:

- Sie kann unser Verständnis für pathophysiologische Abläufe verbessern.
- Sie erlaubt eine frühzeitigere Abschätzung des individuellen Risikos, ein Asthma oder eine Atopie zu entwickeln.
- Sie erlaubt einen gezielteren Einsatz therapeutischer Maßnahmen.
- Sie erlaubt schließlich langfristig die Entwicklung neuer Behandlungsstrategien.

Es ist nicht Ziel dieses Kapitels, alle Genregionen und Kandidatengene aufzulisten, die je eine Kopplung oder eine Assoziation mit Asthma gezeigt haben. Vielmehr soll es Einblicke in die Schwierigkeiten der Erforschung genetischer Grundlagen allergischer Erkrankungen vermitteln, grundlegende Arbeitsmethoden darstellen und wenige Schlüsselarbeiten der Forschung zur Asthma-Genetik erwähnen.

Asthma wird über ein komplexes Zusammenspiel von genetischen Faktoren (multiple Major- und Minorgene) und Umweltfaktoren bedingt. Dabei sind nicht einzelne Genmutationen von unbedingtem Krankheitswert zu erwarten. Vielmehr bedingt das Miteinander vieler häufiger Genvarianten in mehreren Genen die individuelle Anfälligkeit, die Krankheit zu entwickeln.

Bei der Suche nach krankheitsverursachenden Genen bzw. deren Varianten werden zwei Vorgehensweisen angewandt:

1. **Genomweite Kopplungsanalysen:** Hier werden nicht einzelne Gene analysiert, vielmehr erfolgt eine Genotypisierung von hochpolymorphen so genannten Mikrosatellitenmarkern, die im Kopplungsfall die Nähe eines krankheitsbedingten Gens andeuten. Durch enorme technologische Fortschritte in der Molekulargenetik ist die genomweite Suche nach Genen inzwischen ein Unterfangen, welches automatisiert in vielen Forschungseinrichtungen durchgeführt wird. Bei genomweiten Suchen werden Mikrosatellitenmarker eingesetzt, die natürlicherweise in großer Menge über das gesamte Genom verteilt vorliegen. Meist werden ca. 300 Marker in regelmäßigen Abständen von ca. 10 cM (ca. 10 Mio. Basenpaaren) ausgewählt. Regionen, die mit diesem Ansatz Hinweise auf eine Kopplung mit Asthma zeigen, werden anschließend mit dichterer Markeranalyse weiter untersucht. Schließlich erfolgt die mühsame und langwierige Kartierung aller in der Nähe der Marker liegenden Gene und deren Untersuchung wie oben skizziert auf eine mögliche Krankheitsverursachung.

2. **Kandidatengenanalysen:** Bei diesem Ansatz werden Gene, deren kodierten Proteinen pathophysiologisch eine entscheidende Rolle im Krankheitsprozess beigemessen wird, auf eine mögliche Beteiligung bei der Krankheitsentstehung untersucht.

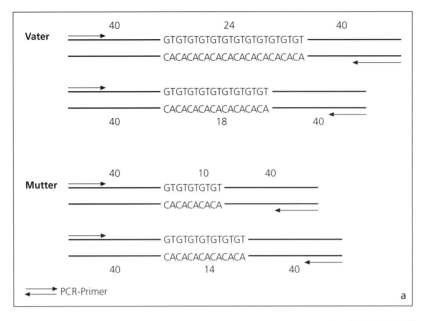

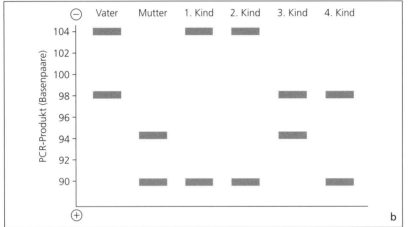

Abb. A2.1: Prinzip der Mikrosatellitenmarkeranalyse.
a) Mittels PCR werden polymorphe Marker sowie die (nicht-polymorphen) flankierenden DNA-Abschnitte amplifiziert. Unterschiede in der Größe des PCR-Produktes sind auf unterschiedliche Häufigkeiten der Di- (Tri- oder Tetra-) Nukleotid-Wiederholungen zurückzuführen.
b) Elektrophorese der PCR-Produkte lässt erkennen, welche Allele die Kinder von den Eltern geerbt haben. Kind 1 und 2 sind für diesen Genort genetisch identisch.

ten Erkrankung gerecht wurden.

Dies sind für die Kopplungsanalyse:

Die sib-pair-Analyse (Geschwisterpaar-Analyse): Geschwister teilen durchschnittlich 50 % ihres genetischen Materials. Nimmt man an, dass eine Mutation in einem bestimmten Gen für Asthma mitverantwortlich wäre, so würden gemeinsam mit dieser Mutation nahe gelegene Allele polymorpher Mikrosatellitenmarker mitvererbt werden. Je geringer die Distanz zwischen Krankheitsgen und genetischem Marker, desto unwahrscheinlicher ist eine Trennung dieser Genorte durch Rekombinationen während der Meiose. Betroffene Geschwister sind daher an entsprechenden Genorten nicht zu 50 % sondern zu einem signifikant höheren Prozentsatz (bei monogenen Erbkrankheiten und direkter Nachbarschaft zu 100 %) identisch. Ähnliche Verfahren stehen auch zur Verfügung, um weitere betroffene Verwandte in die Untersuchungen mit einzubeziehen.

Die Multipoint-Analyse: Ähnlich wie bei der sib-pair-Analyse wird die überdurchschnittlich häufige Vererbung identischer chromosomaler Regionen untersucht. Während die sib-pair-Analyse jedoch Marker für Marker getrennt betrachtet, verbindet die Multipoint-Analyse Informationen mehrerer benachbarter Marker und kann so Aufschluss über die Vererbung größerer chromosomaler Abschnitte (bzw. Haplotypen) geben. Weiterhin wird ein höherer Grad an Information wenig polymorpher Marker erreicht.

Der Transmissions-Disäquilibrium-Test (TDT): Der TDT kombiniert Charakteristika einer Kopplungs- und Assoziationsanalyse. Man untersucht betroffene Kinder und deren Eltern. Jedes elterliche Allel wird mit einer Wahrscheinlichkeit von 50 % an die Nachkommen vererbt. Wird ein Allel eines Mikrosatellitenmarkers überdurchschnittlich

Mithilfe direkter Gensequenzierung oder ähnlicher Suchmethoden auf elektrophoretischer Basis werden in unabhängigen Individuen häufige Genvarianten nachgewiesen. Im Anschluss lässt sich deren Assoziation mit dem betrachteten Phänotyp in definierten Populationen unabhängiger erkrankter und gesunder Individuen untersuchen.

Eine Auswertung der auf diesen Analysen basierenden Daten war erst möglich, nachdem in den vergangenen Jahren statistische Methoden entwickelt wurden, die dem komplexen Charakter der untersuch-

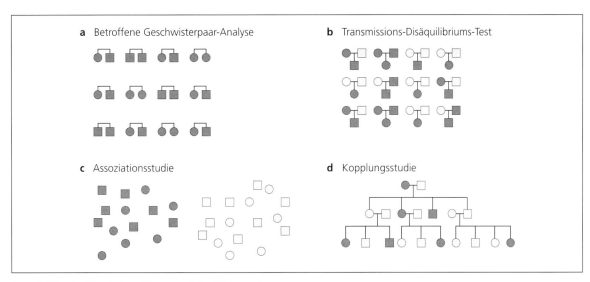

Abb. A 2.2: Studiendesigns für genetische Untersuchungen.
a) Analyse betroffener Geschwisterpaare („affected-sibpair-studies"). Geschwister sind an jedem Genort mit einer Chance von 50 % genetisch identisch. Mithilfe von Mikrosatellitenmarkern wird getestet, inwieweit erkrankte Geschwister an bestimmten Genorten genetisch identisch sind. Sind dies signifikant mehr als 50 % der untersuchten Geschwisterpaare, deutet dies auf eine Kopplung des eingesetzten Markers mit dem Krankheitsbild hin. Die Eltern werden – unabhängig davon, ob sie selbst erkrankt sind oder nicht – ebenfalls genotypisiert, a) um sicherzustellen, dass es sich tatsächlich um Geschwister handelt, und b) um zu testen, ob die Geschwister die jeweiligen Allele vom gleichen Elternteil geerbt haben, also „identical-by-descent" sind.
b) Transmissions-Disäquilibriums-Test. Betroffene Kinder und deren Eltern (unabhängig ob betroffen oder nicht) werden untersucht. Sind beide Eltern hinsichtlich eines Mikrosatellitenmarkers (oder auch einer Mutation) heterozygot, wird jedes Allel mit einer Chance von 50 % auf die Nachkommen vererbt. Wird ein Allel signifikant häufiger als 50 % an betroffene Kinder vererbt, deutet dies ebenfalls auf eine Kopplung des genetischen Markers mit der Krankheit hin.
c) Assoziationsstudie. Betroffene Individuen werden mit nicht betroffenen Individuen genetisch verglichen. Dieses Studiendesign bietet sich an, wenn Mutationen in Kandidatengenen identifiziert wurden und diese auf eine mögliche Assoziation mit der Krankheit getestet werden sollen.
d) „Klassische" Kopplungsstudie. Es wird getestet, inwieweit Allele genetischer Marker gemeinsam mit der Krankheit vererbt werden. Die statistische Analyse erfordert jedoch die Kenntnis über den (Mendel'schen) Vererbungsweg. Daher eignet sich dieses Studiendesign kaum für genetische Studien komplexer Krankheitsbilder.

häufig an erkrankte Nachkommen vererbt, weist dies auf die unmittelbare Nähe eines krankheitsverursachenden Gens hin. Nachteil des TDT ist, dass signifikante Resultate nur dann erwartet werden können, wenn die gewählten Marker weniger als 1 cM (1 Mio. bp) von dem Gen von Interesse entfernt liegen.

Die Assoziationsstudie: Assoziationsstudien erlauben, die Häufigkeit aufgedeckter Genvarianten in Untersuchungskohorten betroffener und nicht betroffener, unabhängiger Individuen zu vergleichen. Dies stellt einen weiteren Hinweis auf eine direkte Beteiligung des untersuchten Gens am Krankheitsgeschehen dar, muss jedoch noch nicht den Krankheitswert dieser Genvariante bedeuten. Vielmehr können weitere eng benachbarte Varianten den eigentlichen Krankheitseffekt bedingen, was letztendlich nur funktionelle Untersuchungen belegen können. Moderne Anlayseverfahren erlauben auch die Erfassung variabler Faktoren und deren dementsprechende Gewichtung im Rahmen der Auswertung.

Um die genetischen Grundlagen des Asthma bronchiale insbesondere im Zusammenspiel mit weiteren Dispositions- und Expositionsfaktoren vollständig entschlüsseln zu können, erscheinen die hier erwähnten statistischen Methoden jedoch noch unzureichend und erfordern eine Weiterentwicklung. Insbesondere Methoden zur Analyse von Gen-Gen- sowie Gen-Umwelt-Interaktionen müssen entwickelt und in die kritische Interpretation einbezogen werden.

2.1 Kandidatengenregionen

Die ersten Studien zur Genetik atopischer Erkrankungen stammen von D. Marsh und W. Cookson. Die HLA-Region auf Chromosom 6p, das Interleukin-Gencluster auf Chromosom 5q sowie die beta-Kette des hochaffinen IgE-Rezeptors auf Chromosom 11q stellen die ersten und am intensivsten untersuchten Kandidatengenregionen dar. Obwohl einerseits mehrere Studien darauf hinweisen, dass Gene in diesen Abschnitten zur Pathogenese atopischer Krankheiten beitragen, konnte dies andererseits in weiteren Studien nicht belegt werden. Eine Kopplung oder Assoziation von Asthma und Atopie mit diesen Genregionen bleibt deshalb umstritten. Dies belegt bereits die teils geographisch und von Expositionseinflüssen abhängige Bedeutung einzelner Gene in der Krankheitsentstehung.

Im Folgenden sollen exemplarisch 5 Genregionen dargestellt werden, die im Zusammenhang mit Asthma oder Asthma-assoziierten Phänotypen in mindestens drei unabhängigen Populationen Hinweise auf eine Kopplung aufweisen.

2.1.1 Chromosom 5q31–q32

Die genomische Region 5q31–5q32 trägt mehrere Gene, deren Proteinprodukte eine pathophysiologische Rolle bei atopischen Erkrankungen spielen: Interleukin 4 (IL-4), IL-5, IL-13, IL-3, IL-9, CD14, der Glucocorticoidrezeptor, der β$_2$-Adrenorezeptor und weitere. Insbesondere IL-4 kommt eine Schlüsselposition in der Regulation IgE vermittelter Prozesse zu. Erstmals konnte die Arbeitsgruppe um David Marsh 1994 eine Kopplung der Genregion 5q31–q32 mit Gesamt-IgE-Spiegeln nachweisen. Marsh definierte in dieser Genregion ein Hauptgen, das die IgE-Regulation auf nicht-spezifische Weise reguliert. Mehrere Arbeiten bestätigten die Kopplung der Genregion mit Asthma-assoziierten Phänotypen; außerdem konnte eine Assoziation eines Polymorphismus im Promotor des IL-4-Gens mit erhöhten IgE-Werten sowie der FEV$_1$ beim Asthma gezeigt werden. Ein weiteres wichtiges Kandidatengen stellt der β$_2$-Adrenorezeptor (ADRB2) dar. Er ist ein Transmembranprotein der Zelloberfläche, das Katecholamine wie deren Agonisten und Antagonisten bindet und das durch sie induzierte Signal ins Zellinnere überträgt. Die Arbeitsgruppe von Liggett konnte erstmals eine Assoziation von Varianten in diesem Gen mit spezifischen Asthma-Phänotypen nachweisen. Auch scheinen diese Varianten das Ansprechen auf β$_2$-Sympathomimetika mitzubedingen.

2.1.2 Chromosom 11q13

Hier wird die beta-Kette des hochaffinen IgE-Rezeptors kodiert. In englischen und australischen Familien wurde nicht nur eine Kopplung genetischer Marker in dieser Region mit Atopie beschrieben, sondern es wurden auch Varianten in dem kodierenden Gen selbst identifiziert, welche in den untersuchten Familien an Asthma gekoppelt vererbt werden. Auch hier konnten jedoch die Ergebnisse in mehreren anderen Populationen nicht reproduziert werden.

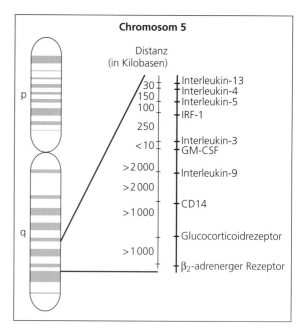

Abb. A 2.3: Schematische Darstellung des Interleukin-Clusters auf Chromosom 5q31.1–q33. Der kurze Arm eines jeden Chromosoms wird mit p, der lange Arm mit q designiert, die Zahlen entsprechen chromosomalen Regionen und Banden (in dieser Abbildung nicht maßstabsgetreu wiedergegeben), welche in der Giemsa-Färbung sichtbar sind.

2.1.3 Chromosom 12q14–q24

Die Gene für Interferon-γ, den Stammzell-Faktor (SCF) und weitere Kandidatengene für Asthma werden auf dem langen Arm des Chromosoms 12 kodiert. Die Region zeigte in mehreren unabhängig rekrutierten und phänotypisierten Populationen eine Kopplung mit Asthma und/oder Asthma-assoziierten Phänotypen. Atopie-assoziierte Mutationen in einem der erwähnten Kandidatengene auf dem 12. Chromosom wurden bisher jedoch nicht publiziert.

2.1.4 Chromosom 16p12

Das kodierende Gen für den IL-4-Rezeptor wurde auf dem kurzen Arm von Chromosom 16 lokalisiert (16p12–11.2). Für diese Genregion konnte sowohl Kopplung an Asthma wie Atopie gezeigt als auch die Assoziation dreier funktionell bedeutsamer Varianten nachgewiesen werden.

2.2 Pharmakogenetische Untersuchungen

Die Arbeitsgruppe von Jeff Drazen hat funktionelle genetische Sequenzvarianten im 5-Lipoxygenase-Gen (ALOX5, Chromosom 10q) identifiziert, welche in vitro und in vivo das Nicht-Ansprechen auf eine antiasthmatische Therapie mit 5-Lipoxygenase-Inhibitoren erklären. Exemplarisch zeigen diese Studien neben den bereits erwähnten Untersuchungen von Varianten des β_2-Adrenorezeptors eine mögliche Anwendung gewonnener Erkenntnisse der Genforschung: Genetische Faktoren können ein unterschiedliches Ansprechen auf eine antiasthmatische Therapie bedingen und stellen damit einen wichtigen Vorhersagewert für das Therapieansprechen dar.

2.3 Genomweite Kopplungsanalysen des Asthma bronchiale

Viel wurde sich von der genomweiten Suche nach Asthma-Genen versprochen. Zwischenzeitlich sind mehrere solcher Studien publiziert, jedoch zeigte kaum eine chromosomale Region übereinstimmend eine Kopplung an den Phänotyp Asthma in diesen unabhängig voneinander durchgeführten Analysen. Weiterhin wies kaum eine der identifizierten Regionen eine hochsignifikante Kopplung auf, sodass eindeutige Aussagen zur Lokalisation und Anzahl von Asthma-Genen anhand dieser Untersuchungen bisher nicht möglich sind. Vielmehr muss man von einigen falsch positiven als auch falsch negativen Ergebnissen ausgehen. Ethnische genetische Unterschiede, eine zu geringe Anzahl untersuchter betroffener Geschwisterpaare und unterschiedliche Definitionen des untersuchten Phänotyps Asthma bronchiale sind mögliche Gründe für die derzeit diskrepanten Ergebnisse der genomweiten Suchen nach Asthma-Genen.

2.4 Zusammenfassung

Die in diesem Kapitel zusammengefassten Untersuchungen haben im Hinblick auf das pathophysiologische Verständnis des asthmatischen Prozesses neue Erkenntnisse gebracht.

Zusammenfassend lässt sich sagen, dass Asthma bronchiale wie Atopie nicht durch wenige die Krankheit auslösende Genmutationen sondern vielmehr durch das Zusammenspiel mehrerer häufiger Genvarianten mit bedingtem Krankheitswert charakterisiert sind. Die Erforschung dieser Genvarianten hat sich als schwierig erwiesen und ist von falsch negativen wie falsch positiven Resultaten sowie widersprüchlichen Forschungsberichten geprägt. Die getrennte Untersuchung wichtiger Krankheitsparameter wie der entzündlichen Komponente, der spezifischen Sensibilisierung oder des Ansprechens auf die antiinflammatorische oder bronchodilatatorische Therapie erscheint zum jetzigen Zeitpunkt besonders Erfolg versprechend.

Literatur

Burchard EG, Silvermann EK, Rosenwasser LJ, Borish L, Yandava C, Pillari A, Weiss ST, Hasday J, Lilly CM, Ford JG, Drazen JM: Association between a sequence variant in the IL-4 gene promoter and FEV(1) in asthma. Am J Respir Crit Care Med 160: 919–922 (1999)

Cookson WO, Sharp PA, Faux JA, Hopkin JM: Linkage between immunoglobulin E responses underlying asthma and rhinitis and chromosome 11q. Lancet 1: 1292–1295 (1989)

Deichmann KA, Heinzmann A, Forster J, Dischinger S, Mehl Ch, Brueggenolte E, Hildebrandt F, Moseler M, Kuehr J: Linkage and allelic association of atopy and markers flanking the IL4-receptor gene. Clin Exp Allergy 28: 151–155 (1998)

Drazen JM, Yandava CN, Dube L, Szczerback N, Hippensteel R, Pillari A, Israel E, Schorck N, Silverman ES, Katz DA, Drajesk J: Pharmacogenetic association between ALOX5 promoter genotype and the response to anti-asthma treatment. Nat Genet 22: 168–170 (1999)

In KH, Asano K, Beier D, Grobholz J, Finn PW, Silverman EK, Silverman ES, Collins T, Fischer AR, Keith TP, Serino K, Kim SW, De Sanctis GT, Yandava C, Pilari A, Rubin P, Kemp J, Israel E, Busse W, Ledford D, Murray JJ, Segal A, Tinkleman D, Drazen JM: Naturally occurring mutations in the human 5-lipoxygenase gene promoter that modify transcription factor binding and reporter gene transcription. J Clin Invest 99: 1130–1137 (1997)

Lander E, Kruglyak L: Genetic dissection of complex traits: guidelines for interpreting and reporting linkage results. Nature Genet 11: 241–247 (1995)

Marsh DG, Neely JD, Breazeale DR, Gosh B, Freidhoff LR, Ehrlich KE, Schou C, Krishnaswamy G, Beaty TH: Linkage analysis of Il4 and other chromosome 5q31.1 markers and total serum immunoglobulin E concentrations. Science 264: 1152–1156 (1994)

Nickel R, Wahn U, Hizawa N, Mästri N, Duffy DL, Barnes KC, Beyer K, Forster J, Bergmann R, Zepp F, Marsh DG: Evidence for linkage of chromosome 12q15–q24.1 markers to high total serum IgE concentrations in children of the German Multicenter Allergy Study (MAS '90). Genomics 46: 159–162 (1997)

Turki J, Pak J, Green SA, Martin RJ, Liggett SB: Genetic polymorphisms of the β_2-adrenergic receptor in nocturnal and nonnocturnal asthma. J Clin Invest 95: 1635–1641 (1995)

Sengler C, Lau S, Wahn U, Nickel R: Interactions between genes and environmental factors: new developments. Respir Res 3: 7–21 (2002)

Wjst M, Fischer G, Immervoll T, Jung M, Saar K, Rueschendorf F, Reis A, Ulbrecht M, Gomolka M, Weiss EH, Jäger L, Nickel R, Richter K, Kjellman NIM, Griese M, von Berg A, Gappa M, Riedel F, Böhle M, van Koningsbruggen S: A genome-wide search for linkage to asthma. Genomics 58: 1–8 (1999)

A3 Zellen und Mediatoren der allergischen Entzündungsreaktion

Bei der asthmatischen Entzündungsreaktion der Atemwege können (1.) humorale und (2.) zelluläre Komponenten der Inflammation unterschieden werden. Eine besondere Rolle kommt (3.) den T-Lymphozyten als Haupt-Regulationszellen der allergischen Reaktion und (4.) der allergen-spezifischen IgE-Produktion zu.

3.1 Humorale Faktoren

In der Pathogenese des Asthma bronchiale spielt eine Reihe von inflammatorischen Mediatoren eine mehr oder weniger gut definierte Rolle. Es handelt sich entweder um Zellwandbestandteile (s. Kap. A 3.1.1), Inhaltsstoffe von präformierten Granula (s. Kap. A 3.1.2) oder um de novo synthetisierte Stoffe (s. Kap. A 3.1.3, A 3.1.4). Sie können zu Bronchokonstriktion, Hypersekretion der Drüsenzellen, chemotaktischer Induktion der Infiltration weiterer Entzündungszellen und schließlich zu Atemwegs-Hyperreagibilität (AHR) führen (Tabelle A 3.1).

3.1.1 Membranabkömmlinge

Von wandständigen Phospolipiden wird nach Aktivierung durch Phospholipase A_2 Arachidonsäure (AA) freigesetzt, welche enzymatisch entweder durch Cyclooxygenase in die Prostaglandine (PG), oder durch Lipoxygenase in die Leukotriene (LT) metabolisiert wird (Abbildung A 3.1).

3.1.1.1 Cyclooxygenase-Produkte

Aus AA werden durch die Cyclooxygenase PG und Thromboxan (Tx) synthetisiert. PGE_1 und PGD_2 sind Bronchokonstriktoren, wohingegen PGE_2 dilatativ auf die Atemwege wirkt. PGF_2 und PGE_2 induzieren Husten und Hypersekretion von Schleimdrüsen der Atemwege; Tx fördert die Ödembildung durch Extravasation und potenziert die Bronchokonstriktion auf Histamin. Klinische Studien, in denen neue PG und Tx-Inhibitoren als potenzielle therapeutische Intervention eingesetzt wurden, ergaben eher enttäuschende Ergebnisse, sodass den Cyclooxygenase-Produkten zumindest nicht die Schlüsselrolle in der Pathogenese von Asthma bronchiale zugeschrieben werden kann.

Tab. A 3.1: Entzündungs-Mediatoren bei Asthma bronchiale (nach Chung 1990).

	Konstriktion	Sekretion	Chemotaxis	AHR
Histamin	+	+	+	–
$PGD_2, F_{2\alpha}$	++	+	?	+
PGE_2	–	+	+	–
LTB_4	–	–	++	±
LTC_4, D_4, E_4	++	++	?	±
PAF	++	+	++	++
BK	+	+	–	–
SP	+	++	±	–
C'	+	+	++	–
Serotonin	±	?	–	–

PG: Prostaglandin; LT: Leukotrien; PAF: platelet activating factor; BK: Bradykinin; SP: Substanz P; C': Komplement, AHR: Atemwegshyperreagibilität.

Humorale Faktoren

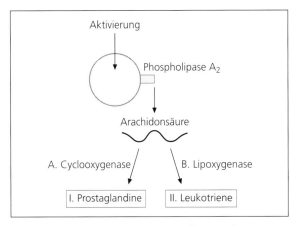

Abb. A 3.1: Synthese von Prostaglandinen und Leukotrienen.

3.1.1.2 Lipoxygenase-Produkte

Aus AA werden durch die Lipoxygenase LT synthetisiert. LTC_4 und LTD_4 sind sehr potente Bronchokonstriktoren und fördern die Schleimproduktion in den Atemwegen. LTC_4, LTD_4 und LTE_4 wirken beim Meerschweinchen ödemfördernd, LTB_4 wirkt in vitro chemotaktisch auf Neutrophile, weniger auf Eosinophile. LTE_4 wirkt additiv auf die Bronchokonstriktion mit Histamin. Inhibitoren von LTD_4 wurden in klinischen Versuchen erfolgreich eingesetzt und wirken besonders bei anstrengungsinduziertem und allergischem Asthma bronchiale steroidsparend.

3.1.2 Zell-Granula

3.1.2.1 Histamin

Histamin ist der „klassische" Mediator in der Pathogenese von Asthma bronchiale und vermittelt die sog. allergische Sofortreaktion. Histamin kann seine Wirkung über drei verschiedene Rezeptoren vermitteln (Tabelle A 3.2).

Trotz dieser eindeutig beschriebenen Effekte von Histamin auf die Atemwege konnten Anti-Histaminika in der Behandlung von Atemwegsentzündung und AHR nicht überzeugen und spielen daher in der Therapie von Asthma bronchiale nur eine untergeordnete Rolle.

3.1.2.2 Eosinophile Granula

Die eosinophilen Zellen sind der Hauptbestandteil des allergischen Infiltrates der Atemwege. In ihren Granula sind sog. basische Proteine gespeichert. Es können mehrere verschiedene Proteine unterschieden werden (Tabelle A 3.3).

Antagonisten der basischen Proteine sind bislang noch nicht auf ihre mögliche Wirkung in der Behandlung von Asthma bronchiale untersucht worden.

3.1.3 Zytokine

Zytokine sind lösliche Botenstoffe zwischen Zellen, die ihre Wirkung über Rezeptoren auf den Zelloberflächen der Zielzellen vermitteln und so zur Regulierung der Abwehrfunktion der Zellen des Immunsystems beitragen. Die meisten Zytokine weisen eine Bandbreite von Funktionen auf, die sie auf verschiedenen Zielzellen ausüben können (funktionelle Vielfalt des Zytokin-Systems). Weiter existieren funktionell sehr ähnliche Zytokine, die sich in ihrer Wirkung auf die gleichen Zielzellen addieren oder sogar substituieren können (Redundanz des Zytokin-Systems).

In der Pathogenese von allergischen Erkrankungen und von Asthma bronchiale sind eine Vielzahl von Zytokinen beschrieben worden, die eine mehr oder weniger wichtige Rolle spielen. Es ist mittlerweile all-

Tab. A 3.2: Histamin-Rezeptoren der Atemwege.

Rezeptor	Wirkung
H_1	Bronchokonstriktion, Vasodilatation, Permeabilitätserhöhung
H_2	Bronchialdilatation, Schleimsekretion
H_3	Modulation von cholinergen und sensorischen Nerven

Tab. A 3.3: Eosinophile basische Proteine.

Protein	Wirkung bei Asthma bronchiale
MBP	toxisch für bronchiale Epithelzellen, Bronchokonstriktion, AHR in Primaten, Histaminliberator
EPO	toxisch für Epithelzellen und Pneumozyten, Bronchokonstriktion, LT-Aktivierung
ECP	toxisch für tracheales Epithel, Histaminliberator
EDN	keine Zelltoxizität nachgewiesen
MBP: major basic protein; EPO: eosinophil peroxidase; ECP eosinophil cationic protein; EDN: eosinophil-derived neurotoxin.	

Zellen und Mediatoren der allergischen Entzündungsreaktion

Tab. A 3.4: Zytokine in der Pathogenese von Asthma bronchiale.

Zytokin	Herkunft	Wirkung
IL-1	viele	Aktivierung von T-Zellen, Makrophagen, Eosinophilen
IL-2	T-Zellen	Differenzierung und Aktivierung von T-Zellen
IL-3	T-Zellen, MC (Mastzellen), Eosinophile	Differenzierung und Aktivierung von PMN (Polymorphonnuklearen Leukozyten), Eosinophilen
IL-4	T-Zellen, MC	B-Zell-Differenzierung: IgE-Isotypen-Wechsel T-Zell-Differenzierung: TH2-Aktivierung Adhäsion: Aktivierung von VCAM-1 Expression
IL-5	T-Zellen, MC, Eosinophile	Eosinophile: Differenzierung, Reifung, Überleben, Chemotaxis, Adhäsion
IL-6	viele	unterstützt IL-1
IL-8	T-Zellen, Monozyten	Chemotaxis von Neutrophilen und T-Zellen
IL-10	T-Zellen, Monozyten	Inhibition von TH1-Zytokin-Produktion
IL-12	Monozyten, Makrophagen	T-Zell-Differenzierung: Inhibition von TH2, Aktivierung von IFN, Inhibition von IgE
IL-13	T-Zellen	B-Zell-Differenzierung: unterstützt IL-4 bei IgE-Isotypen-Wechsel, Schleimproduktion, AHR
IFN-γ	T-Zellen	B-Zell-Differenzierung: IgG2a/IgG4-Isotypen-Wechsel, inhibiert IgE-Produktion T-Zell-Differenzierung: TH1-Aktivierung, inhibiert TH2-Differenzierung
GM-CSF	T-Zellen, MC, Eosinophile	wie IL-3
TGF-β	Monozyten, Makrophagen	Inhibition der TH2-Zytokin-Produktion

gemein akzeptiert, dass ein Ungleichgewicht in der Produktion der Zytokine zugunsten der sog. TH2-Zytokine (IL-4, IL-5, IL-6) maßgeblich an der Entwicklung allergischer Erkrankungen wie Asthma bronchiale beteiligt ist. Tabelle A 3.4 gibt einen zusammengefassten, unvollständigen Überblick über die in der Pathogenese von Asthma bronchiale involvierten Zytokine.

3.1.4 Chemokine

Chemokine sind chemotaktisch wirksame Zytokine, die an der Regulierung der gerichteten zellulären Infiltration von Entzündungszellen in das Gewebe und in lymphatische Organe und an der Aktivierung dieser Zellen vor Ort wesentlich beteiligt sind. Ihre Wirkung auf die Zielzellen wird über spezifische transmembranöse Rezeptoren vermittelt, die z. T. aktivierungsabhängig auf den Zelloberflächen exprimiert werden. Durch das Zusammenspiel von Chemokinen und ihren spezifischen Rezeptoren auf den Zielzellen gelingt die gerichtete Migration und Infiltration von unterschiedlichen Zellpopulationen, z. B. Lymphozyten oder Eosinophilen, in definierte Gewebeabschnitte oder Organe. Es sind bislang mehr als 40 unterschiedliche Chemokine und mehr als 20 spezifische Chemokin-Rezeptoren (CCR) identifiziert worden.

Für die Pathogenese von Asthma bronchiale und anderer allergischer Erkrankungen sind insbesondere Chemokine der sog. CC-Familie von Bedeutung (Ausnahme IL-8: CXC-Familie), die durch eine bestimmte Anordnung von Cystein gekennzeichnet sind und besonders die Infiltration von Lymphozyten, Eosinophilen und Monozyten, nicht aber von Neutrophilen,

Tab. A 3.5: Chemokine in der Pathogenese von Asthma bronchiale.

Chemokin	Rezeptor	Zielzellen und Wirkung
IL-8	CXCR-1 CXCR-2	Chemotaxis und Aktivierung von Neutrophilen Chemotaxis von Basophilen und T-Zellen
Eotaxin	CCR-3	Chemotaxis von Basophilen, Eosinophilen und T-Zellen
MCP-3	CCR-1 CCR-2 CCR-3	Chemotaxis von Monozyten Chemotaxis von Th$_2$-Zellen Chemotaxis von Eosinophilen
MCP-4	CCR-2 CCR-3	Chemotaxis von Eosinophilen Chemotaxis von Monozyten
MIP-1α	CCR-1	Differenzierung und Chemotaxis von T-Zellen
RANTES	CCR-1 CCR-3 CCR-5	Chemotaxis von Eosinophilen Chemotaxis von Th$_2$-Zellen Chemotaxis von Monozyten und Basophilen

Tab. A 3.6: Mastzell-Typen.

Typ	MMC	CTMC	Basophile
Lokalisation	Mukosa, Lunge, Epitheloberfläche	Bindegewebe, Haut	Peripheres Blut
Reifung	KM, T-Zell-abhängig	KM, T-Zell-unabhängig	KM, T-Zell-abhängig
Lebensdauer	Wochen – Monate	Wochen – Monate	Tage
Tryptase	+	+	+
Chymase	+	–	+
LTC_4	++	(+)	++
PGD_2	++	+	–

fördern. Die wichtigsten Vertreter sind in Tabelle A 3.5 wiedergegeben. Die eosinophile Atemwes-Infiltration bei Asthma bronchiale scheint besonders durch CCR-3 vermittelt zu sein, an den eine Vielzahl von Chemokinen binden können. Die selektive Infiltration von Th_2-Zellen könnte durch die Expression von CCR-3 und CCR-4 besonders auf dieser Subpopulation erklärt werden, wohingegen Th_1-Zellen vermehrt CCR-1 und CCR-5 aufweisen.

3.2 Entzündungs-Zellen

In der Pathogenese von Asthma bronchiale kommt es zu einer chronischen Atemwegsentzündung mit leukozytärer Infiltration. Die wichtigsten Zelltypen hierbei sind die Mastzellen (s. Kap. A 3.2.1), eosinophile Zellen (s. Kap. A 3.2.2) und T-Lymphozyten (s. Kap. A 3.3).

3.2.1 Mastzellen (MC)

MC entspringen aus Knochenmark-(KM-)Vorläufer-Zellen und zeichnen sich durch tiefblaue (basophile) Granula aus. Nach Inhalt dieser Granula und Vorkommen der MC werden drei Typen unterschieden (Tabelle A 3.6): Mukosale MC (MMC) und Bindegewebs-MC (connective tissue MC, CTMC) sowie die basophilen Zellen im peripheren Blut.

Das herausragende funktionelle Merkmal von allen MC ist die Expression des hochaffinen Rezeptors für IgE (FcεRI). Durch Verknüpfung („bridging") mindestens zweier Rezeptor-gebundener IgE-Moleküle durch Bindung von spezifischem Allergen kommt es zur Aktivierung der MC. Hierdurch kommt es einerseits zur Degranulierung und Freisetzung präformierter Mediatoren (Histamin, Tryptase) und andererseits zur de novo-Neusynthese von Mediatoren (PG, LT) (Abbildung A 3.2).

MMC sind bei allergischen Patienten in den Lungen und der Nasenschleimhaut signifikant vermehrt anzutreffen. Kontinuierliche MC-Aktivierung bei asthmatischen Patienten konnte durch Zeichen von degranulierten MC in bronchialen Biopsaten nachgewiesen werden. Darauf sind auch die erhöhten Konzentrationen von Histamin und Tryptase, Degranulierungs-Produkten von MC, in der BAL-Flüssigkeit von Asthma-Patienten zurückzuführen. Histamin ist der Mediator der klassischen allergischen Sofortreaktion (Typ I nach Coombs), und die neu gebildeten Mediatoren PG und LT unterstützen Bronchokonstriktion, Mukus-Produktion und Ödembildung (siehe Kap. A 3.1.1 und A 3.1.2).

Die Rolle von MC bei der Entwicklung von chronischer Atemwegsentzündung und AHR bei Asthma bronchiale ist dagegen nicht völlig geklärt. Erst in jüngerer Zeit wurde nachgewiesen, dass neben T-Zellen auch MC in der Lage sind, mehrere verschiedene Zytokine wie IL-3, IL-4, IL-5 und IL-6 zu produzieren. Es ist daher gut möglich, dass die frühe Aktivie-

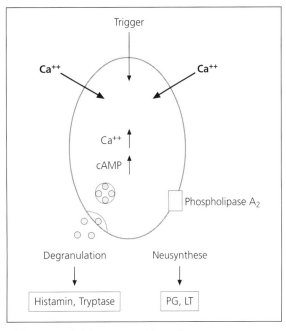

Abb. A 3.2: Aktivierung von Mastzellen.

rung von MC durch Allergen das erste lokale Signal in einer Kaskade ist, die letztlich zur Ausbildung von chronischer Inflammation und AHR führt. Die lokale Produktion von IL-4 wäre demnach ein Trigger zur Ausbildung einer TH2-Antwort und lokaler IgE-Produktion, und die MC der Initiator der frühen (EAR) und späten asthmatischen Reaktion (LAR).

Therapeutisch wird dies umgesetzt mit dem Einsatz von Cromoglicinsäure, welches membranstabilisierend und daher anti-degranulativ auf MC wirkt. Allerdings konnten dieses und ähnlich wirkende Präparate die Entwicklung von chronischer Atemwegsentzündung und AHR nicht verhindern, sodass die Bedeutung der MC in der Pathogenese der LAR wohl begrenzt ist.

3.2.2 Eosinophile Zellen (Eos)

Eos sind nicht-teilungsfähige polymorphkernige Leukozyten, die sich durch rote (eosinophile), dicht gepackte Granula auszeichnen. Sie können als die wesentlichen Effektorzellen der allergischen Entzündung angesehen werden. Eos entwickeln sich aus KM-Vorläuferzellen unter dem Einfluss bestimmter Zytokine, nämlich IL-3, GM-CSF und IL-5, deren Gene alle auf dem Chromosom 5 lokalisiert sind. Dabei regulieren IL-3 und GM-CSF auch die Differenzierung anderer leukozytärer Vorläuferzellen, während IL-5 den einzigen spezifischen Faktor für die Entwicklung von Eos darstellt und ihre Reifung, Differenzierung, Überlebenszeit und Aktivierung fördert (Abb. A 3.3).

Reife Eos weisen primäre (MBP) und sekundäre Granula (EPO, ECP, EDN) auf, die bei Aktivierung basische Proteine freisetzen, welche eine wesentliche Rolle in der Pathogenese des Asthma bronchiale spielen (s. Kap. A 3.1.2.2). Die Aktivierung und die Überlebensdauer von Eos steht wiederum unter der Regulation von Zytokinen, nämlich IL-3, IL-5, GM-CSF, die die zytotoxische Aktivität und Adhäsionsfähigkeit der Eos fördern und den Zelltod (Apoptose) im Gewebe verlangsamen.

Neben ihrer Fähigkeit zur Degranulation wurde in jüngerer Zeit beschrieben, dass in Eos nach Aktivierung durch Zytokine oder Anaphylatoxine eine Reihe von Mediatoren de novo synthetisiert werden können. Hierzu zählen pro-inflammatorische Mediatoren wie PAF und LTC4, Sauerstoffradikale und Zytokine wie IL-1, IL-5, IL-6, GM-CSF, TGF-α und -β. Diese Faktoren könnten zu einer Verstärkung der allergischen Inflammation und zu autokriner Aktivierung und Chemotaxis weiterer Eos führen, und damit die chronische Entzündung einhergehend mit Gewebeschädigung, Hypersekretion, Bronchokonstriktion und Ausbildung von AHR bei Asthma bronchiale erklären.

Patienten mit Asthma bronchiale weisen eine signifikant erhöhte Anzahl von Eos in der BAL-Flüssigkeit und in bronchialen Biopsaten auf, und es besteht eine deutliche Korrelation zwischen der Anzahl an Eos und dem Schweregrad der Erkrankung. Obgleich auch Eos im peripheren Blut von Asthmatikern vermehrt anzutreffen sind, ist doch die Akkumulation in den Atemwegen, also dem primären Ort des Allergen-Kontaktes, eindeutig.

3.3 T-Lymphozyten beim Asthma bronchiale

Lymphozyten sind rundliche, mononukleäre chromatinreiche Leukozyten ohne Granula und mit geringem, bläulichem Plasmasaum. Sie entstehen aus den omni-

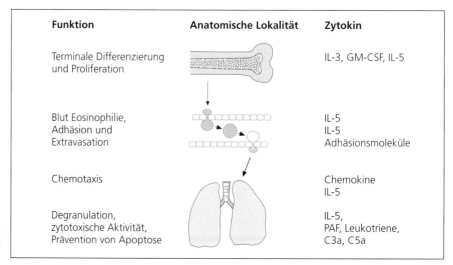

Abb. A 3.3: Einfluss von IL-5 und anderen Mediatoren auf Eosinophile.

Funktion	Anatomische Lokalität	Zytokin
Terminale Differenzierung und Proliferation		IL-3, GM-CSF, IL-5
Blut Eosinophilie, Adhäsion und Extravasation		IL-5 IL-5 Adhäsionsmoleküle
Chemotaxis		Chemokine IL-5
Degranulation, zytotoxische Aktivität, Prävention von Apoptose		IL-5, PAF, Leukotriene, C3a, C5a

potenten hämopoetischen Stammzellen im Knochenmark und wandern für ihre weitere Differenzierung in die *primären lymphatischen Organe* aus. Dort entwickeln sie sich zu *B-Lymphozyten* (im Bursa-Äquivalent, Knochenmark) und *T-Lymphozyten* (im Thymus). Gereifte Lymphozyten werden dann kontinuierlich von diesen Organen freigesetzt, rezirkulieren und besiedeln für B- und T-Zellen unterschiedliche, fest definierte Regionen in den *sekundären lymphatischen Organen* (Milz und Lymphknoten). Hier treten sie in Kontakt mit nicht-eigenen Proteinen (Antigenen), die durch *Antigen-präsentierende Zellen* (APC) aufgenommen, zerlegt und auf deren Oberfläche präsentiert werden. Die spezifische Immunabwehr resultiert daraus je nach Lymphozytensubpopulation in der Produktion spezifischer *Antikörper* (humorale Abwehr: B-Zellen) und der Bereitstellung spezifischer *Helferzellen* zur Zytokin-Produktion und spezifischer *Effektorzellen* (zelluläre Abwehr: T-Zellen).

Erst in den letzten 10 Jahren wurde die herausragende Rolle der T-Zellen in der Pathogenese von Asthma bronchiale erkannt. T-Zellen sind verantwortlich für die Initiative, die Regulierung und die Aufrechterhaltung der Immunreaktion und der begleitenden entzündlichen Reaktion im Verlauf der Entwicklung von Asthma. Die Anzahl der Gesamt-T-Zellen und die Höhe der Aktivierung dieser T-Zellen sind bei asthmatischen Patienten in Korrelation mit dem Grad der AHR deutlich erhöht. Bestimmte T-Zell-Zytokine (IL-4, IL-5), welche für die Regulierung der IgE-Produktion (s. Kap. A 3.4) und die Entwicklung der eosinophilen allergischen Inflammation (s. Kap. A 3.2.2) verantwortlich sind, finden sich vermehrt in bronchialen Biopsaten, der BAL-Flüssigkeit und im Serum von Asthmatikern. Das Überwiegen der Produktion dieser sog. TH2-Zytokine wird letztlich für die Entstehung der Allergie/Atopie bei entsprechend prädisponierten Patienten verantwortlich gemacht. Eine genaue Effektorfunktion der T-Zellen in der Entwicklung von AHR ist bislang aber immer noch fraglich.

3.4 IgE-Produktion und Bronchospasmus

Lange Zeit galt die Produktion von IgE (historisch: „Reagin") nach Kontakt mit Umweltstoffen als Prototyp und Grundvoraussetzung für die Entstehung allergischer Erkrankungen. IgE bindet am hochaffinen Rezeptor an Mastzellen und Basophilen (s. Kap. A 3.2.1) und leitet nach Allergen-Kontakt die Aktivierung und Degranulierung dieser Zellen ein (s. Kap. A 3.1.2.1). So kann die Entstehung der allergischen Sofort-Reaktion erklärt werden. Im Falle des Asthma bronchiale spricht man von der *„early asthmatic reaction"* (EAR), dem Bronchospasmus, der beim sensibilisierten Patienten etwa 10 min nach Allergen-Kontakt beginnt, nach einer halben Stunde das Maximum erreicht und nach wenigen Stunden verschwunden ist.

Die (genetische) Prädisposition bestimmter Patienten zur inapproprobaten IgE-Produktion als Reaktion auf Kontakt mit äußerlichen Antigenen, wie z. B. Blütenpollen oder Insektengiften, wird als *Atopie* bezeichnet. Im Falle des Asthma bronchiale weisen insbesondere Kinder zumeist den atopischen Reaktionstyp auf, entsprechend wird dieser Erkrankungstyp als *allergisches* oder *extrinsisches Asthma*, im Gegensatz zu nicht-allergischem, *intrinsischem Asthma*, eingestuft. Die genaue Rolle von IgE in der Pathogenese von Asthma bronchiale ist nicht geklärt. Da nicht alle Atopiker auch Asthmatiker, andererseits nicht alle Asthmatiker auch Atopiker sind, erscheint das Vorhandensein von IgE weder hinreichend noch Voraussetzung für die Entstehung der Erkrankung. Zweifellos spielt aber die IgE-vermittelte Mastzell-Aktivierung als Auslöser der Bronchokonstriktion nach Allergenkontakt und als Verursacher einer kurzfristigen Exazerbation der Erkrankung eine Rolle.

Struktur von IgE: IgE weist ein Molekulargewicht von 190 kD auf und besteht, wie auch andere Ig, aus zwei identischen schweren und zwei identischen leichten Ketten, die durch Disulfid-Brücken verbunden sind. Der konstante Abschnitt der schweren Ketten (C_H), der den Isotyp des Ig bestimmt, besteht beim IgE-Molekül aus der ε-Kette mit vier Domänen, $c_\varepsilon 1$–$c_\varepsilon 4$. Die leichten Ketten sind für alle unterschiedlichen Isotypen identisch. Die variablen Abschnitte der schweren (V_H) und leichten Ketten (V_L) sind für jeden B-Zell-Klon individuell verschieden und determinieren gemeinsam den Idiotyp, d. h. die Spezifität, gegen die das Ig gerichtet ist. Enzymatische Verdauung an den Disulfid-Brücken zerlegt das Molekül in den Fc-Abschnitt, der am entsprechenden Ig-Rezeptor (Fc-Rezeptor) bindet, und den Fab-Abschnitt, der die Antigen-bindende Struktur beinhaltet (Abb. A 3.4).

Regulierung der IgE-Produktion: In der Regulierung der IgE-Produktion spielen T-Zellen 1) durch die Produktion von Zytokinen und 2) durch direkte T-B-Zell-Interaktion die entscheidende Rolle. Für die Induktion der IgE-Synthese sind zwei Signale notwendig. Ein erstes Signal, IL-4 oder IL-13, induziert die unvollständige Keimbahn („germline")-Transkription des C_ε-Gens. Andere Zytokine, wie IL-5 und IL-6 unterstützen diese IL-4 induzierte IgE-Produktion. Das so entstandene Transkript (1.7–1.9 kB) stellt eine noch unreife Form der ε-mRNA dar und ist für die IgE-Synthese alleine nicht ausreichend. Ein zweites Signal (T-B-Zell-Interaktion) aktiviert die B-Zellen und induziert die Bildung einer Rekombinase, die aus der germline die reife Form der ε-mRNA (2.0 kB) herstellt. Durch Translation dieser ε-mRNA zu den RNA-Abschnitten für die variablen Abschnitte der schweren

Zellen und Mediatoren der allergischen Entzündungsreaktion

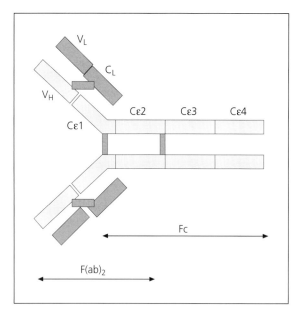

Abb. A 3.4: Struktur von IgE.

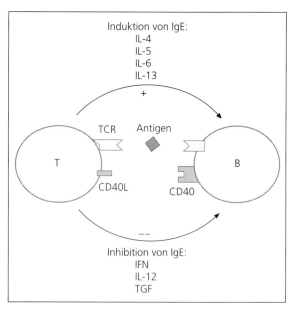

Abb. A 3.5: Regulation der IgE-Synthese.

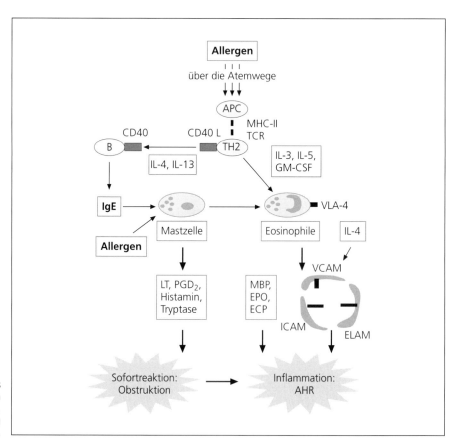

Abb. A 3.6: Synopsis über die Entstehung von Atemwegsobstruktion, Atemwegsentzündung und AHR.

Kette wird die RNA für die komplette schwere Kette gebildet und so der Isotypen-Wechsel zu IgE vollzogen.

Die Aktivierung ruhender B-Zellen (2. Signal) erfolgt durch direkte Interaktion mit aktivierten T-Helfer-Zellen. Diese Interaktion wird vermittelt durch das B-Zell-Antigen CD40 und den entsprechenden T-Zell-Liganden (CD40L, gp39). CD40 ist ein Glykoprotein, das von B-Zellen, Dendritischen Zellen und Thymusepithelzellen exprimiert wird. In-vitro-Kulturen von isolierten B-Zellen mit IL-4 und monoklonalen Antikörpern gegen CD40 induzieren die Synthese hoher IgE-Spiegel. Anti-CD40-Antikörper alleine induzieren die IgE-Synthese nur in solchen B-Zellen, die bereits in vivo zum IgE-Isotyp determiniert waren, also z. B. in B-Zellen von atopischen, nicht aber von normalen Patienten. IL-4 induziert die Expression von CD40 auf B-Zellen. Auf B-Zellen atopischer Patienten konnte die gesteigerte Expression von CD40 nachgewiesen werden, wahrscheinlich die Folge der in-vivo-Exposition mit IL-4. Der natürliche Ligand von CD40 (CD40L) wird auf der Oberfläche aktivierter T-Zellen exprimiert. Bei Patienten mit einer Punktmutation des CD40L-Gens werden die ausgeprägte Verminderung des Isotypen-Wechsels zu IgG und IgE und eine erheblich eingeschränkte Antikörperproduktion beobachtet (Hyper-IgM-Syndrom).

Als *Inhibitoren* von IL-4-induzierter IgE-Synthese sind IFN-γ, IFN-α, IL-8, IL-12, PGE$_2$ und andere charakterisiert worden. IFN-γ ist in dieser Hinsicht in vivo und in vitro am genauesten untersucht und stellt wahrscheinlich den wesentlichen inhibitorischen Mediator der IgE-Synthese dar. Die Höhe der IgE-Produktion, induziert durch menschliche oder Maus-T-Zellen, hängt wesentlich von dem Verhältnis der von den T-Zellen produzierten Cytokine IL-4 und IFN-γ ab. Die IL 12 bedingte Verminderung der IgE-Synthese ist ein indirekter Effekt, ebenfalls vermittelt durch IFN-γ. Abbildung A 3.5 stellt die Komponenten der IgE-Regulation dar.

Abbildung A 3.6 fasst die wesentlichen Elemente in der Pathogenese von Asthma bronchiale zusammen: Auf der linken Seite ist die TH2-vermittelte IgE-Produktion und die IgE-vermittelte Mastzell-Aktivierung dargestellt, die zur Sofortreaktion (EAR) mit bronchialer Obstruktion führt. Rechts ist die Aktivierung von Eosinophilen und die Induktion der leukozytären Infiltration angedeutet, die in der Ausbildung der chronischen Atemwegsentzündung und AHR endet.

Literatur

Bousquet J, Chanez P, Lacoste JY, Barneon G, Ghavanian N, Enander J, Venge P, Ahlstedt S, Simony-Lafontaine J, Godard P, Michel FB: Eosinophilic inflammation in asthma. N Engl J Med 323: 1033–1039 (1990)

Chung KF: Mediators of bronchial hyperresponsiveness. Clin Exp Allergy 20 (5): 453–458 (1990)

Coffman RL, Lebman DA, Rothman P: Mechanism of immunoglobulin isotype switching. Adv Immunol 54: 229–270 (1993)

Djukanovic R, Roche WR, Wilson JW, Beasley CR, Twentyman OP, Howarth RH, Holgate ST: Mucosal inflammation in asthma. [Review]. Am Rev Respir Dis 142: 434–457 (1990)

Galli SJ: New concepts about the mast cell. N Engl J Med 328: 257–265 (1993)

Hamelmann E, Gelfand EW: IL-5-induced airway eosinophilia – a key to asthma? Immunol Rev 179: 182–191 (2001)

Ishizaka T, Ishizaka K: Biology of immunoglobulin E. Prog Allergy 19: 60–121 (1975)

Kay AB: Inflammatory cells in acute and chronic asthma. Am Rev Respir Dis 135: S63–S66 (1987)

Kay AB, Durham SR: T-lymphocytes, allergy and asthma. Clin Exp Allergy 1: 17–21 (1991)

Kinet, JP: The high-affinity receptor for immunoglobulin E. Curr Opin Immunol 2: 499–505 (1990)

Mosmann TR, Cherwinski H, Bond MW, Giedlin MA, Coffman RL: Two types of murine helper T cell clone. I. Definition according to profiles of lymphokine activities and secreted proteins. J Immunol 136: 2348–2357 (1986)

Sanderson CJ: Interleukin-5, eosinophils, and disease. Blood 79: 3101–3109 (1992)

A 4 Allergene

Allergene sind die Antigene, gegen die ein genetisch prädisponiertes Individuum mithilfe von spezifischen IgE-Antikörpern lokal oder systemisch „allergisch" oder gar anaphylaktisch reagieren kann. Die typischen Erfolgsorgane einer solchen Reaktion sind die Haut und die Schleimhäute der oberen und unteren Atemwege sowie des Darms.

Wir kennen Inhalationsallergene (Tabelle A 4.1), deren Quellen Pflanzen wie Bäume, Gräser, Getreide und Kräuter sind bzw. Tierepithelien, Hausstaubmilben, Schimmelpilze u. v. m. Andererseits gibt es die Nahrungsmittelallergene, Insektengiftallergene, Nahrungsmittelzusatzstoffe wie Konservierungs- und Farbstoffe, aber auch Medikamente wie das Penicilloyl, das als Hapten durch Bindung beispielsweise an Albumin im menschlichen Körper zum Allergen werden kann. Als typische Kontaktallergene kennen wir z. B. Chrom- und Nickelverbindungen, die eine Typ-IV-Reaktion hervorrufen können.

Warum bestimmte Glykoproteine bevorzugt vom Körper als Allergene erkannt werden, ist nicht vollständig geklärt, man vermutet u. a. HLA-D-Assoziationen. Das Allergenspektrum variiert gemäß der individuellen Vegetations- und Lebensbedingungen einer geographischen Region. In Gegenden, wo ein spezifisches Allergen wie beispielsweise das Bla g 2 der Deutschen Schabe Blattella germanica nicht vorkommt (z. B. in Berlin), wird man auch keine Patienten finden, die gegen dieses Allergen sensibilisiert sind. Erst der Allergenkontakt macht eine Sensibilisierung möglich. Mittlerweile gibt es erste Daten, die die Möglichkeit einer In-utero-Sensibilisierung suggerieren.

4.1 Charakterisierung von Allergenen

Allergene sind meist Glykoproteine mit einem Molekulargewicht zwischen 5 und 70 kD, es gibt allerdings vereinzelt Allergene höherer und niedrigerer Molekülmassen. Viele Allergene sind in ihrer Aminosäuresequenz bekannt und sie lassen sich für experimentelle Zwecke auch rekombinant herstellen. Viele IgE-bindende aber auch T-Zell-stimulierende Epitope sind beschrieben und charakterisiert. Epitope können durch die Reihenfolge bestimmter Aminosäuren (Sequenzepitope) oder aber auch durch die Faltung des Moleküls im Raum (Tertiärstruktur) gebildet werden.

Man unterscheidet Majorallergene (Tabelle A 4.2), das sind diejenigen Allergene, gegen die mindestens 50 % der Patienten mit Atopie und Sensibilisierung gegen die Allergenquelle spezifisches IgE gebildet haben. Im Gegensatz dazu stehen die Minorallergene, die aber im Einzelfall ebenfalls von Bedeutung sein können.

Allergene werden laut der von der WHO vorgeschlagenen Nomenklatur bezeichnet: Der Name des Allergens ergibt sich aus den ersten drei Buchstaben des lateinischen Namens und dem ersten Buchstaben des dazugehörigen Adjektivs, wobei die verschiedenen Allergene einer Allergenquelle dann arabisch durchnummeriert werden.

Tab. A 4.2: Wichtige Majorallergene.

Allergenquelle	Majorallergen
Birke (Betula pendula)	Bet v 1
Katze (Felis domesticus)	Fel d 1
Hund (Canis lupus f. familiaris)	Can f 1
Hausstaubmilbe (Dermatophagoides sp.)	Der p 1 und Der f 1

Tab. A 4.1: Inhalationsallergene in Deutschland.

Frühblüher	Gräser/Getreide	Kräuter	Tierepithelien	Hausstaubmilbe	Schimmelpilze
Hasel	Lieschgras	Spitzwegerich	Katze, Hund,	Dermatophagoides	Cladosporium herbarum
Erle	Ruchgras	Beifuß	Pferd, etc.	pteronyssinus	Alternaria tenuis
Birke	Roggen			Dermatophagoides farinae	(saisonal beide)
					Penicillium notatum

4.2 Besonderheit verschiedener Allergenquellen

4.2.1 Pollen

Die Sensibilisierung gegen Pollen stellt die Hauptursache der allergischen Rhinokonjunktivitis sowie des saisonalen Asthma bronchiale dar. Unter den Baumpollen haben in Nord- und Mitteleuropa Frühblüher (Birke, Erle, Hasel, Weide) die größte klinische Relevanz. Ähnlich wie bei Gräsern und Getreide gibt es Kreuzreaktionen, d.h. in Pollen verschiedener Herkunft sind Allergene vorhanden, die eine identische IgE-Antikörpergruppe sensibilisierter Menschen bindet. Ausdruck einer Kreuzreaktivität ist auch die Unverträglichkeit verschiedener Obstsorten (z. B. Apfel) bei Birkenpollenallergikern.

4.2.2 Allergene tierischen Ursprungs

Tierhautschuppen und Tierhaare als Träger von Speichelproteinen (z. B. Fel d 1 der Katze) sind potente Allergene, die aufgrund der Bindung an kleinste Schwebepartikel von ca. 5 µm Durchmesser sehr lange in der Raumluft verbleiben und dort nur schlecht zu eliminieren sind. Sie können auch an Textilien haften und in andere Wohnungen oder öffentliche Gebäude (Schule) getragen werden.

Sensibilisierungen gegen Katzenallergene werden schon am 1. Geburtstag im Serum nachgewiesen, was oft erst Jahre später klinisch symptomatisch wird. Die Allergenexposition im ersten Lebensjahr scheint bei diesem Inhalationsallergen wie auch beim Hausstaubmilbenallergen für atopisch prädisponierte Individuen von besonderer Bedeutung zu sein. Ob eine frühe, sehr hohe Katzenallergenexposition förderlich für eine eventuelle Toleranzinduktion gegenüber Katzenallergenen sein kann, wird in einigen Querschnittstudien vermutet, ist aber bisher noch in keiner mitteleuropäischen prospektiven Studie bewiesen worden.

Auch Serum oder Urin von Tieren wie beispielsweise Mäuse und Ratten enthalten Allergene, die oft bei berufsbedingtem Kontakt Sensibilisierungen auslösen können.

Hausstaubmilben

Im Kindesalter finden wir bei 60 bis 80 % der in Mitteleuropa und in den USA lebenden Asthmatikern eine Sensibilisierung gegen Hausstaubmilben der Spezies Dermatophagoides. In tropischen Gegenden spielt auch Blomia tropicalis eine bedeutende Rolle. Perenniale asthmatische Beschwerden sind sehr häufig mit einer Milbensensibilisierung assoziiert.

In Mitteleuropa ist oft eine beträchtliche Exposition mit Milbenallergen vorzugsweise in Matratzen und Teppichen festzustellen. Die Hausstaubmilben benötigen zum Wachstum Temperaturen um 24 °C und eine relative Luftfeuchtigkeit von 70 bis 80 %. Diese Bedingungen findet die Milbe in unseren gut isolierten Wohnungen sehr häufig sogar ganzjährig vor, die so genannte „Niedrigenergie-Bauweise" führt zur Verminderung der Luftaustauschrate und Erhöhung der Luftfeuchtigkeit in den Wohnungen. Dies hat dazu geführt, dass sogar in skandinavischen Wohnungen, wo ursprünglich Milben aufgrund des kühlen Klimas nicht gut gediehen, die Hausstaubmilbenbelastung in Innenräumen zunahm.

Die Gruppe-1-Allergene der Hausstaubmilbe Dermatophagoides werden vor allem mit den Fäzes ausgeschieden und entsprechen einer Thioprotease des Verdauungssystems. Bei entsprechender Bewegung im Raum werden Milbenallergene nur für kurze Zeit in die Luft gewirbelt, da sie an größere Staubpartikel geheftet sind (> 10 µm Durchmesser), sedimentieren sie schnell. Gruppe-2-Allergene (Der p 2 und Der f 2) werden vorwiegend im Körper der Milben gefunden. 80 % der milbensensibilisierten Patienten weisen IgE-Antikörper gegen Gruppe-1- und/oder Gruppe-2-Allergene auf. Für die Milbenallergenbelastung im frühen Kindesalter ließ sich eine Dosis-Wirkungsbeziehung zwischen Exposition und spezifischer Sensibilisierung bzw. zwischen Sensibilisierung und Asthma bronchiale aufzeigen. Diese Beobachtung und die Daten einer japanischen Interventionsstudie, die zeigen konnte, dass einjährige Kinder mit Neurodermitis und Nahrungsmittelallergie signifikant seltener eine Hausstaubmilbensensibilisierung am 2. Geburtstag haben, wenn man Milbenallergen reduzierende Maßnahmen in den Wohnungen durchführt als jene Kinder mit atopischem Ekzem und natürlicher Milbenexposition, rechtfertigen die Empfehlung eines an Innenraumallergenen (Milben, Haustiere) armen Milieus für Säuglinge mit atopischer Prädisposition. Inwiefern sich eine Sensibilisierung nur hinausschieben oder aber gar verhindern lässt, bleibt abzuwarten. Ebenso unklar ist die Auswirkung auf das Asthma.

In Regionen, in denen wir keine Hausstaubmilben finden, sind andere Allergene mit dem Risiko einer allergischen Atemwegserkrankung assoziiert. In Neu-Mexiko und Schweden spielt die Exposition gegenüber Tierallergenen der Katze und des Hundes eine bedeutende Rolle. Die Hausstaubmilbenexposition ist aufgrund des trockenen Klimas nur gering. In Schweden erhöht eine spezifische Sensibilisierung gegen Katze und/oder Hund das Risiko für Asthma bzw. bronchiale Hyperreaktivität um das 3,5fache, während eine Milbensensibilisierung das Risiko nur um das 1,5fache erhöht. Es ist wahrscheinlich, dass es zum Phänotyp eines Asthmatikers gehört, gegen Umweltallergene IgE zu produzieren, und letztendlich ist die Kausalbeziehung zwischen Allergenexposition und Asthma nicht bewiesen. Einen indirekten Hinweis erhält man jedoch durch die Beobachtung, dass in Freiburg mehr Kinder eine bronchiale Hyperreaktivität aufweisen als in anderen deutschen Städten, wobei die Milbenallergenexposition in Freiburg auch signifikant höher ist als in Berlin, Düsseldorf oder München.

4.3 Nachweis von Innenraumallergenen im häuslichen Umfeld

Aus oben genannten Gründen macht es Sinn, in Haushalten mit Risiko für eine spezifische Sensibilisierung bzw. Asthma bronchiale die Exposition an Innenraumallergenen zu quantifizieren. Generell gilt die Empfehlung, so genannte Staubfänger wie Teppichböden und Gardinen sowie alte Polstermöbel, wenn möglich, aus der Wohnung zu verbannen. Alte Matratzen weisen höhere Allergenmengen auf als neue. Auf die Anschaffung von Felltieren (Hund, Katze, Meerschweinchen, Kaninchen, Pferd, Hamster etc.) sollte verzichtet werden. Die Majorallergene der Hausstaubmilbe, Küchenschaben, Katzen- und Hundeepithelien können mithilfe von Immunoassays aus dem Feststaub in Speziallabors quantifiziert werden. Neuerdings steht auch ein Streifentest (Dustscreen-Immunodot) zur Verfügung, bei dem das Ergebnis bereits nach 4 Stunden erhältlich ist. Die Quantifizierung des Guanins im vom Patienten selbst durchführbaren Acarex-Test zeigt sehr hohe Konzentrationen ebenfalls sicher an. Als ideale Staubquelle bietet sich die Matratze an, die in der Regel bis zu zehn Mal höhere Allergenkonzentrationen aufweist als der Teppichstaub. Die Matratzenoberfläche sollte ohne Laken 5 min lang mit einem Staubsauger von mindestens 1000 W Leistung abgesaugt werden.

Beim Nachweis einer hohen Belastung (> 1 µg Der p 1 + Der f 1/g Staub) ist die Verordnung eines milbendichten Matratzenüberzuges gerechtfertigt (siehe auch Kap. H 1.1).

Literatur

Ingram JM, Sporik, R, Rose G, Honsinger R, Chapman MD, Platts-Mills TA: Quantitative assessment of exposure to dog (Can f 1) und cat (Fel d 1) allergens: relation to sensitization and asthma among children living in Los Alamos, New Mexico. J Allergy Clin Immunol 96: 449–456 (1995)

King TP, Hoffman D, Löwenstein H, Marsh D, Platts-Mills TA, Thomas W: Allergen nomenclature. Int Arch Allerg Immunol 105: 224–233 (1994)

Lau S, Illi S, Sommerfeld U, Niggemann B, Bergmann R, von Mutius E, Wahn U: Early exposure to house-dust mite and cat allergens and development of childhood asthma: a cohort study. Multicentre Allergy Study Group. Lancet. 356 (9239): 1392–1397 (2000)

Peat JK, Tovey ER, Mellis CM, Leeder SR, Woolcock AJ: Importance of house dust mite and alternaria allergens in childhood asthma: an epidemiological study in two climatic regions of Australia. Clin Exp Allergy 23: 812–820 (1993)

Platts-Mills TA, Vaughan J, Squillace S, Woodfolk J, Sporik R: Sensitisation, asthma, and a modified Th_2 response in children exposed to cat allergen: a population-based cross-sectionell study. Lancet 357: 752–756 (2001)

Platts-Mills TA, Vervloet D, Thomas WR, Aalberse RC, Chapman MD: Indoor allergens and asthma: report of the third international workshop. J Allergy Clin Immunol 100, S2–S24 (1997)

Plaschke P, Janson C, Norrman E, Björnsson E, Ellbjär S, Järvholm B: Association between atopic sensitization and asthma and bronchial hyperresponsiveness in Swedish adults: pets and not mites are the most important allergens. J Allergy Clin Immunol submitted 104: 58–65 (1999)

Wahn U, Lau S, Bergmann R, Kuliy M, Forster J, Bergmann K, Bauer CP, Guggenmoos-Holzmann J: Indoor allergen exposure is a risk factor for sensitization during the first three years of life. J Allergy Clin Immunol 99 (6 Pt 1): 763–769 (1997)

Weber A, Lau S, Wahn U: Möglichkeiten und Nutzen der Innenraumallergenanalyse. Allergo Journal 6: 139–144 (1997)

A 5 Funktionelle und morphologische Grundlagen der bronchialen Hyperreagibilität

Die akute Obstruktion der Atemwege beim Asthma bronchiale ist pathophysiologisch durch einen gesteigerten Tonus der Bronchialmuskulatur, ein Ödem der Atemwegswände und eine vermehrte Schleimsekretion gekennzeichnet. Diese Prozesse werden als potenziell reversibel angesehen. Die Therapie eines akuten Asthmaanfalls kann bei einigen Patienten zu einer Normalisierung der Lungenfunktion führen; bei einer Vielzahl von Patienten aber wird trotz intensiver Therapie ein Fortbestehen und eine chronische Verschlechterung der Obstruktion beobachtet. Dies konnte eindrucksvoll in der Copenhagen Heart Studie gezeigt werden. Über einen Zeitraum von 15 Jahren kam es bei 1095 Asthmatikern zu einer signifikant größeren Abnahme der FEV_1 als in der Kontrollgruppe (38 ml vs. 22 ml pro Jahr). Diese Beschleunigung der Verschlechterung der Lungenfunktion scheint mit einer abnormen bronchialen Hyperreagibilität vergesellschaftet zu sein, und zwar nicht nur bei Asthmatikern, sondern auch bei der chronisch obstruktiven Lungenerkrankung (COPD).

In der Vergangenheit wurde Asthma als Erkrankung der Bronchialmuskulatur oder des Bronchialmuskeltonus-kontrollierenden Nervensystems angesehen, die mit einer vermehrten Bereitschaft zur Kontraktion zu der für Asthmatiker typischen Hyperreagibilität und rezidivierenden Obstruktion der Atemwege prädisponiert. Die Ergebnisse von neueren Studien an Atemwegsbiopsaten und Lavage-Flüssigkeiten, die bronchoskopisch bei akuten und klinisch stabilen Asthmatikern gewonnen wurden, lassen allerdings eine zentrale Rolle der Inflammation der Atemwege bei der Genese des Asthmas vermuten. In diesen Entzündungsprozess ist eine Vielzahl verschiedener Zellen und Mediatoren verwickelt. Die frühe Phase der asthmatischen Reaktion wird von Mastzellen und freigesetztem IgE dominiert, und die späte Phase von Proteinen aus eosinophilen Granulozyten. Der Verlauf der Entzündung wird von T-Lymphozyten, besonders von den Antigen-erkennenden TH2-Zellen, durch die Freisetzung von Zytokinen wie IL-4, IL-5, IL-9 und IL-13, gesteuert, die auch andere Zellen wie Makrophagen, Epithelzellen, Muskelzellen und Fibroblasten stimulieren. Diese sezernieren dann ihrerseits Zytokine, die zur Entzündung des Gewebes beisteuern, und die Funktion der TH2-Zellen sowie der eosinophilen Granulozyten beeinflussen.

Das Konzept der Inflammation als zentrales pathophysiologisches Korrelat des Asthma bronchiale wird auch durch den guten Erfolg anti-inflammatorischer Therapien unterstützt. Bezüglich des Ansprechens auf Therapie und des Krankheitsverlaufes besteht unter Asthmatikern allerdings eine ausgeprägte Variabilität. Einige Patienten entwickeln einen Zustand irreversibler oder nur teilweise reversibler Atemwegsobstruktion, und bei anderen Patienten manifestiert sich eine persistierende Hyperreagibilität der Atemwege, auch nach langer anti-inflammatorischer Therapie mit Steroiden. Die entzündungsbedingten dynamischen Umbauprozesse, die zu chronischen Strukturveränderungen in den Atemwegen von Asthmatikern führen und in einer irreversiblen Obstruktion der Atemwege resultieren, werden im englischen Sprachraum als „airway remodelling" beschrieben. Da die zugrunde liegende Mechanismen und das komplette Ausmaß der Veränderungen noch nicht gut genug verstanden werden, ist der Begriff des „airway remodelling" nur schwer zu definieren. Er beinhaltet jedoch charakteristische Strukturveränderungen in den Atemwegen von Asthmatikern, die als Verdickung der Wände der Atemwege, subepitheliale Fibrose, Zunahme der myozytären Muskelmasse, Hyperplasie der Myofibroblasten, und Metaplasie der Schleimhaut beschrieben werden.

5.1 Verdickung der Atemwegswände

Teil der histologischen Veränderungen, die wiederholt beim Asthma beschrieben wurden, ist eine Verdickung der Wände der Atemwege. Zu dieser Volumenzunahme tragen, unter anderem, eine glanduläre Hypertrophie, eine vermehrte peribronchiale Muskelmasse, Ablagerungen im Bindegewebe, das Einwandern von Entzündungszellen sowie ein generelles Ödem bei. Die physiologische Bedeutung oder therapeutischen Konsequenzen dieser Phänomene sind noch nicht hinreichend geklärt. Zahlreiche Studien haben allerdings einen Zusammenhang zwischen einer Verdickung der Atemwegswände und dem Schweregrad des Asthmas herstellen können. Interessant sind in diesem Zusammenhang Untersuchungen, die zeigten, dass abhängig vom Schweregrad der Erkrankung nicht nur unterschiedlich ausgeprägte Verdickungen bestehen, sondern auch unterschiedliche Abschnitte des Bronchialsystems betroffen sind. Bei fatalem Asthma können die Wände bis zu 4fach und bei nicht tödlich verlaufendem Asthma bis zu doppelt so dick sein wie bei Kontrollpersonen. Allerdings sind in der ersten Gruppe überwiegend die kleinen kartilaginären und großen membranösen Atemwege verändert, während in der zweiten Gruppe die kleinen membranösen und mittleren, aber weniger die zentralen Atemwege betroffen sind.

Das Ausmaß der Verdickung scheint erheblich zur Atemwegsreagibilität beizutragen. Dies erklärt man sich dadurch, dass eine Verdickung der Atemwege die dynamischen Kräfte, die den Durchmesser der Atemwege kontrollieren, destabilisieren und so einen Kollaps der Atemwege verursachen können. Außerdem konnte in Untersuchungen gezeigt werden, dass eine Verbreiterung der äußeren Wandschichten zu einer Isolation der Atemwege von den stützenden Kräften des umgebenden Lungenparenchyms führt, was bei Bronchoprovokation eine maximale Muskelkontraktion begünstigt.

Metaplasie der Schleimhaut. Der Großteil des Bronchialsekrets wird beim Menschen von subepithelialen Drüsen gebildet. Bei Asthmatikern besteht eine Hypertrophie dieser subepithelialen Drüsen und eine Verbreiterung des Atemwegsepithels. Die Hypersekretion von Atemwegssekreten führt zur mechanischen Obstruktion und erhöht die Oberflächenspannung, was wiederum eine Verengung der Atemwege begünstigt.

Subepitheliale Fibrose. Obwohl die subepitheliale Fibrose nur eine der Veränderungen beim „airway remodelling" darstellt, hat sie die größte Aufmerksamkeit erregt. Elektronenmikroskopische Untersuchungen der Atemwege konnten zeigen, dass die Lamina rara und die Lamina densa der Basalmembran bei Asthmatikern nicht verbreitert sind. Die Verdickung beruht auf Ablagerungen von Fibronektin und verschiedener Kollagene (I, III und V) in der Lamina reticularis. Die klinische Relevanz der subepithelialen Fibrose ist noch nicht abschließend geklärt. Zwar wurde von verschiedenen Arbeitsgruppen eine Korrelation der subepithelialen Fibrose mit der Zunahme in der Verschlechterung der Lungenfunktion, der Schwere des Asthma und mit dem Ausmaß der bronchialen Hyperreagibilität beobachtet, andererseits wurde eine subepitheliale Fibrose aber auch in Biopsaten von Patienten mit mildem Asthma und bei Patienten mit allergischer Rhinitis ohne Asthma beschrieben.

Hyperplasie von Myofibroblasten. Eine Hyperplasie subepithelialer Myofibroblasten wurde mehrfach bei Asthmatikern und in Tiermodellen von allergischem Asthma beschrieben. Die Herkunft dieser Zellen, die rasch nach Provokation mit Antigen nachweisbar sind, ist jedoch noch ungeklärt. Möglicherweise handelt es sich um Vorläuferzellen, die, ohne sich zu teilen, zu Myofibroblasten werden. Vermutlich spielen diese Zellen eine wichtige Rolle in der Pathophysiologie des Asthmas, da sie kollagenhaltige und nicht-kollagenhaltige Matrixmoleküle sezernieren können, und die Anzahl der Myofibroblasten in der Submucosa mit der Menge der subepithelialen Kollagenablagerung korreliert.

Myozytäre Hyperplasie. Ob der Verbreiterung der bronchialen Muskelschicht beim Asthma eine reelle Zunahme der myozytären Muskelmasse, eine relative Hypertrophie aufgrund der Verengung der Atemwege oder eine ödematöse Schwellung zugrunde liegt, wird derzeit noch kontrovers diskutiert. Eine Verbreiterung der Muskelschicht wurde bei fatalem Asthma überwiegend in den zentralen Atemwegen, und bei nicht tödlich verlaufendem Asthma vor allem in den großen membranösen Bronchiolen beobachtet. Andere Autoren haben zwei unterschiedliche Typen der Verbreiterung der Lamina muscularis beschrieben. Bei Typ I beruht die Zunahme der Muskelmasse auf einer Hyperplasie und beschränkt sich auf die großen zentralen Atemwege. Bei Typ II besteht nur eine milde Hyperplasie der Muskelschicht in den zentralen Atemwegen aber eine Muskelhypertrophie im gesamten Bronchialsystem mit Betonung der peripheren Atemwege. Diese Muster sind möglicherweise Folge unterschiedlicher Schädigungen oder könnten durch individuelle Unterschiede in Reparaturmechanismen bedingt sein. Beide Formen führen aber zu einer für Asthmatiker typischen Hyperreagibilität der Atemwege.

5.2 Mediatoren des Remodellings

Der Erhalt der Integrität des Bronchialepithels ist ein wichtiger Aspekt der Abwehrmechanismen in den Atemwegen, da das Epithel eine physikalische Barriere zwischen der Umwelt und dem inneren Milieu der Lunge darstellt. Hinweise auf eine Schädigung des Atemwegepithels in Biopsien von Asthmatikern fanden sich in zahlreichen Studien. Die Tatsache, dass in den Regionen der Schädigung eine vermehrte Expression des Adhäsionsmoleküls CD44 und des Rezeptors des „epidermal growth factor" (EGFR) nachgewiesen werden konnte, belegt, dass die beobachteten Epitheldefekte nicht sekundär durch die Biopsie entstanden sind. Dass die Abschilferung des Epithels zu den Charakteristika beim Asthma gehört, zeigt auch die erhöhte Anzahl von Epithelzellen (so genannte Creola Bodies) im Sputum von Asthmatikern.

Das Epithel der Atemwege nimmt bei der Vermittlung einer Reaktion auf inhalierte Substanzen eine Schlüsselfunktion ein. Zahlreiche endogene und exogene Reize wie Allergene, Proteasen, Oxidanzien, Viren, Bakterien und mechanische Dehnung, führen zu einer Aktivierung von Epithelzellen in den Atemwegen (s. Abbildung A 5.1). In unmittelbarer Nähe des Epitheliums liegen die Lamina propria und die Lamina muscularis mucosae, in denen die Hauptveränderungen des Remodelling stattfinden. Die Vorgänge des Remodellings werden wahrscheinlich maßgeblich von Mediatoren, Chemokinen und Wachstumsfaktoren, die von aktivierten Epithelzellen freigesetzt werden, beeinträchtigt. Zu diesen Substanzen zählen, unter anderen, Metabolite des Arachidonsäure-Metabolismus (PGE_2, HETE, 12,15-diHETE und 8,15-diHETE), Endothelin-1, Fibronektin, α- und β-Defensine, reaktive Sauerstoffspezies (O^-, NO^-), Eotaxin, TNF-a, IL-1β, IL-6, IL-8, IL-10, IL-11, GM-CSF, TGF-$β_1$ und TGF-$β_2$, platelet derived growth factor (PDGF), sowie die TH2-Zytokine IL-4, IL-5 und IL-13.

Epidermal growth factor receptor. Reparaturmechanismen von Geweben werden von induzierbaren Genen kontrolliert, die durch extrazelluläre Signale von Adhäsionsmolekülen und Wachstumsfaktoren aktiviert werden. Von den bekannten Rezeptoren für Wachstumsfaktoren spielt EGFR eine zentrale Rolle in der Regulation des Atemwegepithels, z. B. bei der Reparatur nach Rauchexposition oder mechanischer Schädigung. Die Konzentrationen von EGF sind zwar in Biopsaten von Asthmatikern erhöht, in den bisherigen Studien fand sich jedoch keine Korrelation mit Parametern der Atemwegsfibrose, was vermuten lässt, dass dieser Mediator an der akuten aber nicht an der chronischen Phase der asthmatischen Reaktion beteiligt ist.

Transforming growth factor-β. TGF-β wird von verschiedenen Zelltypen, wie Epithelzellen, eosinophilen Granulozyten, Makrophagen und Fibroblasten sezerniert. Zu seinen immunregulatorischen Eigenschaften gehört die Steuerung des Wachstums bestimmter Zellen. So stimuliert es das Wachstum von Fibroblasten, hemmt aber das von Epithelzellen. Die Bedeutung von TGF-β und anderen Wachstumsfaktoren wie „epidermal growth factor" (EGF) oder „platelet-derived growth factor" (PDGF) für das Remodelling beim Asthma ist noch nicht geklärt. Zwar korrelierte in einer Studie die Anzahl der TGF-β mRNA positiven Zellen mit der von EG2+ Eosinophilen, die bei schwerem Asthma vermehrt waren. In anderen Studien wurden aber entweder normale Konzentrationen von Wachstumsfaktoren gefunden, oder erhöhte Konzentrationen bei Asthmatikern korrelierten nicht mit dem Ausmaß der Fibrose in den Atemwegen.

Granulozyten-/Makrophagen-Kolonie-stimulierender Faktor. Bei GM-CSF handelt es sich um einen hämatopoetischen Wachstumsfaktor, der im Atemwegsepithel von Asthmatikern, auch mit milder Erkrankung, in hohen Konzentrationen vorliegt. GM-CSF steht im Verdacht, ein Remodelling der Atemwege zu begünstigen, da es eosinophile Granulozyten aktiviert, bei fibrotischen Reaktionen in der Lunge eine wichtige Rolle zu spielen scheint und nach Allergenprovokation bei Asthmatikern über einen Zeitraum von bis zu zwei Wochen gebildet wird.

Interleukin-6. Bei IL-6 handelt es sich um ein pleiotropes Molekül, das B- und T-Lymphozyten stimulieren kann und zu der Entwicklung einer TH2-dominierten Inflammation beiträgt. IL-6 verfügt aber auch über anti-inflammatorische und zytoprotektive Eigenschaften und ist ein bedeutender Initiator der Akut-Phase-Reaktion. Die Konzentrationen von IL-6 in biologischen Flüssigkeiten und Geweben von Asthmatikern sind deutlich erhöht, was man zunächst als Ausdruck einer generalisierten anti-inflammatorischen Reaktion verstand. Erste Hinweise, dass IL-6 am Remodelling der Atemwege beteiligt sein könnte, kamen von Versuchen mit Mäusen, in denen mithilfe des CC10-Promotors IL-6 in den Atemwegen überexprimiert wurde. In dieser und in nachfolgenden Studien konnte eindrucksvoll gezeigt werden, dass IL-6 eine subepitheliale Fibrose mit Kollagenablagerung und Akkumulation von Aktin-haltigen Stromazellen verursacht. IL-6 führte in diesen Studien jedoch nicht zu einer Eosinophilie im Gewebe, einer Metaplasie der Schleimhaut oder Hyperreagibilität der Atemwege.

Interleukin-11. Bei IL-11 handelt es sich um einen multifunktionellen Botenstoff der von einer Vielzahl verschiedener Zellen der Lunge, wie bronchialen und alveolären Epithelzellen, Muskelzellen und Fibroblasten, gebildet werden kann. Zu den Stimuli, die zur Synthese von IL-11 führen, gehören TGF-β, IL-1, Histamin und Viren, die eine Asthma-Exazerbation herbeiführen können, wie Rhinoviren, RS-Viren und Parainfluenza-Viren. Die Überexpression von IL-11 in transgenen Mäusen resultierte in der Ausbildung einer subepithelialen Fibrose mit Ablagerungen von Kollagen I und III, der Akkumulation von Fibroblasten, Myofibroblasten und Myozyten sowie einer Atemwegsobstruktion mit gesteigerter Hyperreagibilität nach Provokation mit Methacholin. Wie schon bei den transgenen IL-6-Mäusen führte aber auch die Überexpression von IL-13 nicht zu einer Eosinophilie im Gewebe oder einer Metaplasie der Schleimhaut. Dass IL-11 nicht nur im Tiermodell, sondern auch beim Remodelling der Atemwege von Menschen mit Asthma von Bedeutung ist, legen Untersuchungen an Biopsaten aus Atemwegen von Asthmatikern nahe. In dieser Studie konnte mittels Immunhistochemie und in-situ-Hybridisierung gezeigt werden, dass, anders als bei Gesunden oder Patienten mit leichtem Asthma, IL-11-mRNA und -Protein bei schwerem Asthma in hohen Konzentrationen vorliegt.

TH2-Zytokine. Beim Asthma kommt es zu einer Verlagerung des Gleichgewichts zwischen TH1- und

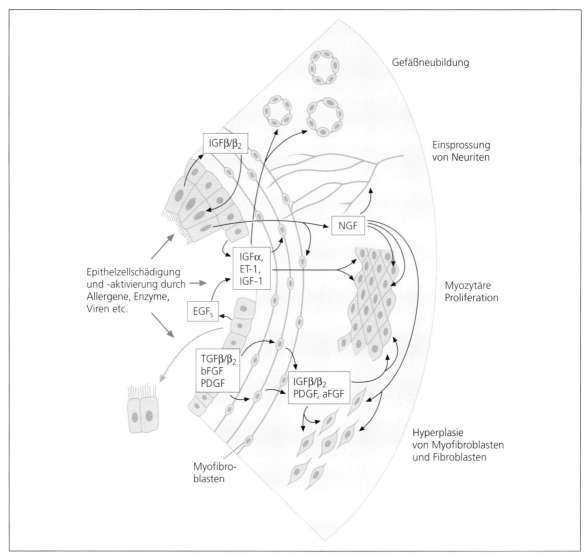

Abb. A 5.1: Mediatoren des „airway remodellings" beim Asthma (in Anlehnung an Bradding et al. 1997).

TH2-Zytokinen zugunsten einer TH2 dominierten Inflammation in den Atemwegen. Ob die TH2-Zytokine allerdings auch beim Remodelling eine Rolle spielen, ist noch unklar. In-vitro-Untersuchungen legen dies jedoch nahe. So konnte zum Beispiel für das IL-4 gezeigt werden, dass es Fibroblasten zur Proliferation stimuliert und eine Ablagerung von Kollagen und Fibronektin bewirkt. Eine Überexpression von IL-13 durch den CC10 Promotor in den Atemwegen von Mäusen resultierte in einer Eosinophilen- und Monozyten-dominierten Inflammation mit Metaplasie der Schleimhaut, subepithelialer Fibrose, Atemwegsobstruktion und Hyperreagibilität. Die Überexpression von IL-4, IL-5 oder IL-9 bewirkt eine Metaplasie der Schleimhaut und IL-5 sowie IL-9 verursachten subepitheliale Fibrose und Hyperreagibilität der Atemwege. Ein Effekt dieser TH2-überexprimierenden Mausmodelle auf die bronchiale Muskelschicht ist bisher nicht beschrieben worden. Ebenso fehlen Daten, die einen Zusammenhang von TH2-Zytokinen mit dem Remodelling der Atemwege bei Asthmatikern belegen.

Stickstoffmonoxid. Die Konzentration von NO, das in unterschiedlichen Zelltypen der Lunge gebildet wird, ist in den Atemwegen von Asthmatikern erhöht. Das reaktive NO trägt direkt und durch seine Gewebe schädigenden Metabolite, wie das Peroxynitrit, zur Schädigung und Aktivierung der Epithelzelle bei. In Versuchen mit menschlichen Muskelzellen der Atemwege (HASM-Zellen) konnte gezeigt werden, dass die NO-Donatoren S-Nitroso-N-Acetylpenicillamin (SNAP) und Sodium-Nitroprussid (SNP) eine durch

Serum oder Thrombin induzierte Proliferation konzentrationsabhängig verhindern können. Dies ist besonders interessant, da die endogene Produktion von NO bei Asthmatikern stark variiert und mit der Größe einer intronischen Wiederholungssequenz im Gen der neuronalen NO-Synthase (NOS1) korreliert, also genetisch determiniert zu sein scheint. Dieser Zusammenhang könnte als Beispiel dafür dienen, dass die individuelle inflammatorische oder allergische Reaktion auf einen gegebenen Umweltreiz aufgrund genetischer Eigenschaften zu einer unterschiedlichen Antwort, hier dem Ausmaß des Remodellings, führen kann.

5.3 Ausblick

In den letzten Jahren hat sich ein Wandel vollzogen, von der Vorstellung, dass dem Asthma bronchiale eine Besonderheit der Muskelzelle der Atemwege zugrunde liegt hin zu dem Glauben an die Inflammation als Mittelpunkt der Erkrankung. Die Reaktion verschiedener Gewebe auf einen Entzündungsreiz soll, der Hypothese folgend, in einem Umbau mit strukturellen Veränderungen in den Atemwegen, dem „airway remodelling" resultieren. Dieses Konzept ist aussichtsreich, bedarf aber noch zahlreicher weiterführender Untersuchungen, in denen für jede umschriebene Veränderung des Remodellings geklärt werden sollte, welchen Beitrag sie für die Pathophysiologie, das Auftreten von Symptomen und den Verlauf des Asthmas leistet. Derzeit fehlt noch das Verständnis dafür, welche der Veränderungen Ausdruck eines Heilungsprozesses sind und welche einer therapeutischen Intervention bedürfen, um einem manifesten Umbau in den Atemwegen vorzubeugen. Die Identifizierung biologisch relevanter Marker des Remodellings könnte helfen, den individuellen langfristigen Verlauf des Asthmas vorherzusehen sowie den Zeitpunkt und Erfolg einer therapeutischen Intervention zu beurteilen. Von speziellem Interesse ist die Definition von Asthma-Subpopulationen, für die spezifische Umbauvorgänge von besonderer Bedeutung sein könnten. Die Erforschung molekularer, zellulärer und genetischer Faktoren, die darüber entscheiden, warum nur ein Teil der Asthmatiker eine relevante Umstrukturierung der Atemwege entwickelt, und warum diese Patienten sich in ihrem Typ des Remodellings erheblich unterscheiden könnten, wird zu dem Verständnis des Asthmas und anderer chronischer Erkrankungen der Atemwege, wie der COPD, beitragen.

Literatur

Bradding P, Redington AE, Holgate ST: Airway wall remodelling in the pathogenesis of asthma: cytokine expression in the airways. In: Airway wall remodelling in asthma. Stewart AG (ed.). CRC Press. Boca Raton, FL. 29–63 (1997)

Holgate ST, Davies DE, Lackie PM, Wilson SJ, Puddicombe SM, Lordan JL: Epithelial-mesenchymal interactions in the pathogenesis of asthma. J Allergy Clin Immunol 105: 193–204 (2000)

Hoshino M, Nakamura Y, Sim JJ: Expression of growth factors and remodelling of the airway wall in bronchial asthma. Thorax 53: 21–27 (1998)

James AJ: Relationship between airway wall thickness and airway hyperresponsiveness. In: Airway wall remodelling in asthma. Stewart AG (ed.). CRC Press. Boca Raton, FL: 1–27 (1997)

Lange P, Parner J, Vestbo J, Schnohr P, Jensen G: A 15-year follow-up study of ventilatory function in adults with asthma. N Engl J Med 339: 1194–1200 (1998)

Lee JJ, McGarry MP, Farmer SL, Denzler KL, Larson KA, Carrigan PE, Brenneise JE, Horton MA, Haczku A, Gelfand EW, Leikauf GD, Lee NA: Interleukin-5 expression in the lung epithelium of transgenic mice leads to pulmonary changes pathognomonic of asthma. J Exp Med 185: 2143–2156 (1997)

Rankin JA, Picarella DE, Greba GP, Temann UA, Prasad B, Di Cosmo B, Tarallo A, Stripp B, Whitsett J, Flavell RA: Phenotypic and physiologic characterization of transgenic mice expressing interleukin 4 in the lung: lymphocytic and eosinophilic inflammation without airway hyperreactivity. Proc Natl Acad Sci USA 93: 7821–7825 (1996)

Roche WR, Beasley R, Williams JH, Holgate ST: Subepithelial fibrosis in the bronchi of asthmatics. Lancet 1: 520–524 (1989)

Temann U-A, Geba GP, Rankin JA, Flavell RA: Expression of interleukin 9 in the lungs of transgenic mice causes airway inflammation, mast cell hyperplasia and bronchial hyperresponsiveness. J Exp Med 188: 1307–1320 (1998)

Zhu Z, Homer RJ, Wang Z, Chen Q, Geba GP, Wang J, Zhang Y, Elias JA: Pulmonary expression of interleukin-13 causes inflammation, mucus hypersecretion, subepithelial fibrosis, physiologic abnormalities and eotaxin production. J Clin Invest 103: 779–788 (1999)

Wechsler ME, Grasemann H, Deykin A, Silverman EK, Yandava CN, Israel E, Wand M, Drazen JM: Exhaled nitric oxide in patients with asthma: association with *NOS1* genotype. Am J Respir Crit Care Med 162: 2043–2047 (2000)

A 6 Infektionen

Die Entstehung von Asthma bronchiale im Kindesalter wird schon seit langem mit dem Auftreten von Atemwegsinfektionen in Verbindung gebracht. Im Folgenden soll die Rolle von Infektionen bei der Auslösung obstruktiver Atemwegssymptome und ihr Einfluss auf die Entstehung allergischen Asthmas behandelt werden.

Virusinfektionen der Atemwege sind im Kindesalter ein wichtiger Auslöser obstruktiver Atemwegserkrankungen. Etwa 80% der Asthmaepisoden im Schulalter sind mit Virusinfektionen der oberen Atemwege assoziiert, wobei Rhinoviren (RV) die häufigsten Erreger (> 60%) in dieser Altersgruppe sind. Bei Kindern unter 2 Jahren ist vor allem Respiratory Syncytial Virus (RSV) (50–60%) mit obstruktiven Atemwegserkrankungen assoziiert. Auch Enteroviren, Coronaviren, Parainfluenzaviren (PIV) und Adenoviren werden bei Asthmaexazerbationen im Kindesalter nachgewiesen. Im Gegensatz zu den Atemwegsviren scheinen bakterielle Infektionen der Atemwege auch mit atypischen Bakterien wie Chlamydia pneumoniae nicht mit akuten Asthmaexazerbationen assoziiert zu sein. Ein erhöhtes Risiko obstruktive Atemwegssymptome bei viralen Atemwegsinfektionen zu entwickeln, wurde sowohl für Kinder mit verminderter Lungenfunktion und für Tabakrauch-exponierte Kinder als auch für Kinder mit Atopie gezeigt (Abbildung A 6.1).

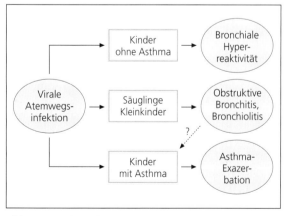

Abb. A 6.1: Obstruktive Atemwegssymptome bei Kindern nach Virusinfektionen der Atemwege.

6.1 Mechanismen der virusinduzierten Atemwegsobstruktion

Auf welchem Wege Virusinfektionen der Atemwege eine Atemwegsobstruktion auslösen, wird nur unvollständig verstanden. Durch humane Studien und in Tiermodellen haben sich jedoch Hinweise auf mögliche Pathomechanismen ergeben. Es ist unumstritten, dass RSV, Influenzavirus und PIV Infektionen der unteren Atemwege verursachen können. Kürzlich konnte aber durch mRNA-Nachweis auch gezeigt werden, dass RV, ein typischer Erkältungserreger der oberen Atemwege, auch die unteren Atemwege infizieren kann. Eine solche Infektion, die primär das respiratorische Epithel betrifft, führt zu einer Entzündungsreaktion der betroffenen Atemwege. Nach experimenteller RV-Infektion zeigte sich in Bronchialschleimhautbiopsien eine submuköse Infiltration mit Lymphozyten und eine Zunahme intraepithelialer eosinophiler Granulozyten. Bei der schweren RSV-Bronchiolitis zeigen pathologische Präparate eine starke entzündliche Reaktion vor allem der Bronchiolen mit Desquamation und Pfropfen aus Fibrin und Zelldetritus. Es kommt zu Atelektasen und Überblähungsbezirken. Die Entzündungsreaktion wird von neutrophilen Granulozyten und mononukleären Zellen dominiert. Es werden aber auch eosinophile Granulozyten beobachtet. Auch bei leichteren RSV-Infektionen gibt es Hinweise auf eine Rekrutierung und Aktivierung eosinophiler Granulozyten in den Atemwegen: Bei Kindern mit obstruktiver RSV-Bronchitis/Bronchiolitis wurden im Nasopharyngealsekret erhöhte ECP-Spiegel beobachtet, die mit dem Schweregrad der Erkrankung korrelierten. Parallel dazu kam es im peripheren Blut zu einem Anstieg der Eosinophilenzahl. Auch in vitro lässt sich eine Aktivierung eosinophiler Granulozyten durch RSV demonstrieren. Diese Entzündung ist Teil und Konsequenz einer immunologischen Reaktion auf die Virusinfektion der Atemwege. Angestoßen wird sie unter anderem durch die Sekretion proinflammatorischer Zytokine wie IL-6, IL-8, IL-11, GM-CSF und RANTES durch das infizierte Epithel. Es gibt zahlreiche Hinweise darauf, dass T-Lymphozyten an der Steuerung dieser Immunantwort entscheidend beteiligt sind. Die experimentelle RV-Infektion ist mit einer Lymphopenie im peripheren Blut assoziiert, die mit dem Schweregrad der Erkältung und der Atemwegshyperreagibilität (AHR) korreliert. Zudem kommt es zu einem Anstieg der Lymphozytenzahl im Nasensekret und im Epithel der unteren Atemwege und es lässt sich sowohl eine antigenspezifische als auch eine antigenunabhängige Aktivierung von T-Zellen feststellen. Für das Verständnis der Pathomechanismen bei der virusinduzierten Immunantwort sind Tiermodelle von großer Bedeutung. In einem Mausmodell führt die akute RSV-Infektion zu Atemwegshyperreagibilität (AHR) nach Methacholinprovokation und zu einer Atemwegsentzündung mit neutrophilen und eosinophilen Granulozyten. Dies ist mit einer gesteigerten Produktion von IFN-γ, bei erhaltener IL-5-Produktion, assoziiert. In diesem Modell konnte durch Depletion während der Infektion gezeigt werden, dass die AHR, die pulmonale Eosinophilie und ein Anstieg von IL-5 in der bronchoalveolären Lavage von der Anwesenheit von CD8$^+$ T-Lymphozyten abhängig sind. Virusinfektionen rufen in erster Linie zytotoxische, IFN-γ produzierende CD8$^+$ T-Zellen hervor, aber es treten auch virusspezifische, nicht zytotoxische, IL-5 produzierende CD8$^+$ T-Zellen auf. Letztere scheinen eine zentrale Rolle bei Entstehung der virusinduzierten eosinophilen Komponente der Atemwegsentzündung und der AHR zu spielen. Durch Verwendung von „Knock-out"-Mäusen für die Zytokine IL-5, IL-4 und IFN-γ wurde zudem gezeigt, dass IL-5, nicht aber IL-4 oder IFN-γ, notwendig sind für die Entstehung der RSV-induzierten AHR und der pulmonalen Eosinophilie. Die neutrophile Komponente der Atemwegsentzündung blieb durch das Fehlen von IL-5 unbeeinflusst. Blockade der Migration eosinophiler Granulozyten in die Atemwege mittels eines anti-VLA4-Antikörpers verhindert die Entstehung der AHR. Ein direkter Zusammenhang zwischen eosinophiler Entzündung und AHR ist somit sehr wahrscheinlich. Diese Studien zeigen die zentrale Bedeutung von T-Zellen bei der Steuerung, von IL-5 als Mediator und von eosinophilen Granulozyten als Effektoren bei der virusinduzierten AHR. Bei Meerschweinchen und Ratte können die von eosinophilen Granulozyten freigesetzten kationischen Proteine präsynaptische M2-Muskarinrezeptoren parasympathischer Nerven blockieren und somit einen inhibitorischen Feed-back-Mechanismus für die Acetycholinfreisetzung unterbrechen. Virale Neuraminidasen können auch ohne eosinophile Entzündung direkt M2-Muskarinrezeptoren blockieren. Es kommt daraufhin zu Bronchokonstriktion durch eine erhöhte Acetylcholinausschüttung.

Neben dem inflammatorischen Weg sind auch andere Pathomechanismen der virusinduzierten Asthmaentstehung denkbar. Durch eine Virusinfektion können Funktionen des respiratorischen Epithels gestört werden. Beim Meerschweinchen wurde bei viraler Atemwegsinfektion eine verminderte NO-Produktion durch das Epithel beobachtet, die mit AHR assoziiert war. NO ist der relaxierende Faktor des nicht-adrenergen-nicht-cholinergen inhibitorischen Systems der Bronchialmuskulatur, welches auch bei der RSV-Infektion der „Cotton Rat" gestört ist. Die Aktivität der neutralen Endopeptidase des respiratorischen Epithels ist bei Virusinfektionen vermindert, wie bei Ratte und Meerschweinchen gezeigt wurde. Dieses Enzym baut Neuropeptide wie Substanz P und Neurokinin A ab, welche die Leukotriensynthese stimulieren, Mastzellmediatoren freisetzen, die Mukusproduktion erhöhen und eine Kontraktion glatter Muskulatur hervorrufen. Eine verminderte Barrierenfunktion des infizierten Epithels kann zur Stimulation sensorischer C-Fasern der Bronchialwand führen, die über einen Hirnstammreflex und durch Freisetzen von Substanz P und Neurokinin A Bronchokonstriktion hervorrufen können. Die Rolle der sensorischen C-Fasern für den Menschen ist jedoch nicht klar: Im humanen Modell der RV-Infektion zeigte sich keine erhöhte AHR nach Provokation mit Bradykinin, das über eine Stimulation der sensorischen C-Fasern wirkt. Das Zusammenspiel von peribronchialer Entzündung, Ödem und einer vermehrten Transsudation beeinträchtigt vor allem die Funktion der kleinlumigen peripheren Atemwege, wo es durch eine Atemwegs-Parenchym-Entkoppelung noch zusätzlich zur Lumeneinengung kommen kann. Diese führt zu Überblähung und einer Störung des Gasaustausches (Tabelle A 6.1).

6.2 Infektionen und Verhinderung allergischer Reaktionen

Neben der akuten Auslösung obstruktiver Atemwegssymptome durch virale Atemwegsinfektionen gibt es auch Hinweise darauf, dass Infektionen Einfluss haben auf die Wahrscheinlichkeit, zu einem späteren Zeitpunkt im Kindesalter allergisches Asthma zu entwickeln. Es gibt eine Reihe von epidemiologischen Beobachtungen, die darauf hinweisen, dass Infektionen das Risiko der allergischen Sensibilisierung der Atemwege vermindern können. So wurde nach einer Masernepidemie in Guinea-Bissau eine verminderte Atopie-Prävalenz beobachtet. In einer japanischen Untersuchung zeigte sich eine geringere Rate von Asthma und Allergien bei BCG-geimpften Kindern mit stark positivem Tuberkulintest, der möglicherweise durch Tuberkulose-Exposition bedingt war. Darüber hinaus bestand bei Personen mit einer starken Tuberkulinreaktion oder einer Tuberkulinkonversion eine größere Wahrscheinlichkeit, dass sie ihr Asthma verlieren, als bei Personen mit einer negativen Tuberkulinreaktion. Auch der „Geschwistereffekt" und der

Infektionen

Tab. A 6.1: Mechanismen der virusinduzierten Atemwegsobstruktion.

Pathomechanismus	beteiligte Faktoren
Immunantwort auf Virusinfektion	Aktivierung von T-Lymphozyten CD8+ T-Lymphozyten Interleukin-5
Atemwegsentzündung	eosinophile Granulozyten neutrophile Granulozyten Lymphozyten
gesteigerte Acetylcholin-Freisetzung	Dysfunktion der M2-Muskarinrezeptoren: a) durch direkte Viruseinwirkung b) durch Major Basic Protein der eosinophilen Granulozyten
verminderte NO-Produktion	durch Epitheldysfunktion führt zu verminderter Relaxation der Atemwegsmuskulatur
gesteigerte Neuropeptid-Wirkung	vermehrte Ausschüttung von Substanz P und Neurokinin A aus C-Fasern verminderte Aktivität der neutralen Endopeptidase
Lumeneinengung der peripheren Atemwege	entzündliche Infiltrate Ödem vermehrte Exsudation Atemwegs-Parenchym-Entkoppelung

„Bauerneffekt" auf die Atopieentwicklung werden im Zusammenhang mit der Infektionsexposition gesehen. Zahlreiche Studien haben gezeigt, dass das Risiko, an allergischen Symptomen zu leiden, mit steigender Zahl älterer Geschwister sinkt, und dass dieses Risiko bei Bauernkindern geringer ist als bei Kindern aus Nichtbauernfamilien des gleichen Ortes. Innerhalb der Gruppe der Bauernkinder ist eine negative Korrelation des Risikos einer allergischen Sensibilisierung mit der Häufigkeit des Stalltierkontaktes festzustellen. Beide Beobachtungen werden damit erklärt, dass häufige Infektionen vermittelt durch ältere Geschwister oder durch Kontakt zu Stalltieren immunologische Reaktionen im Sinne einer TH1-Antwort auslösen, durch die TH2-Immunantworten wie bei der allergischen Sensibilisierung unterdrückt werden. Es ist auch denkbar, dass allein der Kontakt mit Bakterienbestandteilen, zum Beispiel mit CpG-Oligonukleotiden ohne Infektion immunmodulierend wirkt und TH1-Immunantworten begünstigt. Auch in Tiermodellen wurde die Hypothese überprüft, dass die Abnahme von Infektionen als Teil des sog. „western life style" zu dem Anstieg von Asthma und Allergien beiträgt, der in den industrialisierten Ländern beobachtet wird. Insbesondere mykobakteriellen Infektionen wird angesichts oben genannter epidemiologischer Untersuchungen eine diesbezügliche Rolle zugeschrieben, zumal die Immunantwort bei der Tuberkulose den Prototyp der TH1-Reaktion darstellt, die durch die Produktion der Zytokine IFN-γ und IL-12 gekennzeichnet ist, und die als verzögerte zelluläre Immunreaktion (Typ IV nach Gell und Coombs) mit einer durch zytotoxische NK-Zellen, Epitheloidzellen und Makrophagen vermittelten Effektorphase verläuft. Auch im Mausmodell erzeugen Mykobakterien, wie zum Beispiel BCG, eine anhaltende IFN-γ Produktion. Eine Behandlung von BALB/c-Mäusen mit BCG (10^6 Keime i. v.) vor einer allergischen Sensibilisierung mit Ovalbumin vermindert die Bildung allergenspezifischer IgE und IgG1-Antikörper im Serum der Mäuse, reduziert die Konzentrationen der TH2-Zytokine IL-4 und IL-5 in der bronchoalveolären Lavage und verhindert die Entstehung der allergischen Atemwegsentzündung sowie der Atemwegshyperreagibilität. Diese Beobachtungen waren in mehreren Untersuchungen verschiedener Autoren abhängig von der Dosis, der zeitlichen Aufeinanderfolge und dem Applikationsweg der BCG-Bakterien. Virulente Keime waren nicht in jedem Fall dafür erforderlich, sondern der Effekt ließ sich auch bei abgetöteten Bakterien nachweisen. Diese Untersuchungen im Tiermodell stärken die Hypothese, dass ein Zusammenhang zwischen mykobakteriellen Infektionen und der Unterdrückung einer allergischen Reaktion besteht (Abbildung A 6.2).

6.3 Infektionen als Auslöser von Asthma bronchiale

Andere Infektionen begünstigen aber möglicherweise die Entstehung von Asthma. Bei Kindern und Erwachsenen mit Asthma wurden häufiger chronische Infektionen mit Mykoplasma pneumoniae und Chlamydia pneumoniae festgestellt als bei Gesunden. Eine Infektion mit diesen atypischen Bakterien korreliert mit der Schwere der Atemwegsentzündung und bei besiedelten Patienten führt eine Therapie mit Clarithromycin, einem Makrolid, zu einem Rückgang proinflammatorischer Zytokine. Zahlreiche epidemiologische Beobachtungen legen nahe, dass Virusinfektionen der Atemwege neben ihren akuten Effekten auch das Risi-

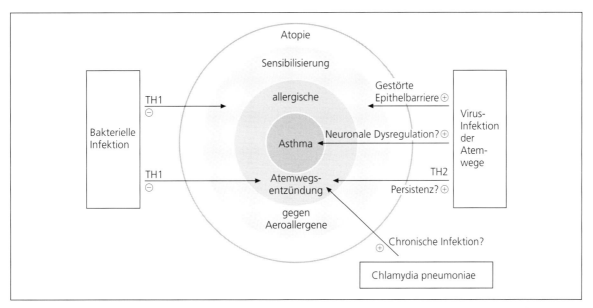

Abb. A 6.2: Schematische Darstellung der Zusammenhänge zwischen Atemwegsinfektionen und der Entstehung von allergischem Asthma bronchiale.

ko der Entstehung allergischen Asthmas anheben können. Schon in älteren Untersuchungen wurde eine erhöhte Rate allergischer Sensibilisierung nach viralen Atemwegsinfektionen beobachtet. In einer prospektiven Kohortenstudie war die zur Hospitalisierung führende RSV-Bronchiolitis im Säuglingsalter der wichtigste Risikofaktor für das Auftreten von Asthma bronchiale und für die Entstehung einer allergischen Sensibilisierung in den ersten 3 Lebensjahren. Eine atopische Familienanamnese erhöhte dieses Risiko weiter. Auch bei einer Nachuntersuchung im Alter von 7 Jahren blieb die RSV-Bronchiolitis der wesentliche Risikofaktor für das Vorhandensein von Asthma bronchiale. Andere Untersuchungen finden im Gegensatz dazu keinen Zusammenhang zwischen schweren RSV-Infektionen im Säuglingsalter und einer erhöhten Asthmaprävalenz jenseits des 10. Lebensjahres.

Die Frage, ob virale Atemwegsinfektionen tatsächlich selbst einen prädisponierenden Faktor für eine allergische Sensibilisierung über die Atemwege darstellen oder ob sie eine genetische Prädisposition zur Atopie früh demaskieren, ist nicht geklärt. Ergebnisse der Tuscon Children's Respiratory Study zeigen, dass die Mehrzahl der Kinder mit obstruktiven Atemwegssymptomen im Kleinkindesalter mit 6 Jahren kein Asthma mehr haben. Diese Gruppe hat schon bei Geburt eine reduzierte Lungenfunktion. Bei einer nicht geringen Zahl von Kindern persistierte das Asthma jedoch bis zum 11. Lebensjahr. In dieser Gruppe sind Atopiemarker erhöht und es lässt sich meist eine spezifische allergische Sensibilisierung nachweisen. Diese Ergebnisse sprechen eher dafür, dass virale Atemwegsinfektionen eine frühzeitige Asthmaentstehung bei atopischer Prädisposition auslösen können, jedoch selbst nicht die Entstehung eines allergischen Asthmas induzieren. Von besonderer Bedeutung für die Entstehung von Asthma scheinen Virusinfektionen zu sein, die zu einer schweren Entzündungsreaktion der unteren Atemwege führen. In jedem Fall ist es wichtig, die Pathomechanismen aufzuklären, durch die die Asthmaentwicklung angestoßen oder begünstigt wird, um präventive therapeutische Strategien für Kinder aus Risikogruppen entwickeln zu können. Beim Meerschweinchen und bei der Maus lässt sich nach PIV- oder RSV-Infektion eine verstärkte allergische Sensibilisierung über die Atemwege mit eosinophiler Entzündung und AHR hervorrufen. In diesen Modellen wurde jeweils eine erste Allergenexposition während der akuten Infektion durchgeführt, was zu einer erhöhten Allergenresorption über das durch Infektion geschädigte Epithel und damit zu einer verstärkten Sensibilisierung mit höheren spezifischen IgE-Spiegeln führte als bei nicht infizierten Tieren. Im Mausmodell treten AHR und eine Atemwegsentzündung mit eosinophiler Komponente aber auch auf, wenn eine schwache allergische Sensibilisierung über die Atemwege erst nach Abklingen einer vorhergehenden RSV-Infektion erfolgte. In diesem Fall kann nicht von einer erhöhten Allergenresorption ausgegangen werden, zumal die allergenspezifischen IgE-Spiegel sich zwischen infizierten und nicht infizierten Tieren nicht unterscheiden. Es ist vielmehr wahrscheinlich, dass durch die RSV-Infektion eine Immunantwort ausgelöst wird, die auch zu einem späteren Zeitpunkt eine allergische Sensibilisierung über die Atemwege begünstigt. Diese These wird durch fol-

Infektionen

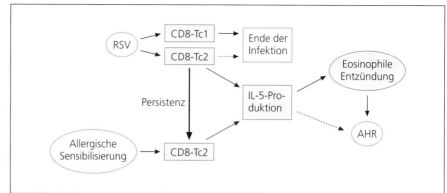

Abb. A 6.3: Immunologische Mechanismen der durch RS-Virus induzierten Atemwegshyperreaktivität bei akuter Infektion und nach zusätzlicher allergischer Sensibilisierung.

gende Beobachtungen gestützt. Die Abwesenheit von IL-5 während der akuten RSV-Infektion führt – vermutlich durch das Fehlen einer eosinophilen Entzündungsreaktion – zu einer Verminderung der AHR und der Lungeneosinophilie nach der in Gegenwart von IL-5 erfolgten allergischen Sensibilisierung. Eine Entzündung mit eosinophiler Komponente während der RSV-Infektion scheint also wegbereitend zu sein für die verstärkte Entzündung und AHR bei nachfolgender Sensibilisierung. Dazu kommt, dass sich der Effekt der RSV-Infektion auf nicht RSV-infizierte Tiere übertragen lässt durch adoptiven Transfer von CD8$^+$ T-Lymphozyten, nicht aber durch CD4$^+$ T-Zellen. Es kommt dabei nach der auf den Transfer folgenden Sensibilisierung zu AHR und zur Lungeneosinophilie wie bei RSV-infizierten Tieren und zu einem Anstieg der IL-5-Produktion. Interessanterweise ist das Ergebnis des Transfers von dem Zeitpunkt nach RSV-Infektion abhängig, an dem er durchgeführt wird. Ein Transfer von T-Zellen 14 Tage nach RSV-Infektion führt zu den beschriebenen Konsequenzen, wohingegen es bei einem T-Zell-Transfer 7 Tage nach Infektion weder zu AHR, noch zu Lungeneosinophilie oder einem Anstieg der Il-5-Produktion nach allergischer Sensibilisierung kommt. Dies legt nahe, dass

während der akuten Infektion eine TH1-Immunantwort überwiegt und IFN-γ produzierende zytotoxische CD8$^+$ T-Zellen übertragen werden, während nach Abklingen der Infektion eine TH2-Immunreaktion in den Vordergrund rückt und der Transfer von nicht zytotoxischen, IL-5 produzierenden CD8$^+$ T-Zellen eine allergische Sensibilisierung mit eosinophiler Entzündung begünstigt. Dass virale Atemwegsinfektionen eine mehrschichtige Immunantwort einleiten, ist gut denkbar, da diese durch unterschiedliche Antigene des gleichen Erregers ausgelöst wird. Beim RSV wurden Antigene identifiziert, die bei RSV-Infektion nach Vakzination unterschiedliche Immunantworten auslösen. So ruft das G-Protein eine starke TH2-Antwort mit eosinophiler Entzündung und schwerer Erkrankung hervor, während das F-Protein zu einer milderen TH1-Reaktion führt. Zusammenfassend ist festzustellen, dass die RSV-Infektion im Tiermodell eine allergische Sensibilisierung über die Atemwege begünstigen kann. Dies geschieht zum einen durch eine gesteigerte Allergenaufnahme, zum anderen aber auch durch die Induktion einer Immunantwort mit vermehrter IL-5-Bildung, welche eine allergische Entzündung und die daraus resultierende AHR fördert (Abbildung A 6.3).

Tab. A 6.2: Präventive Therapiestrategien für die Zukunft.

Therapie-Prinzip	Mögliche Therapieansätze
„anti-eosinophile" Behandlung	anti-CCR3-Antikörper anti-IL-5-Antikörper IL-5-Antagonisten
TH1-Immunmodulation	lokale Zytokin-Applikation (INF-γ, IL-12) Zytokin-Transfektion der Atemwegsepithelien (INF-γ, IL-12) Lokale Applikation von CpG-Oligonukleotiden
immunmodulierende Impfung	Vakzination gegen Asthma auslösende Virusantigene (z. B. RSV G-Protein) mit immunmodulierenden Adjuvanzien (z. B. IFN-γ-DNA, Bakterienbestandteile, CpG-Oligonukleotide, DNA)

6.4 Strategien zur Vermeidung einer Asthmaentwicklung nach Infektionen

Durch diese immunologischen Beobachtungen werden präventive Strategien zur Vermeidung von Asthmaentwicklung nach viralen Atemwegsinfektionen denkbar. Mögliche Konzepte sind eine anti-eosinophile Behandlung mit anti-IL-5- oder anti-CCR3-Antikörpern während schwerer viraler Atemwegsinfekte mit obstruktiven Symptomen wie der RSV-Bronchiolitis, eine „TH1-Therapie" im Anschluss an solche Infektionen z.B. mit topischem IL-12 oder durch Immunstimulation mit CpG-Oligonukleotiden, die der mykobakteriellen DNA entstammen, sowie Vakzinationen gegen „Asthma induzierende" virale Antigene, um die Immunantwort auf diese Antigene zu modulieren (Tabelle A 6.2).

Literatur

Coyle AJ, Erard F, Bertrand C, Walti S, Pircher H, Le Gros G: Virus-specific CD8+ cells can switch to interleukin 5 production and induce airway eosinophilia. J Exp Med 181: 1229–1233 (1995)

Erb K, Holloway J, Sobeck A, Moll H, Le Gros G: Infection of mice with Mykobacterium bovis-bacillus Calmette-Guerin (BCG) suppresses allergen-induced airway eosinophilia. J Exp Med 187: 561–569 (1998)

Garofalo R, Kimpen JLL, Welliver RC, Ogra PL: Eosinophil degranulation in the respiratory tract during naturally acquired respiratory syncytial virus infection. J Pediatr 120: 28–32 (1992)

Herz U, Gerhold K, Grüber C, Braun A, Wahn U, Renz H, Paul K: BCG infection suppresses allergic sensitization and development of increased airway reactivity in an animal model. J Allergy Clin Immunol 102: 867–874 (1998)

Johnston SL: The role of viral and atypical bacterial pathogens in asthma pathogenesis. Pediatr Pulmonol Suppl 18: 141–143 (1999)

Schwarze J, Cieslewicz G, Hamelmann E, Joetham A, Schultz LD, Lamers MC, Gelfand EW: IL-5 and eosinophils are essential for the development of airway hyperresponsiveness following acute respiratory syncytial virus infection. J Immunol 162: 2997–3004 (1999)

Schwarze J, Cieslewicz G, Joetham A, Ikemura T, Hamelmann E, Gelfand EW: CD8 T cells are essential in the development of respiratory syncytial virus-induced lung eosinophilia and airway hyperresponsiveness. J Immunol 162: 4207–4211 (1999)

Schwarze J, Hamelmann E, Bradley KL, Takeda K, Gelfand EW: Respiratory syncytial virus infection results in airway hyperresponsiveness and enhanced airway sensitization to allergen. J Clin Invest 100: 226–233 (1997)

Schwarze J, Makela M, Cieslewicz G, Dakhama A, Lahn M, Ikemura T, Joetham A, Gelfand EW: Transfer of the enhancing effect of respiratory syncytial virus infection on subsequent allergic airway sensitization by T lymphocytes. J Immunol 163: 5729–5734 (1999)

Sigurs N, Bjarnason R, Sigurbergsson F, Kjellman B, Björkstén B: Asthma and immunoglobulin E antibodies after respiratory syncytial virus bronchiolitis: a prospective cohort study with matched controls. Pediatrics 95: 500–505 (1995)

A 7 Prognose des Asthmas

Früher galt das Asthma im Kindesalter als gutartig, man ging davon aus, dass es sich auswachsen würde. Neue Langzeitstudien zeigen jedoch, dass kindliches Asthma sehr wohl in das Erwachsenenalter persistieren kann: 286 Kinder mit Asthma wurden in Melbourne (Australien) vom 8. bis zum 36. Lebensjahr verfolgt. Etwa die Hälfte der Kinder hatten im mittleren Erwachsenenalter asthmatische Beschwerden, bei ca. einem Drittel waren sie nach einer symptomfreien Phase erneut aufgetreten. Eine Abhängigkeit von der Schwere des kindlichen Asthmas wurde deutlich: 2/3 der Kinder mit mildem Asthma hatten mit 35 Jahren keine Symptome mehr, während von den in der Kindheit schweren Asthmatikern noch drei von vier an klinisch relevanten Asthmasymptomen im Erwachsenenalter litten (Abbildung A 7.1).

In einer ähnlichen Langzeitstudie an 8700 tasmanischen Kindern von 7 bis ca. 30 Jahren hatten zwar weniger als ein Drittel im Erwachsenenalter noch asthmatische Symptome, in dieser Gruppe war aber auch mildes Asthma häufiger vertreten als in der australischen Untersuchung.

Aus beiden Langzeitstudien lassen sich Risikofaktoren für die Persistenz von asthmatischen Symptomen ableiten:

- Schwere des Asthmas
- hohe bronchiale Hyperreaktivität
- passives oder aktives Rauchen
- pathologische Lungenfunktion zu Beginn der Adoleszenz, insbesondere periphere Atemwegsobstruktionen
- evtl. atopische Diathese.

Bei Auftreten von obstruktiven Atemwegssymptomen im frühesten Kindesalter ist die Prognose deutlich anders, da nicht in allen Fällen von einem Asthma ausgegangen werden kann: Martinez et al. haben in Arizona eine Geburtskohorte von über 1200 Kindern verfolgt (Abbildung A 7.2). Etwa ein Drittel dieser Kinder hatten bis zum 3. Lebensjahr eine obstruktive Atemwegserkrankung erlitten, aber nur wiederum ein Drittel von diesen (13,7 % der Gesamtheit) hatten mit 6 Jahren tatsächlich noch ein Asthma, meistens lag dann auch eine atopische Familienanamnese zugrunde. Bei den anderen zwei Dritteln der Gruppe lagen wahrscheinlich kleine Atemwege vom frühen Säuglingsalter an vor, bei denen es dann im Rahmen von Virusinfekten zu einer Obstruktion kam. Zwischen dem 3. und 6. Lebensjahr traten nur in 15 % neue Atemwegssymptome auf, auch hier meist bei

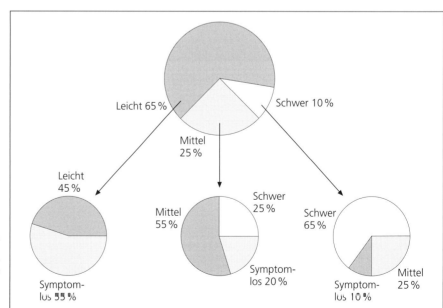

Abb. A 7.1: Prognose des Asthma bronchiale vom 7. bis zum 35. Lebensjahr in Abhängigkeit von der Schwere im Alter von 7 Jahren (nach Oswald et al. 1994).

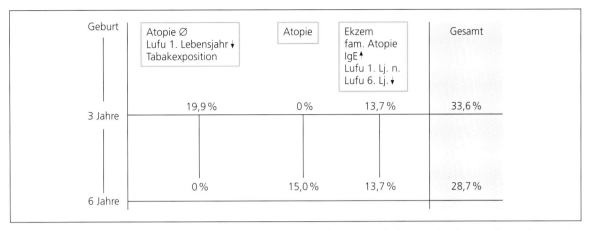

Abb. A 7.2: Natürlicher Verlauf der obstruktiven Atemwegserkrankungen im frühen Kindesalter (nach Martinez et al. 1995). Lufu = Lungenfunktion, n = normal.

Atopikern. Bei Verfolgung dieser Gruppe über das 6. Lebensjahr hinaus ergaben sich keine wesentlichen Veränderungen.

Zu ähnlichen Daten kam auch eine britische Kohortenstudie im Jahr 1958: Nur 2 % der Kinder mit Obstruktionen im Vorschulalter hatten obstruktive Atemwegserkrankungen durch das gesamte Kindesalter ins Erwachsenenalter (Abbildung A 7.3), und die meisten Kinder, die im Vorschulalter keine Obstruktion hatten, waren mit 11, 16 und 23 Jahren ohne obstruktive Symptome.

Eine weitere Kohortenstudie aus Großbritannien, im Jahr 1970 beginnend, ergab, dass 29 % der Kinder mit obstruktiven Symptomen im Alter von 5 Jahren auch mit 10 Jahren asthmatische Symptome hatten. Diese Studie bestätigte ebenfalls die bereits erwähnten Risikofaktoren wie Häufigkeit und Schwere des Asthmas in der Kindheit als auch passives Rauchen. Ob die Prognose durch Maßnahmen wie Rauchverbot, Allergenreduktion und eine frühe antiinflammatorische Therapie verbessert werden kann, wurde bisher nicht untersucht. In einigen Studien konnte bei spätem Einsatz von inhalativen Steroiden in Fällen von schwerem Asthma zumindest gezeigt werden, dass hierdurch keine anhaltende Besserung der Prognose erreicht werden kann.

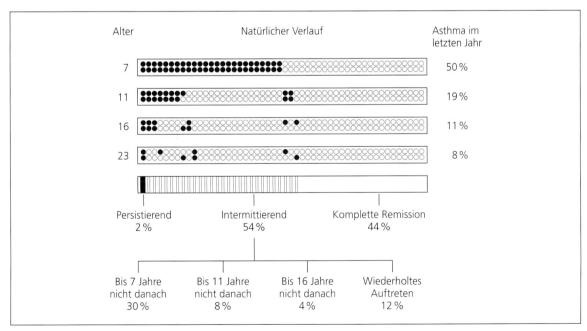

Abb. A 7.3: Natürlicher Verlauf des Asthma bronchiale in einer Geburtskohorte (nach Strachan et al. 1988).

Literatur

Clough JB, Williams JD, Holgate ST: Profil of bronchial responsiveness in children with respiratory symptoms. Arch Dis Childh 67: 574–579 (1992)

Jenkins MA, Hopper JL, Bowes G, Carlin JB, Flander LB, Giles GG: Factors in childhood as predictors of asthma in adult life. BMJ 309: 90–93 (1994)

Martinez FD, Wright AL, Taussig LM, Holberg LJ, Halonen M, Morgan WJ: Asthma and wheezing in the first six years of life. N Engl J Med 332: 133–138 (1995)

Oswald H, Phelan PD, Lanigan A, Hibbert M, Bowes G, Olinsky A: Outcome of childhood asthma in mid-adult life. BMJ 309: 95–96 (1994)

Park ES, Golding J, Carswell F, Stewart-Brown S: Preeschool wheezing and prognosis at ten. Arch Dis Childh 61: 642–646 (1986)

Strachan DP, Anderson HR, Bland JM, Peckham L: Asthma as a link between chest illness in childhood and chronic-cough and phlegm in young adults. BMJ 296: 890–893 (1988)

B

Klinik

B 1 Der akute Asthma-Anfall

Die klassischen Symptome des Asthmas sind Pfeifen und Atemnot. Diese treten typischerweise beim akuten Asthma-Anfall auf. Er folgt meist einem akuten Virusinfekt der Atemwege oder einer Allergenexposition, selten tritt er plötzlich und ohne Vorankündigung auf.

Im Falle der im Kindesalter häufigen Auslösung durch den viralen Luftwegsinfekt beginnt die Erkrankung mit Schnupfen und gelegentlich Fieber. Danach tritt Husten auf, zunächst trocken, später produktiv mit weißlichem, gelegentlich auch gelblichem Sekret. Zu diesem Zeitpunkt sind meist Giemen und Pfeifen (bedingt durch Turbulenzen in den verengten großen Atemwegen) sowie Kurzatmigkeit nachweisbar, auskultatorisch sind auch häufig grob- bis mittelblasige feuchte Nebengeräusche zu hören. In schweren Fällen stellen sich Nasenflügeln, Tachykardie und Zyanose ein, die Sensitivität dieser Parameter für die klinische Beurteilung einer akuten Episode sind jedoch nicht sehr hoch. Hier ist die heute überall verfügbare pulsoxymetrische Messung der genaueste Indikator für eine Hypoxämie und somit für die Notwendigkeit einer Sauerstofftherapie.

Pathophysiologisch liegt der akuten asthmatischen Reaktion eine Obstruktion der intrathorakalen Atemwege zugrunde, bedingt durch Bronchokonstriktion, Schleimhautödem und Dyskrinie mit Mukostase. Auch führt der hohe intrathorakale Druckanstieg in der Exspiration zu einer zusätzlichen dynamischen Kompression der großen Atemwege. Die Obstruktion bedingt eine Zunahme des Atemwegswiderstandes und eine Überblähung der Lungen, da es bei der Exspiration zu einem vorzeitigen Verschluss der kleinen Bronchien vor Ende der Ausatmung kommt.

Eine ungleiche Ventilation der einzelnen Lungenabschnitte führt zu einer lokalen Veränderung der Ventilationsperfusionsverhältnisse. Die Folge ist eine Hypoxie, die häufig sogar bei symptomfreien Patienten mit Asthma gefunden werden kann. Die hypoxiebedingte Hyperventilation hat zunächst eine Hypokapnie zur Folge, da das CO_2 leicht über die alveokapilläre Membran diffundiert. Erst durch Zunahme der Obstruktion und Verringerung der alveolären Ventilation bzw. durch zunehmende Erschöpfung kommt es im schweren Asthma-Anfall zu einer Hyperkapnie, dieses ist ein prognostisch ungünstiges Zeichen.

In einem akuten Anfall werden meist zentrale und periphere Atemwege in gleicher Weise betroffen. Die Obstruktion der großen Bronchien spricht rasch auf eine bronchodilatatorische Therapie an, währenddessen die Obstruktion der peripheren Atemwege, bedingt durch Schleimhautschwellungen, entzündliche Infiltration und Sekretverlegung nur auf eine intensive antiinflammatorische Therapie reagiert.

Das klinische Bild des Kindes im akuten Asthma-Anfall ist unverwechselbar: ängstlicher Blick, Erstickungsangst, Zyanose, aufrechter Sitz mit nach vorn geneigtem Oberkörper und Gebrauch der Atemhilfsmuskulatur bei fixiertem Schultergürtel zur Erleichterung der Einatmung. Gelegentlich ist bei der raschen, schnappenden Inspiration auch ein inspiratorischer Stridor zu hören, der durch Turbulenzen in der Trachea bedingt ist. Nimmt im Spätstadium eines Asthma-Anfalls das Atemzugvolumen weiter ab, wird das Pfeifen und Giemen leiser, man findet bei schwer zyanotischen Patienten als lebensbedrohliches Zeichen die so genannte „stille Obstruktion" vor.

Die Schwere des akuten Asthma-Anfalls ist aus einigen wenigen klinisch zu erhebenden Daten gut abzuschätzen (Tabelle B 1.1), wobei die Tachypnoe einen wenig sensitiven Parameter darstellt. Der Pulsus paradoxus, der Abfall des systolischen Blutdrucks bei der Einatmung, ist bedingt durch die hohen intrathorakalen Druckschwankungen bei der Atmung, wird aber trotz hoher Sensitivität selten untersucht.

Von einem Status asthmaticus spricht man bei der Dauer einer asthmatischen Episode von über 12 Stunden und gleichzeitig fehlendem Ansprechen auf inhalative Bronchodilatatoren. Es handelt sich um eine lebensbedrohliche Situation, die einer sofortigen intensiven stationären Therapie bedarf.

Tab. B 1.1: Klinische Daten bezüglich der Schwere einer Asthmaepisode.

Symptome	Leicht	Schwer
Herzfrequenz (1/min)	<120	>120
Atemfrequenz (1/min)	<30	>30
Lautstärke Atemgeräusch	++	(+)
Dyspnoe	+	++
Zyanose	Ø	+
Angst	Ø	+
Peak flow (% des Sollwertes)	50–80	>50

Literatur

Warner JO, Naspitz CK: Third international pediatric consensus statement of the management of childhood asthma. Ped Pulmonol 25: 1–17 (1998)

B2 Chronische Form des Asthmas

Asthma ist eine chronische Erkrankung. Auch bei Patienten mit seltenen asthmatischen Episoden können im symptomfreien Intervall Zeichen von chronischer Entzündung der Bronchialschleimhaut (Daten von bronchoskopischen Biopsien bei Erwachsenen, vereinzelt auch bei Kindern) oder auch Lungenfunktionsveränderungen, insbesondere Überblähung und Obstruktion der kleinen Bronchien, gefunden werden. Diese Obstruktion bzw. Schleimhautentzündung wird subjektiv nicht wahrgenommen, an die hierdurch bedingte Einschränkung der körperlichen Belastbarkeit gewöhnen sich die Kinder rasch.

Häufig berichten die Eltern oder die Kinder selbst auf Nachfragen über Husten und Atemnot nach körperlicher Belastung als Ausdruck der Bronchialhyperreaktivität (belastungsindiziertes Asthma). Dieses ist gerade im frühen Kindesalter ein Indiz für eine asthmatische Erkrankung, ein Zeitabschnitt, in dem Lungenfunktionstests zum Nachweis einer reversiblen Bronchialobstruktion oder einer bronchialen Hyperreaktivität noch nicht möglich sind.

Im Vorschulalter ist der chronische Husten oft das einzige Symptom einer asthmatischen Erkrankung. Diesem wurde in einer aktuellen Asthmadefinition von dem Konsensus-Statement „Diagnosis and Therapy of Asthma in Children" aus dem Jahr 1998 Rechnung getragen: „Wiederholt auftretendes Pfeifen und/oder Husten in einer klinischen Situation, in der Asthma höchstwahrscheinlich ist und andere seltene Erkrankungen ausgeschlossen wurden".

Dieser oft produktive Husten tritt meist nachts und nach körperlicher Belastung auf und besteht, wenn auch in geringerer Form, auch im infektfreien Intervall, ein Pfeifen und Kurzatmigkeit werden in dieser Gruppe von Patienten nicht beschrieben. Auch bei gründlicher klinischer Untersuchung findet man im infektfreien Intervall keinen Hinweis auf eine bronchiale Obstruktion. Meist führt hier die allergologische Anamnese oder Diagnostik weiter und vor allem das Erfragen von belastungsabhängigen Symptomen wie Enge hinter dem Brustbein, Husten oder Kurzatmigkeit kann eine bronchiale Hyperreaktivität aufzeigen.

Die häufigste Ursache von Husten im Kindesalter sind banale Atemwegsinfekte, somit ist rezidivierender Husten ohne Obstruktion ein schlechter Marker für ein Asthma bronchiale: in einer Gruppe von 3187 Kindern mit rezidivierendem Husten ohne Obstruktion oder Atopie ist eine bronchiale Hyperreaktivität als Ausdruck einer asthmatischen Bronchitis nur bei 8% der Patienten nachweisbar gewesen.

Bei der Hustenform des Asthmas, die man auch oft als „asthmatische Bronchitis" bezeichnet, wird die richtige Diagnose häufig nicht gestellt. Statt dessen werden Antibiotika verordnet, die nicht helfen können, und notwendige therapeutische Maßnahmen, wie z.B. die Allergenkarenz, werden nicht durchgeführt. Dieses aber spielt bei den überwiegend nächtlichen Beschwerden eine wesentliche Rolle, da die meisten Asthmatiker eine Sensibilisierung gegenüber Hausstaubmilbe aufweisen und im Bett mit diesem Allergen eine intensive Kontaktmöglichkeit besteht. Meist wird als einziges Symptom über regelmäßigen nächtlichen Husten geklagt, gelegentlich kommt es auch zu nächtlicher Atemnot.

Nach der Häufigkeit von asthmatischen Episoden wird das Asthma in vier Schweregrade eingeteilt, ab Schweregrad II ist von einem chronischen Asthma zu sprechen (Tabelle B2.1). Bei den meisten Patienten kommt es im Rahmen eines Infektes der Atemwege

Tab. B2.1: Schweregradeinteilung des Asthma bronchiale.

Grad	Symptome*	Lungenfunktion (im Intervall)	Deutsche Atemwegsliga
I	< 5 Episoden/Jahr (selten)	normal	leicht
II	6–12 Episoden/Jahr (monatlich)	normal	mäßig
III	> 12 Episoden/Jahr (wöchentlich)	leichte Überblähung und periphere Obstruktion	mittel
IV	Dauerbeschwerden (täglich) oder maligne Asthmakrisen	deutliche Überblähung und periphere Obstruktion	schwer

*Als Asthma-Episode wird ein Zustand von Atemnot in Ruhe für die Dauer von mindestens 6 Stunden bezeichnet.

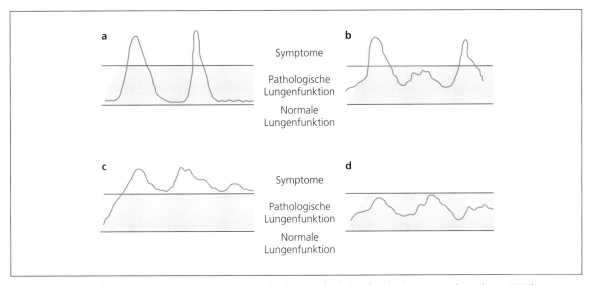

Abb. B 2.1: Eisbergkonzept des Asthmas. Bedeutung der Lungenfunktion (nach Bierman und Pearlman 1990).
a) rezidivierende, klinisch evidente obstruktive Episoden
b) partiell subklinische obstruktive Episoden, subjektiv nicht wahrgenommen
c) chronisch symptomatisches Asthma
d) chronisches, aber subjektiv nicht wahrgenommenes Asthma.

zu leichten asthmatischen Beschwerden wie Husten, pfeifende Atmung, evtl. auch Atemnot und eine deutliche Zunahme der belastungsabhängigen Beschwerden. Seltener wird die Auslösung durch einen Allergenkontakt angegeben, z.B. Exposition gegenüber Staub oder Betreten einer Wohnung, in der sich eine Katze aufhält. In einer Untergruppe (Pollenasthmatiker) spielen auch Blütenpollen im Frühjahr oder Sommer (sonnige Tage, leichter Wind) eine Asthma auslösende Rolle.

In einigen Fällen wird die chronische Bronchialobstruktion im subjektiv symptomfreien Intervall nicht wahrgenommen. Sie kann dann nur durch eine sensitive Lungenfunktionsuntersuchung ermittelt werden. Dieses wird in dem „Eisbergkonzept" nach Bierman und Pearlman (1990) deutlich (Abbildung B 2.1): Der unter dem Wasserspiegel liegende Eisberg ist nur durch das Echolot der Lungenfunktion zu erkennen, er wird z.B. in dem Fall b mit dem Auge (subjektive Wahrnehmung) nicht gesehen. Dieses verdeutlicht die Notwendigkeit von regelmäßigen Lungenfunktionsuntersuchungen bei chronischem Asthma bronchiale, um das Ausmaß der tatsächlichen Beeinträchtigung erfassen und die Therapie besser steuern zu können.

Literatur

Bierman CW, Pearlman DS: Asthma. In: Disorders of the respiratory tract in children, pp. 557–600. Kendig EL, Chernik V (eds.). Sanders, Philadelphia 1990

Clough JB, Williams JD, Holgate ST: Profil of bronchial responsiveness in children with respiratory symptoms. Arch Dis Childh 67: 574–579 (1992)

Warner JO, Naspitz CK: Third international pediatric consensus statement of the management of childhood asthma. Ped Pulmonol 25: 1–17 (1998)

B3 Malignes Asthma

Einige Jugendliche sind von schweren Asthmakrisen betroffen, die evtl. lebensbedrohliche Ausmaße annehmen können. Meistens nehmen diese Asthmatiker ihre Symptome subjektiv nicht ausreichend wahr. Ohne Vorankündigung und eben nicht infolge eines schweren Asthmastatus kommt es zu akuten schwersten peripheren Obstruktionen mit ausgeprägter Hypoxie bis zum Bewusstseinsverlust. Sogar hypoxisch bedingte zerebrale Krampfanfälle sind möglich, die bei nächtlichem Auftreten nur durch unwillkürliche Blasen- und Mastdarmentleerung, Verwirrtheitszustände am Morgen oder noch bestehende Zyanose ersichtlich werden.

Diese malignen Asthmakrisen haben trotz sofort einsetzender Therapie eine nennenswerte Mortalität, die im Wesentlichen die Mortalitätsraten des Asthmas im Kindesalter bestimmt. In den letzten Jahrzehnten konnte trotz intensiver antiinflammatorischer Asthmatherapie ein Anstieg der Mortalität beobachtet werden. Ursache ist meist eine nicht ausreichend durchgeführte Dauertherapie des Asthmas, oft bedingt durch Complianceprobleme bei den Jugendlichen.

Im subjektiv symptomfreien Intervall besteht eine hochgradige Ventilationsstörung mit deutlicher Überblähung und peripherer Obstruktion in der Lungenfunktion – mit der Folge einer chronischen Hypoxämie, die ohne objektivierende Untersuchung weder vom Arzt noch von den Eltern oder dem Patienten selbst wahrgenommen wird.

Deshalb ist eine regelmäßige Überwachung aller Asthmatiker mit mittelschwerem oder schwerem Asthma durch Ärzte mit Erfahrung in pädiatrischer Pulmologie indiziert, einschließlich regelmäßiger Durchführung von Lungenfunktionsuntersuchungen, die nicht nur die Weite der großen Atemwege erfassen, sondern auch die der kleinen Atemwege (periphere Atemwegsobstruktion).

Eine wesentliche Bedeutung kommt in diesem Zusammenhang auch der Asthmaschulung zu: Umfangreiche Informationen von Patienten und deren Eltern über die Erkrankung, ihre Symptome und die notwendige Dauertherapie sind – wie bei allen chronischen Erkrankungen – unabdingbar. Die Patienten müssen in der Wahrnehmung von Atemwegsobstruktionen geschult werden („Lungendetektiv", Peak flow-Messungen etc.), um frühzeitig eine Notfalltherapie zu beginnen. Hierzu ist auch ein schriftlich fixierter und detaillierter Therapieplan eine wichtige Voraussetzung (s. Kapitel K 5).

Literatur

Lemanske RF, Larsen GL: Fatal asthma in children. In: Fatal asthma. Sheffer A (ed.). Marcel Dekker Inc., New York (in press)

Schmitz T, von Kries R, Wjst M, Schuster A: A nationwide survey in Germany on fatal asthma and near-fatal asthma in children: different entities? Eur Respir J 6: 845–849 (2000)

C

Diagnostik

C1 Anamneseerhebung

Asthma kann durch eine gute Anamneseerhebung mit großer Zuverlässigkeit diagnostiziert werden. Allerdings darf die Frage, ob das Kind an Asthma leide, vor allem beim Erstgespräch in dieser Form nicht gestellt werden. Die Sprache der Patienten (und der Eltern) ist oft eine andere als die der Behandler und auch der Grad der Erkrankung wird häufig unterschätzt. Eine gute Anamnesetechnik ist daher sowohl für die Diagnosestellung als auch für die Therapiefestlegung (Stichwort: Stufentherapie) von großer Bedeutung.

Da die Lungenfunktionsprüfung als Momentaufnahme der pulmonalen Situation des Patienten bedingungsabhängig (Infekte, Allergenkontakt, Medikamente, usw.) ist, kann sie die anamnestischen Angaben über die bisherigen Beschwerden nicht ersetzen. Als sehr zuverlässig hat sich die Frage nach „Atemnot mit pfeifenden oder keuchenden Atemgeräuschen" (Sensitivität 68,6%, Spezifität 91,5%) erwiesen. Zu beachten ist jedoch, dass es regionale Unterschiede im Sprachgebrauch gibt.

1.1 Schriftliche Anamnesebögen

Häufig verwendet wird der „Fragebogen zur Anamnese allergischer Atemwegserkrankungen" von Prof. Dr. G. Schultze-Werninghaus, Bochum. Der Fragebogen ist zu beziehen über Allergopharma, Joachim Ganzer KG, Hermann-Körner-Str. 52, 21465 Reinbek.

1.2 Arzt-Patienten-(Eltern-)-Gespräch

Im Gespräch mit den Eltern bzw. den jugendlichen Patienten sollten zunächst die aktuellen Beschwerden, dann die weitere Eigenanamnese, die Familienanamnese und die Umgebungsanamnese erfragt werden.

1.2.1 Eigenanamnese: Aktuelle Beschwerden

Das häufigste angegebene Symptom bei Asthma bronchiale ist Husten! Manchmal kann Husten auch das einzige Symptom sein („cough variant asthma"). Daneben muss nach „pfeifenden Atemgeräuschen", Atemnot und Beschwerden bei sportlicher Aktivität gefragt werden. Vor einem Asthmaanfall können die betroffenen Kinder zahlreiche Symptome wahrnehmen (Tabelle C 1.1).

1.2.2 Eigenanamnese: Bisheriger Verlauf der Erkrankung

Zeitlicher Verlauf: In welchem Alter traten die Atemwegsbeschwerden erstmals auf? Wie lange halten die einzelnen Episoden an? Wie häufig pro Jahr treten sie auf? Sind sie abhängig von Jahreszeiten?
- Bestanden „spastische Bronchitiden" (richtige Bezeichnung: obstruktive Bronchitiden) in der Säuglings- und Kleinkindperiode (Häufigkeit?)?
- Andere atopische Erkrankungen (Nahrungsmittelallergie, atopische Dermatitis, allergische Rhinokonjunktivitis) in der Vergangenheit? Lagen eine oder mehrere der folgenden Beschwerden vor: Ekzematöse Hautveränderungen, Juckreiz, Magen-

Tab. C 1.1: Wahrgenommene Symptome vor einem Asthmaanfall (nach Petermann und Warschburger 1994).

Symptom	Häufigkeit (%)
Husten	68
Pfeifen	63
Körperliche Schlappheit	36
Engegefühl in der Brust	32
Schwitzen	25
Hochgezogene Schultern	23
Stechen in der Brust	20
Schmerzen in der Brust	18
Kopfschmerzen	13
Schnupfen	11

Darm-Beschwerden im Zusammenhang mit Nahrungsmitteln, Nesselfieber, Niesattacken, Augentränen, Nasejucken, Abneigung gegen bestimmte Nahrungsmittel (Kreuzallergien)?

Gab es schon eine Behandlung mit antiasthmatischen Medikamenten (Säfte, Zäpfchen, Tabletten, Inhalationsmedikamente, usw.) in der Vorgeschichte?

Auslöser erfragen: Treten die Atemwegsbeschwerden vor allem nachts, tagsüber, bei körperlicher Belastung, an bestimmten Orten (auch im Urlaub?), bei bestimmten klimatischen Bedingungen, beim Eisessen, beim Lachen, nach Genuss bestimmter Nahrungsmittel, nach Einnahme bestimmter Medikamente, bei besonderen psychischen Belastungen auf?

1.2.3 Eigenanamnese: Bisherige Diagnostik und Therapie

Zur Vermeidung unnötiger Wiederholungen in der Diagnostik und zur Herstellung einer Vertrauensbasis mit den Eltern bzw. Patienten dienen Fragen nach den Erfolgen und Misserfolgen der bisherigen Diagnostik- und Therapieversuche (auch mit „alternativen" Heilmethoden).

- Allergiediagnostik (Serologie, Hautpricktests, bronchiale Provokationen, nasale Provokationen)?
- Lungenfunktionsuntersuchung?
- Röntgenuntersuchung?
- Schweißtest?
- Immunologische Untersuchung?
- Diagnostik mit „alternativen" Methoden?

Bisherige Therapieversuche:

- Medikamentöse Therapie?
- Inhaliergerät, Spacer, andere Inhalationshilfen vorhanden?
- Schulungen (Asthma-Schulung, Inhalationstechnik, Peak-Flow-Messung geübt)?
- Atemtherapie?
- Kuren und Rehabilitationsmaßnahmen?
- „Alternative" Therapieversuche?

1.2.4 Familienanamnese

Die Frage nach atopischen Erkrankungen in der Familie dient der Abschätzung des Grades der genetischen Disposition (5 bis 15 % bei negativer Anamnese bis zu 60 bis 80 % bei gleicher Manifestation der Atopie bei beiden Eltern). Vorkenntnisse der Eltern bei Bestehen eigener atopischer Erkrankungen können vorausgesetzt werden (z. B. bei bestehendem Asthma der Mutter). Positive und negative Erfahrungen der Eltern (z. B. mit der Hyposensibilisierung) beeinflussen oft die Therapieentscheidungen bei den erkrankten Kindern.

1.2.5 Umgebungsanamnese

Die Mehrzahl der Kinder mit Asthma leidet an einem allergischen Asthma. Durch die Umgebungsanamnese werden die möglichen häuslichen Triggerfaktoren (Milben, Tiere, Schimmelpilze), aber auch die adjuvanten Faktoren (Zigarettenrauchexposition, Einrichtung, Heizung) erfasst. Umweltmedizinische Anamneseergänzungen können notwendig sein (vor allem bei entsprechendem Verdacht der Eltern).

Literatur

Kühr J, Hendel-Kramer A, Stephan V, Karmaus W, Urbanek R: Epidemiologische Erfassung von Asthma bronchiale beim Schulkind. Pneumologie 43: 703–709 (1989)

Petermann F, Warschburger P: Subjektive Wahrnehmung von Vorboten und Begleiterscheinungen asthmatischer Beschwerden bei Kindern und Jugendlichen. Monatsschr Kinderheilkd 142: 288–293 (1994)

Weiland SK, Kugler J, Mutius von E, Schmitz N, Fritzsch C, Wahn U, Keil U: Die Sprache asthmakranker Kinder. Monatsschr Kinderheilkd 141: 878–882 (1993)

C2 Körperliche Untersuchung

Das typische klinische Zeichen des Asthmas ist das Giemen. Husten ist aber häufig das Symptom, das zur Vorstellung des Kindes oder Jugendlichen in der Sprechstunde führt. Asthma, das nur mit Husten als führendem Symptom einhergeht, ist ohne auskultatorischen Nachweis von Giemen (oder/und Brummen) und der Reversibilität nach Bronchodilatation klinisch schwer zu diagnostizieren. Hier bedarf es auf jeden Fall der weiteren Diagnostik, d. h. der Lungenfunktionsprüfung einschließlich unspezifischer oder spezifischer (Allergene) bronchialer Provokation mit anschließendem Bronchospasmolysetest.

2.1 Allgemeinpädiatrische Untersuchung

Pädiatrische Untersuchung: Allgemein- und Ernährungszustand, Inspektion der Hautdurchblutung, des Brustkorbs und der Atembewegungen. Inspektion der Finger. Beurteilung der allgemeinen Entwicklung des Kindes bzw. Jugendlichen (z. B. Pubertätsstadium?)
Gewichts- und Längenmaße (Perzentilenkurve anlegen! – vor allem bei der Therapie mit inhalativen Glucocorticoiden)
Majorzeichen der Atopie: z. B. akute oder subakute Ekzeme als Zeichen der atopischen Dermatitis?
Erfassung von Minorzeichen der Atopie:
- Dennie-Morgan-Lidfalte (doppelte Unterlidfalten)
- Herthoge-Zeichen (lateral ausgedünnte Augenbrauen)
- Hyperkeratotische Follikulitis („Reibeisenhaut")
- Nasale Querfalte (Zeichen des „allergischen Saluts", soll durch häufiges Reiben der Nase bei Juckreiz entstehen)
- Orbitaler Halo („dunkle Ränder unter den Augen")
- Ohrläppchenrhagaden
- Schuppung der Zehen (seltener der Fingerkuppen)
- Weißer Dermographismus.

2.2 Spezielle Untersuchung der Nase, des Thorax und der Lunge

Sicherlich fällt sofort auf, ob ein Kind normal atmet oder akute Probleme mit der Atmung hat. Daher ist der Umfang der körperlichen Untersuchung situationsabhängig (Notfalluntersuchung beim akuten Asthma-Anfall oder Vorstellung in der Sprechstunde zur Abklärung des chronisch-rezidivierenden Hustens).

2.2.1 Inspektion

- Inspektion des knöchernen Thorax (Fassthorax als Zeichen der Überblähung, Trichterbrust, Kielbrust, Flankeneinziehungen, Asymmetrie?)
- Inspektion der Körperhaltung (spontane Einnahme der atemerleichternden Stellungen?)
- Beobachtung der Atemexkursionen (Bild des „steifen Thorax", interkostale oder juguläre Einziehungen, Bauchatmung, seitengleiche Atmungsbewegungen?)
- Beobachtung des Atmungstyps (Tachypnoe, Dyspnoe, verlängertes Exspirium?)
- Inspektion der Nasenschleimhaut, z. B. mit dem Otoskop (bei allergischer Rhinitis u. U. blass-livide Schleimhaut, Blutkrusten bei gehäuftem Nasenbluten, Polyposis nasi?).

2.2.2 Palpation und Perkussion

Palpation und Perkussion sind nicht überflüssig. Ihre korrekte Durchführung sollte beherrscht werden, auch wenn andere Verfahren (Röntgen, Sonographie, Lungenfunktionsprüfung) in ihrer Aussagekraft zuverlässiger sein mögen.

- Palpation: Feststellung der Seitengleichheit der Atemexkursion sowie Vibration bei Schleimansammlungen in den Atemwegen
- Perkussion: Klopfschalldämpfung bei Ergüssen, Atelektasen oder ausgedehnten Infiltraten. Tief stehende Zwerchfellgrenzen bei Überblähung. Beurteilung der Atemexkursionen (Zwerchfellgrenze bei In- und Exspiration).

2.2.3 Auskultation

Die Auskultation ist bei der Feststellung eines Asthma bronchiale von herausragender Bedeutung. Neben dem Husten ist der Nachweis der giemenden Atemgeräusche (internationaler Begriff: wheezing) wegweisend. Bei sehr starker Obstruktion mit Überblähung der Lunge, kann der Atemstrom so gering sein, dass ein Giemen nicht mehr hörbar ist („stille Obstruktion").

Beurteilung von

- Hustenqualität (trockener Reizhusten)
- Stridor (in- oder exspiratorisch?)
- Seitengleichheit der Atemgeräusche (DD: mucoid impaction, Fremdkörper)
- Giemen (hochfrequente Nebengeräusche), manchmal auch nur endexpiratorisch während der forcierten Expiration hörbar.
- Brummen (niederfrequente Nebengeräusche)
- feuchten Rasselgeräuschen (fein-, mittel-, grobblasige Rasselgeräusche)
- Pleurareiben.

2.2.4 Weitere Diagnostik

Während der körperlichen Untersuchung sind oft weitere diagnostische Schritte, die einen geringen apparativen Aufwand erfordern, durchführbar.

Sauerstoffsättigung. Die normale, unblutig gemessene Sauerstoffsättigung beträgt 95 %. Bei Abfall der Sättigung unter 90 % ist die Gabe von Sauerstoff (vor allem auch bei der Inhalation mit β-Sympathomimetika) notwendig.

Blutdruck- und Pulsmessung. Pulsus paradoxus (Blutdruckabfall um mehr als 12–15 mmHg während der Inspiration).

Literatur

Li JT, O'Connell EJ: Clinical evaluation of asthma. Ann Allergy Asthma Immunol 76 (1): 1–13 (1996)

C3 Lungenfunktionsprüfung

Mithilfe von Lungenfunktionsprüfungen werden Ventilationsstörungen erkannt oder ausgeschlossen. Der zahlenmäßig weitaus größte Teil von Lungenfunktionsprüfungen wird bei Kindern mit Asthma bronchiale durchgeführt. Als Verfahren kommen in erster Linie die Spirometrie (Fluss-Volumen-Kurve), die Ganzkörperplethysmographie und die Peak-Flow-Messung zum Tragen. Während die Spirometrie sowohl in der Praxis als auch in der Klinik durchgeführt werden kann, ist die Ganzkörperplethysmographie nach wie vor eher Domäne von Kliniken oder Schwerpunktpraxen. Der Vorteil der Peak-Flow-Messung liegt in der häuslichen Überwachungsmöglichkeit und der Aussagemöglichkeit über längere Zeiträume.

Lungenfunktionsprüfungen geben Hilfen bei der Diagnosestellung sowie bei Fragen der Therapiesteuerung (Tabelle C 3.1).

Die untere Altersgrenze, von der ab verwertbare Messungen erwartet werden können, liegt bei ungefähr 5 bis 7 Jahren – je nach Kooperationsfähigkeit des Kindes. Bei der Durchführung von Lungenfunktionsprüfungen spielt aber nicht nur die Kooperation des zu untersuchenden Kindes eine Rolle, sondern auch die des Untersuchers. Nur durch maximales Motivieren und Anfeuern des Kindes können optimale Messergebnisse gewonnen werden. Schließlich beeinflusst auch das Verfahren selbst das Ergebnis: Ausgeprägt bronchial hyperreagible Kinder werden möglicherweise mit jedem forcierten Atemzug „obstruktiver" und zeigen schrittweise schlechtere Exspirationskurven (sog. „Spirometerasthma"). Da die meisten Lungenfunktionsgeräte die „Hüllkurve" anzeigen (d. h. die zu jedem Zeitpunkt erhobenen Bestwerte), können falsch negative Beurteilungen entstehen, falls dieser Einfluss nicht „online" gemonitort wird.

Betreffs der Medikation vor geplanten Lungenfunktionsuntersuchungen sollten Medikamente dann abgesetzt werden, wenn z. B. entschieden werden soll,

Tab. C3.1: Indikationen zu Lungenfunktionsprüfungen.

- Diagnosestellung
- Schweregradeinschätzung
- Verlaufskontrolle
- Beurteilung von Medikamentenwirkungen
- Wissenschaftliche Studien

ob ein Auslassversuch einer Dauertherapie unternommen werden kann. Die Medikation sollte beibehalten werden, wenn man beurteilen möchte, ob zumindest unter der gegebenen Behandlung eine Besserung oder Normalisierung der Lungenfunktion erreicht wurde. In der täglichen Praxis erscheint es am sinnvollsten, kurz wirksame Bronchodilatatoren (z. B. β-Sympathomimetika) mindestens 8 Stunden vor der Lungenfunktionsprüfung abzusetzen, die antiinflammatorische Dauertherapie jedoch zu belassen, da verschiedene Präparate wochenlang nachwirken. In jedem Fall muss eine aktuelle Medikamentenanamnese erhoben werden, um diese bei der Beurteilung des Ergebnisses zu berücksichtigen.

Respiratorische Infekte beeinträchtigen beim Asthma bronchiale das Ergebnis. Zur Feststellung des funktionellen Optimums sollten Lungenfunktionsprüfungen daher möglichst im infektfreien Intervall (d. h. mit 4–6 Wochen Abstand) durchgeführt werden. Man muss immer im Auge behalten, dass eine Lungenfunktionsprüfung nur eine „Momentaufnahme" der Ventilation der Lunge widerspiegeln kann.

3.1 Spirometrie

Unter Spirometrie versteht man die Messung von Volumen- oder Atemstromänderungen. Die Spirometrie wird in die statische Spirometrie (z. B. VC) und die dynamische Spirometrie (z. B. FEV_1) unterteilt. Abbildung C 3.1 zeigt eine Spirometriekurve mit der Aufgliederung v. a. der statischen Lungenvolumina.

Die Vitalkapazität (VC) ist das wichtigste statische Lungenvolumen. Sie stellt das maximal ventilierbare Lungenvolumen dar und wird im optimalen Fall bestimmt, indem nach tiefer Ausatmung ruhig bis zur maximalen Einatmung ventiliert wird. Bei restriktiven Ventilationsstörungen sind einige statische Lungenvolumina verringert – insbesondere die Vitalkapazität.

Trägt man den Atemfluss (l/sec) auf der Ordinate gegen das Volumen (l) auf der Abszisse auf, erhält man die Fluss-Volumen-Kurve mit den dynamischen Lungenvolumina (Abbildung C 3.2).

Der Fluss-Volumen-Kurve kann man entnehmen, dass der exspiratorische Spitzenfluss (Peak expiratory

Lungenfunktionsprüfung

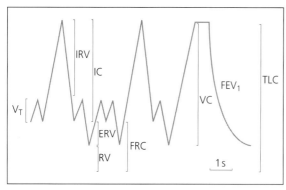

Abb. C 3.1: Spirometriekurve.
Legende: V_T = Atemzugvolumen, IRV = inspiratorisches Reservevolumen, ERV = exspiratorisches Reservevolumen, IC = inspiratorische Kapazität, FRC = funktionelle Residualkapazität, RV = Residualvolumen, VC = Vitalkapazität, TLC = totale Lungenkapazität, FEV_1 = forciertes exspiratorisches Volumen in der ersten Sekunde.

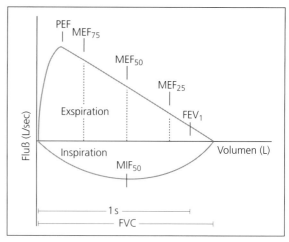

Abb. C 3.2: Schematische Darstellung einer Fluss-Volumen-Kurve.
Legende: FEV_1 = forciertes exspiratorisches Volumen in der ersten Sekunde, FVC: forcierte Vitalkapazität, PEF = exspiratorischer Spitzenfluss, MEF = maximaler exspiratorischer Fluss, MIF = maximaler inspiratorischer Fluss.

flow = PEF) schon sehr rasch nach Beginn der Exspiration erreicht ist und ein lungengesundes Kind innerhalb einer Sekunde nahezu seine gesamte Vitalkapazität (FVC) ausgeatmet hat. Unterteilt man den exspiratorischen Teil der Fluss-Volumen-Kurve in Quadranten, so erhält man den maximalen Fluss bei 75% (MEF_{75}), bei 50% (MEF_{50}) und bei 25% (MEF_{25}) der Vitalkapazität.

Im Verlauf einer Exspiration wird zunächst Luft aus den großen Atemwegen ausgeatmet, während im Folgenden immer mehr Luft aus den kleineren Atemwegen „fließt". Der PEF (und teilweise auch noch der MEF_{75}) spiegeln daher eher die größeren Atemwege wieder, während die Parameter MEF_{50} und MEF_{25} eher die Funktion der kleinen Atemwege anzeigen.

Bei kleinen Kindern, die in weniger als einer Sekunde ihre gesamte FVC ausgeatmet haben, kann man zur Beurteilung auch das $FEV_{0,5}$ heranziehen, d.h. das forcierte exspiratorische Volumen, das innerhalb der ersten halben Sekunde ausgeatmet wird. Die Abbildungen C 3.3 bis C 3.6 zeigen typische Veränderungen der Fluss-Volumen-Kurve bei verschiedenen Ventilationsstörungen. Die dünne Linie markiert dabei die „normale" Form, die dickere Linie pathologisch veränderte Kurven.

3.1.1 Obstruktive Ventilationsstörungen

Obstruktive Ventilationsstörungen (Abbildung C 3.3) sind bei Kindern und Jugendlichen mit mindestens 90% die weitaus am häufigsten beobachteten Veränderungen. Zu den Erkrankungen, die mit einer obstruktiven Ventilationsstörung einhergehen, gehört in vorderster Linie das Asthma bronchiale. Die Fluss-Volumen-Kurve ist bei obstruktiven Ventilationsstörungen in ihrem exspiratorischen Schenkel mehr oder weniger „konkav eingedellt" (Form wie eine „durchhängende Wäscheleine"). Diese Form ergibt sich aus der Reduktion der Flussraten, die die kleinen („peripheren") Atemwege widerspiegeln (MEF_{50} und MEF_{25}). Anhand der Lokalisation des „Flussabbruches" des exspiratorischen Spitzenflusses kann man ebenfalls die Lokalisation der Obstruktion (auch sehr gut im Verlauf) erkennen: Je weiter nach zentral hin der Flussabbruch erfolgt, desto weiter fortgeschritten ist die Obstruktion, d.h. der Schweregrad ausgeprägter. Eine chronische obstruktive Ventilationsstörung beginnt häufig in den peripheren kleinen Atemwegen und schreitet dann nach zentral fort.

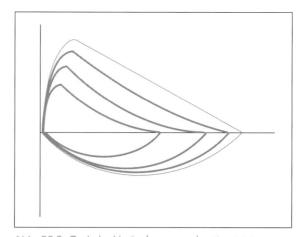

Abb. C 3.3: Typische Veränderungen der Fluss-Volumen-Kurve bei obstruktiven Ventilationsstörungen.

3.1.2 Restriktive Ventilationsstörungen

Restriktive Ventilationsstörungen (Abbildung C 3.4) zeichnen sich durch eine Verringerung der statischen Lungenvolumina aus. Nach wie vor ist die Bestimmung der Vitalkapazität der am besten geeignete Parameter zur Erfassung solcher Störungen. Die Fluss-Volumen-Kurve zeigt bei restriktiven Ventilationsstörungen entweder eine normale, aber verkleinerte Form oder aber wirkt in der Abszisse „gestaucht" (Form wie ein „Zuckerhut"). Bei der Begutachtung der ausgedruckten Prozent-der-Norm-Werte fällt die Gleichmäßigkeit der Werte auf, z. B., dass alle Flussraten gleichsinnig erniedrigt sind (z. B. auf 40 % der Norm). Bei Verdacht auf eine restriktive Ventilationsstörung, bei der immer zuerst eine mangelnde Mitarbeit ausgeschlossen werden muss, sollten unbedingt andere ergänzende pneumologisch-diagnostische Verfahren zur Anwendung kommen, wie die Blutgasanalyse vor und nach Belastung, die Atemfrequenzbestimmung und ein Röntgen-Thoraxbild.

Beim Asthma bronchiale kann es bei ausgeprägter Obstruktion zu einer Verringerung der Vitalkapazität kommen – dies wird als „Pseudorestriktion" bezeichnet, da diese Ventilationsstörung nach Bronchospasmolyse reversibel ist.

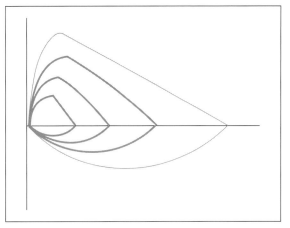

Abb. C 3.4: Typische Veränderungen der Fluss-Volumen-Kurve bei restriktiven Ventilationsstörungen.

3.1.3 Kombinierte Ventilationsstörungen

Unter kombinierten Ventilationsstörungen (Abbildung C 3.5) versteht man das gleichzeitige Vorliegen sowohl einer obstruktiven als auch restriktiven Ventilationsstörung. Typische klinische Beispiele sind Patienten mit zystischer Fibrose oder Abstoßungsreaktion (z. B. Graft-versus-host-Reaktionen an der Lunge).

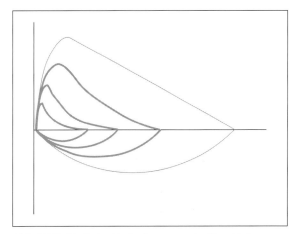

Abb. C 3.5: Typische Veränderungen der Fluss-Volumen-Kurve bei kombiniert obstruktiv-restriktiven Ventilationsstörungen.

3.1.4 Ventilationsstörungen der oberen Atemwege

Mithilfe der Fluss-Volumen-Kurve lassen sich auch Aussagen über Ventilationsstörungen der oberen Atemwege (Abbildung C 3.6) machen, welche wichtige Differenzialdiagnosen zum Asthma bronchiale darstellen. Zu dieser Gruppe von Erkrankungen zählen Trachealstenosen, wie z. B. eine subglottische Stenose nach Langzeitintubation oder Stimmbandlähmungen. Die Kurvenform erinnert an das Bild eines „Tafelberges". Sie kommt dadurch zustande, dass der Atemfluss ab einem gewissen Zeitpunkt (wenn die Stenose funktionell wirksam wird) abgeschnitten wird, einen völlig geraden Verlauf (Plateau) zeigt. Gegen Ende der Exspiration, wenn der Atemfluss geringer wird als die Stenose funktionell begrenzt, „schwenkt" die Gerade wieder in den normalen Kurvenverlauf ein.

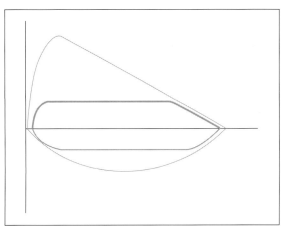

Abb. C 3.6: Typische Veränderungen der Fluss-Volumen-Kurve bei fixer Stenose der oberen Atemwege.

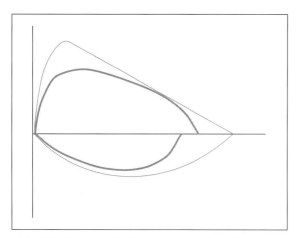

Abb. C3.7: Typische Veränderungen der Fluss-Volumen-Kurve bei mangelnder Mitarbeit.

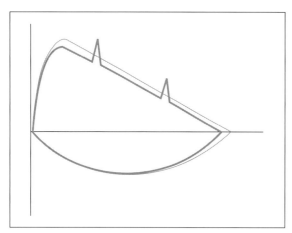

Abb. C3.8: Typische Veränderungen der Fluss-Volumen-Kurve bei Husten-Artefakten.

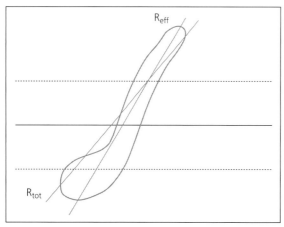

Abb. C3.9: Darstellung des effektiven (R_{eff}) und totalen (R_{tot}) Atemwegswiderstandes in der Atemwegsschleife (Druck-Volumen-Diagramm).

3.1.5 Artefakte

Eine Reihe von Störfaktoren können Artefakte in die Lungenfunktion einbringen und damit die Interpretation erschweren. Zu diesen zählen als wichtigste eine mangelnde Mitarbeit (Abbildung C3.7) und Hustenartefakte (Abbildung C3.8). Eine mangelnde oder auch nur nicht ausreichende Mitarbeit des Kindes kann die Beurteilung einer Lungenfunktion äußerst schwierig gestalten oder sogar unmöglich machen. Eine mangelnde Mitarbeit muss also unbedingt erkannt – oder noch besser – verhindert werden. Kurven müssen immer auf sichtbare Artefakte hin überprüft werden – allein die Beurteilung der Zahlenwerte ist nicht ausreichend. Trotz nicht optimaler Mitarbeit ist manchmal die Lungenfunktion beurteilbar: So schließt z. B. ein normaler MEF_{50} (bei normaler VC!) eine signifikante obstruktive oder restriktive Ventilationsstörung weitgehend aus. Es muss an dieser Stelle betont werden, dass die Mitarbeit von Kindern mit schwerer pulmonaler Beeinträchtigung und insbesondere mit obstruktiven Ventilationsstörungen von vornherein suboptimal ist und dies bei der Befundinterpretation in Rechnung zu stellen ist.

Die wichtigste Maßnahme, um eine mangelnde Mitarbeit zu vermeiden, ist das maximale „Anfeuern" des Kindes. Derjenige, der Lungenfunktionen praktisch durchführt, muss also im Anspornen trainiert werden. Ein hilfreicher Trick ist, z. B. dem Kind zu erklären, es müsse alle Kerzen der Geburtstagstorte auf einmal auspusten. Sehr ängstliche Kinder kann man auf dem Schoß der Mutter untersuchen.

3.2 Ganzkörperplethysmographie

Die Ganzkörperplethysmographie kann – in Ergänzung zur Spirometrie – zwei wichtige Zusatzinformationen liefern.

Den *Atemwegswiderstand* (R_{aw}), wobei es verschiedene Methoden der Berechnung gibt. Der R_{aw} kann als „totaler Atemwegswiderstand" (R_{tot}) oder als „effektiver Atemwegswiderstand" (R_{eff}) angegeben werden (s. Abbildung C3.9). Der R_{tot} ist – als oberer und unterer Umschlagpunkt – ein sensitiver, aber auch unspezifischerer Parameter überwiegend zentraler Obstruktion, während der R_{eff} – als maximaler und minimaler Wert – weniger sensitiv, stattdessen aber spezifischer ist. Im Kindesalter sollte eher der R_{eff} Verwendung finden.

Abbildung C3.10 zeigt verschiedene Schweregrade obstruktiver Ventilationsstörungen in der Atemwegsschleife (Druck-Volumen-Diagramm).

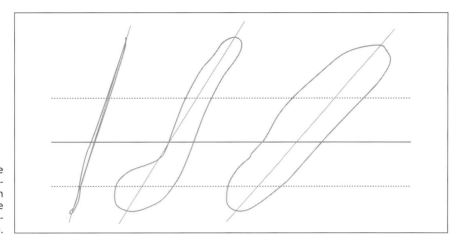

Abb. C 3.10: Verschiedene Schweregrade obstruktiver Ventilationsstörungen in der Atemwegsschleife (Druck-Volumen-Diagramm).

Statische Lungenvolumina, d.h. Lungenvolumina, die nicht willkürlich ventiliert werden können. Darunter fallen z.B. das thorakale Gasvolumen (TGV) und das Residualvolumen (RV). Mithilfe der Ganzkörperplethysmographie können damit Aussagen über eine Überblähung (bzw. bei chronischer, irreversibler Form über ein Emphysem) gemacht werden. Bei Überblähung/Emphysem sind die Parameter RV und TGV erhöht, meist findet sich gleichzeitig in der Spirometrie eine ausgeprägte, vorwiegend peripher obstruktive Ventilationsstörung.

Beim Lungengesunden ist die per Heliumeinwaschmethode gemessene funktionelle Residualkapazität (FRC) gleich dem mithilfe des Bodyplethysmographen gemessenen TGV. Die Differenz: TGV minus FRC ist ein gutes Maß für Überblähung, da es den Bereich gefesselter Luft („trapped gas") widerspiegelt.

3.3 Beurteilung

Die von den Lungenfunktionsgeräten errechneten Ergebnisse (in Prozent der Norm) beziehen sich auf Daten, die von einigen Autoren gesammelt werden. Die sog. „Normalwerte" hängen v.a. von der Körpergröße, dem Geschlecht, dem Alter und dem Körpergewicht ab. Es ergibt sich daraus leicht, dass eine sehr weite individuelle Streubreite besteht und „Normalwerte" im Einzelfall sehr vorsichtig interpretiert werden müssen. Verinnerlicht man sich diese Tatsache wirklich, dürfen grobe Anhaltszahlen angegeben werden, ab wann ein Lungenfunktionsergebnis möglicherweise als pathologisch anzusehen ist (Tabelle C 3.2).

Literatur

Coates AL, Desmond KJ, Demizio D, Allen P, Beaudry PH: Sources of error in Flow-Volume Curves. Chest 94: 976–982 (1988)

Eigen H: Pulmonary function testing: A practical guide to its use in pediatric practice. Pediatr Rev 7: 235–245 (1986)

Ferguson AC: Persisting airway obstruction in asymptomatic children with asthma with normal peak expiratory flow rates. J Allergy Clin Immunol 82: 19–22 (1988)

Lebecque P, Kiakulanda P, Coates AL: Spirometry in the asthmatic child: Is FEF_{25-75} a more sensitive test than FEV_1/FVC? Pediatr Pulmonol 16: 19–22 (1993)

Lindemann H, Leupold W, Niggemann B: Lungenfunktionsdiagnostik bei Kindern. Verlag W. Kohlhammer, Stuttgart 1997

Niggemann B: Lungenfunktionsdiagnostik in der Praxis. Monatsschr Kinderheilkd 140: F45–F57 (1992)

Niggemann B, Riedl-Seifert R, Seidenberg J: Rahmenempfehlungen zu Lungenfunktionsuntersuchungen im Kindesalter. Monatsschr Kinderheilkd 144: 540–543 (1996)

Sly PD, Robertson CF: A review of pulmonary function testing in children. J Asthma 27: 137–147 (1990)

Tab. C 3.2: Grobe Richtwerte (% der Norm), ab wann von pathologischer Abweichung gesprochen werden kann.

VC	< 76 %
FEV_1	< 80 %
MEF_{75}	< 75 %
MEF_{50}	< 72 %
MEF_{25}	< 66 %
PEF	< 70 %
FEV_1/VC	< 74 %
TGV	> 150 %
RV	> 140 %
R_{aw}	> 180 %

C4 Lungenfunktionstestung im Säuglings- und Kleinkindesalter

Die üblichen, in Kapitel C3 beschriebenen Lungenfunktionstests, bedürfen der Mitarbeit des Kindes, die in der Regel ab dem 5. Lebensjahr gegeben ist. Ab dem 3. Lebensjahr sind forcierte Ausatemmanöver ohne vorherige tiefe Inspiration durchführbar, mit denen partielle exspiratorische Fluss-Volumen-Kurven erstellt werden können. Aufgrund des hohen Trainingsaufwandes und der nicht zufrieden stellenden Reproduzierbarkeit haben sich diese Verfahren jedoch bisher nicht allgemein durchsetzen können. Bei Kindern unter 3 Jahren kommen andere Methoden zum Einsatz, die entweder am spontan schlafenden Kind oder nach vorheriger Sedierung durchgeführt werden können. Diese Testverfahren sind zeitaufwändig und bedürfen eines spezialisierten Lungenfunktionslabors, welches derzeit nur in wenigen Einrichtungen zur Verfügung steht. Zudem ist der Aussagewert der mit diesen Methoden erhobenen Untersuchungsergebnisse begrenzt. Aus den aufgeführten Gründen werden diese Verfahren bisher nicht in der Routinediagnostik eingesetzt.

Um Lungenfunktionsmessungen im Säuglingsalter interpretieren zu können, ist es sinnvoll, sich einige physiologische Besonderheiten dieser Altersgruppe vor Augen zu führen:

Das Thoraxskelett ist in den ersten Lebensmonaten instabil und besitzt eine hohe Compliance. Dadurch kann es der nach innen ziehenden Lunge wenig nach außen wirkende Kraft entgegensetzen. Dies bedingt, dass es bei erhöhten intrapleuralen Druckschwankungen schnell zu Einziehungen und zu einer Distorsion des Thorax kommen kann. Auch in Phasen, in denen die thorakale Muskulatur einen verminderten Tonus aufweist (wie z. B. im REM-Schlaf), kann es zu einer spontanen Verformung der Thoraxwand kommen, die dann regionale Unterschiede in der pulmonalen Compliance zur Folge hat.

Aufgrund der hohen Compliance der Thoraxwand liegt das Atemruhevolumen (das Volumen, bei dem keine Kräfte auf das aus Lunge und Thoraxwand bestehende Respirationssystem einwirken und das bei älteren Kindern und Erwachsenen der funktionellen Residualkapazität [FRC] entspricht) niedriger. Würde der Säugling, wie ein Erwachsener, bis zu seinem Ruhevolumen ausatmen, würde es zu einer Mangelbelüftung einzelner Lungenareale mit vermehrter Neigung zur Ausbildung von Atelektasen kommen. Deshalb atmen Säuglinge aktiv ein, bevor die passive Ausatmung beendet ist. Diese aktive Kontrolle der FRC wird durch eine hohe Atemfrequenz und durch aktive Einengung der Glottis mit konsekutiver Verzögerung der Ausatmung erreicht. Bei nicht-obstruktiven Apnoen kommt es aufgrund des damit verbundenen Lungenvolumenverlustes schneller zu einer Abnahme der Sauerstoffsättigung.

Zum Zeitpunkt der Geburt ist die Zahl der Alveolen verhältnismäßig gering. Postnatal nimmt diese in den ersten zwei Lebensjahren exponenziell zu. Nach dem 7. Lebensjahr werden nur noch wenige neue Alveolen gebildet. Demgegenüber verläuft das Wachstum der Atemwege langsamer. Aufgrund des nicht-isotropen Wachstums ist das Verhältnis von Lungenvolumen zu Atemwegen nicht konstant. Vor allem der periphere Widerstand bleibt in den ersten vier Lebensjahren hoch und fällt dann deutlich ab. Dies erklärt die Neigung zu peripher obstruktiven Erkrankungen wie z. B. der Bronchiolitis im frühen Kindesalter.

Aufgrund der fassförmigen Thoraxform und dessen Instabilität erfolgen die Atembewegungen fast vollständig durch das Zwerchfell. Erkrankungen, welche die Zwerchfellfunktion oder -exkursion beeinträchtigen, führen daher schneller zu einer Einschränkung der Ventilation.

Für alle Lungenfunktionsuntersuchungen des Säuglings- und Kleinkindesalter gilt, dass die Anzahl der möglichen Fehlerquellen hoch ist. Zudem ist auch in erfahrenen Labors die Streubreite der erhobenen Referenzwerte erheblich, sodass aus einzelnen Messwerten selten eine eindeutige Beurteilung der Funktionsstörung möglich ist. Im Folgenden sind die für obstruktive Atemwegserkrankungen relevanten Testverfahren kurz aufgeführt.

Thoraxkompressionstechnik

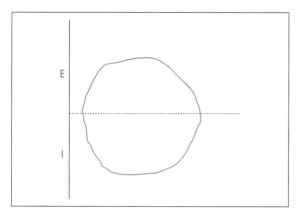

Abb. C4.1: Atemzugvolumen in Ruheatmung aufgetragen als Fluss-Volumen-Kurve bei einem gesunden Säugling. E und I bezeichnen Ex- und Inspiration.

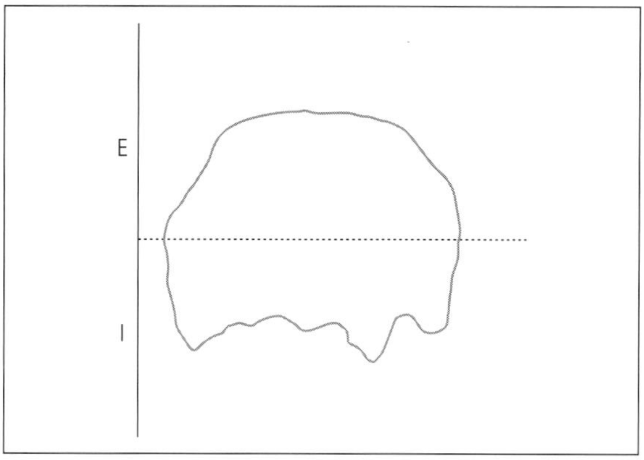

Abb. C4.3: Fluss-Volumen-Kurve in Ruheatmung bei extrathorakaler Atemwegsobstruktion. Die längere Beobachtung (auch bei Lageveränderung) erlaubt die Differenzierung zwischen fixierten und variablen Lumeneinengungen.

4.1 Fluss-Volumen-Kurve in Ruheatmung

Dieses relativ einfache Verfahren ermöglicht die qualitative Beurteilung der Spontanatmung des Kindes. Hierzu wird eine weiche, dicht abschließende Maske, an die ein Pneumotachograph zur Messung des Atemflusses angeschlossen ist, auf das Gesicht des Kindes appliziert. Durch elektrische Integration des Fluss-Signales kann das Volumen bestimmt werden; beide Parameter werden dann als Fluss-Volumen-Kurve optisch dargestellt (Abbildung C4.1).

Dieses Verfahren eignet sich nicht zur Quantifizierung von funktionellen Einschränkungen; ausgeprägtere Lumenverminderungen der Atemwege können damit jedoch visualisiert werden. So gelingt es mit dieser Methode intra- und extrathorakale Obstruktionen voneinander zu differenzieren (Abbildungen C4.2–C4.4). Außerdem können, durch längere Beobachtung des Kurvenverlaufes unter Änderung der Körperposition, fixierte von variablen Obstruktionen unterschieden werden. Leichtere Formen der Atemwegsobstruktion, die in Ruheatmung nicht funktionell bedeutsam werden, entgehen jedoch dieser Analyse. Zudem muss darauf geachtet werden, dass nicht durch Fehlposition der Maske und externer Einengung des Nasenlumens eine Atemwegsobstruktion vorgetäuscht wird.

4.2 Thoraxkompressionstechnik

Die Thoraxkompressionstechnik ist derzeit das viel versprechendste Verfahren zur Diagnostik obstruktiver Atemwegserkrankungen, da hiermit forcierte partielle exspiratorische Fluss-Volumen-Kurven unter Ruhe-

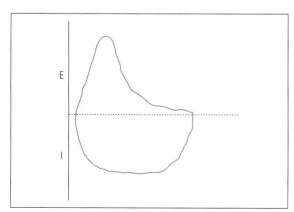

Abb. C4.2: Fluss-Volumen-Kurve in Ruheatmung bei einem Säugling mit ausgeprägter bronchialer Atemwegsobstruktion.

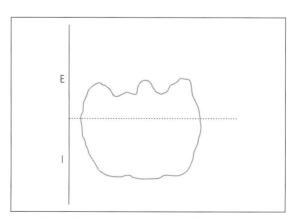

Abb. C4.4: Fluss-Volumen-Kurve in Ruheatmung bei intrathorakaler Atemwegsobstruktion. Ein ähnliches Bild kann bei aktiver Einengung der Glottis entstehen.

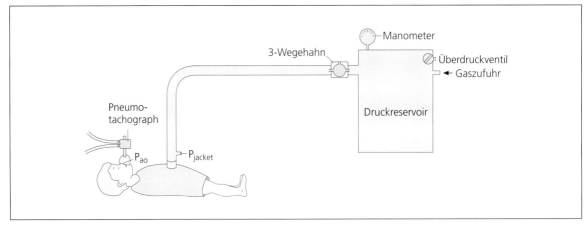

Abb. C 4.5: Schematische Darstellung des Untersuchungsaufbaus der Thoraxkompressionstechnik.

atmung erstellt werden können, die eine gewisse Ähnlichkeit zu den maximalen exspiratorischen Fluss-Volumen-Kurven aufweisen, welche bei älteren Kindern und Erwachsenen die am häufigsten eingesetzten Testverfahren zur Objektivierung einer Atemwegsobstruktion darstellen.

Eingesetzt werden kann die Thoraxkompressionstechnik bei Säuglingen und Kleinkindern bis zum Alter von etwa 3 Jahren. Das Verfahren ist wie folgt aufgebaut (Abbildung C 4.5):

Der spontan schlafende oder sedierte Säugling wird in ein Jacket eingewickelt, das aus einer starren äußeren und einer aufblasbaren inneren Hülle besteht. Über ein Schlauchsystem ist dieses an ein Druckreservoir angeschlossen, dessen Druck individuell gesteuert werden kann. Am Ende einer normalen Einatmung wird dann der Druck von dem Reservoir in das Jacket geleitet. Diese plötzliche Druckapplikation führt zu einer forcierten Ausatmung. Über einen Pneumotachographen, der an einer Gesichtsmaske angeschlossen wird, kann der Fluss und durch elektronische Integration das Volumen gemessen werden. Von dieser Kurve lassen sich der Peak flow sowie der Flow am Ende der normalen Ausatmung, der funktionellen Residualkapazität (FRC) entsprechend ($V'_{max}FRC$), bestimmen (Abbildung C 4.6). Die Messungen werden mit Drücken von 20 cmH$_2$O begonnen und so lange gesteigert, bis eine weitere Steigerung des Kompressionsdruckes nicht zu einer Zunahme des exspiratorischen Flows führt. Dies ist bei gesunden Säuglingen in der Regel mit Kompressionsdrücken von 40 bis 60 cmH$_2$O erreichbar.

Die mit dieser Methode gemessenen Flusswerte entsprechen in etwa den exspiratorischen Flüssen bei 25% der Vitalkapazität (MEF 25% VC) eines nach maximaler Inspiration durchgeführten klassischen forcierten Ausatmungsmanövers. Diese Messwerte weisen auch bei älteren Kindern große intra- und interindividuelle Schwankungen auf. Ähnliches wurde auch für Säuglinge mit der Thoraxkompressionstechnik gefunden. Daher ist eine Einteilung eines einzelnen Befundes in normal bzw. pathologisch problematisch. Neben der Beurteilung von Verlaufsuntersuchungen vor und nach Interventionen kann aber auch die optische Evaluation des Kurvenverlaufes nützlich sein, um das Vorliegen einer bronchialen Obstruktion zu bestätigen oder auszuschließen (Abbildungen C 4.7 und C 4.8).

Inzwischen ist eine Modifikation der Thoraxkompressionstechnik entwickelt worden, die es ermöglicht, das Lungenvolumen vor der Kompression zu erhöhen und so eine forcierte Fluss-Volumen-Kurve über einen erweiterten Volumenbereich zur Verfügung zu haben. Auch wenn die bisherigen Ergebnisse der mit dieser Methode erhobenen Befunde viel versprechend sind, ist es derzeit noch nicht möglich, die Wertigkeit dieses Verfahrens endgültig zu beurteilen.

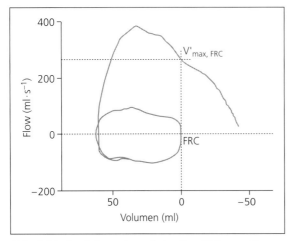

Abb. C 4.6: Partielle expiratorische Fluss-Volumen-Kurve nach Thoraxkompression. Bestimmt werden der Peak flow und der maximale Fluss am Ende einer normalen Ausatmung ($V'_{max}FRC$).

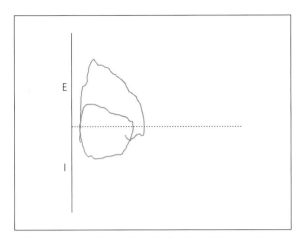

Abb. C 4.7: Partielle expiratorische Fluss-Volumen-Kurve nach Thoraxkompression bei einem lungengesunden Säugling.

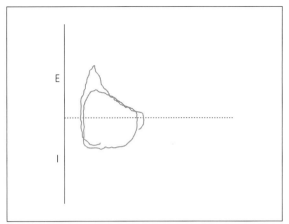

Abb. C 4.8: Partielle expiratorische Fluss-Volumen-Kurve nach Thoraxkompression bei einem Säugling mit Atemwegsobstruktion.

4.3 Messung von Compliance und Resistance mit der Okklusionsmethode

Bei der Okklusionsmethode handelt es sich eigentlich um zwei Messverfahren, denen das gleiche physiologische Prinzip zugrunde liegt.

Verschließt man beim Säugling während der Ausatmung die Atemwege, führt dies zu einer Atempause, in der die Atemmuskulatur entspannt ist. Diese reflektorische Atempause wird nach ihren Erstbeschreibern Hering-Breuer-Reflex genannt. Misst man während der Atempause über eine dichte Gesichtsmaske den Atemwegsdruck, so bildet dieser ein Plateau aus (Abbildung C 4.9). Bei gleichzeitiger Messung des Volumens kann durch Erfassung mehrerer Druck-Volumen-Punkte eine lineare Beziehung grafisch hergestellt werden, aus deren Steigung die Compliance des Respirationssystems (C_{rs}) bestimmt werden kann. Diese beinhaltet nicht nur die Compliance der Lunge sondern auch der Thoraxwand. Die Compliance der Thoraxwand ist aufgrund des noch nicht verknöcherten Thorax beim jungen Säugling jedoch nicht von großer Bedeutung und beträgt nur etwa 10 bis 15 % der Gesamtcompliance.

Mit dem gleichen Messprinzip lässt sich durch wiederholte endinspiratorische Atemwegsverschlüsse und der Aufzeichnung der dann erfolgenden passiven Ausatmung auch die Zeitkonstante des Respirationssystems (τ) bestimmen (Abbildung C 4.10). Für die Bestimmung des Atemwegsdruckes ist ein Plateau von mindestens 200 ms zu fordern. Dieses Verfahren erlaubt bei gleichzeitiger Bestimmung der Compliance die Berechnung der Resistance (R_{rs}), da τ_{rs} rechnerisch wie funktionell das Produkt aus C_{rs} und R_{rs} darstellt:

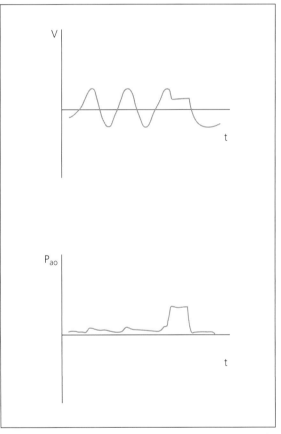

Abb. C 4.9: Schematische Darstellung einer Atemwegsokklusion zur Messung der Compliance des Respirationssystems (C_{rs}). Der während der Atemwegsokklusion gemessene Atemwegsdruck (P_{ao}) und das korrespondierende Volumen (V) werden für die Messung registriert. Anhand von multiplen Atemwegsverschlüssen bei verschiedenen Lungenvolumina kann eine Gerade erstellt werden, deren Steigung ein Maß für die C_{rs} darstellt.

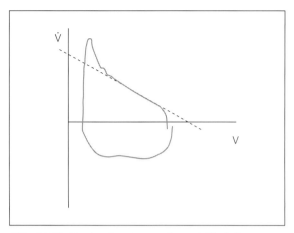

Abb. C 4.10: Passive Ausatmung dargestellt als Fluss-Volumen-Kurve nach endinspiratorischem Atemwegsverschluss. Die Steigung ist ein Maß für die Zeitkonstante (τ_{rs}). Bei gleichzeitiger Messung des Atemwegsverschlussdruckes lässt sich die Compliance und Resistance des Respirationssystems errechnen.

$\tau_{rs} = C_{rs} \times R_{rs}$

Diese Beziehung gilt jedoch nur, wenn die Messung nicht bei sehr hohen Atemfrequenzen erfolgt, da ansonsten auch die Massenträgheit (Inertance) zusätzlich zu beachten ist.

Für die Messung wird das System Thorax und Lunge als ein Modell mit einer homogenen Verteilung von Druck- und Volumenschwankungen betrachtet. Dies ist zwar bei gesunden Kindern in der Regel der Fall, bei Patienten mit Atemwegserkrankungen mit fokaler Ausprägung jedoch eher die Ausnahme. Hinweise für eine inhomogene Verteilung von Druck und Volumen ergeben sich, wenn kein stabiles Plateau in der Atemwegsdruckkurve zu erreichen ist, sowie wenn der Verlauf der passiven Ausatmung nicht linear ist. Unter diesen Bedingungen sollten die Messergebnisse nicht akzeptiert werden. Auch für die Okklusionsmethode gilt, dass die intra- und interindividuelle Variabilität erheblich ist und aus einer Einzelmessung keine definitive Aussage über das Ausmaß einer Funktionsstörung gemacht werden sollte.

Auf die ganzkörperplethysmographische Bestimmung des Atemwegswiderstandes sowie die Messungen der dynamischen Resistance und Compliance mittels Ösophaguskatheter wird hier nicht näher eingegangen. Für Einzelheiten wird auf die weiterführende Literatur verwiesen.

4.4 Bestimmung von Lungenvolumina

Hierzu stehen prinzipiell die gleichen Verfahren wie im Erwachsenenalter zur Verfügung:

Ganzkörperplethysmographie
FRC-Bestimmung mittels Heliumverdünnungs- oder Stickstoffauswaschmethode.

Für die Ganzkörperplethysmographie stehen speziell modifizierte Geräte zur Verfügung, deren Messgenauigkeit jedoch noch nicht voll befriedigend ist. So kann mit den bisherigen kommerziell verfügbaren Systemen das Ausmaß der pulmonalen Überblähung nicht sicher erfasst werden.

Die Heliumverdünnungsmethode und die Stickstoffauswaschmethode können nur mit Geräten, deren Totraumvolumen den kleinen Lungenvolumina angepasst ist, angewendet werden, da sonst die Messgenauigkeit unzureichend ist. Auch diese Messungen erfolgen über eine Gesichtsmaske. Dabei ist auf eine ausreichende Abdichtung zu achten, da sonst das Volumen fälschlich zu hoch bestimmt wird. Insgesamt sind diese Methoden derzeit nur begrenzt für den klinischen Alltag geeignet.

Literatur

Adler SM, Wohl ME: Flow-volume relationship at low lung volume in healthy new-born infants. Pediatrics 61: 636–640 (1978)

American Thoracic Society/European Respiratory Society. Respiratory mechanics in infants: physiologic evaluation in health and disease. Am Rev Respir Dis 147: 474–496 (1993) und Eur Respir J 6: 279–310 (1993)

Lesouef PN, England SJ, Bryan AC: Passive respiratory mechanics in newborns and children. Am Rev Respir Dis 129: 552–556 (1984)

Ratjen F, Grasemann H, Wolstein R, Wiesemann HG: Isovolume pressure/flow curves of rapid thoracoabdominal compressions in healthy infants. Pediatr Pulmonol 26: 197–203 (1998)

Stocks J, Sly PD, Tepper RS, Morgan WJ (eds.): Infant respiratory function testing. Wiley-Liss, John Wiley & Sons, New York 1996

C5 Medikamentöse Provokationen

5.1 Prinzip und Indikationen

Die Erfassung der bronchialen Hyperreaktivität (BHR) mithilfe pharmakologischer Stimuli basiert auf der inhalativen Zufuhr von Substanzen, die eine bronchokonstriktive Reaktion auslösen, deren Grad mittels geeigneter Messmethoden quantifiziert wird. Im Gegensatz zu physikalischen Stimuli liegt eine direkte Stimulation der Bronchokonstriktion durch Aktivierung der glatten Muskulatur vor. Diese direkte Stimulation ist per Definition bei Hyperreaktivität und Hypersensitivität durch eine steileren Anstieg bzw. durch eine Verschiebung der Dosis-Wirkungskurve nach links charakterisiert. Provokationstests sind indiziert bei Verdacht auf Asthma sowie zur Bemessung der Hyperreaktivität vor und unter der Therapie.

5.2 Instrumentarium

Als bronchokonstriktiv wirkende Substanzen sind Acetylcholin und Histamin den kurz wirkenden und Methacholin sowie Carbachol den länger wirkenden Stoffen zuzuordnen. Letztere können daher in kumulativer Dosierung verabreicht werden. Nicht alle Patienten reagieren mit Bronchokonstriktion auf den Mediator Histamin oder das Cholinergikum Methacholin, wohingegen bis zu 30% der Nicht-Asthmatiker positive Testergebnisse aufweisen. Somit handelt es sich bei den direkten Reizen um mäßig asthmasensitive und eher unspezifische Stimuli. Da die Reaktionsstärke wie auch die Sicherheit des Patienten von der applizierten Dosis der Testsubstanz abhängen, ist ein zuverlässiger Vernebler (mittlerer Massendiameter des Aerosols 2–4 µm) und eine standardisierte Inhalationstechnik erforderlich (Arbeitskreis „Bronchiale Provokationstests" 1998). Hier kommen u. a. Düsenvernebler in Betracht, die entweder eine konstante Leistung aufweisen oder mit einem nachgeschalteten Reservoir ausgestattet sind.

5.3 Sicherheit und Reaktionserfassung

Eine Bronchoprovokation darf nur vom erfahrenen Untersucher am wachen, vitalen Patienten mit allenfalls mäßiger respiratorischer Beeinträchtigung erfolgen. So sollte das FEV_1 je nach Testprotokoll und individuellen Notfallmöglichkeiten 80% des individuellen Sollwertes erreichen.

Zur Erfassung der lungenmechanischen Reaktion auf die medikamentöse Provokation werden FEV_1 und R_{aw} empfohlen. Ein indirektes Verfahren bedient sich des transkutan gemessenen arteriellen O_2-Partialdrucks. Diese Messtechnik könnte ebenso wie die Oszillometrie der Resistance (R_{os}) für Patienten im Vorschulalter vorteilhaft sein. Für junge Kinder gilt, dass von einer allgemein höheren Reaktivität auszugehen ist.

5.4 Praktische Durchführung

Möglichkeiten zur Applikation von β-Sympathomimetika oder O_2 müssen vorbereitet sein. Die Testinhalation beginnt mit dem Lösungsmedium für das Testagens, gefolgt von einer Dosis oder einer Konzentration, bei der eine überschwellige Reaktion nur in seltenen Fällen eintritt. Die Steigerung des Stimulus läuft schrittweise z. B. nach einem Verdoppelungsschema ab (z. B. Histaminkonzentration von 0,03 bis 8,0 mg/ml) und wird jeweils durch ein Messmanöver zur Erfassung der Testreaktion gefolgt. Dieses Manöver darf nicht unmittelbar nach Inhalationsende durchgeführt werden, da die Reaktion erst nach mehreren Minuten ein Maximum erreicht. Nur falls keine überschwellige Reaktion zu detektieren ist, darf (bei Histamin frühestens 5 Minuten nach vorhergehender Inhalation) ein weiterer Inhalationsschritt erfolgen. Die Provokationsdosis (PD) oder die Provokationskonzentration (PC) wird gesteigert bis eine definierte überschwellige Reaktion (z. B. Abnahme des FEV_1 um 20% gegenüber dem Ausgangswert: PD_{20} bzw. $PC_{20}FEV_1$) zustande kommt oder ein Maximalniveau der PD oder der PC erreicht wird. Diese Niveaus zeichnen sich in der Regel dadurch aus, dass in ihrem Bereich bereits auch ein erheblicher Anteil von Nicht-Asthmatikern reagiert. Von einer BHR auf Histamin kann z. B. bei einer $PC_{20}FEV_1$ von 4,0 mg/ml und weniger ausgegangen werden. Unmittelbar nach dem letzten Inhalationsschritt sollte ein Reversibilitätsschritt mit einem β-Sympathomimetikum angeschlossen werden.

5.5 Störeinflüsse, Limitierungen und Therapierelevanz

Störeinflüsse auf die Testaussage müssen dennoch Berücksichtigung finden. So verursachen neben akuter Allergenexposition (z. B. Tierepithelien, Pollenflug), virale Atemwegsinfekte, insbesondere durch RSV, aufgrund von Epithelschäden und immunologischen sowie inflammatorischen Veränderungen eine BHR-Erhöhung, die bis zu acht Wochen anhalten kann. Letzteres kann durchaus auch Nicht-Asthmatiker betreffen. Vor dem Test sollte der letzte respiratorische Infekt mit Husten und die letzte Allergen-Exposition zumindest vier Wochen zurückliegen. Passivrauchen als Störgröße ist meist schwierig zu kontrollieren. Die Karenz bzgl. Einnahme der Therapeutika ist nötig, da z. B. für β-Sympathomimetika eine kurzfristige Beeinflussung im Sinne eines Schutzes vor Bronchokonstriktion (Verschiebung der Dosis-Wirkungskurve nach rechts) auf muskulärer Ebene bekannt ist. Allgemein sollte vor dem Test spätestens wie folgt abgesetzt werden: DNCG, Antihistaminika und Theophyllin 48 Stunden zuvor, lang wirkende und kurz wirkende β-Sympathomimetika 24 bzw. 12 Stunden zuvor.

Verschiebungen im Zeitraster (Dosis zu Antwortmessung), Dosis-Ungenauigkeiten (Lösung ungünstig zusammengesetzt, inkonstante Verneblerleistung) sind Störeinflüsse, die je nach dem entweder zur systematischen Über- oder Unterschätzung der PC bzw. der PD beitragen. Auf jeden Fall schmälern solche Störeinflüsse die Reproduzierbarkeit. Schwankt z. B. bereits die Tag-zu-Tag-Reproduzierbarkeit um mehr als eine Dosisstufe, so kann hochgradige nicht mehr ausreichend sicher von leichter BHR, vor allem aber mittelgradige BHR nicht mehr vom quasi normalen Testergebnis unterschieden werden. Daher steht und fällt die Validität und damit der praktische Nutzen eines Testprotokolls mit der Standardisierung des Verfahrens, auch innerhalb eines Labors und auch in der Routineanwendung. Nur so lassen sich anhand von PD und PC Abstufungen in der BHR auch für Verlaufsuntersuchungen unter Therapie etablieren.

Bezüglich der Therapierelevanz wurde im Laufe einer 22-monatigen Beobachtungsstudie anhand der Methacholin-Provokation gezeigt, dass die BHR unter Therapie kontinuierlich abnimmt. Der Effekt anti-inflammatorischer Therapie ist im Rahmen einer Dosisreduktion reversibel, denn die Reaktivität auf Methacholin spiegelt offensichtlich die Entzündungsaktivität in der Bronchialmukosa wider. Auch bei Besserung von Symptomen, Lungenfunktion und Peakflow-Variabilität zeigt sich in Verbindung mit der Dauertherapie eine langsame stetige Abnahme der Hyperreaktivität. Allerdings existiert keine kontrollierte Langzeitstudie, die nachweist, dass die Abnahme der BHR eine günstige Asthma-Langzeitprognose vorhersagt.

Literatur

Klug B, Bisgaard H: Assessment of bronchial hyperresponsiveness in preschool children: methodological issues. Pediatr Allergy Immunol 7 (Suppl 9): 25–27 (1996)

Lesouëf PN, Geelhoed GC, Turner DJ, Morgan SEG, Landau LI: Response of normal infants to inhaled histamine. Am Rev Respir Dis 139: 62–66 (1989)

Lindemann H: Histamin-Provokationstest bei Kindern. Pneumologie 45: 695–699 (1991)

Yan K, Salome C, Woolcock AJ: Rapid method for measurement of bronchial responsiveness. Thorax 38: 760–765 (1983)

C6 Kaltluftprovokation

6.1 Prinzip und Indikationen

Die Kaltluftprovokation als Vertreter der Testverfahren mit physikalischem Stimulus hat gegenüber den pharmakologischen Protokollen zwei entscheidende Besonderheiten. Erstens haben physikalische Stimuli eine allgemein höhere Asthmaspezifität. Zweitens wird keine Dosis oder Konzentration gesucht, die eine Reaktion auslöst, sondern es wird der Kaltluftreiz in standardisierter Weise gesetzt und ggf. eine positive Reaktion registriert – eine Abstufung der Reaktionsweise entfällt also. Bei relativ hohem apparativem Aufwand durch ein Kühlaggregat und eine CO_2-Beimischung steht mit der Kaltluftprovokation ein relativ Kooperations- und Untersucher-unabhängiges Provokationsinstrument zur Verfügung. Pathophysiologisch wird die Bronchialobstruktion durch den Kältereiz und durch den raschen Flüssigkeitsverlust der Mucosa und eine konsekutive Hyperosmolarität infolge Hyperventilation trockener Luft ausgelöst. Die Kaltluftprovokation ist bei Verdacht auf Asthma und wahrscheinlich auch zur Therapiekontrolle indiziert, wobei sie insbesondere bei adipösen und schlecht trainierten Patienten vorteilhaft gegenüber der Laufbelastung ist.

6.2 Praktische Durchführung

Nach Gewährleistung der Notfallbereitschaft (β-Sympathomimetika, O_2-Supplementation) erfolgt eine Ausgangsmessung z. B. eine Fluss-Volumen-Kurve. Falls keine starke Einschränkung vorhanden ist, folgt eine vierminütige Kaltluft-Hyperventilation (Voreinstellung nach der Formel: FEV_1 in Liter $\times$ 22/Minute) sowie nach vier (und acht) Minuten eine Wiederholung des Lungenfunktionstests. Die Kaltluft-Hyperventilation von $-15\,°C$ kalter, trockener Luft, der zwecks Eukapnie 5% CO_2 beigemischt wird, kann je nach Füllungszunahme eines zwischengeschalteten Reservoirs (sog. Zielballon) leicht reduziert werden. Aus Diskriminationsgründen wurde eine FEV_1-Abnahme von 9% als Abrissgrenze für eine BHR empfohlen.

Literatur

Nicolai T, von Mutius E, Reitmeir P, Wjst M: Kaltluft-Hyperventilationsprovokation. Pneumologie 47: 76–78 (1993)

Zach MS, Polgar G, Kump H, Kroisel P: Cold air challenge of airway hyperreactivity in children: practical application and theoretical aspects. Pediatr Res 18: 469–478 (1984)

C7 Laufbelastung

7.1 Prinzip und Indikationen

Körperliche Belastung durch Laufen ist ein typischer Trigger für Asthmabeschwerden im Kindesalter und wird in der Regel von Patient und Eltern gut akzeptiert. Wie die Kaltluftprovokation repräsentiert die überschwellige anstrengungsinduzierte Bronchialobstruktion ein einstufiges Nachweisverfahren für eine BHR. Bei freiem Laufen liegt bei Grundschülern die Asthmasensitivität bei 35% bei einer Spezifität von 94%. Damit die ausreichende Intensität des Stimulus gewährleistet werden kann, ist eine Herzfrequenzüberwachung mit angestrebten Werten von 170/Minute hilfreich. Eine Verbesserung der Standardisierung der Geschwindigkeit und der Belastung durch 10%ige Steigung ermöglicht ein Laufbandergometer. Allerdings dürfte dies letztlich Sensitivitätseinbußen gegenüber dem natürlichen freien Laufen mit sich bringen und vor dem Schulalter Kooperationsprobleme beinhalten. Die Indikationen für Laufbelastung ergeben sich aus der Asthmadiagnostik und dem Therapiemonitoring. Letzteres wird dadurch erforderlich, dass ein 25 bis 30%iger FEV_1-Abfall eine erhebliche Einschränkung im täglichen Leben direkt widerspiegelt. Aus dieser Überlegung heraus rechtfertigen sich Überprüfungen des Testergebnisses unter Therapie.

7.2 Praktische Durchführung

Bei gesicherter Notfallbereitschaft (β-Sympathomimetika, O_2-Spende) als Ausgangsmessung z. B. die Registrierung einer Fluss-Volumen-Kurve. Falls keine starke Einschränkung vorhanden ist, folgt eine sechsminütige submaximale Laufbelastung als freies Laufen oder auf dem Laufbandergometer. Damit eine BHR auf Anstrengung nicht übersehen oder unterschätzt wird, muss eine ausreichende Belastungsintensität gewährleistet sein. Dies kann letztlich nur durch standardisierte Bedingungen erfolgen. Eine FEV_1-Abnahme von 20% gilt als gesicherte Abrissgrenze, wenngleich aufgrund der guten Reproduzierbarkeit ab Schulkindalter auch 15% als Grenzwert gelten kann.

C8 Peak-flow-Meter

8.1 Allgemeines

Die Messung des Atemspitzenstoßes stellt einen einfachen und billig durchzuführenden Test dar, der zur longitudinalen Verlaufsbeobachtung unter Umständen sogar mehrmals täglich im häuslichen Milieu oder auch im Freien, bei Sport etc. erfolgen kann. Grundsätzlich ist die Untersuchung bei allen Patienten, die mehr als sporadische Anfälle haben, aus diagnostischen und therapeutischen Gründen zu empfehlen. Auch für klinische Studien eignet sich der Peak flow vor allem bei älteren Kindern. Als diagnostisches Mittel findet er bei der Klärung der Frage der klinischen Relevanz bestimmter allergischer Sensibilisierungen Verwendung. Tabelle C 8.1 zeigt einige der verwendeten Geräte.

Einwände gegen die Messung des Peak flow beziehen sich auf die mangelnde Sensitivität, die mangelnde Spezifität und die psychologischen Konsequenzen. Gelegentlich ist sogar von „Neurotisierung" des Patienten die Rede. Diese Einwände sind so alt wie die Methode selbst und, wenn man Vorstellungen von der Pathophysiologie und der Reaktion des Bronchialsystems beim Asthma bronchiale hat, im Grunde leicht zu entkräften. Der Peak flow ersetzt nie eine ausführliche Lungenfunktionsprüfung mit einer detaillierten Analyse der individuellen Fluss-Volumen-Kurve, sondern er wird immer nur zusätzlich angewandt.

Die Peak-flow-Messung kann zur Therapiesteuerung durch den Patienten beitragen, sie erfordert aber die intelligente Überwachung durch den betreuenden Arzt. Eine Neurotisierung der Patienten setzt eine falsche Indikationsstellung bzw. das undifferenzierte und indiskriminative Verhalten des betreuenden Arztes voraus.

Im Allgemeinen gelten folgende Grundlagen zur Peak-flow-Messung:

1. Bei Patienten mit leichtem oder schwerem Verlauf ist die kontinuierliche Peak-flow-Überwachung überflüssig, in Krisensituationen (Infektionen, Allergenexposition oder bei Therapieumstellungen z. B. Ausschleichen der Corticosteroide etc.) kann die Wiederaufnahme allerdings gerechtfertigt sein.
2. Darüber hinaus gibt es immer Patienten, bei denen der Peak flow nicht sensitiv ist, d. h. eine Verschlechterung nicht anzeigt. Da die Lokalisation der Atemwegsobstruktion bei den meisten Patienten aber relativ uniform ist, erweist sich auch der Peak flow entweder als sensitiv oder nicht. Zeigt er beim individuellen Patienten keine Obstruktion an, ist er überflüssig. Diese Gruppe von Patienten ist allerdings sicher nicht häufiger als 20 bis 30 % der Betroffenen, denen aufgrund ihres Asthma-Schweregrades eine Peak-flow-Messung zusteht.
3. Des Weiteren gibt es eine Gruppe von Patienten, bei denen Peak-flow-Schwankungen trotz Schulung vorkommen, ohne dass dies ein Korrelat im Krankheitsverlauf hat. Auch bei dieser Gruppe kann zur Vermeidung schädlicher psychologischer und auch medizinischer Konsequenzen eine Peak-flow-Messung entweder nicht empfohlen werden oder die Kriterien für Interventionen müssen für diese Patienten modifiziert werden.

Tab. C8.1: Erhältliche Peak-flow-Meter (in Auswahl).

Gerätebezeichnung	Hersteller	PZN	Preis (Euro)
Assess® plus für Erwachsene	Cegla	3549422	22,43
Assess® plus für Kinder	Cegla	4275403	25,02
Bencard® Peak-Flow-Meter	Bencard Neuss	4403143	25,02
Mini Wright® für Erwachsene	Beckmann	3955082	35,95
Mini Wright® für Kinder	Beckmann	3955099	51,57
Pocket PeakFlow Meter	Team Kommunikation	4258126	20,35
Kinder Pocket Peak-Flow-Meter	Team Kommunikation	4529909	20,35
Pulmo Test® Gerät	Roland	3665154	25,31

Tab. C 8.2: Feststellung des individuellen Normalwerts.

- Messung des Peak-flow-Werts morgens und abends während einer stabilen Phase
- Bildung des Mittelwerts
- Wiederholung der Messung über einen längeren Zeitraum bei nicht regelmäßiger Peak-Flow-Messung z. B. halbjährlich

Tab. C 8.3: Variablen der Peak-flow-Messung.

1. Tageswert minus Vortageswert/Normalwert
2. Abendwert minus Morgenwert/Normalwert
3. Wert nach Bronchodilatator minus Wert vor Bronchodilatator/Normalwert

4. Im Einzelfall ist aber auch zu berücksichtigen, dass durch forcierte Atemmanöver wie beim Messen des Peak flow selbst, Obstruktionen ausgelöst werden können.

8.2 Durchführung der Peak-flow-Messung

Die Peak-flow-Messung erfolgt immer in der gleichen Position, es wird tief eingeatmet und maximal ausgepustet. Die Dauer der Ausatmung ist nicht relevant. Die Durchführung erfolgt bei Inhalation eines β_2-Sympathomimetikums vor und nach der Inhalation. Um den Langzeitverlauf zu monitoren, ist die Aufzeichnung der Peak-flow-Werte zweimal täglich erforderlich. Für die Beurteilung der Peak-flow-Messungen sind verschiedene Kriterien zu berücksichtigen. Dazu zählt der individuelle Normalwert (Tabelle C 8.2).

Auf diesen Normalwert beziehen sich die Variablen (Tabelle C 8.3), die bei der Peak-flow-Messung im Allgemeinen berücksichtigt werden.

Die Peak-flow-Variabilität ist definiert durch Veränderungen wie unter den Punkten 1 bis 3 in Tabelle C 8.2 beschrieben geteilt durch Normalwert x 100.

8.3 Interpretation der Ergebnisse

Falls die Peak-flow-Variabilität unter 10 % liegt, wird im Allgemeinen keine manifeste Hyperreagibilität angenommen. Dies ist jedoch nur ein Anhaltswert, der individuell im Zusammenhang mit der Klinik von dem betreuenden Arzt interpretiert werden muss.

8.3.1 Peak-flow-Messung zur Erkennung einer Exazerbation

Das Peak-flow-Meter kann bei der Erkennung einer akuten Exazerbation sehr nützlich sein (Abbildung C 8.1).

Als wichtiger Parameter der akuten Exazerbation ist das Nicht-Ansprechen auf β-Sympathomimetika sowie eine Verschlechterung des Peak flow von 10 bis 20 % unter dem Normalwert anzusehen.

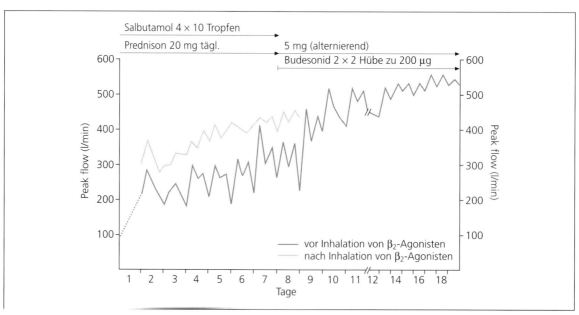

Abb. C 8.1: Peak-flow-Meter-Veränderungen bei einem akuten Asthmaanfall.

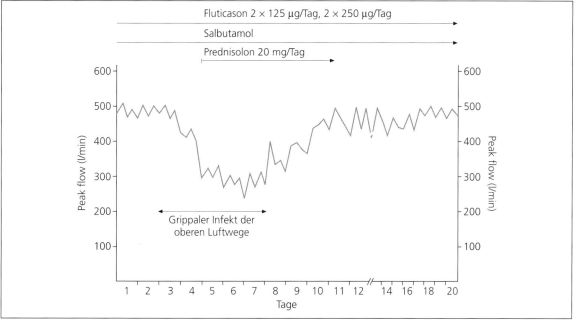

Abb. C8.2: Erhöhte Peak-flow-Variabilität mit Absinken der Absolutwerte als Zeichen einer zunehmenden Destabilisierung.

Bei schweren Asthmaanfällen kann es sein, dass der Peak flow überhaupt nichts anzeigt. Das Hauptindikationsgebiet des Peak flow besteht aber darin, solche Krisensituationen in der Frühphase vorherzusehen.

Die Aufzeichnungen des Peak flow während einer Exazerbation können dazu beitragen, ein individuelles Asthmaprofil zu erstellen mit individualisierten Ratschlägen zur Therapieintensivierung in der Frühphase der Exazerbation.

Dies betrifft die Vermeidung, die Behandlung unter der Exazerbation sowie die Nachbehandlung. Die Zeit nach einer Exazerbation zeichnet sich häufig durch eine vermehrte Peak-flow-Variabilität aus (Abbildung C 8.2).

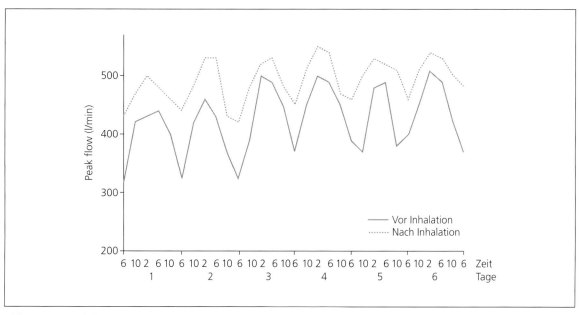

Abb. C8.3: Instabiler Verlauf mit ausgeprägten tageszeitlichen Schwankungen.

Falls bei den Patienten absolut stabile Verhältnisse bestehen und keine Bronchodilatatoren in der Dauertherapie inhaliert werden, sind selbstverständlich nur Peak-flow-Messungen vor Inhalation oder überhaupt keine Peak-flow-Messungen erforderlich. Diese Entscheidung muss der behandelnde Arzt individuell treffen. Absolut „Silente" Peak-flow-Kurven weisen darauf hin, dass die Ergebnisse im Wartezimmer oder zu Hause nachgetragen wurden, um dem Arzt einen Gefallen zu tun. Dies sollte offen angesprochen werden.

Literatur

Chai H, Purcell K, Brady K, Falliers CJ: Therapeutic and investigational evaluation of asthmatic children. J Allergy 41: 23–36 (1968)

Tokuyama K, Shigeta M, Maeda S, Takei K, Hoshino M, Morikawa A: Diurnal variation of peak expiratory flow in children with cough variant asthma. J Asthma 35 (2): 225–229 (1998)

C9 Bronchoalveoläre Lavage

Unter einer bronchoalveolären Lavage (BAL) versteht man eine selektive Spülung eines peripheren Lungensegmentes. Sie unterscheidet sich somit von der Bronchiallavage, bei der Spülflüssigkeit in die zentralen Atemwege appliziert wird. Die BAL erfolgt über ein flexibles Bronchoskop in „wedge"-Position. Dies bedeutet, dass der Bronchus durch das Bronchoskop während der Spülung verschlossen wird, sodass keine oder nur geringe Mengen von Flüssigkeit in die zentralen Atemwege entweichen können. Der lavagierte Bezirk sollte möglichst die Größe eines Lungensegmentes nicht überschreiten. Die Spülflüssigkeit wird entweder direkt über den Arbeitskanal des Bronchoskops oder über einen in das Bronchialsegment vorgeschobenen Spülkatheter eingegeben und direkt wieder aspiriert. Durch den Spülvorgang lösen sich zelluläre und nicht-zelluläre Bestandteile von der Oberfläche des Epithels der Luftwege und Alveolen, deren Zusammensetzung Hinweise auf die Ursache und Aktivität von Lungenerkrankungen liefern kann.

9.1 Durchführung

Die flexible Bronchoskopie wird bei spontan atmenden Kindern transnasal oder peroral durchgeführt. Hierzu ist eine Sedierung erforderlich, die mit Midazolam (0,1–0,3 mg/kg Körpergewicht) erfolgen kann. Die Untersuchung kann auch in Intubationsnarkose durchgeführt werden, wobei das Innenlumen des Tubus mindestens 1 bis 1,5 mm über dem Außendurchmesser des Bronchoskops liegen sollte, um eine ausreichende Ventilation während der BAL zu gewährleisten. Eine Intubation ist für die Untersuchung jedoch nicht zwingend erforderlich, da eine flexible Bronchoskopie bei anästhesiertem Patienten auch durch eine Gesichts- oder Larynxmaske durchgeführt werden kann. Weniger etabliert ist die BAL über ein starres Bronchoskop, bei der ein Spülkatheter in die Peripherie des Bronchialsystems vorgeschoben wird. Der Flüssigkeitsrückgewinn sowie die Menge der zurückgewonnenen epithelialen Flüssigkeit (ELF) im Aspirat sind bei dieser Methode geringer und es ist bisher unklar, ob die Ergebnisse mit der einer bronchoskopischen BAL vergleichbar sind.

Der Ort der Lavage richtet sich nach der Grundkrankheit bzw. der Lokalisation der pathologischen Veränderungen; bei generalisierten Lungenerkrankungen bietet sich aufgrund der einfacheren technischen Durchführbarkeit der Mittellappen oder die Lingula an. Für primäre bronchiale Erkrankungen wie das Asthma bronchiale ist bisher unklar, ob eine bronchiale Lavage mit selektiver Blockierung eines Bronchialabschnittes eine bessere Aussage über die Veränderungen zulässt. Das Verfahren ist technisch schwierig und die zurückgewonnenen Flüssigkeitsmengen sind gering; daher hat es sich im Kindesalter bisher nicht durchgesetzt.

Als Spülflüssigkeit wird für die BAL physiologische Kochsalzlösung verwendet. Diese sollte auf Körpertemperatur angewärmt werden, um einen Bronchospasmus zu vermeiden, der bei bestehender Hyperreagibilität auftreten kann. Vor der BAL kann eine Inhalation mit β_2-Sympathomimetika erfolgen, um das Risiko des Bronchospasmus weiter zu reduzieren; die Wertigkeit dieses Vorgehens ist jedoch bisher nicht ausreichend evaluiert. Es muss bisher als unklar angesehen werden, wie groß die Spülmenge sein muss, um repräsentatives Material aus dem alveolären Kompartiment in den unterschiedlichen Altersstufen zu gewinnen. Die meisten Arbeitsgruppen verwenden eine auf das errechnete Lungenvolumen oder das Körpergewicht angepasste Spülmenge (z. B. 3 × 1 ml/kg Körpergewicht). Für dieses BAL-Protokoll liegen auch Normalwerte für zelluläre und nicht-zelluläre Bestandteile der BAL im Kindesalter vor (siehe unten).

Eine BAL ist in geübten Händen eine sichere Untersuchungsmethode. Fieberhafte Temperaturen sowie flüchtige Lungeninfiltrate können in den ersten 24 Stunden nach der Untersuchung auftreten. Schleimhautblutungen sind bei Blutungsneigung oder Thrombozytopenie beschrieben worden; das Risiko ist jedoch bei Thrombozytenzahlen > 50 000/mm^3 als gering anzusehen. Bei Patienten mit Asthma bronchiale ist vereinzelt unter der BAL eine Verschlechterung der Obstruktion aufgetreten; diese lässt sich jedoch durch Anwärmen der Spülflüssigkeit auf Körpertemperatur vermeiden. Generell gilt für Bronchoskopien bei Kindern, dass ausreichende Erfahrung in der Endoskopie dieser Altersgruppe vorhanden sein muss und alle Möglichkeiten der Intensivtherapie, insbesondere der assistierten Beatmung, zur Verfügung stehen sollten.

Die Verarbeitung der BAL ist weitgehend standardisiert worden. Die Menge der zurückgewonnenen BAL-Flüssigkeit (Recovery) ist ein Maß für die Qualität der BAL und sollte bestimmt werden. Sie beträgt bei lungengesunden Kindern zwischen 40 und 80 % des instillierten Volumens. Interstitielle Lungenerkrankungen beeinflussen die Recovery nicht; bei obstruktiven Lungenerkrankungen wie dem Asthma bronchiale ist sie jedoch aufgrund des exspiratorischen Atemwegskollapses häufig vermindert. Es besteht noch keine Einigkeit, ob die erste BAL-Probe gesondert analysiert werden sollte. Die erste zurückgewonnene Fraktion stellt eine mehr bronchiale Probe dar und ist daher von größerem Interesse für Erkrankungen, die primär in diesem Abschnitt des Respirationstraktes auftreten. Dies trifft somit auch für das Asthma bronchiale zu. Die Gesamtmenge und -zellzahl der ersten Fraktion ist geringer als die der folgenden. In der Zytologie weist diese Fraktion einen höheren Prozentsatz von Granulozyten auf. Alle weiteren Fraktionen unterscheiden sich nicht wesentlich und können für die Analyse gepoolt werden, um so die Menge der zur Verfügung stehenden Flüssigkeit zu erhöhen.

Mikrobiologische Untersuchungen der BAL sollten vor der Weiterverarbeitung aus ungefilterter BAL-Flüssigkeit erfolgen. Für viele mikrobielle Nachweisverfahren nimmt die Sensitivität mit steigender Menge von untersuchter BAL-Flüssigkeit zu; dies sollte in der Kalkulation der BAL-Spülmenge berücksichtigt werden. Erreger wie Pneumocystis carinii, Mycobacterium tuberculosis, Legionellen und Mykoplasmen sind primär pathogen; ihr Nachweis ist somit als beweisend für eine Infektion anzusehen. Andere Keime wie Bakterien, atypische Mykobakterien, Pilze, Herpes simplex und Zytomegalieviren können den Respirationstrakt kolonisieren und sind nur fakultativ pathogen. Außerdem kann es während der Passage der oberen Luftwege zu einer Kontamination des Bronchoskops kommen, die dann eine Infektion der unteren Atemwege vortäuscht. Um die Spezifität der BAL bei kulturellem Nachweis von bakteriellen Erregern zu erhöhen, verwenden viele Arbeitsgruppen semiquantitative bakterielle Kulturen, wobei eine Keimzahl von mehr als 10^5 eine höhere Korrelation mit Infektionen der unteren Luftwege zu besitzen scheint. Diese Untersuchungen entstammen jedoch dem Erwachsenenalter, für das Kindesalter liegen hierfür noch keine Daten vor.

Vor der weiteren zytologischen Verarbeitung wird die BAL (z. B. durch eine Lage Gaze) gefiltert, um Schleimpartikel zu entfernen. Die Gesamtzellzahl sollte bestimmt werden und ein Test der Zellviabilität (z. B. mittels Trypanexklusion) erfolgen. Die Differenzialzytologie wird entweder nach Zentrifugation von gefärbten Ausstrichen (z. B. May-Giemsa-Gruenwald) oder mittels Durchflusszytometrie durchgeführt. Bei der Verwendung von Ausstrichen sollten mindestens 300 Zellen gezählt werden, um reproduzierbare Ergebnisse zu erhalten. Der Nachweis einer größeren Menge von Epithelzellen signalisiert einen mehr bronchialen Ursprung der Probe und sollte, besonders wenn gleichzeitig die zurückgewonnene Flüssigkeitsmenge gering ist (< 30 %), nicht als repräsentativ für die Diagnostik alveolärer Lungenprozesse angesehen werden. Neben den morphologischen Untersuchungen kann eine Differenzierung der Lymphozytensubpopulationen mittels monoklonaler Antikörper gegen Oberflächenantigene (CD3, CD4, CD8 sowie Marker für B-Zellen und NK-Zellen) erfolgen. Aus dem Zellüberstand der zentrifugierten BAL lassen sich Analysen nicht-zellulärer Bestandteile (z. B. Proteine, Surfactantphospholipide) durchführen.

Ein ungelöstes Problem stellt die Quantifizierung der analysierten BAL-Bestandteile dar. Da bisher keine valide Methode existiert, um die das bronchoalveoläre Epithel bedeckende Flüssigkeit (ELF) eines lavagierten Segmentes zu quantifizieren, sollte die Darstellung der Differenzialzytologie in der Regel in Prozent der Gesamtzellpopulation erfolgen. Für nichtzelluläre Bestandteile ist dieses Verfahren nicht geeignet; hier sollten immer die absoluten Konzentrationen angegeben werden. Die Bildung von Quotienten mit anderen BAL-Bestandteilen wie z. B. Harnstoff oder Albumin ist nicht sinnvoll, da sich deren Konzentrationen durch eine erhöhte Permeabilität der alveolokapillären Membran bei vielen Lungenerkrankungen verändern.

9.2 Referenzwerte

Referenzwerte sind entweder an lungengesunden Kindern, die einer nicht-pneumologischen Operation unterzogen wurden oder anhand von Kindern, die aus klinischer Indikation bronchoskopiert wurden, aber einen unauffälligen Bronchoskopiebefund aufwiesen, erhoben worden. Die wesentlichen Befunde sind in Tabelle C 9.1 zusammengestellt. Im Vergleich zum Erwachsenenalter ist die Gesamtzellzahl sowie der prozentuale Anteil an Lymphozyten und Granulozyten erhöht. Ein weiterer Unterschied besteht in dem Verhältnis von CD4- zu CD8-positiven Lymphozyten, deren Quotient bei lungengesunden Kindern im Mittel unter 1 liegt. Auch in den nicht-zellulären Bestandteilen gibt es deutliche Unterschiede zum Erwachsenenalter, wobei alle dem Plasma entstammenden Proteine eine etwa doppelt so hohe Konzentration in der BAL von Kindern aufweisen. Für Einzelheiten wird auf die weiterführende Literatur verwiesen.

Tab. C9.1: Normalwerte der Differenzialzytologie im Kindesalter.

Zellart (%)	Mittelwert ± SD	Median
Makrophagen	81 ± 13	84
Lymphozyten	16 ± 12	12,5
– B-Zellen (CD20)	0,9 ± 1,5	0,5
– T-Zellen (CD3)	86 ± 5	87
(CD4/CD8)	0,7 ± 0,4	0,6
– NK-Zellen (CD57)	8 ± 8	5
Granulozyten	2,5 ± 3	1,6
– neutrophile	1,9 ± 3	0,9
– eosinophile	0,4 ± 0,6	0,2
– basophile	0,3 ± 0,5	0,1
Absolute Zellzahl ($\times 10^4$/ml)	10,3 ± 11,1	7,3

9.3 Diagnostischer Einsatz der BAL

Bisher gibt es keine gesicherten klinischen Indikationen für eine BAL bei Kindern mit Asthma bronchiale. Differenzialdiagnostisch kommt im Kindesalter bei Patienten mit asthmatischen Atemwegserkrankungen auch die so genannte „stille", klinisch nicht apparente Aspiration von Mageninhalt in Betracht. Hierfür wird der Nachweis von fettbeladenen Makrophagen als Indikator für eine pulmonale Aspiration diskutiert. Empfohlen wird eine semiquantitative Bestimmung des Fettgehaltes an zumindest 100 mit Sudanrot gefärbten Alveolarmakrophagen. Große Mengen von Fett lassen eine Aspiration als wahrscheinlich ansehen. Insgesamt ist jedoch die Sensitivität und Spezifität dieser Methodik unzureichend, zumal eine Vermehrung der fettbeladenen Makrophagen auch bei anderen Lungenerkrankungen gefunden werden kann.

Im Rahmen von wissenschaftlichen Untersuchungen ist die BAL auch bei Kindern mit Asthma bronchiale eingesetzt worden. Es konnte gezeigt werden, dass eine inverse Korrelation zwischen der Histaminschwelle (PC_{20}) einerseits und der Zahl der Eosinophilen und der Tryptase in der BAL andererseits besteht. Diese Erhöhung der eosinophilen Granulozyten scheint sich nach Untersuchungen von Stevenson et al. nur bei Patienten mit allergischem Asthma und nicht bei Patienten mit rein Infekt-assoziiertem Asthma zu finden. In Untersuchungen an Säuglingen mit obstruktiver Bronchitis wurde, ähnlich wie bei erwachsenen Asthmatikern, eine erhöhte Sekretion von Arachidonsäure-Metaboliten aus stimulierten Alveolarmakrophagen gefunden. Diese ließ sich durch eine Glucocorticoidtherapie komplett supprimieren. Untersuchungen von erwachsenen Patienten mit Asthma bronchiale haben gezeigt, dass in der BAL neben den Alveolarmakrophagen erhöhte Mengen von eosinophilen Granulozyten und Lymphozyten nachweisbar sind. Dies betrifft auch Patienten im symptomfreien Intervall und unterstützt das Konzept, dass das Asthma bronchiale mit einer persistierenden Entzündung im Bronchialsystem einhergeht. Ansätze, die diesen Prozess beeinflussen, könnten daher potenziell sensitiver mit der BAL evaluiert werden. In der klinischen Betreuung von Patienten mit Asthma bronchiale spielt die BAL bisher jedoch keine Rolle.

9.4 Therapeutische BAL

Eine therapeutische BAL ist bei Asthma bronchiale nicht indiziert. Schleimpfröpfe bei Asthma bronchiale oder Bronchitis fibroplastica lassen sich durch Anspülen mit kleineren Kochsalzmengen mobilisieren und bedürfen keiner formalen BAL. Die einzige etablierte Indikation für eine therapeutische Lavage stellt weiterhin die Alveolarproteinose dar.

Literatur

Azevedo I, de Blic J, Scheinman P, Vargraftig BB, Bachelet M: Enhanced arachidonic acid metabolism in alveolar macrophages from wheezy infants. Am J Respir Crit Care Med 152: 1208–1214 (1995)

Colombo JL, Hallberg TK: Recurrent aspiration in children: Lipid-loaden macrophage quantification. Pediatr Pulmonol 3: 86–89 (1987)

Ferguson AC, Whitlaw M, Brown H: Correlation of bronchial eosinophil and mast cell activation with bronchial hyperresponsiveness in children with asthma. J Clin Allergy Clin Immunol 90: 609–613 (1992)

Henderson AJ: Bronchoalveolar lavage. Arch Dis Child 70: 167–169 (1994)

Knauer-Fischer S, Ratjen F: Lipid-laden macrophages in bronchoalveolar lavage fluid as a marker for pulmonary aspiration. Pediatr Pulmonol 27: 419–422 (1999)

Ratjen F, Costabel U: Die bronchoalveoläre Lavage im Kindesalter: Technische Aspekte und Referenzwerte. Pneumologie 51: 93–98 (1997)

Stevenson EC, Turner G, Heaney LG, Schoch BC, Taylor R, Gallagher T, Ennis M, Shields MD: Bronchoalveolar lavage findings suggest 2 different forms of childhood asthma. Clin Exp Allergy 27: 1027–1035 (1997)

C 10 Nichtinvasive Messung der Inflammation und ihre Bedeutung

Beim Asthma bronchiale besteht eine Inflammation der Atemwege. Dies konnte in Biopsien der Bronchialwand und in bronchoalveolären Lavagen bei Tieren und Menschen nachgewiesen werden. Da diese Untersuchungstechniken invasiv sind, stehen wenig Daten von Kindern zur Verfügung. Internationale Richtlinien zur Therapie des kindlichen Asthmas empfehlen den frühzeitigen Einsatz von antiinflammatorischen Medikamenten, um irreversible Veränderungen der Atemwege zu minimieren oder zu verhindern. Um die Inflammation auch beim Kind ausreichend und objektiv erfassen zu können, wurden weniger invasive Methoden entwickelt. Darunter fallen die Bestimmung von Zellen und Zellprodukten aus spontan abgehustetem oder induziertem Sputum und aus Nasensekreten. In der Ausatemluft können Stickstoffmonoxid (NO) und Wasserstoffperoxid (H_2O_2) als Marker der Entzündung der oberen oder unteren Atemwege bestimmt werden. Eine sehr wenig invasive Methode stellt die Bestimmung von Inflammationsparametern aus Blut und Harn dar (Tabelle C 10.1). Die erwähnten Methoden sind unterschiedlich gut standardisiert und nur teilweise mit Ergebnissen aus Biopsien oder Lavagen der unteren Atemwege verglichen worden.

Die Messung der Atemwegsinflammation dient zum besseren Verständnis der pathophysiologischen Vorgänge beim Asthma und zum möglichen Monitoring einer antiinflammatorischen Therapie. Da die Inflammation nur ein Teilaspekt des Asthmas ist, kann ihre Bestimmung Untersuchungen der Lungenfunktion oder der bronchialen Hyperreagibilität nicht ersetzen, sondern nur ergänzen.

Tab. C 10.1: Nichtinvasive Methoden zur Messung der Atemwegsinflammation.

Entzündungszellen und lösliche Zellprodukte im spontanen oder induzierten Sputum
Entzündungszellen und lösliche Zellprodukte im Nasensekret oder in der Nasenlavage
NO in der Ausatemluft
H_2O_2 im Atemkondensat
Eosinophile Zellen, ECP, EPX, Zytokine im Blut
EPX im Harn

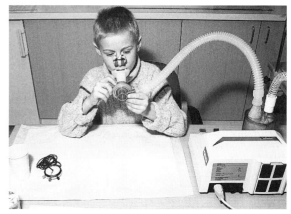

Abb. C 10.1: Achtjähriges Kind beim Inhalieren von 4,5 %-NaCl-Lösung aus einem Ultraschallvernebler zur Gewinnung von induziertem Sputum.

10.1 Sputum

Das Sputum besteht aus Sekreten und Zellen der oberen und unteren Atemwege. Asthmatische Kinder sind selten in der Lage, Sekrete aus den unteren Atemwegen abzuhusten, vor allem nicht im symptomfreien Zustand. Sputum kann jedoch durch Inhalation einer höherprozentigen Kochsalzlösung induziert werden. Dabei wird 4,5 %ige NaCl-Lösung für 30 Sekunden, 1, 2, 4 und 8 Minuten mit einem Ultraschallvernebler inhaliert und entstehendes Sputum in sterile Behälter abgehustet. Wird kein $β_2$-Sympathomimetikum zuvor inhaliert, kann mittels wiederholter Bestimmung des FEV_1 zugleich auch die bronchiale Hyperreagibilität auf hypertone NaCl-Lösung gemessen werden. Bei 60 bis 85 % der Kinder über 8 Jahre kann damit ausreichend Sputum zur Messung der Inflammation gewonnen werden (Abbildung C 10.1). Der genaue Mechanismus der Sputuminduktion durch hypertone NaCl-Lösung ist nicht bekannt. Potenzielle Mechanismen sind die Entstehung eines osmotischen Gradienten, eine Steigerung der mukoziliären Clearance und die Stimulation des Hustenreflexes. Die hypertone Kochsalzlösung beeinflusst die Zellzahl im Expektorat nicht.

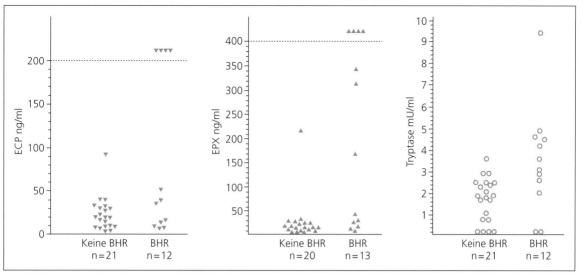

Abb. C 10.2: Konzentrationen von ECP, EPX und Tryptase in induziertem Sputum von 33 Kindern mit und ohne bronchialer Hyperreagibilität (BHR) auf Inhalation von 4,5 %iger NaCl-Lösung.

Zur Analyse werden entweder das gesamte Expektorat oder nur feste „plugs" untersucht. Beide Methoden sind valide und erbringen konstante vergleichbare Zellzahlergebnisse. Da unterschiedliche Verdünnungen entstehen, sind Konzentrationen von löslichen Substanzen unterschiedlich, weshalb bei vergleichenden Untersuchungen immer dieselbe Methode verwendet werden muss. Das gewonnene Sputum wird mit Dithiothreitol (DTT) gespalten und eine homogene Suspension geschaffen, in der die Gesamtzellzahl und nach Färbung die Differenzialzellzahl sowie lösliche Entzündungsmediatoren bestimmt werden können. Die Zahl der eosinophilen Zellen und die Konzentration des eosinophil cationic proteins (ECP) korrelieren gut mit Werten aus Bronchiallavagen und sind bei Asthmatikern höher als bei Gesunden. Auch Mastzellen und basophile Zellen sind beim Asthma vermehrt. Sputum-ECP, Interleukin 5 (IL-5), IL-6, IL-8 und Tumor-Nekrose-Faktor alpha (TNF$_\alpha$) und Eosinophilenzahl korrelieren mit dem Schweregrad des Asthmas, und einige Studien konnten eine gute Korrelation zwischen der Zahl der eosinophilen Zellen, ECP, Substanz P, Tryptase, Leukotrienen, IL-5, Granulozyten-Monozyten-Colony-Stimulating-Factor (GM-CSF) und Lungenfunktionsparametern sowie bronchialer Hyperreagibilität zeigen. Diese Korrelation zwischen Inflammation und Lungenfunktion wurde in anderen Studien nicht bestätigt. Der Nutzen der Untersuchung ist gering, da sich in fast allen Studien eine beträchtliche Überlappung zwischen Asthmatikern (symptomatisch und asymptomatisch) und Gesunden zeigt (Abbildung C 10.2). Das ECP im induzierten Sputum unterscheidet besser zwischen gesund und asthmatisch als Serum-ECP. Unter Steroidtherapie sank bei asthmatischen Kindern das Sputum-ECP im Unterschied zum Serum-ECP deutlich ab.

10.2 Nasensekrete und Nasenlavage

Die Nase ist ein leicht zugängliches Organ der Atemwege. Inwieweit jedoch die Verhältnisse in der Nase die Vorgänge der unteren Atemwege widerspiegelt ist nicht restlos geklärt. Zur Untersuchung der Inflammation wird die Nase entweder mit einer physiologischen NaCl-Lösung (z. B. 50 ml) gespült, nasopharyngeales Sekret abgesaugt oder nasale Abstriche mittels befeuchteter Baumwolltupfer gewonnen. Die Methoden sind unterschiedlich gut standardisiert und ähnlich wie bei der Sputuminduktion und bronchoalveolärer Lavage bestehen Probleme bei der Bestimmung von löslichen Substanzen aufgrund unterschiedlicher Verdünnung durch die Lavageflüssigkeit. Bei Patienten mit Asthma oder allergischer Rhinitis ist die Zahl der eosinophilen Zellen und das ECP im Vergleich zu Gesunden erhöht und eine Korrelation zur BHR auf hypertone NaCl-Lösung konnte gezeigt werden. IL-8 war bei allergischen asymptomatischen Asthmatikern im Unterschied zu allergischen Nichtasthmatikern erhöht und scheint eine Rolle in der Aufrechterhaltung der Inflammation beim Asthma zu spielen. Eine positive Korrelation wurde auch zwischen der Höhe des ECP im Nasensekret und der Häufigkeit rezidivierender Atemwegsobstruktionen nach RSV-Bronchiolitis bei Säuglingen gefunden.

10.3 NO in der Ausatemluft

Stickstoffmonoxid (NO) wird von Epithelzellen, Makrophagen und neutrophilen Granulozyten des oberen und unteren Atemtraktes aus L-Arginin durch das Enzym NO-Synthase gebildet. Es ist an der Regulation der Ventilation und Perfusion beteiligt, wirkt vasodilatatorisch, hat eine toxische Wirkung auf Bakterien und Parasiten, ist antioxidativ und steigert die Zilienaktivität des Bronchialepithels. Die Produktion kann durch proinflammatorische Zytokine bei verschiedenen Atemwegserkrankungen gesteigert werden. Dabei führt NO zu einem Schleimhautödem und über Verminderung der Interferon-γ-Produktion zu einer vermehrten Aktivität der TH2-Lymphozyten mit Produktion von IL-5.

Die Messung des NO mittels Chemilumineszenzverfahren kann „online" während der Ausatmung oder später aus einem Beutel erfolgen. Da die NO-Konzentration im Nasopharynx und in den Nasennebenhöhlen sehr hoch ist, muss die nasale Beimengung durch willentlichen Verschluss des Velum palatinum oder durch Ausatmen gegen einen Widerstand vermieden werden.

Gesunde Kinder zeigen, je nach Messmethode, mittlere NO-Werte von 3 bis 50 ppm, während die Werte bei Asthmatikern zwischen 13 und 126 ppm liegen. Eine Steroidtherapie führt zur Reduktion um rund 50%. In einer Untersuchung konnte NO besser zwischen gesund und asthmatisch unterscheiden als Serum-ECP und der lösliche Interleukin-2-Rezeptor (sIL2R). Da die Erhöhung der NO-Konzentration nicht spezifisch für Asthma ist und sich die Werte bei Gesunden und Erkrankten überlappen, ist die Bestimmung von NO für die Diagnose nicht sehr geeignet. Sie könnte jedoch Bedeutung als Parameter für die Verlaufskontrolle beim Asthma des Kindes haben.

10.4 H_2O_2 im Atemkondensat

Ähnlich wie NO wird H_2O_2 von Entzündungszellen produziert und ist an der Inflammation und Gewebsschädigung beim Asthma und bei anderen Atemwegserkrankungen beteiligt. Es wird fluorimetrisch im Atemkondensat gemessen, welches durch Passage der Ausatemluft durch ein 50 cm langes speziell gekühltes Glasrohr gewonnen wird. Für die Gewinnung von 1 ml Kondensat atmen die Kinder 10–15 min mit normaler Atemfrequenz und -tiefe. Die mittlere H_2O_2-Konzentration liegt bei stabilen asthmatischen Kindern mit 0,6 micromol deutlich höher als bei gesunden Kindern mit einem Wert von 0,15 micromol. Asthmatiker mit einer Steroidtherapie haben ähnliche Werte wie Gesunde. Wie bei anderen Markern der Inflammation überlappen die Werte zwischen Gesunden und Asthmatikern stark.

10.5 Blut und Harn

Untersuchungen aus Blut und Harn sind zur Erfassung der Inflammation besonders geeignet, da sie nicht invasiv sind und keiner Mitarbeit des Kindes bedürfen. Ihr größter Nachteil liegt darin, dass sie eine Zuordnung der Inflammation zum Organ nicht ermöglichen. Daher sagt eine erhöhte Eosinophilenzahl oder ein erhöhtes ECP bei Kindern mit Asthma und gleichzeitig bestehender atopischer Dermatitis oder allergischer Rhinokonjunktivitis nicht viel über die Inflammation in den unteren Atemwegen aus. Während einige Untersucher eine Korrelation zwischen Entzündungszellen und Mediatoren (ECP, Zytokine) und Asthmasymptomen oder Lungenfunktion fanden, konnten dies andere Autoren nicht bestätigen. Neben Unterschieden in der Verarbeitung bei Proben und Wahl der Messparameter (unterschiedlich sensitive Lungenfunktionsparameter, direkt oder indirekter bronchialer Provokationstest), ist eine unterschiedliche Patientenselektion vermutlich dafür verantwortlich.

10.6 Konklusion

Ähnlich wie beim Erwachsenen sind auch beim Kind mit Asthma die Atemwege inflammiert. Parameter dieser Entzündung wie Anzahl der eosinophilen Zellen, ECP, EPX, Zytokine, Adhäsionsmoleküle, NO und H_2O_2 können mit nichtinvasiven Methoden aus Sputum, Ausatemluft, Blut oder Harn gemessen werden. Eine Erhöhung dieser Parameter ist nicht spezifisch für Asthma. Sequenzielle Messungen von NO, H_2O_2 oder Parametern aus induziertem Sputum könnten jedoch eine wertvolle Ergänzung zur klinischen Untersuchung und Erfassung der Lungenfunktion in der Verlaufskontrolle der Asthmatherapie beim Kind sein. Weitere Vergleichsstudien mit invasiveren Methoden zur Messung der Inflammation in den unteren Atemwegen und bessere Standardisierungen sind notwendig, um den Stellenwert der nichtinvasiven Methoden genauer definieren zu können.

Literatur

Gibson P, Hargreave FE: Evidence from induced sputum. In: Inflammatory mechanisms in asthma, pp 75–88. Holgate ST, Busse WW (eds.). Marcel Dekker, Inc., New York 1998

Jöbsis Q, Raatgeep HC, Hermans PW, de Jongste JC: Hydrogen peroxide in exhaled air is increased in stable asthmatic children. Eur Respir J 10: 519–521 (1997)

Koller DY, Herouy Y, Götz M, Hagel E, Urbanek R, Eichler J: Clinical value of monitoring eosinophil activity in asthma. Arch Dis Child 73: 413–417 (1995)

Magnussen H, Richter K, Jörres RA: Asthma und Stickstoffmonoxid. Atemw.-Lungenkrkh 10: 568–572 (1997)

Niggemann B, Ertel M, Lanner A, Wahn U: Relevance of serum ECP measurements for monitoring acute asthma in children. J Asthma 33: 327–330 (1996)

Noah TL, Henderson FW, Henry MM, Peden DB, Deevlin RB: Nasal lavage cytokines in normal, allergic, and asthmatic school-age children. Am J Respir Crit Care Med 152: 1290–1296 (1995)

C 11 Allergologische Diagnostik – Hauttestung

Nach der Anamnese kommt in der allergologischen Diagnostik meist dem Nachweis einer spezifischen Sensibilisierung auf das fragliche Allergen die größte Bedeutung zu. Hier haben sich als Standardverfahren der Nachweis von spezifischen IgE-Serumantikörpern sowie die Hauttestung bewährt. Allerdings kommen insbesondere in Bezug auf Nahrungsallergene Sensibilisierungen ohne klinische Relevanz häufig vor, sodass hier Konsequenzen aus dem Testbefund übertrieben wären. Aus diesen Gründen gilt für beide Nachweisverfahren, dass Sensibilisierungen immer kritisch vor dem Hintergrund der Anamnese interpretiert werden sollten.

11.1 Prinzip

Der Hauttest mit Allergen basiert auf der Tatsache, dass bei Vorliegen einer spezifischen Sensibilisierung in der Regel auch eine kutane Sensibilisierung vorliegt, die durch Allergenexposition nachgewiesen werden kann (IgE-Moleküle auf kutanen Mastzellen werden durch Allergen vernetzt und es kommt zur Mediatorfreisetzung). Hierbei können sowohl Frühphase- (in ersten dreißig Minuten) als auch Spätphasereaktionen (nach mehreren Stunden) ausgelöst werden. Je nach Eindringtiefe des Allergens werden Epikutan-, Prick- und Intrakutantest unterschieden.

11.2 Indikation

Im Kindesalter dient die Hauttestung in den meisten Fällen der Diagnostik bei Typ 1-Reaktion nach Coombs und Gell, wobei der Nachweis einer Frühphasereaktion im Pricktest innerhalb von 20 Minuten das Vorliegen einer spezifischen Sensibilisierung klären kann. Aufgrund der Verbreitung dieser Testmethode wird hierauf schwerpunktartig eingegangen. Ab dem vierten Lebensjahr ist der Pricktest in aller Regel ein valider Indikator der Sensibilisierung. Aufgrund fragwürdiger Testergebnisse besteht relative Kontraindikation im Bereich läsionaler Areale, z. B. bei atopischem Ekzem.

11.3 Instrumentarium

Von entscheidender Bedeutung für die Testgüte ist der Reinheitsgrad und die Potenz der Allergenlösungen. Einzelallergene sind in der Regel Gemischen vorzuziehen und die biologische Potenz sollte z. B. als Biologische Einheit (anhand der Äquivalenz mit einer Histaminlösung) angegeben sein. Problematisch ist es insbesondere, mit Extrakten zu geringer Potenz zu arbeiten, sodass falsch negative Resultate möglich werden. Diesbezüglich muss jedes Testallergen gesondert eingeschätzt werden (auf seltene positive Reaktionen achten!). Gekühlt monatelang haltbare Inhalationsallergene sind gut erhältlich. Für Nahrungsmittelallergene empfiehlt sich letztlich frisches natürliches Material zu pricken. Zum Nachweis der individuellen kutanen Reaktionsfähigkeit muss immer eine Negativkontrolle (Lösungsmittel inkl. der verwandten Stabilisatoren wie Albumin und Glyzerin) und eine Positivkontrolle (10 mg/ml Histaminhydrochlorid) mitgeführt werden. Die Lösung wird mittels einer sehr exakt geformten Lanzette in die Epidermis eingebracht. Neben Lanzetten deren Dorn mit 1 mm ausreichend lang ist (z. B. ALK Scherax, Hamburg), werden auch Lanzetten vertrieben, die definitiv zu kurze Dorne mit konsekutiv schwächerer Reaktionsweise aufweisen. Allerdings sollen beim Pricktest keine Blutungen in Erscheinung treten.

11.4 Sicherheit, Medikationskarenz, Reaktionserfassung

Systemische Reaktionen bei Pricktests sind äußerst selten, während bei Intrakutantests solche unerwünschten Effekte eher auftreten können. Lokale Spätphasereaktionen kommen vor, wobei deren klinische oder therapeutische Relevanz unzureichend belegt ist. Um die Gefahr falsch negativer Tests zu minimieren, müssen Antihistaminika je nach Wirkdauer mehrere Tage bis eine Woche vorher abgesetzt worden sein (auf Histaminquaddel achten!). Die Reaktion auf Histamin sollte nach 10 Minuten (flaut dann oft schon ab) und auf die anderen Lösungen nach

15 Minuten mittels Transparentlineal als Quaddeldiameter abgemessen werden. Alternativ kann die Quaddel mit dem Filzstift umfahren und die Markierung via Klebefilm auf Papier zwecks Abmessung und Archivierung übertragen werden. Bei Quaddeln auf die Negativkontrolle muss der Diameter von dem aller anderen Quaddeln subtrahiert werden. Bei fehlender Quaddel auf die Positivkontrolle sollte diese erneut angelegt werden. Ein Quaddeldiameter auf ein Allergen von 3 mm oder ein Quaddeldiameter, der mindestens dem der Positivkontrolle gleichkommt, entspricht in aller Regel einer spezifischen Sensibilisierung. Wichtig ist zu beachten, dass dem Unterschied in der Quaddelgröße vom Faktor zwei einem Unterschied in der Hauttestsensitivität von nahezu einhundert entspricht.

11.5 Praktische Durchführung

Junge Patienten bedürfen vor Testbeginn einer einfühlsamen Beruhigung, damit eine Durchführung ohne Fixieren möglich ist. Die Position auf dem elterlichen Schoß kann vorteilhaft sein. Das Pricken wird vom Kind in aller Regel als recht erträgliche Traumatisierung erlebt. Üblicherweise wird am volaren Unterarmbereich geprickt, wobei nur innerhalb des Bereichs 2–3 cm proximal der Handgelenks- und 2–3 cm distal der Ellbeugenfalte eine vergleichbare Reaktivität besteht. Läsionale Haut (atopisches Ekzem) sollte gemieden werden. Zur verlässlichen Diskriminierung der Reaktionen sollte der Abstand zwischen den einzelnen Prickstellen möglichst je 2 cm betragen. Daher muss bei kleinen Patienten oft an beiden Armen getestet werden. Nach Markierung der Allergenreihenfolge wird je ein Tropfen Lösung aufgebracht und die Lanzette durch den Tropfen langsam in die Epidermis gedrückt (Kutis leicht eingedellt) und in dieser Position etwa eine Sekunde belassen. Es wird entweder je Tropfen eine frische Lanzette verwendet oder die Lanzettenspitze nach jedem Allergen gründlich abgewischt. Nach Ende des Prickens werden die Tropfen durch Auflage einer dünnen Zellstofflage entfernt und fünfzehn (zehn) Minuten später werden die Reaktionen auf die Allergene (Histamin) abgelesen. Danach kann durch Kühlen (kalter Lappen) oder Pusten der Juckreiz gelindert werden. Eltern und Patienten können gebeten werden, beim nächsten Besuch anzugeben, ob und auf welches Allergen evtl. Stunden später oder am nächsten Tag eine neue Schwellung im Sinne einer Spätreaktion auftritt (eher selten).

11.6 Alternativen zum Pricktest

Der epikutane Reibetest kann bei hoch sensitiven Individuen, z. B. mit Anaphylaxie nach Eigenuss, als Vorstufe des Pricktests verwendet werden. Ein Epikutantest mit Okklusion über 24 bis 48 Stunden dient insbesondere der Klärung eines Kontaktekzems. Der Intrakutantest wird mittels einer feinen Kanüle (Mantoux-Nadel) vorgenommen, mit der ein Depot von 0,02 ml intrakutan verabreicht wird. Das Ablesen des Tests erfolgt analog zum Pricktest. Aufgrund der Applikation relativ großer Testmengen im Vergleich zum Pricktest kommt dem Intrakutantest eine höhere Sensitivität zu – allerdings wird dies mit einem höheren Risiko einer Allgemeinreaktion erkauft. Ferner ist der Intrakutantest schmerzhafter und daher für die Pädiatrie weniger geeignet als der Pricktest.

C 12 Allergologische Diagnostik – In-vitro-Diagnostik

Die In-vitro-Diagnostik hat den Vorteil, dass eine Allergenexposition des Patienten hierfür nicht nötig ist, und damit ein Risiko vermieden wird – allerdings ist u. a. für den IgE-Nachweis eine belastende Blutentnahme erforderlich. Als indirekter IgE-Nachweis und Untersuchungsmethode zur Reaktivität von mediatorproduzierenden Zellen (basophile Granulozyten) werden unter Allergenstimulation Freisetzungstests meist für wissenschaftliche Fragestellungen angewandt. Daneben finden (unabhängig oder in Zusammenhang mit Provokationstestungen) Mediatorbestimmungen (eosinophil cationisches Protein [ECP], Eosinophiles Protein X [EPX], Tryptase, N-Methylhistamin) aus verschiedenen Körperflüssigkeiten Anwendung. Im Weiteren wird wegen der praktischen Bedeutung näher auf die IgE- und die Mediatoren-Bestimmung eingegangen.

12.1 IgE-Bestimmung

12.1.1 Indikationen

Die Gesamt-IgE-Konzentration des Serums hat für hochatopische Patienten mit Differenzialdiagnose Immundefekt, für Fälle parasitärer Erkrankung sowie für die Verlaufsbeurteilung von allergischer Aspergillose Bedeutung. Die Interpretation des Messwertes muss die Altersabhängigkeit mithilfe entsprechender Referenzwerte berücksichtigen. Bis auf die genannten Indikationen ist die Bestimmung in der Routinediagnostik bei Allergieverdacht von geringem/keinem praktischem Wert. Hinsichtlich der Suche nach spezifischen IgE-Antikörper gelten dieselben Indikationen wie für die Hauttestung (s. Kapitel C 11).

12.1.2 Instrumentarium

Es stehen Immunoassays in Verbindung mit verschiedenen Markierungsverfahren (Radio-, Fluoreszenz-, Chemilumineszenz-Immunoassay) zur Routinediagnostik zur Verfügung, die sich in Sensitivität und Spezifität nur unwesentlich unterscheiden. Letztere Merkmale müssen jedoch generell im sehr niedrigen Konzentrationsbereich von spezifischen IgE-Antikörpern als praktisches Problem gesehen werden. So kann durch die gegebene hohe Sensitivität ein schwach positives Testresultat (üblicherweise Angabe des Herstellers „Klasse 1") nur sehr zurückhaltend als Sensibilisierung gedeutet werden (s. Abschnitt C 12.1.3).

12.1.3 Praktische Durchführung

Die Gewinnung einer Serumprobe ist Grundlage eines großen Spektrums von IgE-Bestimmungsmöglichkeiten. Medikamente, Tageszeit und Nüchternheit haben keinen wesentlichen Einfluss auf das Testergebnis. Pro Einzelallergen muss je nach Testverfahren ein Bedarf von 20 bis 50 µl Serum veranschlagt werden. Die Auswahl der zu analysierenden Allergene setzt (prinzipiell wie beim Hauttest auch) eine kritische Würdigung der Anamnese voraus. So bedarf es bei Verdacht auf Katzenhaarallergie allein der Bestimmung von spezifischem IgE auf Katzenepithelien. Oft ist jedoch die Anamnese nicht ausreichend richtungsweisend. Für diese Fälle ist es ein beliebter Weg, einen Suchtest mit einer Gruppe von Allergenen anzuwenden (Multitest mit sechs bis acht Einzelallergenen) und nur wenn dieser positiv ist, sIgE-Analysen auf die darin enthaltenen Einzelallergene vorzunehmen. Wichtig ist, dass ein solcher Multitest durch die vom Hersteller gewählte qualitative und quantitative Komposition der Allergene für den Nachweis einer bestimmten Sensibilisierung ein individuelles Vermögen besitzt – so kann der negative Test insbesondere bei niedriger IgE-Konzentration oder ungewöhnlicher Mono-Sensibilisierung irreführend sein.

12.1.4 Interpretation

Bei der Interpretation der Ergebnisse muss berücksichtigt werden, dass die Zuverlässigkeit der sIgE-Bestimmung ganz wesentlich von der Purifizierung und Quantifizierung des im Testverfahren eingesetzten Allergens abhängt. Für einige sehr gut charakterisierte Einzelallergene (Hausstaubmilbe, Birkenpollen, Katzenepithelien) findet sich meist ein zuverlässiges und auch quantitativ reproduzierbares Testresultat. In diesen Fällen ist charakteristischerweise auch eine gute Korrelation von spezifischem IgE und der Reaktion im Hauttest festzustellen. Hingegen findet sich dies für einige „Problemallergene" (Hundeepithelien, Schimmelpilzarten) nur unzureichend. Grundsätzlich steigt mit der Höhe der Konzentration an spezifischen IgE-Antikörpern auch die Spezifität der Aussage, jedoch ist auch aus einer hohen IgE-Konzentration die klinische Relevanz der Sensibilisierung nicht ableitbar. Als typisches Beispiel sei auf Nahrungsallergene bei Atopikern hingewiesen, wo positive Ergebnisse ohne jedes klinisches Korrelat häufig vorkommen. Wenn die letzte Allergenexposition schon lange zurückliegt (z. B. Insektengift-Allergie), so kann die IgE-Produktion inzwischen stark abgefallen sein. Bei fraglich positivem Testergebnis kann die erneute Bestimmung nach einigen Monaten je nach klinischem Verlauf sinnvoll sein – ansonsten sind mehrfache Bestimmungen von geringem praktischen Wert.

12.2 Mediatoren-Bestimmung

12.2.1 Indikationen

Akute oder chronische Symptomatik unklarer Ursache, das Therapiemonitoring und die Beurteilung von Provokationstestungen sind Situationen, bei denen Mediatorbestimmungen indiziert sein können.

12.2.2 Instrumentarium

Verschiedene Mediatoren (ECP, EPX, Tryptase, N-Methylhistamin) können mithilfe von Immunoassays in verschiedenen Körperflüssigkeiten (Serum, Speichel, Sputum, nasale oder bronchoalveoläre Lavage, Urin) nachgewiesen werden. Die entsprechenden Reagenzien sind in einigen Fällen kommerziell erhältlich und für die Analyse standardisiert. Allerdings liegen nur für wenige Mediatoren bzw. Körperflüssigkeiten klinisch verwertbare Referenzwerte vor. Derzeit werden ECP und EPX für das Therapiemonitoring bei Asthma bronchiale herangezogen.

12.2.3 Praktische Durchführung

Die Verarbeitung von Lavageflüssigkeiten und Blut muss präanalytisch einer Standardisierung unterliegen, da bei zellhaltigem Material in unterschiedlichem Maße eine In-vitro-Mediatorfreisetzung zur Verzerrung des Messergebnisses führen kann. Nach Separierung des Überstandes muss das Material bis zur Analyse tiefgefroren werden. Die einmalige Bestimmung, z. B. von ECP in Lavage oder Serum, ist aufgrund der großen Überlappung der Messwertstreuung bei Allergikern und Nicht-Allergikern nicht praktisch verwertbar. Hingegen kann eine Messung vor und unter Therapie bzw. bei Verschlechterung für klinische Belange hilfreich sein. Jedoch kann eine echte Therapiesteuerung, z. B. bei Asthma bronchiale, nur in Zusammenschau mit anderen Parametern, wie Anamnese und Lungenfunktionsprüfung, erfolgen. Aufgrund der leichten Beschaffbarkeit von Urin ist in der Pädiatrie die EPX-Exkretion möglicherweise ein favorisierter Parameter für das Therapiemonitoring. Welchen prognostischen Zugewinn dies in der Langzeitbehandlung bringt, muss jedoch noch durch entsprechende Studien belegt werden.

Literatur

Gleeson M, Cripps AW, Hensley MJ, Wlodarczyki JH, Henry RL, Clancy RL: A clinical evaluation in children of the Pharmacia ImmunoCAP system for inhalant allergens. Clin Exp Allergy 26: 697–702 (1996)

Kleine-Tebbe J, Eickholt M, Gätjen M, Brunneé T, O'Connor A, Kunkel G: Comparison between MAGIC LITE- and CAP-system: two automated specific IgE antibody assays. Clin Exp Allergy 22: 475–484 (1992)

Kuehr J, Frischer T, Barth R, Karmaus W, Krüger S, Meinert R, Urbanek R, Forster J: Eosinophils and eosinophil cationic protein in children with and without sensitization to inhalant allergens. Eur J Pediatr 153: 739–744 (1994)

C 13 Inhalative Allergenprovokation

13.1 Prinzip und Indikationen

Die inhalative Allergenprovokation kann an den Zielorganen Nasen- und Bronchialschleimhaut angewendet werden. In beiden Fällen wird nur dann eine Indikation zur Testung bestehen, wenn entweder eine aufwändige Meidungsstrategie (Umzug, Änderung im Erwerbsleben bei Kindern von Landwirten) oder eine spezifische Immuntherapie als Konsequenz in Betracht kommen. Da die Provokation am Bronchialsystem subjektiv und objektiv stark beeinträchtigende und potenziell lebensbedrohliche Effekte hervorrufen kann, sollte in all den Fällen davon abgesehen werden, wo Anamnese, Pricktest und IgE-Nachweis eine übereinstimmende karenz- oder therapieweisende Aussage machen. Die Altersgrenze nach unten ist nicht scharf, das Kind sollte inhalationsfähig sein, Lungenfunktionstestungen reproduzierbar mitmachen und sich insgesamt als gut kooperativ präsentieren.

13.2 Praktische Durchführung

Die Provokationstestung mit Allergen ist nur verwertbar, wenn der Patient dem fraglichen Allergen aktuell nicht ausgesetzt ist – insbesondere sollte bei Verdacht auf Pollenallergie in der pollenflugfreien Zeit provoziert werden. Damit der Test aussagekräftig ist, muss eine Medikamentenkarenz für DNCG von 48 Stunden und für Antihistaminika je nach Wirkungsdauer von zwei bis vier Tagen (bei Bronchoprovokationen für kurz wirkende β-Sympathomimetika 12 Stunden, für lang wirkende β-Sympathomimetika 24 Stunden und für Theophyllin 48 Stunden) eingehalten werden. Die Allergenlösung wird kurz vor dem Test aus einer Stammlösung in mehrere Verdünnungsstufen übergeführt. Zur Sicherheit wird als minimale Konzentration, 1/1000 der niedrigsten Pricktest-Konzentration, die eine deutliche Quaddelbildung hervorrief (bei laut Anamnese hoch empfindlichen Individuen 1/10 000 der Pricktest-Lösung), gewählt. Wie bei den medikamentösen bronchialen Provokationstests wird nach Gewährleistung der Sicherheitsvorkehrungen eine Lungenfunktions-Ausgangsmessung (bei nasaler Provokation Rhinomanometrie oder Rhinoskopie) vorgenommen und anschließend mit der Inhalation des Lösungsmediums des Testallergens begonnen. Tritt bereits hier eine Bronchialobstruktion auf, so sollte bei offensichtlicher unspezifischer Hyperreaktivität nicht weitergetestet werden. Für die Applikation auf die Nasenschleimhaut kann nach leicht vertiefter Inspiration und angehaltenem Atem (Vermeidung bronchialer Deposition) mittels dosisgenauen Pumpsprühers direkt ins Nasenostium appliziert werden, gefolgt von einer langsamen Ausatmung. Falls bei bronchialer Provokation anhand der Lungenfunktionsänderung (vgl. Kap. *C 5 Medikamentöse Provokationen*) keine positive Reaktion erfolgt (Messung 20 bis 30 Minuten nach Applikation; im Zweifel vor Steigerung wiederholen), so darf nach dreißig Minuten (an der Nase nach zehn Minuten unter Verwendung des kontralateralen Nasenostiums) die nächste Teststufe, z. B. mit 10fach höherer Konzentration, appliziert werden. Nasale Provokationen können bzgl. des Effekts meist schon aus der klinischen Reaktion (z. B. Symptom-Score aus Niesreiz, Kongestion und Rhinorhoe) oder anhand der Rhinomanometrie bewertet werden. Wegen des relativ hohen Risikos des bronchialen Provokationstests, stellt hier die dosierte Applikation mittels Reservoirsystem (z. B. Provocationstest®, Pari, Starnberg, Deutschland) einen Sicherheitszugewinn dar. Im Übrigen gelten die Anforderungen an den Vernebler bzgl. des Aerosolspektrums so, wie für medikamentöse Provokationen (vgl. Kap. C 5) angegeben. Spätphasereaktionen mit Beginn zwei bis zwölf Stunden nach Provokationsende sind im Rahmen dualer Reaktionsweise häufig, jedoch kommen sie in seltenen Fällen auch ohne Frühphasereaktion (also nach „negativer" Provokation vor). Daher ist bei Bronchoprovokationen, schon aus diagnostischen Gründen, auf jeden Fall eine stationäre Nachbeobachtung über Nacht mit O_2-Sättigungs- und Peak-flow-Kontrollen angebracht. Bei nasalem Test sollten Patienten und Eltern über das Prozedere bei Auftreten von Spätphasereaktionen informiert sein.

C 14 Gastroösophagealer Reflux und Asthma bronchiale

Das Auftreten gastroösophagealer Refluxe (GÖR) gilt als physiologisch, sofern es keine intestinalen und/oder extraintestinalen Symptome hervorruft (Tabelle C 14.1). Von einer GÖR-Krankheit spricht man, wenn eine Symptom-GÖR-Assoziation belegt ist. Ungeklärt ist, weshalb der Auslöser – GÖR – so verschiedenartige Krankheitsbilder hervorrufen kann. Extraintestinale Symptome sind nicht an das Vorliegen einer GÖR-Ösophagitis gebunden. Patienten mit refluxinduzierter Ösophagitis weisen aber eine erhöhte Prävalenz für GÖR-assoziierte Erkrankungen des Pharynx, des Larynx und der Lunge auf.

GÖR treten meist im Zusammenhang mit Abnahme des Drucks im ösophagogastralen Übergang (ÖGÜ) auf. Anatomisch und funktionell setzt sich dieser aus dem dem unteren Ösophagussphinkter (UÖS) und den den Ösophagus umgreifenden Zwerchfellschenkeln zusammen. Eine Kontraktion der cruralen Zwerchfellanteile verhindert einen GÖR bei der Inspiration, bei abdomineller Druckerhöhung und bei Husten. Funktionelle oder anatomische Störungen des ÖGÜ disponieren für die Entwicklung einer GÖR-Krankheit. Liegt bereits eine Ösophagitis vor, so wirken hierbei auftretende langsam verlaufende Druckminderungen refluxbegünstigend. Zahlreiche endogene und exogene Faktoren wirken sich modulierend auf das GÖR-Geschehen aus (Tabelle C 14.2).

Ein GÖR führt über vagale Reflexbögen zum Verschluss der Stimmritze; gleichzeitig werden refluxbeseitigende Mechanismen ausgelöst. Zunächst erfolgt eine Volumenclearance, der eine länger dauernde chemische Clearance durch die Pufferkapazität des Speichels folgt. Der Clearanceprozess kann durch ösophagitische Veränderungen verzögert werden.

14.1 Diagnostik

Für die gastroösophageale Refluxdiagnostik steht eine Vielzahl von Verfahren zur Verfügung (Abbildung C 14.1). Im Hinblick auf GÖR-assoziierte pulmonale Erkrankungen kommt nur wenigen eine klinische Bedeutung zu.

Tab. C 14.1: Symptome, Komplikationen und Erkrankungen bei gastroösophagealem Reflux (Skopnik, in: Pädiatrische Pneumologie, Rieger et al. [Hrsg.]. Springer Verlag 1999).

Intestinal	Extraintestinal
Regurgitation	Apnoe
Erbrechen	Zyanose-Episoden
Hämatemesis/Melaena	ALTE (apparent life threatening event)
Übelkeit	
Dysphagie	Heiserkeit
Fütterungsschwierigkeiten	Stridor
Gedeihstörungen	Husten
Sodbrennen	Asthma bronchiale
Epigastrischer/retrosternaler Schmerz	Aspirationspneumonie
	Irritabilität
Anämie	Sandifer-Sutcliffe-Syndrom
Ösophageale Stenosen/Strikturen	

Tab. C 14.2: Einflussfaktoren auf den gastroösophagealen Reflux und seine Folgen (Skopnik, in: Pädiatrische Pneumologie, Rieger et al. [Hrsg.]. Springer Verlag 1999).

Negative	Positive
Säureexposition des Ösophagus	Ösophagogastraler Übergang (ÖGÜ)
erhöhter intragastraler Druck	unterer Ösophagussphinkter (UÖS)
verzögerte Magenentleerung	crurale Zwerchfellanteile
erhöhter abdomineller Druck	Ösophagusclearance
Obstipation	Ösophagoglottischer Reflex
körperliche Anstrengung	Erhöhung der Fütterungsfrequenz
tiefe Inspiration	angedickte Nahrung
forcierte Exspiration	Bauch- und Hochlagerung
Lungenüberblähung	Prokinetika
Husten	H_2-Blocker
Allergien	Protonenpumpenblocker
emotionaler Stress	chirurgische Intervention
inhalative Noxen	
Methylxanthinderivate	
β-Sympathomimetika	

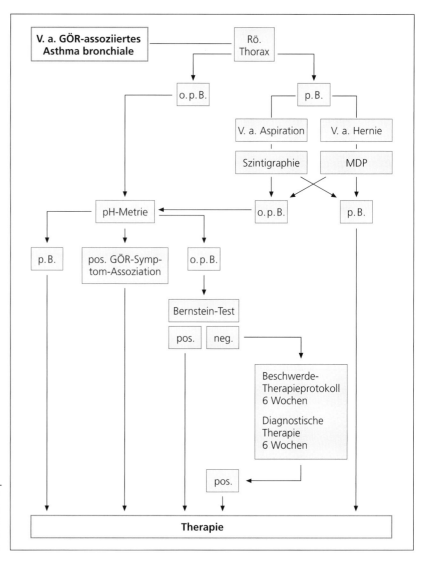

Abb. C 14.1: Diagnostisches Vorgehen bei Verdacht auf GÖR-assoziiertes Asthma bronchiale (o. p. B. = ohne pathologischen Befund; p. B. = pathologischer Befund).

Der *Ösophagus-Breischluck* dient der Darstellung der anatomischen Verhältnisse im oberen Gastrointestinaltrakt, des Schluckaktes und der Magenentleerung. Primär erfolgt die Untersuchung nur bei dringendem Verdacht auf Vorliegen einer anatomischen Malformation, in jedem Fall aber vor einer chirurgischen Intervention.

Die Durchführung einer *szintigraphischen Untersuchung* ist bei rezidivierenden Aspirationsereignissen indiziert.

Die ösophageale *24 h-pH-Metrie* gilt als Diagnostikum der ersten Wahl bei Verdacht auf Vorliegen GÖR-induzierter obstruktiver Atemwegserkrankungen und ist zur Therapiesteuerung einer säuresupprimierenden Behandlung unentbehrlich. Die Durchführung und Auswertung ist standardisiert.

Altersbezogene Normalwerte für verschiedene Refluxparameter im distalen Ösophagus liegen vor. Für Messpunkte im proximalen Ösophagus fehlen solche Daten. Hervorzuheben ist, dass die genannten Normalwerte und Reflux-Scores primär zur Risikobeurteilung für ösophagitische Veränderungen ermittelt wurden. Die Bedeutung dieser „Normalwerte" für die Diagnostik GÖR-induzierter pulmonaler Symptome ist nicht überprüft und muss infrage gestellt werden.

Der *Bernstein-Test* hat durch die einfache Durchführbarkeit der pH-Metrie an diagnostischer Bedeutung verloren. Die Provokation einer bronchialen Obstruktion durch eine für den Patienten nicht ersichtliche Säureinstillation in die Speiseröhre belegt aber im Einzelfall eindeutig die Säure-Symptom-Assoziation.

Ein standardisierter *medikamentöser Therapieversuch* über 6 Wochen kann auch als diagnostische Maßnahme herangezogen werden, wenn er in geblindeter Form erfolgt.

14.2 Gastroösophageale Refluxkrankheit

Für die GÖR-Krankheit liegen für das Kindesalter nur wenige Daten zu Prävalenz und klinischem Langzeitverlauf vor. Eine GÖR-Krankheit tritt bei ca. 10% aller Kinder auf, die als Säuglinge gehäuft Regurgitationen aufwiesen. Da die Symptome der GÖR-Krankheit unspezifisch sind, werden im Kindesalter bereits bei Diagnosestellung häufig Komplikationen der chronischen GÖR-Krankheit – Bronchiektasen, peptische Stenose, Barrett-Ösophagus – festgestellt.

14.2.1 Extraintestinale Manifestationen

Immer mehr Symptome und Erkrankungen werden als möglicherweise GÖR-induziert beschrieben (s. Tabelle C 14.1). Angesichts der Tatsache, dass GÖR primär nicht unphysiologisch sind, können solche Zusammenhänge leicht vermutet werden. Der Nachweis wie der Ausschluss eines kausalen Zusammenhanges zwischen Symptom und GÖR gestaltet sich aus vielerlei Gründen schwierig. So treten bei nahezu jedem Menschen GÖR auf. Ferner ist zu berücksichtigen, dass GÖR die Krankheitssymptome auch erst nach einer längeren Latenz oder nur bei besonderer Disposition auslösen können.

Pulmonale Symptome: Ösophagus und Respirationstrakt sind anatomisch und funktionell verknüpft. Trotz zahlreicher Schutzmechanismen treten im Schlaf nach pharyngealer Instillation von radionuklidhaltiger Flüssigkeit auch bei Gesunden in 45% der Fälle Mikroaspirationen auf. Selbst bei der Nahrungsaufnahme lassen sich solche in 15% der Fälle nachweisen. Pulmonale Symptome können auch durch Makroaspirationen, reflektorisch über vagale Reflexbögen oder durch neuronal vermittelte Freisetzung von bronchokonstriktorischen Mediatoren auftreten.

Patienten mit asthmatischen Beschwerden stellen eine heterogene Gruppe dar. Die Ursachen der bronchialen Obstruktion sind vielfältig. Zirka 10% aller Kinder sind betroffen. Etwa ebenso viele leiden an einer GÖR-Krankheit. Somit könnte bei 10% aller Kinder mit obstruktiven Lungenerkrankungen eine GÖR-Krankheit vorliegen. Auf der Grundlage pH-metrischer Daten wird aber bei bis zu 70% der Patienten mit asthmatischen Beschwerden ein pathologisches GÖR-Muster erhoben. Nächtliche GÖR treten bei ihnen besonders häufig auf. Eine Atropin-hemmbare Provokation asthmatischer Beschwerden durch ösophageale Säureinstillation oder ösophageale Dehnung lässt sich vielfach nachweisen. Gleiches gilt für saure Mikroaspirationen. Wasser- oder NaCl-Instillation vermögen eine derartige Reflexantwort nicht hervorzurufen. Ungeklärt ist, ob für die Reflexauslösung eine histologisch fassbare Ösophagitis vorliegen muss oder ob bei entsprechender Disposition eine „Säuresensibilisierung" der Ösophagusschleimhaut ausreicht.

Hervorzuheben ist, dass ein Teil der GÖR-auslösenden Faktoren auch für die Genese des Asthma bronchiale verantwortlich ist und dass andererseits Asthmasymptome wie auch bronchodilatatorische Arzneimittel GÖR-fördernd sind (s. Tabelle C 14.2).

Zusammenfassend ist festzustellen, dass GÖR nicht als Ursache von Asthma bronchiale anzusehen sind, sie stellen aber bei entsprechender individueller Disposition einen klinisch relevanten Trigger für das Auftreten asthmatischer Symptome dar.

14.3 Therapie

Bei vermuteter GÖR-Asthma-Assoziation ist ein klinisch kontrollierter Therapieversuch indiziert.

Für den therapeutischen Erfolg eines bislang nicht einstellbaren Asthma bronchiale ist ein duales Behandlungskonzept notwendig. Dies beinhaltet einerseits eine antiinflammatorische Therapie des Asthma bronchiale und, sofern vertretbar, einen Verzicht auf GÖR-induzierende Arzneimittel wie Methylxanthine und β-Sympathomimetika. Andererseits sollte eine maximale Säuresuppression erfolgen und eine prokinetische Substanz zum Einsatz kommen. Die Therapie muss in dieser Form über mindestens 3 bis 6 Monate durchgeführt werden. Eine derartig kontrollierte Therapie wird in über 70% der Fälle zum Erfolg führen. Ein Auslassversuch wird zeigen, ob eine medikamentöse Dauertherapie oder eine chirurgische Behandlung notwendig sind. Der medikamentöse Therapieansatz muss mit dem chirurgischen Behandlungskonzept verglichen werden. Letzteres erzielte bei Erwachsenen in einem Beobachtungszeitraum von 5 Jahren eine Asthma-Beschwerdefreiheit in 50% der Fälle. Unkontrollierte Studien bei Kindern geben eine Erfolgsrate zwischen 25 und 100% an.

14.3.1 Prokinetische Therapie

Cisaprid ist derzeitig das einzig klinisch relevante Prokinetikum. Es fördert die intestinale Motilität durch Acetylcholinfreisetzung im Auerbach-Plexus. Es erhöht den UÖS-Druck, fördert die Ösophagusperistaltik und beschleunigt die Magenpassage. In einer Dosierung von 3 bis 4 × 0,2 mg/kgKG/Tag p.o. führt Cisaprid selten zu schwerwiegenden Nebenwirkungen, dennoch ist es gegenwärtig wegen der Gefahr von Herzrhythmusstörungen nicht zugelassen. Als Monotherapeutikum ist es zudem bei dieser Indikation unzureichend.

14.3.2 Säuresuppressive Therapie

Eine ausreichende Säuresuppression lässt sich nur mit H_2- oder Protonenpumpenblockern erzielen. Erstere erzielen nur 70% der Wirkung von Protonenpumpenblockern. Deshalb sollten zur Therapieeinleitung primär Protonenpumpenblocker verwendet werden. Der Therapieerfolg, komplette Säuresuppression, sollte erstmals 3 Wochen nach Behandlungsbeginn überprüft werden (pH-Metrie). Bei unzureichendem Therapieerfolg muss eine Dosisanpassung erfolgen. Beide Substanzgruppen sind für Kinder und Jugendliche nicht oder nur eingeschränkt zugelassen. Für folgende Substanzen liegen ausreichende pharmakologische Daten bei Kindern vor, die einen kontrollierten Therapieeinsatz erlauben.

H_2-Blocker: Cimetidin, 2–3 × 10–15 mg/kgKG/Tag p.o.; Ranitidin, 2 × 2,5–5 mg/kgKG/Tag p.o.; *Protonenpumpenblocker:* Omeprazol, 2 × 0,5–1,5 mg/kgKG/Tag p.o.

14.3.3 Chirurgische Therapiemaßnahmen

Bei Versagen einer langfristig durchgeführten und vor allen Dingen kontrollierten medikamentösen Therapie ist eine chirurgische Therapie – Hiatuseinengung, Fundopexie, Fundoplicatio, Hemifundoplicatio – indiziert. Die relativ hohe Komplikationsrate in ca. 15% der Fälle, die hohe Revisionsrate von bis zu 25% und zum Teil unbefriedigende Langzeitergebnisse begründen eine restriktive Indikationsstellung. Da in den ersten 6 Lebensjahren die GÖR-Symptomatik regelhaft abnimmt, sollten gerade in dieser Altersgruppe konsequent die medikamentösen Therapiemöglichkeiten ausgenutzt werden.

Literatur

Fonkalsrud EW, Ashcraft KW, Coran AG, Ellis DG, Grosfeld JL, Tunell WP, Weber TR: Surgical treatment of gastroesophageal reflux in children: A combined hospital study of 7467 patients. Pediatrics 101: 419–422 (1998)

Harding SM, Richter JE, Guzzo MR, Schan CA, Alexander RW, Bradley LA: Asthma and gastroesophageal Reflux: Acid suppressive therapy improves asthma outcome. Am J Med 100: 395–405 (1996)

Hassall E: Wrap session: Is the Nissen slipping? Can medical treatment replace surgery for severe gastroesophageal reflux disease in children? Am J Gastroenterol 90: 1212–1220 (1995)

Putnam PE, Ricker DH, Orenstein SR: Gastroesophageal reflux, pp. 322–341. In: Respiratory control disorders in infants and children. Beckerman R, Brouilette R, Hunt C (eds.). Williams & Wilkens, Baltimore 1992

Vandenplas Y: Asthma and gastroesophageal reflux. J Pediatr Gastroenterol Nutr 24: 89–99 (1997)

C 15 Differenzialdiagnostik

„Asthma ist episodisch auftretendes Pfeifen oder Husten in einem klinischen Zusammenhang, in welchem Asthma wahrscheinlich ist und andere, seltene Erkrankungen ausgeschlossen werden können." Diese Definition, die am Anfang dieses Buches steht, wird ergänzt durch die klassische Aussage, dass „nicht alles was pfeift, Asthma ist". Einige Angaben, die Zweifel an der Diagnose des Asthma bronchiale wecken und einige wichtige Differenzialdiagnosen sind in den Tabellen C 15.1 und C 15.2 enthalten.

Es besteht ein gewisser Ermessensspielraum, welcher Umfang differenzialdiagnostischer Untersuchungen den Kindern vor der Diagnosestellung zugemutet werden kann. Tabelle C 15.3 stellt einige grundlegende Untersuchungen dar, die in Tabelle C 15.4 und C 15.5 genannten sind besonderen Fragestellungen vorbehalten.

Asthma ist heute so häufig, dass bei den typischen Symptomen und der charakteristischen Anamnese bis zum Beweis des Gegenteils von der Diagnose ausgegangen und ein Therapieversuch unternommen werden kann. Dies führt zur Vermeidung einer Untertherapie. Bei Versagen der Basistherapie und höherem Therapieniveau (z. B. mit inhalativen Steroiden bei Säuglingen, bei inhalativen Steroiden länger als drei Monate oder in höherer Dosierung bei älteren Kindern) ist eine stufenweise differenzialdiagnostische Abklärung unter Zuhilfenahme eines pädiatrischen Pneumologen und Allergologen, sinnvoll (s. Tabellen C 15.6 bis C 15.9).

Die einzuleitenden Untersuchungen sind abhängig von den differenzialdiagnostischen Alternativen, die sich nach den Symptomen richten und sich wiederum in Abhängigkeit vom Lebensalter ändern können. Bei Säuglingen sind angeborene Fehlbildungen, die Refluxkrankheit, Fremdkörperaspirationen sowie die anatomische Enge der Atemwege zu berücksichtigen. Im Allgemeinen gilt, dass sich die klinische Beurteilung umso schwieriger gestalten kann, je jünger das Kind ist. Bestimmte Krankheiten wie die bronchopulmonale Dysplasie oder die Trachealstenose nach Intubation können Asthma bzw. die Hyperreagibilität imitieren. Als Faustregel gilt, dass obstruktive Veränderungen mit Giemen und Pfeifen Verengungen der distalen Trachea und abwärts betreffen. Daher ist der Krupp im Grunde keine Differenzial- sondern eine einfache Fehldiagnose. Auch das Ansprechen auf β_2-

Tab. C 15.1: Angaben, die Zweifel an der Diagnose „Asthma" wecken.

- Fragliches Aspirationsereignis
- Frühgeborenen-Anamnese
- Z. n. Intubation
- Klinische Hinweise für zystische Fibrose

Tab. C 15.2: Differenzialdiagnosen des Asthma bronchiale.

- Stimmbanddysfunktion
- Mykoplasmeninfektion
- Zentrale Pneumonie
- Bronchiolitis durch RS-Viren
- Fremdkörper (laryngeal, tracheal, bronchial, ösophageal)
- Fehlbildungen, Zysten, Strikturen, Tracheobronchomalazie, Fisteln, kongenitales lobäres Emphysem
- Gefäßmissbildungen, z. B. abnormaler Abgang der rechten Arteria subclavia
- Tuberkulöse Stenosen
- Ziliendyskinesiesyndrome
- Immundefektsyndrome (SCID, kombinierte IgG- und IgA-Subklassen-Mangelzustände)
- Schluckstörungen und Aspirationen
- Tumoren (Neuroblastom, Ganglioneurom, Hämangiom, Bronchusadenom)

Tab. C 15.3: Stufendiagnostik (Grundstufe).

- Schweißtest
- Röntgenthorax in 2 Ebenen
- Inhalationsallergen- und Nahrungsmittelübersichtstest
- Lungenfunktion: Spirometrie (bei Kindern ab dem Schulalter)
- Blutbild

Tab. C 15.4: Untersuchungen zur Differenzialdiagnostik (Lungenfunktion).

- Bodyplethysmographie
- Blutgasanalyse oder Sauerstoffsättigung unter Belastung mit dem Pulsoximeter
- Bronchospasmolysetest
- Bronchiale Provokationstests

Tab. C 15.5: Stufendiagnostik (Sekundärstufe).

- HRCT
- Ösophagogramm
- Lungenventilations- und -perfusionsszintigraphie
- Ultraschall Herz, große Gefäße und Mediastinum

Sympathomimetika ist insbesondere im Säuglingsalter nicht als differenzialdiagnostische Hilfe zu verwerten. Inwieweit die so genannten „happy wheezer" der Gruppe mit engen Atemwegen entsprechen oder eine weitere Form des Asthma bronchiale darstellen, ist aufgrund fehlender nicht invasiver Maßnahmen differenzialdiagnostisch schwer zu entscheiden. Daher sollte insbesondere im Säuglings- und Kleinkindesalter die Vorstellung in einer Spezialambulanz erfolgen. Genauso schwierig ist die Entscheidung, inwiefern eine schwer verlaufende RSV-Infektion ein Zeichen einer asthmatischen Reaktionsbereitschaft darstellt oder (zumindest temporär) zu einer ähnlichen Symptomatik prädisponiert, diese sich im weiteren Verlauf aber selbst limitiert. Bei älteren Kindern stellt auch der funktionelle Laryngospasmus eine wichtige Differenzialdiagnose dar.

Die Berücksichtigung möglicher Differenzialdiagnosen ist von großer Wichtigkeit, aber nicht Gegenstand des Buches. Während die zystische Fibrose bereits im Säuglingsalter symptomatisch sein kann, sind beim Alpha-1-Antitrypsinmangel in der Regel keine Beschwerden vor dem Erwachsenenalter vorhanden. Es kann jedoch eine Rolle spielen, bei einer Risikodisposition auf die Einhaltung prophylaktischer Maßnahmen zu drängen und ein gleichzeitig bestehendes Asthma bronchiale intensiv antiinflammatorisch zu therapieren. Da die Gesamtheit der Differenzialdiagnosen in diesem Kapitel unmöglich ihrer Bedeutung entsprechend abgehandelt werden kann, sei an dieser Stelle auf Lehrbücher der pädiatrischen Pneumologie verwiesen. Darüber hinaus werden in einigen der anderen Kapitel (Säuglinge, Reflux, Lungenfunktion) wesentliche Hinweise gegeben.

Tab. C 15.6: Pneumologische Differenzialdiagnostik (Sekundärstufe).

Erweiterte Allergiediagnostik: Gesamt-IgE, RAST, Prick, Atopy-Panel, Provokationstest
Expositionsmessung
Bronchoskopie (flexibel oder starr)
Bronchoalveoläre Lavage (Differenzialzytologie, Lipid-beladene Makrophagen etc.)
Bronchialschleimhautbiopsie einschließlich Ziliendiagnostik
Lungenbiopsie (transbronchial oder offen)

Tab. C 15.7: Erregeruntersuchungen.

GT
Rachenabstrich
Sputum
Rachenspülwasser (Virusantigen)
Antikörper gegen Clamydien und Mykoplasmen, Pertussis

Tab. C 15.8: Immunologische Untersuchungen.

Immunglobuline quantitativ
präzipitierende Antikörper gegen Aspergillus, Vögel, Pflanzen und sonstige Pilzantigene, ACE, Immunglobulin-Subklassen
spezifische Antikörper gegen Diphtherie und Tetanus (IgH_1), Pneumokokken (IgG_2), Hämophilus (IgG_2; nach Impfung mit dem Konjugatimpfstoff IgG_1), Viren (IgG_3), Isoagglutinine (IgM), s-IgA im Speichel
Multitest Merieux
ggf. Komplement und B-T-NK-Zell- und Granulozytenfunktion

Tab. C 15.9: Aspirationsdiagnostik.

Ultraschall des gastroösophagealen Übergangs
24h-pH-Metrie, obere Magen-Darm-Passage, Ösophagoduodenoskopie

Literatur

Niggemann B, Paul K, Keitzer R, Wahn U: Vocal cord dysfunction in three children – misdiagnosis of bronchial asthma? Pediatr Allergy Immunol 9: 97–100 (1998)

Paul K, Niggemann B: Homozygoter Alpha-1-Antitrypsinmangel. Lungenveränderungen bei Kindern und Jugendlichen. Monatsschr Kinderheilkd 141: 395–401 (1993)

Rieger C, von der Hardt H, Sennhauser FH, Wahn U, Zach M: Pädiatrische Pneumologie. Springer Verlag Berlin, Heidelberg, New York 1999

D

Grundlagen der Pharmakotherapie

D 1 Einführung

Jeder Asthmapatient bedarf zu irgendeinem Zeitpunkt einer medikamentösen Therapie: Die Therapieziele sind vielgestaltig und reichen von der Vermeidung schwerer Asthmaanfälle über die Reduktion der Zeichen der Hyperreagibilität (wie Belastungsasthma, Schlafstörungen etc.) bis hin zur prophylaktischen Verwendung (Vermeidung von Folgeschäden). Die übergeordnete Maxime, die Therapieplanung an den Bedürfnissen der Patienten zu orientieren und die Lebensqualität in den Mittelpunkt der Qualitätsmaßstäbe zu stellen, hat die Anforderungen an die Asthmatherapie zusätzlich modifiziert und erweitert. In der Praxis entstehen hier nur scheinbar Gegensätze, da nur eine für den Patienten akzeptable Therapie durchgeführt wird.

Das in Tabelle D 1.1 dargestellte ideale Asthmamedikament, welches die unterschiedlichen Facetten des vielschichtigen Krankheitsbildes berücksichtigt, wird es allerdings allein aufgrund der Heterogenität des Krankheitsbildes nie geben.

Zum Verständnis der Prinzipien der medikamentösen Therapie wurde die Unterscheidung zwischen Controllern und Relievern als Grundlage der differenzierten Asthmatherapie geschaffen. Controller sind Medikamente, welche die Inflammation beseitigen, die Hyperreagibilität dämpfen und damit Symptomen vorbeugen. Klassischerweise stehen als Substanzen für diese Gruppe von Medikamenten DNCG und Corticosteroide. Reliever sind Mittel, die im Anfall benutzt Erleichterung schaffen, also im Wesentlichen kurz wirksame β_2-Sympathomimetika mit sofort einsetzender Wirkung. Per definitionem ist die Wirkung der Reliever zeitlich und von ihrem Spektrum her begrenzt. Bei höherem Bedarf und häufigerer Anwendung ohne zusätzliche entzündungshemmende Medikamente besteht die Gefahr der Toleranzentwicklung. Bei gleichzeitig angewandten entzündungshemmenden Medikamenten weist der häufige Bedarf kurz wirkender β_2-Sympathomimetika darauf hin, dass der Grad der allergischen Inflammation zu hoch ist und höher dosierte inhalative Corticosteroide erforderlich sind.

Da Leukotrieninhibitoren oder auch Theophyllin sowohl bronchodilatierende als auch entzündungshemmende Eigenschaften besitzen, erfüllen sie theoretisch sowohl die Funktion der Controller als auch der Reliever.

Tab. D 1.1: Das ideale Asthmamedikament.

reduziert die Atemwegsentzündung
verhindert Exazerbationen
beseitigt die Symptome
normalisiert die Lungenfunktion
stellt normale bronchiale Reagibilität her
ist einfach anzuwenden
ist universell verwendbar
verbessert die Prognose
hat keine Nebenwirkungen

Lang wirksame β_2-Sympathomimetika hatten zumindest in der präklinischen Phase die Frage aufkommen lassen, inwieweit auch entzündungshemmende Anteile vorhanden sind. Dies ist sicher nicht der Fall. Ihre unkritische Verwendung bei Beschwerden allein birgt möglicherweise sogar die Gefahr der kumulativen Toxizität. Durch ihre lange Wirkdauer haben sie aber zusammen mit inhalativen Corticosteroiden einen Effekt, der sich dadurch auszeichnet, dass Symptome über einen längeren Zeitraum kontrolliert werden.

Weniger glücklich ist die Unterscheidung zwischen einer kausalen (weil entzündungshemmenden) und einer symptomatischen (bronchialerweiternden) Therapie des Asthma bronchiale. Da der genaue Entzündungsmechanismus gegenwärtig nicht kausal angegangen werden kann (auch Corticosteroide wirken letztendlich symptomatisch) ist der Begriff kausale Behandlung für die gegenwärtige pharmakologische Therapie inadäquat.

Therapie muss immer individuell sein. Im Gegensatz zu der unter idealen – also künstlichen – Studienbedingungen ermittelten Wirksamkeit bemisst sich die Effektivität eines Medikamentes im Alltagsleben, d. h. unter den alltäglichen Lebensbedingungen der Kinder oder jungen Erwachsenen. Sie hängt konkret von der Verträglichkeit, der Akzeptanz und der Anwendung ab.

Im Folgenden werden die einzelnen Substanzen besprochen und ein Überblick über Therapieleitlinien gegeben.

D 2 Chromone

Dinatriumcromoglycat (DNCG) entstand als Ergebnis von Arbeiten über die biologischen Eigenschaften synthetischer Stoffe, den Furanochromen (Khellin, Visnagin), die in den Früchten der Pflanze Ammi visnaga (Bischofskraut, Zahnstocherkraut) enthalten sind.

Das Dinatriumsalz der Cromoglicinsäure hat sich in der Prävention und Langzeitbehandlung durch seine antiinflammatorische und mastzellstabilisierende Wirkung besonders beim intermittierenden leichten bis mittelschweren allergischen Asthma bronchiale im Kindesalter bewährt.

Bei infektinduzierten Auslösern der obstruktiven Ventilationsstörung weist die Substanz aufgrund des geringeren antientzündlichen Effektes besonders im Säuglings- und Kleinkindesalter gegenüber den topisch inhalierbaren Corticosteroiden Schwächen auf. Unter Berücksichtigung altersspezifischer Besonderheiten dieser Patientengruppe sind die Unabwägbarkeiten dosisabhängiger Depositionen in den Atemwegen mit sehr unterschiedlichen Inhalationstechniken und -methoden ohnehin kritisch zu bedenken. Atopische Patienten reagieren zumeist besser als Nichtatopiker.

Die Erfolgsaussichten der Therapie gelten als besonders gut, wenn noch keine langjährige Manifestation und sekundäre, bronchiale Instabilität der Asthmaerkrankung eingetreten sind. Verfolgt wurden über Jahre jeweils eine mit DNCG und eine mit topisch inhalierbaren Corticosteroiden behandelte Gruppe asthmakranker Kinder. Die Lungenfunktion hatte sich unter fortwährender Therapie in beiden Kollektiven normalisiert. Sinnvollerweise muss die regelmäßige prophylaktische Applikation auch in den beschwerdefreien Intervallen konsequent weitergeführt werden.

2.1 Pharmakologie

Dinatriumcromoglycat [5,5'-(2-Hydroxytrimethylendioxy)bis(4-oxo-4H-1-benzopyran-2-carbonsäure)] ist ähnlich wie das später entwickelte Nedocromil-Na eine hochpolare, wenig lipophile Verbindung, wird schlecht resorbiert und ist deshalb nur lokal wirksam. DNCG gelangt als mikronisiertes Pulver, als Inhalationslösung oder Aerosol bis zu 10 % in die tiefen Luftwege. Verschluckter Wirkstoff wird nahezu vollständig über die Fäzes entleert. Nedocromil-Na [9-Ethyl-6,9-dihydro-4,6-dioxo-10-propyl-4H-pyrano-[3,2-g-]chinolin-2,8-dicarbonsäure] wird wie die entfernt strukturverwandte Cromoglicinsäure primär als lokal wirksames antiallergisches Prophylaktikum eingesetzt. Der inhalierte Wirkstoffanteil wird vollständig resorbiert. Die Plasmahalbwertszeit beträgt etwa 2 Stunden, die maximale Wirkdauer nach Inhalation ungefähr 4 Stunden (Abbildung D 2.1).

Abb. D 2.1: Strukturformeln von Khellin, Dinatriumcromoglycat und Nedocromil-Na.

2.2 Wirkmechanismen

Mastzellen und Eosinophile sind die wesentlichen Effektorzellen der inflammatorischen Reaktion; die Mastzelle allein kann eine allergisch bedingte Entzündung aufrechterhalten.

DNCG und Nedocromil-Na blockieren aufgrund ihrer physikochemischen Eigenschaften an der Außenseite der Zellmembran die Aktivierung geöffneter Chloridkanäle und verhindern den Einstrom von Chloridionen in die Zelle. Die Antigenbindung am Rezeptor der Effektorzelle führt bei der Aktivierung zur Hydrolyse von Phospholipiden, zur Freisetzung von Inositoltriphosphat (IP_3) und zugleich zu einem Fluss von intrazellulärem Calcium aus dem endoplasmatischen Reticulum und durch cAMP vermittelte Proteinkinasen zur Öffnung der normalerweise geschlossenen Chloridkanäle. Die Ladungsumkehr bewirkt die Öffnung der Calciumkanäle an der Zellmembran. So entfalten DNCG und Nedocromil-Na eine Ca^{2+}-antagonistische Wirkung an der Mastzelle. Weitere Wirkmechanismen werden diskutiert, so die Induktion eines Proteins mit dem Molekulargewicht von 78 kD, das die Sekretion von Mediatoren natürlicherweise kontrolliert und eine Art „Ausschaltmechanismus" für die Mediatorfreisetzung bewirken könnte, weiter eine Hemmung der Phospholipase A, des Arachidonsäurestoffwechsels und der cAMP-Phosphodiesterase. Die Substanzen haben eine direkte Wirkung auf die „irritant" Rezeptoren; die Hemmung der Phosphodiesterase führt zur Relaxation der Bronchialmuskulatur. Eine Verminderung der afferenten Impulsrate von C-Fasern der „irritant" Rezeptoren wurde ebenso wie die Antagonisierung der Neurotransmittersubstanzen Substanz P und Neurokinin A sowie eine Hemmung der IgE-Synthese an den B-Lymphozyten postuliert.

Die inhalative Therapie mit DNCG und Nedocromil-Na bewirkt nicht nur eine Stabilisierung der Mastzellmembran, sondern führt zu einer Reduktion von eosinophilen Granulozyten in der Bronchialschleimhaut. Bei Asthmapatienten konnten unter der Inhalationstherapie mit DNCG eine signifikante Minderung relevanter zellulärer Entzündungsparameter wie auch – korrelierend zur klinischen Besserung – eine Downregulierung bedeutsamer Adhäsionsmoleküle wahrgenommen werden. Auch die Zahl der Mastzellen, T-Lymphozyten und Makrophagen wurden unter der Therapie signifikant geringer.

Die Substanzen entfalten eine protektive Wirkung bei der bronchialen Hyperreaktivität. Wesentliche pathophysiologische Abläufe werden inhibiert, so die durch Antigene, Anstrengung, Hyperventilation, Kaltluft, Nebel, Luftverschmutzung – etwa SO_2 – ausgelöste Asthmareaktion und die allergeninduzierte durch Leukotriene verursachte Spätreaktion. So sind die Chromone aufgrund ihrer Wirkung auf die verzögerte Immunreaktion Glucocorticoid einsparend. DNCG hat keinen Einfluss auf die bronchiale Provokation mit Acetylcholin, Methacholin oder Carbachol. Die Entzündung an den Atemwegsschleimhäuten wird bei mehrwöchiger Behandlung (mindestens drei Monate und mehr) wirkungsvoll eingedämmt. Neben der Therapiedauer ist die konsequente inhalative Anwendung bei mittlerer Wirkdauer der Substanzen von ca. 4 Stunden präventiv, 3- bis 4-mal täglich, für den Therapieerfolg von ausschlaggebender Bedeutung. Im Kindesalter sind die Ergebnisse gegenüber den Erwachsenen wesentlich besser, wohl aufgrund der Tatsache, dass Inhalationsallergien bei Kindern sehr viel häufiger als Asthmaursachen anzutreffen sind. In einer doppelblind angelegten Vergleichsstudie – DNCG gegen Theophyllin – konnte der gleiche Wirkeffekt bei beiden Substanzen festgestellt werden.

Aus Gründen der besseren Compliance wie auch aus der Bestrebung heraus, sowohl Sofort- als auch Spätreaktionen des Asthmas optimal zu unterdrücken, wurden Kombinationspräparate mit β_2-Agonisten und DNCG entwickelt. Zahlreiche Untersuchungen in vitro und in vivo belegen den synergistischen Effekt einer kombinierten Behandlung. Nach den Crout'schen Kriterien ergänzen sich DNCG und β_2-Sympathomimetikum nützlich im Sinne eines funktionellen und pharmakodynamischen Synergismus.

1987 wurde Nedocromil-Na, ein Dinatriumsalz der Pyranochinolondicarbonsäure, als Weiterentwicklung von DNCG für die Altersgruppe über 6 Jahre zugelassen. Die Substanz soll einen stärkeren antiinflammatorischen Effekt als DNCG haben. Nedocromil-Na mindert signifikant den Abfall des Peak flow in der allergischen Sofortreaktion. Wird die Substanz 2 Stunden nach Allergenprovokation und nach zuvor abgelaufener Sofortreaktion appliziert, kommt es zu einer Unterdrückung der allergischen Spätreaktion. Eine abschließende Bewertung der Wirksubstanz ist zurzeit noch nicht möglich. Wirkungen der Chromone und einige gebräuchliche Handelsnamen sind in den Tabellen D 2.1 und D 2.2 dargestellt.

Tab. D 2.1: Wirkungen von DNCG.

- besitzt antiinflammatorische und antiallergische Eigenschaften
- reduziert die Zahl der Mastzellen, Eosinophilen, T-Lymphozyten und Makrophagen
- hemmt die Expression von Adhäsionsmolekülen
- besitzt einen in vitro und in vivo nachgewiesenen synergistischen Effekt mit dem β_2-Sympathomimetikum Reproterol
- hemmt die allergische Sofort- und Spätreaktion
- reduziert in der Langzeitanwendung die bronchiale Hyperreagibilität
- vermindert die Bronchialobstruktion, ausgelöst z. B. durch Anstrengung oder Allergenbelastung
- wird inhalativ eingesetzt
- weist eine sehr gute Verträglichkeit und hohe Akzeptanz auf
- ist flexibel zu dosieren
- empfohlen für Kinder und Erwachsene mit allergischem und nichtallergischem Asthma in identischen Dosierungen

Tab. D 2.2: Handelspräparate von DNCG und Nedocromil-Na.

Wirkstoffe	Handelspräparate	Darreichung	Dosierung
Cromoglicinsäure, Dinatriumsalz	acecromol®, Cromoglicin Heumann, Cromo-ratiopharm®, Cromohexal®, Cromolyn-Fatol DA, Diffusyl®, DNCG Mundipharma®, -Stada®, -Trom®, Intal®, Pulbil®	Dosieraerosol	1 mg/Hub
	Intal™ 5 mg*	Dosieraerosol	5 mg/Hub
	acecromol®, Cromo-ratiopharm®, Cromohexal®, Cromolind®, Cromolyn-Fatol FI, Diffusyl®, DNCG Mundipharma®, -Stada®, -Trom®, Intal®, Pulbil®	Inhalationslösung	20 mg/2 ml
	Intal®	Pulverinhalat	20 mg/Kps.
Nedocromil-Natrium	Tilade®, Halamid®	Dosieraerosol	2 mg/Hub

* in Deutschland noch nicht zugelassen (zugelassen u. a. in F, GB, I, N, P)

2.3 Medikation

Die Diskussion zur Dosis-Wirkungsrelation von DNCG als Dosieraerosol in der Formulierung 1 mg/pro Hub versus 5 mg/pro Hub ist kontrovers in Gang gekommen.

DNCG liegt hier zur inhalativen Therapie in 3 Verabreichungsformen vor. Als Dosieraerosol mit 1 mg Wirksubstanz (Spaceranwendung notwendig), als Pulverkapsel mit 20 mg Wirksubstanz oder als 1 %ige Inhalationslösung mit 20 mg DNCG pro Ampulle.

Die Dosierung von Nedocromil-Na als Dosieraerosol liegt bei 2- bis 4-mal 2 Hüben (entsprechend 2- bis 4-mal 4 mg Substanz pro Tag).

DNCG und Nedocromil-Na sind sichere, wirkungsvolle und nebenwirkungsarme Medikamente. Als Khellinderivate pflanzlichen Ursprungs ist die Akzeptanz gegenüber topischen Corticosteroiden leichter zu vermitteln, was letztendlich zur besseren Compliance beitragen kann.

Literatur

Edwards AM: Sodium cromoglycate (Intal®) as an anti-inflammatory agent for the treatment of chronic asthma. Clin Exp Allergy 24: 612–623 (1994)

Furukawa CT, Shapiro GG, Biermann CW, Krämer MJ, Ward DJ, Pierson WE: A double-blind study comparing the effectiveness of cromolyn sodium and sustained-release theophylline in childhood asthma. Pediatrics 74: 453–459 (1984)

Holgate ST: Inhaled sodium cromoglycate. Respiratory Medicine 90: 387–390 (1996)

Hoshino M, Nakamura Y: The effect of inhaled sodium cromoglycate on cellular infiltration into the bronchial mucosa and the expression of adhesion molecules in asthmatics. Eur Respir J 10: 858–865 (1997)

König P: Evidence for benefits of early intervention with nonsteroidal drugs in asthma. Pediatr Pulmonol Suppl 15: 34–39 (1997)

Matsuse H, Shimoda T, Matsuo N, Obase Y, Fukushima C, Asai S, Kohno S: Sodium cromoglycate inhibits antigen – induced cytokine production by peripheral blood mononuclear cells from atopic asthmatics in vitro. Ann Allergy Asthma Immunol 83: 511–515 (1999)

Murphy S: Facts – and myths – about using cromolyn sodium in asthma. J Resp Dis Suppl (10) 13: 28–34 (1992)

Norris AA, Alton EW: Chloride transport and the action of sodium cromoglycate and nedocromil sodium in asthma. Clin Exp Allergy 26: 250–253 (1996)

Parnham MJ: Sodium cromoglycate and nedecromil sodium in the therapy of asthma, a critical comparison. Pulmonary Pharmacol 9: 95–105 (1996)

Willuhn G: Ammeos visnagae fructus. In: Teedrogen und Phytopharmaka, S. 58–62. Wichtl M (Hrsg.). 3. Aufl. Wissenschaftliche Verlagsgesellschaft, Stuttgart 1998

D 3 Inhalative Corticosteroide

Seit Ende der Achtzigerjahre, als sich die Sichtweise durchsetzte, dass es sich beim Asthma bronchiale um eine chronisch-entzündliche Erkrankung der Atemwege handelt, erlangten die antiinflammatorischen Asthmatherapeutika, insbesondere die inhalativen Corticosteroide, eine große Bedeutung in der Langzeittherapie auch des kindlichen Asthma bronchiale: Die inhalativen (oder „topischen") Corticosteroide sind heutzutage nicht mehr nur den schwersten Fällen vorbehalten, sondern ihr Einsatz wird auch bei mittlerem Schweregrad und früh im Krankheitsverlauf propagiert. Dieses veränderte therapeutische Konzept hat dazu geführt, dass uns mittlerweile eine große, fast unüberschaubare Zahl an Daten zur klinischen Wirksamkeit und zur Sicherheit der inhalativen Corticosteroide bei Kindern ab ca. 4 Jahren vorliegen. Bei jüngeren Kindern dagegen ist unser Wissen über inhalative Corticosteroide noch sehr begrenzt, insbesondere was die Langzeitsicherheit angeht, sodass bei sehr jungen Kindern sicherlich eine abwägende Zurückhaltung beim Einsatz inhalativer Corticosteroide angezeigt ist.

Die Möglichkeit potenzieller systemischer Nebenwirkungen beim Einsatz inhalativer Corticosteroide ist nach wie vor ein Problem, wenn auch die klinische Erfahrung bei dem Gros der Patienten für eine ausgezeichnete Verträglichkeit spricht. Auch wurden seitens der pharmazeutischen Industrie große Anstrengungen unternommen, neue inhalative Steroide mit geringerer systemischer Aktivität bei hoher topischer Wirksamkeit zu entwickeln. Die Daten, die bestimmte inhalative Corticosteroide favorisieren sollen, sind jedoch recht uneinheitlich, und das „ideale", unbedenkliche inhalative Corticosteroid gibt es nicht. Keinesfalls soll dieses Wissen jedoch dazu führen, asthmakranken Kindern die inhalativen Corticosteroide in der Langzeittherapie vorzuenthalten; vielmehr muss der betreuende Arzt die im Regelfall hocheffiziente Therapie mit inhalativen Corticosteroiden im Bewusstsein um potenzielle Nebenwirkungen verantwortungsvoll durchführen.

3.1 Wirkmechanismus

Inhalative Corticosteroide sind hochwirksame Therapeutika zur Erreichung des wichtigsten Ziels in der Langzeittherapie des Asthma bronchiale, der Suppression der chronischen Entzündungsreaktion in den Atemwegen. Diese Suppression wird zum einen vermittelt durch eine Erhöhung der Transkriptionsrate und folglich Erhöhung der Expression antiinflammatorischer Proteine (z. B. Interleukin-1-Rezeptorantagonist, Interleukin-10 und neutrale Endopeptidase). Zum anderen werden gleichzeitig Gene für inflammatorische Proteine supprimiert (z. B. für Interleukin-4, Interleukin-5 und Eosinophilen-chemotaktische Proteine).

Vermittelt werden die Wirkungen aller Corticoide durch ihre Interaktion mit einem spezifischen intrazellulären Rezeptor. Corticoide sind lipophil, sie durchqueren rasch die Zellmembran und verbinden sich im Zytoplasma mit den Rezeptormolekülen. Der Corticoid-Rezeptor-Komplex wandert dann zum Zellkern, wo die Regulation der Transkriptions- und folglich der Produktionsraten inflammatorischer und antiinflammatorischer Proteinmoleküle (s. o.) erfolgt. Im Zellkern kann der Corticoid-Rezeptor-Komplex direkt mit den Transkriptionsfaktoren NF-κB (nuclear factor kappa B) und AP-1 (activating protein-1) interagieren (Abbildung D 3.1).

Die inhalativen Corticosteroide sind wahrscheinlich deshalb so ausgeprägt wirksam beim Asthma bronchiale, da sie über ihre regulatorischen Mechanismen (Suppression der Gene für inflammatorische Proteine, Aktivierung der Gene für antiinflammatorische Proteine) günstig auf eine Vielzahl der Komponenten einwirken, die die chronisch-entzündliche Reaktion beim Asthma charakterisieren: Die inhalativen Corticosteroide hemmen die Aktivierung und chemotaktisch vermittelte Einwanderung zahlreicher inflammatorischer Zellen, insbesondere von Eosinophilen, T-Lymphozyten, Makrophagen und dendritischen Zellen. Auch wenn sie die Mastzellaktivierung an sich nicht zu blockieren vermögen, so verkürzen sie jedoch das Überleben von Mastzellen auf der Atemwegsschleimhaut. Auch ortsständige Zellen werden von inhalativen Corticosteroiden günstig beeinflusst: Es kommt zu einer Hemmung der Mediator- und Zytokin-

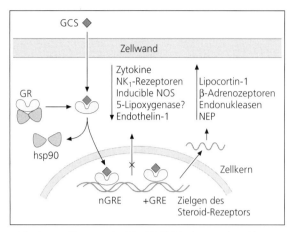

Abb. D 3.1: Glucocorticoide (GCS) binden an den Glucocorticoid-Rezeptor (GR), der normalerweise an das Hitzeschockprotein 90 (Hsp 90) gekoppelt ist. Der nun aktivierte Rezeptor wandert in den Zellkern, wo er an Glucocorticoid-response-Elemente bindet, welche die Expression antiinflammatorischer Proteine erhöhen (+GRE) bzw. die Gene für inflammatorische Proteine unterdrücken (nGRE). (Nach Barnes und Pedersen 1993).

freisetzung z. B. aus Epithelzellen; durch die Wirkung aufs Gefäßendothel verringert sich das Kapillarleck, das zum Schleimhautödem führt, und die Mukus-Sekretion aus den Drüsenzellen des Atemwegstrakts nimmt ab. Darüber hinaus kommt es zu einer Hochregulation der Anzahl von β_2-Rezeptoren auf den glatten Bronchialmuskelzellen, und wahrscheinlich zusätzlich zu einer Steigerung der Wirkung β-adrenerg ausgelöster Wirkungen (permissiver Effekt).

Die suppressiven Wirkungen inhalativer Corticosteroide auf die chronische Entzündungsreaktion beim Asthma sind mittlerweile durch zahlreiche Studien belegt. In Bronchialbiopsaten und auch in der bronchoalveolären Lavageflüssigkeit von Asthmatikern finden sich unter Therapie mit inhalativen Corticosteroiden weniger inflammatorische Zellen (insbesondere Eosinophile, schleimhautständige Mastellen, Makrophagen); auch im induzierten Sputum finden sich weniger Eosinophile. Darüber hinaus lässt sich als Ausdruck der suppressiven Wirkung auf die induzierbare NO-Synthetase – ein inflammatorisches Enzym – unter Therapie mit inhalativen Corticosteroiden im Exhalat der Asthmatiker weniger NO (Stickstoffmonoxid) nachweisen.

3.2 Klinische Wirksamkeit

Die Wirksamkeit der inhalativen Corticosteroide in der Langzeittherapie asthmatischer Kinder ist durch unzählige klinische Untersuchungen gut belegt. Tabelle D 3.1 fasst die unter Anwendung von inhalativen Corticosteroiden in Studien beobachteten positiven Wirkungen zusammen, auf die im Folgenden nur teilweise eingegangen wird. Die Outcome-Parameter älterer Studien waren vor allem Lungenfunktionsmesswerte und klinische Asthmasymptomatik. Zusammenfassend zeigte sich generell bei Kindern aller Asthma-Schweregrade eine deutliche Verbesserung dieser Parameter, auch wenn nur niedrige Tagesdosen inhalativer Corticosteroide angewendet wurden. Dosis-Wirkungs-Untersuchungen zeigen dabei oft keinen signifikanten Unterschied zwischen Tagesdosen von 100 µg und deutlich höheren Tagesdosen. Eine Vielzahl von Untersuchungen legt den Schluss nahe, dass der größte Teil der asthmakranken Kinder mit Tagesdosen bis 400 µg Budesonid oder Beclometason-Diproprionat (BDP) ausgezeichnet therapiert ist. Allerdings wird jeder Patient seine eigene, individuelle Dosis-Wirkungsbeziehung haben, und die niedrigstmögliche Dosis zur optimalen Asthmakontrolle muss für jeden Patienten individuell gefunden werden.

Eine Reihe klinischer Studiendaten weist inzwischen darauf hin, dass eine frühzeitig im Krankheitsverlauf initiierte Therapie mit inhalativen Corticoiden langfristig zu einem verbesserten Outcome bezüglich der Lungenfunktion der betroffenen Kinder führt, verglichen mit Fällen, bei denen mit der Einführung von Corticoiden jahrelang gewartet und primär mit anderen Asthmatherapeutika behandelt wird. Diese Frage bedarf sicher noch weiterer Untersuchung. Wenn sich die vorliegenden Ergebnisse weiterhin bestätigen, wird dies sicherlich einen wichtigen modifizierenden Einfluss auf das gängige Stufenschema zur Asthma-Langzeittherapie haben.

Durch die Unterdrückung der Entzündungsreaktion in den Atemwegen wird auch die im Lungenfunktionslabor messbare bronchiale Hyperreagibilität der Asthmatiker reduziert: Unter Dauertherapie mit inhalativen Corticosteroiden nimmt die bronchiale Reaktivität gegenüber pharmakologischen Stimuli (Hista-

Tab. D 3.1: Wirkungen inhalativer Corticoide beim Asthma.

Normalisierung der chronisch-entzündlichen Veränderungen in den Atemwegen
Verhütung irreversibler struktureller Veränderungen
Verbesserung der Lungenfunktion
Verbesserung der Symptomkontrolle/Verminderung der Morbidität
Verminderung der bronchialen Hyperreagibilität
Verminderung der Anzahl und der Schwere von Asthmaanfällen
Verbesserung der Lebensqualität
Verminderung der Asthma-Mortalität

min, Methacholin, Bradykinin, Adenosin), Allergenen (sowohl die Sofort- als auch die Spätreaktion betreffend), körperlicher Belastung, Kaltluft und anderen Irritanzien messbar ab. Dabei bewirken die Corticosteroide zum einen, dass die Atemwege weniger empfindlich auf spasmogene Stimuli reagieren, zum anderen, dass das Ausmaß der Atemwegslumenverengung auf die Stimuli hin geringer ist. Die Abnahme der bronchialen Hyperreagibilität unter der Therapie zieht sich über einen Zeitraum von mehreren Wochen hin, und es kann Monate dauern, bis der maximale Therapieeffekt erreicht ist. Vollständig verschwinden wird die bronchiale Hyperreagibilität des Asthmatikers jedoch auch unter suffizienter Therapie mit inhalativen Corticosteroiden oftmals nicht. Dies mag als Zeichen zur Stützung der Hypothese gewertet werden, dass unter inhalativer Corticosteroidbehandlung zwar die chronische Entzündung in den Bronchien supprimiert wird, dass aber die bereits stattgehabten strukturellen Veränderungen, sprich vor allem die subepitheliale Fibrosierung (modernes Stichwort: „airways remodelling"), zumindest durch Corticosteroide nicht reversibel sind. Dieses Postulat unterstützt natürlich wieder das therapeutische Konzept, inhalative Corticosteroide schon möglichst früh im Krankheitsverlauf einzusetzen.

Zusammenfassend also bewirken die inhalativen Corticosteroide pathophysiologisch eine Reduktion der entzündlichen Aktivität in den Atemwegen und klinisch langfristig eine Verbesserung von Symptomkontrolle, Lungenfunktion und bronchialer Hyperreagibilität, was zu einer verbesserten Lebensqualität der behandelten Kinder führt. Corticoide bewirken jedoch keine Heilung, sodass es nach Absetzen der inhalativen Steroide bei Persistenz der Asthma auslösenden Faktoren erneut zur Entzündungsreaktion mit klinischer Symptomatik kommt.

Die Daten zur Anwendung inhalativer Corticoide bei sehr jungen Kindern sind deutlich spärlicher als die bei Kindern ab Schulalter vorliegenden. Das Problem bei sehr jungen Kindern ist, dass die Differenzierung zwischen dem Vorliegen Virus-induzierter obstruktiver Bronchitiden und dem Vorliegen eines persistierenden Asthma bronchiale sehr schwierig ist. Jedenfalls spricht die Datenlage insgesamt zur Zeit nicht dafür, dass Kinder mit rezidivierenden, mit asthmatischer Symptomatik einhergehenden viralen Bronchitiden einer Therapie mit inhalativen Corticoiden bedürften.

3.3 Nebenwirkungen

An möglichen lokal auftretenden Nebenwirkungen sind orale Candidiasis und Heiserkeit zu nennen. Beides tritt unter adäquater Anwendung der inhalativen Glucocorticoide (mit Spacer- oder Feinpulverinhalator-Verwendung; Mundpflege nach Applikation) relativ selten dosisabhängig auf. Die Heiserkeit wird bedingt durch eine reversible Myopathie der Larynxmuskulatur. Die orale Candidiasis wird ggf. lokal antimykotisch behandelt und zwingt nicht zum Absetzen des inhalativen Corticoids.

Während Dosissteigerungen die erwünschte Wirkung inhalativer Corticoide nicht unbegrenzt verbessern können, sondern bei einer jeweils individuellen Dosis ein Wirkplateau erreicht wird, so ist die Nebenwirkungsrate deutlich dosisabhängig, und hohe Dosierungen gehen mit einem hohen Risiko systemischer Nebenwirkungen einher. Dagegen sind systemische Nebenwirkungen bei niedrigen Dosen inhalativer Corticoide ausgesprochen selten. Ab Tagesdosen von 400 µg Budesonid oder Beclometason-Dipropionat (BDP) sind supprimierende Effekte auf die Hypophysen-Nebennierenrinden-Achse beschrieben worden, die jedoch kaum jemals klinisch von Bedeutung sind. Über reversible negative Effekte von inhalativen Corticoiden auf das Zentralnervensystem (Hyperaktivität, Aggressivität, Konzentrationsschwäche…) ist in der Literatur bei einigen wenigen Kindern glaubwürdig berichtet worden. Eine Neigung zu spontanen Hautblutungen wurde bei Erwachsenen unter hoch dosierter Therapie mit inhalativen Corticoiden beschrieben. Vielfach wird das Risiko einer Kataraktentwicklung unter langfristiger Therapie mit inhalativen Corticoiden diskutiert. Nach sorgfältigem Literaturstudium lässt sich jedoch feststellen, dass eine Kataraktentwicklung durch die üblichen zur Kontrolle eines leichten bis mittelschweren Asthmas gebräuchlichen Dosierungen an inhalativen Corticoiden als äußerst unwahrscheinlich einzuschätzen ist. Auch eine Immunsuppression (systemisch oder pulmonal) wurde nicht beobachtet.

Auf zwei vielerorts diskutierte Nebenwirkungen soll im Folgenden etwas ausführlicher eingegangen werden, nämlich die Beeinträchtigung einerseits des Körperlängenwachstums und andererseits des Knochenstoffwechsels.

3.3.1 Körperlängenwachstum

Für die meisten chronischen Erkrankungen des Kindesalters, so auch für das Asthma bronchiale an sich, ist gezeigt worden, dass sie das normale Wachstum zu beeinträchtigen vermögen. Zur Frage der Wachstumsbeeinträchtigung durch inhalative Corticosteroide wurde eine Vielzahl von klinischen Studien durchgeführt. Aus solchen Studien, die das Wachstum in einem überschaubaren Zeitrahmen untersuchten, in ihren Ergebnissen allerdings nicht vollständig übereinstimmen, lassen sich folgende Erkenntnisse ableiten:

- Eine Beeinträchtigung des Körperlängenwachstums kann durch alle verfügbaren inhalativen Corticosteroide bewirkt werden, wenn sie in ausreichend hoher Dosierung dauerhaft angewendet werden. Wachstumsbeeinträchtigungen können bei Tagesdosen >400 µg BDP oder Budesonid vorkommen.
- Es gibt allerdings wichtige Unterschiede zwischen den verschiedenen Substanzen, die wiederum auch von den verwendeten Inhalationssystemen abhängig sind. Bei vergleichenden Untersuchungen schneidet BDP bezüglich des Körperlängenwachstums regelmäßig schlechter ab als die moderneren Substanzen Budesonid und Fluticason.
- Unterschiedliche Altersgruppen weisen bezüglich ihrer Empfänglichkeit für die wachstumsreduzierende Nebenwirkung inhalativer Corticoide Unterschiede auf: 4- bis 10-jährige Kinder scheinen am empfindlichsten zu reagieren.

Im Gegensatz zu den o. g. Daten kamen andere Untersuchungen, die als Outcome-Parameter die erreichte Endlänge wählten, darunter eine Metaanalyse von 21 Studien, zu dem Ergebnis, dass eine Therapie mit inhalativen Corticoiden keinen negativen Einfluss auf das Erreichen der normalen Endlänge hat. Somit erscheint die klinische Bedeutung einer über einen begrenzten Beobachtungszeitraum festgestellten Wachstumsbeeinträchtigung für die Endlänge vollkommen unklar. Es wird diskutiert, ob inhalative Corticosteroide vielleicht nur zu einer Wachstumsretardierung, nicht jedoch zu einer Endlängenverminderung führen. Trotzdem tut der behandelnde Arzt gut daran, regelmäßig, z. B. zweimal jährlich, das Längenwachstum der mit inhalativen Corticoiden behandelten Kinder zu überprüfen. Bei der Mehrzahl der Kinder mit leichtem und mittelschwerem Asthma wird eine gute therapeutische Einstellung mit einer Tagesdosis von 100–200 µg Budesonid bzw. der halben Dosis an Fluticason zu erreichen sein, und diese Dosen beeinflussen das Längenwachstum nicht negativ. Bei schwerem Asthma werden sich die inhalativen Corticoide eher positiv auf das sonst krankheitsbedingt eingeschränkte Wachstum auswirken.

3.3.2 Knochenstoffwechsel

Der Einfluss inhalativer Corticoide auf den kindlichen Knochenstoffwechsel wird in Studien entweder über die Messung biochemischer Marker (zum Knochenauf- und -abbau) oder über Knochendichtebestimmungen zu evaluieren versucht. Bei höheren Tagesdosen sind negative Auswirkungen auf den Knochenstoffwechsel bekannt, wenn auch sehr variabel. Ab 1000 µg BDP oder Budesonid bzw. 500 µg Fluticason täglich kann es über einen sekundären Hyperparathyreoidismus zur Osteoporose kommen. Bei Verwendung solch hoher Dosen sind prophylaktische Calcium- und Vitamin-D-Gaben sowie eventuell krankengymnastische Stärkung der Rumpfmuskulatur indiziert. Bei Tagesdosen unter 400 µg Budesonid/BDP sind negative Einflüsse auf die Knochenmasse wahrscheinlich nicht zu erwarten, wenn auch prospektive Langzeitstudien fehlen.

Einschränkend sollte angesichts der obigen, bezüglich möglicher Nebenwirkungen insgesamt eher optimistischen Einschätzung gesagt werden, dass die Daten zur Anwendung inhalativer Corticoide bei sehr jungen Kindern äußerst spärlich sind und dass eine kritische, die Indikation und Dosierung genau überprüfende Anwendung angezeigt ist.

3.4 Klinische Anwendung

Im deutschen Sprachraum stehen verschiedene inhalativ verabreichbare Corticosteroide zur Verfügung. Es handelt sich im Wesentlichen um folgende Substanzen: Beclometason-Dipropionat (BDP), Budesonid, Fluticason und Flunisolid. Die drei erstgenannten sind die bei Kindern am gebräuchlichsten, und es soll im Folgenden nur auf diese eingegangen werden. BDP ist das am längsten bekannte und ein seit vielen Jahren vielfach verwendetes inhalatives Corticosteroid. Die Substanzen Budesonid und Fluticason sind neuere pharmakologische Entwicklungen. Diese modernen Präparate zeichnen sich durch eine überwiegend lokale Wirkung, geringe orale Bioverfügbarkeit – be-

Tab. D 3.2: Pharmakologische Eigenschaften inhalativer Corticosteroide (nach: F. Riedel: Asthma bronchiale, in: Pädiatrische Pneumologie, Hrsg. C. Rieger et al., Springer-Verlag 1999).

Substanz	Topische Potenz	Orale Bioverfügbarkeit	Rezeptoraffinität	Gewebsbindung
BDP	+		(+)	+
Flunisolid	(+)	+++	+	(+)
Budesonid	++	++	++	+++
Fluticason	+++	(+)	+++	+++

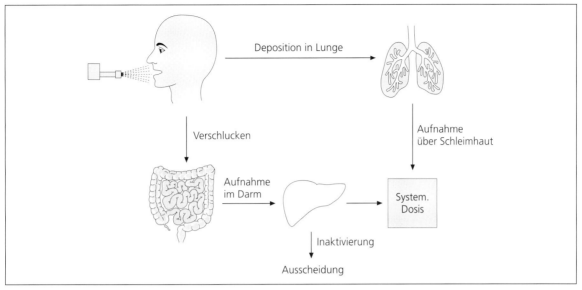

Abb. D 3.2: Bioverfügbarkeit der inhalativen Steroide (nach: F. Riedel: Asthma bronchiale, in: Pädiatrische Pneumologie, Hrsg. C. Rieger et al., Springer-Verlag 1999; nach Johnson M, JACI, 1996).

dingt durch rasche Verstoffwechselung zu unwirksamen Metaboliten – und eine hohe Rezeptorbindungsaffinität aus (Tabelle D 3.2, Abbildung D 3.2). Wie im Abschnitt D 3.3 *Nebenwirkungen* ausgeführt, sprechen inzwischen doch eine ganze Reihe von Daten dafür, dass das Risiko potenzieller Nebenwirkungen bei Anwendung eines der beiden neueren inhalativen Corticosteroide (Budesonid und Fluticason) etwas geringer ist, sodass der Pädiater gute Gründe dafür nennen kann, wenn er eine Präferenz für diese Substanzen gegenüber dem BDP hat (wenn auch bei Anwendung niedriger Dosen sicher keine klinischen Unterschiede in der Nebenwirkungsrate ausgemacht werden können). Wenn man die zahlreichen, z. T. widersprüchlichen, vorliegenden Studienergebnisse zusammenfasst, so kommt man zu dem Schluss, dass Budesonid und Fluticason als etwa gleichwertig zu betrachten sind; allerdings wird Fluticason nur zirka halb so hoch dosiert wie Budesonid, dann sind erwünschte Wirkung und Risiko potenzieller Nebenwirkung beider Substanzen vergleichbar.

Die inhalativen Corticosteroide sollten in der Regel regelmäßig zwei Mal täglich (morgens und abends) inhaliert werden. Es gibt allerdings inzwischen auch einige wenige Daten, die die Wirksamkeit einer einmal täglichen Gabe belegen. Nach der Inhalation sollten der Mund ausgespült bzw. die Zähne geputzt werden, um auf der Mund- und Rachenschleimhaut einen lokalen Niederschlag der Corticosteroide zu vermeiden, der zu Soorbelägen und evtl. zu systemischer Resorption führen könnte; bei Säuglingen und jungen Kleinkindern sollte stattdessen eine Nahrungsaufnahme erfolgen, ggf. sollte nach Maskeninhalation das Gesicht gereinigt werden. Inhalative Corticosteroide stehen in verschiedenen Anwendungsformen zur Verfügung: als Inhalationslösung zur Feuchtinhalation, als Dosieraerosol und als Feinpulverinhalat. Ein Corticosteroid-Dosieraerosol muss immer mit Spacer angewendet werden (Ausnahme: Dosieraerosol im sog. Autohaler®, der aber leider nur für BDP, nicht für Budesonid oder Fluticason, zur Verfügung steht). Die Corticosteroid-Feuchtinhalationen per Inhaliergerät werden vor allem für junge Kinder propagiert; welchen Vorteil diese aufwändige Maßnahme gegenüber Dosieraerosol + Spacer haben soll, ist nirgends belegt. Vielmehr kann es bei den Säuglingen und Kleinkindern zu einer perioralen Hautverdünnung bei dieser Inhalationsmethode kommen. Ältere Patienten werden Feinpulverinhalatoren bevorzugen. Tabelle D 3.3 gibt eine Zusammenstellung von gebräuchlichen Handelspräparaten mit den verschiedenen enthaltenen Wirkstoffmengen. In die Tabelle wurden vor allem Handelspräparate der Firmen aufgenommen, die an der pharmazeutischen Entwicklung der Substanzen beteiligt waren; die Rote Liste hat jedoch eine Vielzahl anderer, z. T. deutlich kostengünstigerer Handelspräparate, insbesondere Dosieraerosole (Achtung: Spacer muss passen!), verzeichnet.

Eine ganz neue pharmazeutische Entwicklung ist das hochpotente Mometasonfuroat, das nur einmal täglich angewendet werden muss. In klinischen Studien hat es sich bislang als sehr effektiv erwiesen. In Deutschland ist Mometasonfuroat allerdings noch nicht als Inhalativum zugelassen, und es existiert derzeit weltweit noch keine Zulassung für das Kindesalter.

Tab. D 3.3: Einige in der Pädiatrie gebräuchliche inhalative Corticosteroide.

Substanz	Darreichungsform	Handelsname (Beispiele)	Wirkstoffmenge pro Hub
BDP	Dosieraerosol	Junik® junior Autohaler®	50 µg
		Junik® Autohaler®	250 µg
Budesonid	Inhalationslösung	Pulmicort® Suspension	0,5 mg/2 ml
		Pulmicort® Suspension	1,0 mg/2 ml
	Dosieraerosol	Budecort® junior 50	50 µg
		Pulmicort® Dosieraerosol	200 µg
	Feinpulverinhalat	Pulmicort® Turbohaler®	200 µg
		Pulmicort® Turbohaler® 400 µg	400 µg
Fluticason	Dosieraerosol	Flutide® Junior 25 Dosieraerosol	25 µg
		Flutide® N 125 Dosieraerosol	125 µg
		Flutide® N forte 250 Dosieraerosol	250 µg
	Feinpulverinhalat	Flutide® Junior 50 Diskus	50 µg
		Flutide® mite 100 Diskus	100 µg
		Flutide® 250 Diskus	250 µg
		Flutide® forte 500 Diskus	500 µg

Inhalative Corticosteroide sind keine Akutmedikamente, sondern werden aufgrund ihrer antiinflammatorischen Wirkungen als sog. „Controller" (im Gegensatz zu den „Relievern", wie β_2-Sympathomimetika) in der Asthma-Dauertherapie eingesetzt. Nach dem therapeutischen Algorithmus des „Third International Pediatric Consensus Statement on the Management of Childhood Asthma" von 1998 sollen inhalative Corticosteroide in der Langzeittherapie eines asthmakranken Kindes zum Einsatz kommen, wenn eine Dauertherapie mit DNCG keinen ausreichenden Erfolg bringt, d. h. wenn trotz regelmäßiger DNCG-Inhalationstherapie weiterhin Asthmasymptome bestehen, sodass regelmäßig mehr als drei Mal pro Woche inhalative β_2-Sympathomimetika angewendet werden müssen. Diese Zahl von „drei Mal pro Woche" ist rein arbiträr gewählt worden und darf keinesfalls als unumstößliche Größe gewertet werden. Es ist sicher gerechtfertigt, auch bei geringerem β_2-Sympathomimetika-Bedarf von einer nicht ausreichend therapierten chronischen Entzündungsreaktion in den Atemwegen auszugehen, wie es auch die Gesellschaft für Pädiatrische Pneumologie sieht, und ein wirksameres Therapieprinzip zur Anwendung zu bringen. Jedenfalls sollte bei unzureichender Wirkung das DNCG in der Langzeittherapie durch ein inhalatives Corticosteroid ersetzt werden. Hier würde man das inhalative Corticosteroid zunächst in niedriger Dosis einsetzen. Wie genau eine „niedrige Dosis" definiert wird, gibt das Internationale Consensus Statement allerdings nicht exakt an. Die Bewertung absoluter Dosen der unterschiedlichen Substanzen ist sicherlich nicht zuletzt dadurch schwierig, dass je nach Anwendungsmethode (Dosieraerosole mit verschiedenen Spacern, verschiedene Pulverinhalationssysteme usw.) ganz verschiedene Lungendepositionsraten bzw. systemische Resorptionsraten vorliegen. Die therapeutische Sicherheit bezüglich Vermeidung potenzieller Nebenwirkungen ist sicher sehr groß bei niedrigen Tagesdosen bis zu 200 µg Budesonid oder BDP bzw. bis zu 125 µg Fluticason. Jedoch auch im mittleren Tagesdosisbereich (200–400(–600) µg Budesonid [oder – mit Abstrichen – BDP] bzw. 125–250 µg Fluticason) ist die Anwendung im Allgemeinen sicher, was klinisch signifikante Nebenwirkungen angeht. Aufwändige, über die empfohlenen regelmäßigen Kontrollen des Längenwachstumsverlaufs hinausgehende Sicherheitsmaßnahmen (z. B. Hormonstimulationstests oder Knochendichtemessungen) sind im klinischen Alltag in der Regel überflüssig, wenn niedrige bis mittelhohe Tagesdosen zur Anwendung kommen. Der Wirkungseintritt der inhalativen Corticosteroide ist nicht sofort, sondern erst nach Tagen, das Wirkmaximum erst nach Monaten zu erwarten. Bei einem anscheinenden Versagen einer niedrig bis mittelhoch dosierten Therapie mit inhalativen Corticosteroiden liegt der Grund in den meisten Fällen nicht in der Unwirksamkeit der Medikamente, sondern in mangelnder Compliance auf Patientenseite: In unserer Bevölkerung herrscht eine ausgeprägte irrationale „Corticophobie", und die Eltern der asthmakranken Kinder müssen unbedingt, natürlich ihrem Bildungsstatus entsprechend, über die Notwendigkeit/Sicherheit der verordneten Therapie ausführlich aufgeklärt werden, damit die inhalativen Corticosteroide zu Hause überhaupt regelmäßig verabreicht werden. Außerdem ist bei Therapieversagern die Inhalationstechnik des Patienten zu überprüfen. Möglichst sollten gründliche Aufklärung von Eltern und Patient sowie das Trainieren der optimalen Inhalationstechnik im Rahmen einer Asthmaschulung stattfinden. Falls die inhalativen Corticosteroide im mittleren Tagesdosisbereich wirklich das Asthma in der Langzeittherapie nicht ausreichend positiv zu beeinflussen vermögen, so würde man, ehe man auf hohe Dosen inhalativer Corticosteroide übergeht, andere therapeutische Konzepte (Theophyllin, lang wirksame β_2-Sympathomimetika) zum Einsatz kommen lassen. Neuerdings stehen auch Kombinationspräparate aus Corticoid + lang wirksamen β$_2$-Sympathomimetika zur Verfügung. Dies ist sicherlich für die kleine Untergruppe derjenigen Kinder sinnvoll, bei denen die Langzeitbeobachtung gezeigt hat, dass sie regelmäßig dieser zwei Therapieprinzipien bedürfen, um ihr Asthma zu kontrollieren. Die derzeit vielerorts beobachtbare Euphorie im unkritischen Einsatz der neuen Kombinationspräparate ist allerdings nur schwerlich zu billigen. Nur bei einem ganz kleinen Teil asthmatischer Kinder werden hoch dosierte inhalative Corticosteroide zur Anwendung kommen müssen, in hoher Dosis dann allerdings mit dem potenziellen Risiko von Nebenwirkungen auf Wachstum, Knochenstoffwechsel und hormonellen Regelkreis der Nebennierenfunktion.

Der Einsatz inhalativer Corticosteroide muss streng indiziert sein. Im Verlauf der Langzeittherapie muss es immer das Ziel sein, die niedrigstmögliche Dosis an inhalativen Corticosteroiden anzuwenden, die hilft, das Asthma dauerhaft wirksam zu kontrollieren. Der oben beschriebene Algorithmus für die Langzeittherapie, der üblicherweise angewendet wird, hat eine schrittweise Steigerung der Therapieintensität zum Prinzip („step-up"). Vertretbar ist jedoch sicherlich auch das entgegengesetzte Prinzip, das insbesondere bei schwerer kranken asthmatischen Kindern angewendet werden wird, nämlich initial für eine begrenzte Zeit (in der keine signifikanten Nebenwirkungen zu erwarten sind), eine hohe Dosis an inhalativen Corticosteroiden einzusetzen, um schneller das therapeutische Ziel zu erreichen, um dann eine schrittweise Reduktion der inhalativen Corticosteroiddosis folgen zu lassen, bis die niedrigstmögliche Dosis erreicht ist („step-down").

Allen Beipackzetteln inhalativer Corticosteroide ist unter „Anwendungsbeschränkungen/Gegenanzeigen" zu entnehmen, dass sie nicht zur Behandlung akuter Asthma-Anfälle geeignet sind. Es gibt zwar inzwischen einige Studien zur Wirksamkeit hoch dosierter inhalativer Corticosteroide beim akuten Asthma-Anfall. Diese sind zum gegenwärtigen Zeitpunkt jedoch nurmehr als interessante Beobachtungen zu werten und sollten nicht dazu führen, dass bewährte Therapiestrategien zur Behandlung des akuten Asthma-Anfalls verlassen würden.

Literatur

Agertoft L, Pedersen S: Effects of long-term treatment with an inhaled corticosteroid on growth and pulmonary function in asthmatic children. Respir Med 88: 373–381 (1994)

Agertoft L, Pedersen S: Effect of long-term treatment with inhaled budesonide on adult height in children with asthma. N Engl J Med 343: 1064–1069 (2000)

Barnes PJ, Pedersen S: Efficacy and safety of inhaled corticosteroids in asthma. Am Rev Respir Dis 148: S1–S26 (1993)

Calpin C, Macarthur C, Stephens D, Feldman W, Parkin PC: Effectiveness of prophylactic inhaled steroids in childhood asthma: A systematic review of the literature. J Allergy Clin Immunol 100: 452–457 (1997)

Shapiro G, Bronsky EA, La Force CF, Mendelson L, Pearlman D, Schwartz RH, Szefler SJ: Dose-related efficacy of budesonide administered via a dry-powder inhaler in the treatment of children with moderate to severe persistent asthma. J Pediatr 132: 976–982 (1998)

Warner JO, Naspitz CK, Cropp GJA: Third international pediatric consensus statement on the management of childhood asthma. Pediatr Pulmonol 25: 1–17 (1998)

Witzmann KA, Fink RJ: Inhaled corticosteroids in childhood asthma. Growing concerns. Drugs 59 Suppl. 1: 9–14 (2000)

Wong CA, Walsh LJ, Smith CJP, Wisniewski AF, Lewis SA, Hubbard R, Cawte S, Green DJ, Pringle M, Tattersfield AE: Inhaled corticosteroid use and bone-mineral density in patients with asthma. Lancet 355: 1399–1403 (2000)

D 4 Systemische Corticoide

Corticoide werden seit mehr als 30 Jahren in der präventiven und kurativen Behandlung allergischer Erkrankungen eingesetzt. Der systemische Einsatz dieser Substanzgruppe in der Langzeittherapie allergischer Erkrankungen ist mittlerweile durch die topischen Corticosteroide weitgehend zurückgedrängt worden. In der Pädiatrie finden die systemischen Corticoide vor allem in der Behandlung des akuten Asthma-Anfalls ihre Anwendung.

4.1 Wirkmechanismus

Systemische Corticoide sind die wirksamsten antiinflammatorischen Therapeutika, die uns bei der Asthmabehandlung zur Verfügung stehen. Der ausgeprägte antiinflammatorische Effekt der Corticoide ist unspezifischer Natur und beruht auf Wirkungen in verschiedenen Systembereichen. Corticoidrezeptoren finden sich auf den meisten Zelltypen, was das weite Wirkspektrum der Corticoide erklärt. Auf die spezifischen Mechanismen wurde im Kapitel D 3 *Inhalative Corticosteroide* bereits eingegangen. In hohen Corticoiddosen kommen darüber hinaus auch nicht rezeptorabhängige Mechanismen zur Wirkung.

4.2 Klinische Anwendung

Systemische Glucocorticoide werden im akuten Asthma-Anfall eingesetzt, wenn das klinische Ansprechen auf die primär verabreichten inhalativen β_2-Sympathomimetika unzureichend ist, wenn mittelschwere Atemnot vorliegt und/oder die Peak-flow-Werte nach Inhalation eines β_2-Sympathomimetikums unter 70% des Sollwerts liegen. Der frühe Einsatz von Glucocorticoiden zu Beginn einer asthmatischen Exazerbation führt bereits in mittleren Dosen zu einer schnellen Besserung der Lungenfunktion und einer Reduktion des notwendigen Verbrauchs an β_2-Sympathomimetika. Gerade auch bei Säuglingen und Kleinkindern, bei denen die ödematös-entzündlichen Veränderungen der Bronchialschleimhaut pathophysiologisch eine große Rolle spielen, sollte keinesfalls mit dem Einsatz von Corticosteroiden gezögert werden, wenn die initiale Bronchodilatatortherapie erfolglos ist, auch wenn es manchmal schwierig sein mag, die verbreitete „Corticophobie" von Eltern zu überwinden. Bei jungen Kindern, die laut ihrer Anamnese bekanntermaßen zu schweren Infektexazerbationen ihres Asthma bronchiale neigten, erwies sich in einer klinischen Studie die frühzeitige Gabe von systemischen Corticoiden bei ersten klinischen Zeichen eines Atemwegsinfekts als äußerst wirksam.

Die Dosierung im akuten Asthma-Anfall ist weitgehend subjektiven Erfahrungswerten unterworfen und lässt sich schwerlich durch vergleichende Ergebnisse entsprechender klinischer Studien herleiten. Es besteht eine große inter- und intraindividuelle Variabilität in der Dosis-Wirkungsbeziehung. Vielerorts eingesetzt wird eine hohe Initialdosis von beispielsweise 2–3 mg/kg Körpergewicht (KG) Prednisonäquivalent (s. Tabelle D 4.1), gefolgt von 2- bis 4-mal täglich 1–2 mg/kg KG. Jedoch auch eine Dosierung von 1–2 mg/kg KG, einmal täglich verabreicht, erweist sich als wirksam. Es ist keineswegs erforderlich, die systemischen Glucocorticoide routinemäßig auf intravenösem Weg zu verabreichen. Die Absorption oral verabreichten Prednisolons erfolgt rasch, und in der Mehrzahl der Fälle ist die Indikation für intravenöse Therapie nicht gegeben. Dagegen ist die rektale Gabe üblicherweise als inadäquater Verabreichungsweg anzusehen. Mit einem Wirkungseintritt lege artis systemisch verabreichter Steroide ist nach ca. 1 Stunde zu rechnen, der maximale Effekt tritt nach ca. 5 bis 6 Stunden auf, und die Wirkung hält ca. 20 Stunden an. Bereits eine Einzeldosis hat oft einen positiven Effekt auf den Verlauf der akuten Situation. Bei einer Therapiedauer bis zu 3 bis 4 Tagen, die bei Kindern in den meisten Fällen durchaus ausreicht, ist ein abruptes Absetzen der systemischen Corticoide möglich. Bei Notwendigkeit einer längeren Therapiedauer von 5 bis 10 Tagen sollte „ausgeschlichen", d. h. die bestehende Dosis täglich um 30–50% reduziert werden; vielfach ist dann im Anschluss an einen sehr schweren Asthma-Anfall noch eine mehrwöchige Erhaltungsdosis von 5–10 mg Prednisonäquivalent notwendig.

Nur ein sehr kleiner Anteil von asthmatischen Kindern mit schweren, therapieresistenten Symptomen, bei denen die Therapie mit hoch dosierten inhalativen

Tab. D 4.1: Vergleich der Wirkung verschiedener Glucocorticoide.

Corticoid	Klinische Äquivalenzdosis (mg)	Relative anti-inflammatorische Wirksamkeit	Relative Na-Retention	Biologische Halbwertszeit (h)	Schwellendosis (mg/m^2) für die Suppression der Hypophyse
Cortison	25	0,8	0,8	8–12	14
Cortisol	20	1	1	8–12	12
Prednison	5	3,5	0,6	18–36	9
Prednisolon	5	4	0,6	18–36	9
6-Methylprednisolon	4	5	0	18–36	9
Fluocortolon	5	5	0	18–36	9
Triamcinolon	4	5	0	18–36	9
Dexamethason	0,8	30	4,0	36–54	0,6

(nach: K. Paul, D. Reinhardt: Pharmakotherapie allergischer Erkrankungen. In: Pädiatrische Allergologie und Immunologie, Hrsg. Wahn U. et al., Urban & Fischer, München, Jena 1999).

Corticoiden zusammen mit anderen antiasthmatischen Arzneimitteln nicht ausreicht, bedürfen einer Dauerbehandlung mit systemischen Glucocorticoiden. In Anbetracht der potenziellen Nebenwirkungen systemischer Corticoide (Tabelle D 4.2) wird es das Ziel des Therapeuten sein, die Behandlung mit der niedrigstmöglichen wirksamen Dosis durchzuführen, möglichst mit alternierendem Dosierungsmodus jeden zweiten Tag. Bei längerer Therapiedauer, deren Indikation strengstens überprüft sein muss, ist darauf zu achten, dass der Einnahmezeitpunkt möglichst in die Morgenstunden gelegt wird, um die physiologische circadiane Rhythmik der endogenen Cortisolsekretion zu imitieren und das Risiko der Nebennierenrindensuppression möglichst gering zu halten. Unter Umständen kann bei systemischer Corticoidtherapie eine Ulkusprophylaxe ratsam sein. Die Prophylaxe einer therapiebedingten Osteopenie besteht vor allem in körperlicher Aktivität, kalziumreicher und phosphatarmer Ernährung. Die möglichen Komplikationen einer langfristigen systemischen Corticoidtherapie müssen bei den klinischen Kontrolluntersuchungen engmaschig überprüft werden.

Über Steroidresistenz, als deren Grundlagen eine hohe Glucocorticoidclearance und/oder eine genetische Abnormalität des Corticoidrezeptors anzusehen ist, liegen spärliche spezifisch pädiatrische Daten vor. Scheinbar unzureichendes Ansprechen von asthmatischen Kindern auf Glucocorticoide ist in vielen Fällen eher ein Complianceproblem.

Literatur

Editorial: Steroids in acute severe asthma. Lancet 340: 1384–1386 (1992)

Scarfone RJ, Fuchs SM, Nager AL, Shane SA: Controlled trial of oral prednisone in the emergency department treatment of children with acute asthma. Pediatrics 92: 513–518 (1993)

Shapiro G: Steroids and asthma. Pediatrics 96: 347–348 (1995)

Nebenwirkungen, die plötzlich und bereits bei einer Kurzzeittherapie auftreten können	Nebenwirkungen, die bei einer Langzeittherapie auftreten können
Ulcus pepticus	Wachstumshemmung
Dysphorie/Euphorie	Katarakt
Pankreatitis	Osteoporose
Glaukom	Suppression der Hypophysen-NNR-Achse
Diabetogene Stoffwechsellage	Hyperlipidämie
Arterielle Hypertonie	Fettumverteilung („cushingoid")
Hypokaliämische Alkalose	Aseptische Knochennekrose
Proximale Myopathie	Verminderung der Immunantwort
Pseudotumor cerebri	Hauterscheinungen (Striae, Atrophie, Akne usw.)

(nach: D. Reinhardt: Asthma bronchiale im Kindesalter. Springer, Berlin 1996)

Tab. D 4.2: Auswahl möglicher Nebenwirkungen einer systemischen Corticoidtherapie.

D 5 β₂-Sympathomimetika

5.1 Wirkungsmechanismus

Durch systematische Untersuchungen einer Reihe von Adrenalinabkömmlingen konnte Ahlquist 1948 nachweisen, dass sich mit der Änderung der Struktur der natürlich vorkommenden Übertragersubstanzen des Sympathikus, Adrenalin und Noradrenalin, auch die Affinität zu verschiedenen Organsystemen ändert. Hieraus entstand das Konzept der Existenz verschiedener Rezeptoruntertypen, den α- und β-Rezeptoren. Von Lands wurde dann 1967 durch Anwendung verschiedener β-Rezeptor-Agonisten an unterschiedlichen Organsystemen die Existenz von β₁- und β₂-Rezeptoren nachgewiesen. Durch Stimulation der β₂-Rezeptoren, die G-Protein gekoppelt sind, mit adrenergen Substanzen wird in der Zellmembran verankerte Adenylatcyclase stimuliert, dadurch intrazellulär zyklisches AMP akkumuliert und hierdurch, unter anderem im glatten Muskel, Proteinkinase A aktiviert, die Phosphorylierung des Myosins inhibiert und die intrazelluläre Calciumkonzentration gesenkt, was letztendlich zu einer Relaxierung der glatten Muskulatur führt. Die Stimulation der Adenylatcyclase durch β-Sympathomimetika ist unter anderem auch für die Hemmung der cAMP gesteuerten Histaminfreisetzung aus der Mastzelle verantwortlich. Als funktionelle Antagonisten sind β₂-Sympathomimetika in der Lage, die Wirkung aller bronchokonstriktorischen Substanzen wie Leukotriene (LTD₄), Acetylcholin, Bradykinin, Prostaglandine und Endotheline zu verhindern. Hierdurch erklärt sich der präventive Effekt in Bezug auf die durch Anstrengung oder Allergene ausgelöste Bronchokonstriktion. Der β₂-Rezeptor wird durch ein Gen auf Chromosom 5 kodiert. Mehrere Rezeptorpolymorphismen sind mittlerweile beschrieben, so am Codon 16 (Arginin vs. Glycin) und am Codon 27 (Glutamin vs. Glycin). Unterschiede im Ansprechen auf Salbutamol, in der Ausprägung einer Desensibilisierung, im Schweregrad des Asthmas und der bronchialen Hyperreagibilität lassen sich hierdurch mittlerweile erklären.

β₂-Rezeptoren werden von Zellen der glatten Muskulatur, von der Trachea bis zu den Bronchioli terminales, exprimiert, aber auch von vielen anderen Zelltypen des Bronchialsystems, den Blutgefäßen, der Skelettmuskulatur und der Leber. Die größte Dichte an β₂-Rezeptoren befindet sich auf den Epithelzellen der Atemwege. Die Wirkung von β₂-Sympathomimetika auf diese Zellen ist noch nicht vollständig geklärt, die Zilienschlagfrequenz wird allerdings durch β₂-adrenerge Substanzen erhöht. Auch submuköse Drüsen sind reich an β₂-Rezeptoren und β₂-Agonisten stimulieren die Sekretproduktion. β-Rezeptoren werden durch eine Reihe von Faktoren beeinflusst.

Eine so genannte Toleranzentwicklung (Desensibilisierung bzw. Tachyphylaxie), die durch eine chronische Stimulation durch Katecholamine bewirkt wird, ist verursacht durch eine Entkopplung des Rezeptors vom G-Protein, ein Prozess, der durch Glucocorticoide rückgängig gemacht werden kann. Eine so genannte „Downregulation" oder verminderte Rezeptorbindungsfähigkeit des Agonisten wird ebenfalls durch eine Dauerstimulation durch Agonisten hervorgerufen. Als Ursachen werden eine Rezeptorinaktivierung und dadurch verursachte verminderte Bindungsfähigkeit des Agonisten, aber auch eine durch den Agonisten gehemmte Rezeptorneusynthese diskutiert. Ob möglicherweise eine Downregulation für die Tachyphylaxie, das heißt das verminderte Ansprechen der Agonisten unter Dauertherapie verantwortlich ist, ist nicht bewiesen. Andererseits lässt sich die Rezeptorneusynthese durch Glucocorticoide und Schilddrüsenhormone stimulieren.

5.2 Wirkstoffe

Die ersten synthetischen β₂-Sympathomimetika, Isoprenalin und Orciprenalin stimulieren gleichermaßen β₂-Rezeptoren der Lunge und β₁-Rezeptoren des Herzens und verursachten dadurch Nebenwirkungen, wie Tachykardien, Kammerflimmern und Kammerflattern. Durch Modifikation der Seitenketten gelang schließlich die Entwicklung von u. a. Terbutalin, Salbutamol und Fenoterol, die sich alle durch eine höhere Affinität zu den β₂-Rezeptoren des Tracheobronchialsystems und damit geringere kardiale Nebenwirkungen auszeichnen. Der Wirkungseintritt ist für Salbutamol und Fenoterol mit etwa 5 Minuten doppelt so schnell wie für Terbutalin, die Wirkungsdauer liegt bei allen drei Agonisten bei 2 bis 6 Stunden.

Durch weitere Modifikation der Seitenketten wurden Agonisten entwickelt, die durch ihre höhere Lipophilie sowohl länger in der „lung lining fluid" verweilen als auch noch zusätzlich zur Bindung an den Rezeptor an einer so genannten „exo-site" an der Zelloberfläche „andocken". Hierdurch konnte die Wirkungsdauer auf über 12 Stunden verlängert werden. Die beiden zugelassenen Wirkstoffe Formoterol und Salmeterol verfügen außerdem über eine hohe β_2-Selektivität.

5.3 Nebenwirkungen

Nebenwirkungen von β_2-Sympathomimetika sind dosisabhängig. Fingertremor und Muskelkrämpfe werden hauptsächlich zu Beginn einer oralen Therapie mit β_2-Sympathomimetika beobachtet. Nach mehreren Tagen verschwinden sie, ohne dass der bronchodilatatorische Effekt nachlässt (selektive Toleranz). Zentrale Nebenwirkungen wie Hyperaktivität und Kopfschmerzen sind sehr selten, da β_2-Sympathomimetika als eher hydrophile Substanzen die Blut-Hirn-Schranke nur schwer passieren. β_2-Sympathomimetika wirken am Herzen sowohl inotrop als auch chronotrop. Dies führt zu einem vermehrtem kardialen Output, verstärkter Herzarbeit und erhöhtem myokardialem Sauerstoffverbrauch. Diese Nebenwirkungen werden auch bei topischer Applikation eines β_2-Sympathomimetikums beobachtet. Nach Isoprenalininfusion wurden bei Kindern, die im Status asthmaticus verstarben, infarktähnliche Bilder in der Obduktion gefunden. Bei allen war zuvor eine Erhöhung der CK-MB aufgefallen.

Lebensbedrohliche Arrhythmien unter β_2-Sympathomimetikatherapie insbesondere in Kombination mit Theophyllin sind auch von Kindern berichtet. Insbesondere wenn angeborene Herzerkrankungen oder metabolische Störungen (Hypokaliämie) vorliegen, muss mit oben genannten kardialen Nebenwirkungen gerechnet werden.

Die häufigste metabolische Nebenwirkung, eine Hypokaliämie wird unter parenteraler, oraler und topischer Therapie beobachtet. Die Ursache ist noch unklar. Verstärkend wirken Theophyllin, systemische Steroide und Diuretika. Die Folge ist eine Prädisposition für Arrhythmien. Serumkaliumwerte sollten deshalb unter einer hoch dosierten β_2-Sympathomimetikatherapie kontrolliert werden. Aber auch ein Hyperinsulinismus (Stimulation von β_2-Rezeptoren im Pankreas), und daraus resultierend eine Hypophosphatämie und Hypomagnesämie sind nach i. v. β_2-Sympathomimetikagabe berichtet. Trotz Hyperinsulinismus findet sich eine Hyperglykämie (Stimulation der Glykogenolyse), die bei Diabetikern zur Ketoazidose führen kann.

5.4 Wechselwirkungen mit anderen Medikamenten

5.4.1 Theophyllin

Theophyllin zeigt ein ähnliches Nebenwirkungsprofil wie β_2-Sympathomimetika, d. h., dass die Nebenwirkungen durch gleichzeitige Verabreichung beider Medikamente potenziert werden.

5.4.2 Steroide

Eine Dauertherapie mit β_2-Sympathomimetika führt zur Verminderung der an der Zelloberfläche sitzenden β_2-Rezeptoren (Downregulation) und damit zu einer möglichen Toleranzentwicklung. Steroide können innerhalb von Stunden wieder zu einem Ansprechen auf β_2-Sympathomimetika führen, wahrscheinlich durch eine induzierte Neusynthese der β_2-Rezeptoren.

5.4.3 Anticholinergika

Anticholinergika bewirken einen additiven bronchodilatatorischen Effekt, wenn sie mit β_2-Sympathomimetika kombiniert werden. Werden Anticholinergika 60 bis 120 Minuten vor dem β_2-Sympathomimetikum inhaliert ist dieser additive Effekt noch ausgeprägter, was möglicherweise dadurch zu erklären ist, dass Anticholinergika auf die zentralen Atemwege dilatierend wirken und damit die β_2-Sympathomimetika anschließend leichter vor allem die kleinen Atemwege erreichen.

5.5 Anwendung

β_2-Sympathomimetika sollten vorzugsweise topisch appliziert werden, da hierunter das Wirkungs-Nebenwirkungs-Profil am günstigsten ist. Sie stehen als Dosieraerosol, atemzugvolumengesteuerte Pulverinhalatoren (Turbohaler®, Autohaler® Diskus) und als Inhalationslösung zur Verfügung. Nur in Ausnahmefällen sollten β_2-Sympathomimetika enteral verabreicht werden, wobei es durch Gabe von Tropfen (Salbutamol), Elixier (Terbutalin), Sirup und Lösung (Tulobuterol) die Möglichkeit zur individuellen gewichtsbezogenen Dosierung gibt. Retardtabletten (Salbutamol, Terbutalin) sind durch die Verfügbarkeit topischer lang wirksamer β_2-Sympathomimetika nur noch selten indiziert. Mit der parenteralen Gabe (Salbutamol, Reproterol) sollte beim Status asthmaticus nicht zu lange gewartet werden, da sie unter entspre-

5.6 Kurz wirksame β₂-Sympathomimetika

Kurz wirksame β_2-Agonisten können topisch, subkutan, parenteral und oral verabreicht werden. Topisch applizierte kurz wirksame β_2-Agonisten sind Mittel der ersten Wahl zur Behandlung des akuten Asthma-Anfalls. Die bronchodilatatorische Wirkung oral verabreichter β_2-Sympathomimetika ist abhängig vom Serumspiegel. Maximale Serumspiegel nach oraler Gabe von 4 mg Salbutamol sind schon nach 1 Stunde erreicht und doppelt so hoch, wie nach 5 mg Terbutalin, wohingegen unter diesen Dosierungen nach Terbutalin Nebenwirkungen, wie Fingertremor drei Mal häufiger auftreten. Andererseits führt 0,5 mg s. c. verabreichtes Terbutalin schon nach 20 Minuten zu einem gleich hohen Serumspiegel wie 4 mg oral verabreichtes Salbutamol. Intravenös verabreichtes Salbutamol führt in einer Dosis von 1 µg/kg/min über 10 Minuten zu einem 3fach höheren Plasmaspiegel als 0,5 mg Terbutalin s. c. und damit zu entsprechend ausgeprägterer Bronchodilatation. Dieser Spiegel bleibt dann unter einer Erhaltungsdosis von 0,2 µg/kg/min konstant. Bei so hohen Plasmaspiegeln ist insbesondere mit metabolischen Nebenwirkungen zu rechnen, welche durch gleichzeitige Gabe von Steroiden und Theophyllin noch verstärkt werden (Hypokaliämie, Hyperglykämie).

Im Gegensatz zu enteral und parenteral verabreichten β_2-Sympathomimetika ist der Grad der Bronchodilatation nach topischer Applikation von der in den Atemwegen deponierten Medikamentenmenge abhängig. Nach Applikation therapeutischer Dosen mittels Dosieraerosol liegen Serumspiegel im nicht messbaren Bereich. Nach 8-mal 100 µg Salbutamol direkt nacheinander verabreicht allerdings lassen Nebenwirkungen, wie ein Anstieg der Herzfrequenz, auf relevante Plasmaspiegel schließen. Auch nach Vernebelung von Salbutamol sind messbare Plasmaspiegel schon in einer Dosierung von 0,15 mg/kg KG nachweisbar. Kontinuierliche Inhalation von 0,05 bzw. 0,15 mg/kg Salbutamol alle 20 Minuten über 2 Stunden führt bei Kindern zu Plasmaspiegeln, die 2- bis 3-mal so hoch sind wie nach s. c. Gabe von 0,5 mg Terbutalin, sowie zum Auftreten von Nebenwirkungen, wie Fingertremor, Erbrechen, Kopfschmerzen und erhöhter Herzfrequenz.

Tab. D 5.1: Kurz wirksame β_2-Sympathomimetika.

Wirkstoff	Applikationsform	Dosierung	Handelsnamen, Beispiele	Zulassung
Salbutamol	Dosieraerosol	100 µg	Sultanol® N	Kindesalter
	Inhalationslösung	1 ml = 5 mg	Sultanol®	Kindesalter
	Pulver zur Inhalation	100 µg/200 µg	Salbu Easyhaler®	Ab 4. LJ/6. LJ
	Tabletten	2 mg/4 mg	Salbulair®	Ab 3. LJ/15. LJ
	Retardtabletten	4 mg/8 mg	Volmac	Ab 3. LJ/12. LJ
	Tropfen	1 ml = 15 gtt = 1 mg	Asthmalitan®	Ab 3. LJ
	Injektionslösung	1 ml = 0,5 mg/5 mg	Salbulair®	Kleinkinder
Terbutalin	Dosieraerosol	250 µg	Bricanyl®	Ab 5. LJ
	Inhalationslösung	1 %	Bricanyl®	Säuglinge
	Turbohaler	500 µg	Aerodur®	Ab 5. LJ
	Tabletten	2,5 mg/5 mg	Bricanyl®	Ab 3. LJ
	Retardkapseln	7,5 mg	Bricanyl-Duriles®	Ab 16. LJ
	Elixier	1 ml = 300 µg	Bricanyl®	Säuglinge
	Injektionslösung s. c.	1 ml = 500 µg	Bricanyl®	Säuglinge
Clenbuterol	Tabletten	10 µg/20 µg	Spiropent®	Ab 4. LJ
	Saft	5 ml = 5 µg	Spiropent®	Ab 4. LJ
	Tropfen	1 ml = 59 µg	Spiropent®	Ab 4. LJ
Fenoterol	Dosieraerosol	100 µg/200 µg	Berotec®	Ab 6. LJ
	Inhalationslösung	0,1 %	Berotec®	Ab 6. LJ
	Inhaletten (Pulver)	200 µg	Berotec®	Ab 6. LJ
Reproterol	Dosieraerosol	500 µg	Bronchospasmin®	Ab 6. LJ
	Tabletten	20 mg	Bronchospasmin®	Ab 6. LJ
	Injektionslösung	1 ml = 90 µg	Bronchospasmin®	Säuglinge
Bambuterol	Tabletten	10 mg	Bambec®	Ab 16. LJ
Orciprenalin	Dosieraerosol	750 µg	Alupent®	Ab 6. LJ
	Tabletten	20 mg	Alupent®	Ab 18. LJ
Pirbuterol	Autohaler®	200 µg	Zeisin®	Ab 6. LJ
Tulobuterol	Lösung	5 ml = 1 mg	Atenos®	Ab 1. LJ
	Sirup	5 ml = 1 mg	Brelomax®	Ab 2. LJ

Tab. D 5.2: Lang wirksame β₂-Sympathomimetika.

Wirkstoff	Applikationsform	Dosierung	Handelsnamen, Beispiele	Zulassung
Formoterol	Aerolizer (Pulver)	12 µg	Foradyl® P	Ab 6. LJ
	Turbohaler®	6 µg/12 µg	Oxis®	Ab 6. LJ/12. LJ
Salmeterol	Dosieraerosol	25 µg	Serevent®	Ab 4. LJ
	Diskus® (Pulver)	50 µg	aeromax®	Ab 4. LJ
Salmeterol und Fluticason	Diskus® (Pulver)	50 µg und 100 µg	Viani®	Ab 4. LJ
		250 µg		Ab 12. LJ
		500 µg		Ab 12. LJ
Formoterol und Budesonid	Turbohaler®	4,5 µg und 160 µg	Symbicort®	Ab 12. LJ

Kurz wirksame β₂-Sympathomimetika sind nicht zur Dauertherapie geeignet, da sie nicht antiinflammatorisch wirksam sind, die bronchiale Hyperreagibilität nicht beeinflussen und es bei zu häufiger Anwendung zu einer Maskierung der Symptome kommen kann.

Die am häufigsten benutzten β₂-Sympathomimetika sind in den Tabellen D 5.1 und D 5.2 aufgelistet.

5.6.1 Salbutamol

Salbutamol ist das wegen seiner vielfältigen Darreichungsformen und optimalen Wirkungs-Nebenwirkungs-Beziehung am häufigsten verwandte kurz wirksame β₂-Sympathomimetikum. Die unterschiedlichen Darreichungsformen sind alle ab dem 3. Lebensjahr zugelassen. Retardtabletten mit 4 mg und 8 mg, als Dosieraerosol mit 100 µg/Hub, als Pulver zur Inhalation mit 200 µg und 400 µg, als Fertiginhalat mit 1,25 mg in 2,5 ml, und 3 mg in 2,5 ml, als Inhalationslösung mit 5 mg/ml und als Injektionslösung mit 0,5 mg/ml und 1 mg/ml. Retardtabletten, die alle 12 Stunden verabreicht werden müssen, zeigen einen späten Wirkungseintritt nach 3 bis 4 Stunden und sind deshalb nicht für eine Akuttherapie geeignet. Außerdem kommt es bei 30 % der Patienten zu Nebenwirkungen im Sinne von Fingertremor und Muskelzittern. Mittels Dosieraerosol oder Pulverinhalator verabreichtes Salbutamol beginnt nach 1 Minute zu wirken, erreicht sein Wirkmaximum nach 45 Minuten und zeigt nach 6 Stunden noch 50 % seines Wirkmaximums. Die Nebenwirkungsrate ist deutlich niedriger als bei der oralen Applikation, jedoch insbesondere im Kindesalter dosisabhängig. Bei leichten bis mittelschweren Anfällen ist die Verabreichung von 2–4 Hub Dosieraerosol alle 20 Minuten in der ersten Stunde auch im Kindesalter empfohlen. Bei starker Obstruktion, bei der das Dosieraerosol aufgrund des reduzierten Atemzugvolumens nicht ausreichend peripher in den kleinen Bronchien deponiert werden kann, hat sich die Feuchtvernebelung von Salbutamollösung mithilfe eines Kompressorverneblers bewährt.

Die Dosierung ist hier sowohl von der Inhalationstechnik (Mundstück/Maske) als auch vom Ausmaß der Obstruktion und vom Alter abhängig. β₂-Agonisten dilatieren das pulmonale Blutgefäßsystem und beeinflussen dadurch das Verhältnis zwischen Ventilation und Perfusion, was zu einer vorübergehenden Hypoxie führen kann. Bei sehr schwerer Symptomatik kann die Inhalationslösung auch unverdünnt inhaliert werden (2 bis 3 Atemzüge). Steigt das arteriell gemessene pCO_2 kontinuierlich an, dann ist aufgrund der starken muskulären Konstriktion und der Schleimverlegung eine suffiziente Deposition inhalativ verabreichter β₂-Agonisten nicht mehr zu erwarten und damit die Indikation für eine kontinuierliche intravenöse Applikation gegeben, um möglichst viele β₂-Rezeptoren zu erreichen. Die intravenöse Gabe von Salbutamol führt häufig zu einem sofortigen Abfall des arteriellen CO_2. Man beginnt mit einer Ladedosis von 1 µg/kg über 10 Minuten und steigert dann alle 20 Minuten in Schritten von 0,2 µg/kg/min bis zu einer Maximaldosis von 4 µg/kg/min. Wenn eine objektive Besserung erreicht ist wird die Dosis alle 20 Minuten um 0,1 µg/kg/min reduziert und mit der Applikation von vernebeltem β₂-Sympathomimetikum begonnen. Wegen der hämodynamischen und metabolischen Nebenwirkungen sollte eine intravenöse Verabreichung von β₂-Sympathomimetika nur unter Intensivüberwachungsbedingungen und Monitoring der Serumkaliumwerte durchgeführt werden. Insgesamt ist das Wirkungs-Nebenwirkungs-Profil von Salbutamol günstiger als bei anderen kurz wirksamen β₂-Agonisten, da der First-pass-Metabolismus sehr stark ausgeprägt ist. Eine Dauertherapie mit Salbutamol kann zur Tachyphylaxie führen und wird deshalb nicht empfohlen.

5.6.2 Terbutalin

Terbutalin ist das älteste β₂-selektive kurz wirksame Sympathomimetikum. Es steht in oraler Form als Tablette mit 2,5 mg und 5 mg, als Retardkapsel mit 7,5 mg, als Elixier (0,3 mg/ml), als Dosieraerosol mit

250 μg, als 1%ige Inhalationslösung und als Injektionslösung (0,5 mg/ml) zur Verfügung.

Das Elixier ist ab 1. Lebensjahr zugelassen, die übrigen Applikationen ab dem 3. bzw. 5. Lebensjahr. Die Injektionslösung ist nur zur subkutanen Injektion zugelassen (Beginn mit 250 μg/Dosis, maximal alle 15 Minuten) und stellt eine Option bei fehlender klinischer Besserung unter Inhalationstherapie dar. Oral verabreichtes Terbutalin wirkt innerhalb von 30 bis 60 Minuten mit einer Gesamtwirkdauer von bis zu 7 Stunden, bei Retardpräparaten bis zu 12 Stunden. Ein Tremor tritt dosisabhängig auf und verschwindet nach längerer Therapiedauer durch Downregulation der β_2-Rezeptoren der Skelettmuskulatur. Als Dosieraerosol oder vernebelte Inhalationslösung ist das Wirkungs-Nebenwirkungs-Profil am günstigsten. Zur Dauertherapie ist Terbutalin nicht zu empfehlen.

5.6.3 Fenoterol

Fenoterol steht als Dosieraerosol (100 μg und 200 μg), als Pulver (200 μg) und als Inhalationslösung (1 mg/ml) zur Verfügung. Es ist in allen Darreichungsformen ab dem 6. Lebensjahr zugelassen. 400 μg einer vernebelten Inhalationslösung wirken sehr schnell bronchodilatatorisch (60% Wirkungsmaximum innerhalb der ersten 5 Minuten, Maximum nach 60 bis 120 Minuten). Die Wirkdauer beträgt 5 bis 6 Stunden. Mittels Dosieraerosol verabreichte hohe Dosen gehen häufiger mit kardialen und metabolischen (Hypokaliämie) Nebenwirkungen einher als bioäquivalente Dosen von Salbutamol oder Terbutalin.

5.7 Lang wirksame β_2-Sympathomimetika

Mit Formoterol und Salmeterol stehen zwei mittlerweile auch im Kindesalter zugelassene lang wirksame β_2-Sympathomimetika zur Verfügung. Formoterol ist im Gegensatz zu Salmeterol ein voller Agonist, was bedeutet, dass er stärker bronchodilatatorisch wirkt, andererseits aber auch eine stärkere Downregulation von β_2-Rezeptoren bewirkt. Klinisch sind die Unterschiede hinsichtlich der Downregulation allerdings bisher nicht belegt. In-vitro-Untersuchungen von β_2-Rezeptorpolymorphismen zeigen allerdings Unterschiede insofern, dass Patienten, die die Arg 16→Gly Form des β_2-Rezeptors haben, in vitro eine stärkere Downregulation ihrer β_2-Rezeptoren und auch häufiger nächtliches Asthma haben. Auf der anderen Seite bewirkt die Rezeptorform Gln 27→Glu eine protektive Wirkung auf die Downregulation und geht mit einer geringeren Atemwegshyperreagibilität einher.

Eine einmalige Gabe von hoch dosierten Glucocorticoiden kann eine erfolgte Downregulation schon nach 2 bis 3 Stunden reversibel machen. Sowohl Formoterol als auch Salmeterol sind hoch selektive β_2-Rezeptoragonisten, die nach Applikation von sehr niedrigen Dosen nach relativ kurzer Zeit für 8 bis 12 Stunden zu einer maximalen bronchospasmolytischen und bronchoprotektiven Wirkung führen. Diese lange Wirkdauer ist wahrscheinlich dadurch verursacht, dass insbesondere Salmeterol zusätzlich zu seiner Bindung am β_2-Rezeptor noch an einer so genannten „exosite", einer Stelle ganz in der Nähe des Rezeptors bindet und dadurch länger Kontakt zum Rezeptor halten kann. Zusätzlich bewirkt die im Vergleich zu kurz wirksamen β_2-Sympathomimetika höhere Lipophilie von Formoterol und Salmeterol ein längeres Verweilen an der Zelloberfläche in der Nähe des Rezeptors. Beide Substanzen besitzen, wenn überhaupt, nur geringe antiinflammatorische Wirkung, weshalb sie nur in Kombination mit inhalierten Glucocorticoiden angewandt werden sollen. Bisher ist nur für Erwachsene gezeigt, dass eine durch niedrig dosierte inhalative Steroide nicht ausreichend kontrollierte Asthmasymptomatik durch zusätzliche Gabe lang wirksamer β_2-Agonisten besser beherrscht werden kann, als durch eine Erhöhung der Steroiddosis. Deshalb sind lang wirksame β_2-Sympathomimetika im Asthmastufenschema in Stufe 3 positioniert. Eine weitere Indikation für lang wirksame β_2-Sympathomimetika stellt das Anstrengungsasthma dar, insbesondere dann, wenn die bronchiale Überempfindlichkeit über einen längeren Zeitraum reduziert werden soll. Lang wirksame β_2-Sympathomimetika führen insbesondere bei kontinuierlicher Anwendung zu einer Downregulation und Desensibilisierung von β_2-Rezeptoren. 9 Tage nach regelmäßiger Applikation von 2-mal 12 μg Formoterol oder 2-mal 50 μg Salmeterol bewirkte eine Einmalinhalation von 1200 μg Salbutamol einen signifikant geringen Schutz gegenüber einer Methacholinprovokation im Vergleich zu Plazebo. Ob dieses Phänomen durch Besetzen der β-Rezeptoren durch die lang wirksamen Agonisten, oder durch eine Downregulation zu erklären ist, ist bisher nicht bekannt. Erst kürzlich konnte gezeigt werden, dass schon 3 Stunden nach einer Einmalgabe von systemischen Steroiden, aber auch nach Gabe von 1600 μg topisch appliziertem Budesonid eine komplette Reversibilität erreichbar war. Deshalb sollte bei Patienten, die unter einer Dauertherapie mit lang wirksamen β_2-Sympathomimetika stehen, bei akuter Bronchokonstriktion sofort mit einer systemischen Steroidgabe begonnen werden.

Ein Reboundeffekt auf die Atemwegshyperreagibilität konnte in einer Studie für Salmeterol ausgeschlossen werden. Insbesondere für Formoterol wurde ein im Vergleich zu Terbutalin doppelt so lang wirksamer zilienstimulierender Effekt gezeigt.

5.7.1 Formoterol

Formoterol, ein hoch selektiver β_2-Rezeptoragonist, bewirkt eine effektive dosisabhängige Bronchodilatation bei Kindern mit einer reversiblen obstruktiven Atemwegserkrankung, die bis zu 12 Stunden anhält. Die Bronchodilatation beginnt innerhalb weniger Minuten nach Inhalation, erreicht ihr Maximum nach 2 Stunden und entspricht der nach Standarddosen kurz wirksamer β_2-Agonisten. Im Vergleich zu Salmeterol wird nach Formoterol deutlich schneller eine maximale Bronchodilatation erreicht. Trotzdem darf es nicht als Notfallmedikament verwendet werden. Die therapeutische Wirksamkeit ist für Formoterol sowohl nach Kurzzeit- als auch nach Langzeitstudien mindestens genauso gut wie nach Salbutamol, Fenoterol oder Terbutalin.

Formoterol verringert die Symptome des nächtlichen Asthmas und reduziert den Gebrauch von Notfallmedikation. Formoterol ist außerdem wirksam zur Prophylaxe von Bronchospasmen, die durch Histamin- oder Methacholinprovokation, kalte Luft, Inhalationsallergene oder Anstrengung hervorgerufen werden. Als Pulver in einer Dosierung von 12 µg inhaliert erreicht Formoterol einen größeren Schutz als Salbutamol, wenn es 3 und 12 Stunden vor der Anstrengung inhaliert wird.

Die häufigsten Nebenwirkungen sind Fingertremor und Muskelzittern. Kardiovaskuläre (QT-Zeitverlängerung) und metabolische Nebenwirkungen wie Hypokaliämie und Hyperglykämie werden erst ab einer Dosis von 96 µg beobachtet.

Formoterol ist in Deutschland als Pulverinhalator mit 6 und 12 µg/Hub, als Aerolizer mit 12 µg/Hub und in der Schweiz als Dosieraerosol ab dem 6. Lebensjahr zugelassen.

5.7.2 Salmeterol

Salmeterol ist ein hoch selektiver partieller β_2-Agonist, der als Pulver oder Aerosol inhaliert eine Wirkdauer von mehr als 12 Stunden aufweist. Der Wirkungseintritt beginnt allerdings verzögert nach 30 Minuten, weshalb Salmeterol *nicht als Notfallmedikament* empfohlen werden darf. Die bronchodilatatorische Wirkung von 50 µg Salmeterol entspricht der von 200 µg Salbutamol. Nach 3 Wochen Therapie mit 2-mal 50 µg Salmeterol sind höhere Terbutalindosen nötig, um eine gleiche Bronchodilatation zu erreichen wie bei einer Kontrollgruppe, was als Hinweis für eine Desensibilisierung angesehen werden muss. Beobachtungen, wonach unter Dauertherapie mit Salmeterol in einer Dosierung von 2-mal 50 µg über ein Jahr eine Reduktion der spasmolytischen Wirkung von Salbutamol auftritt, haben sich andererseits nicht bestätigt. Somit ist Salbutamol als Medikament der 1. Wahl beim Asthma-Anfall, auch unter Dauertherapie mit Salmeterol, als Erfolg versprechend anzusehen und kann unabhängig vom Zeitpunkt der letzten Salmeterolgabe angewandt werden. Nach Applikation mittels Dosieraerosol kann es in seltenen Fällen zu einer durch Treibgase ausgelösten Bronchokonstriktion kommen. Bei Verwendung der Pulverform (Diskus) tritt dieses Problem nicht auf. Salmeterol ist nach Einmalgabe von 50 µg Pulver für 12 Stunden Dauer ein hoch effektiver Protektor gegenüber einer Obstruktion nach Allergen-, Histamin-, Methacholin- und Belastungsprovokation, wobei eine sich nach Allergenprovokation entwickelnde Hyperreagibilität nicht verhindert wird. Auch hinsichtlich der Prävention nächtlicher Asthmasymptome spielt Salmeterol eine Rolle. Obwohl antiinflammatorische Eigenschaften im Tierversuch gezeigt sind, reduziert Salmeterol nicht die chronische Entzündung beim Asthmatiker. Ein vermuteter Reboundeffekt, d.h. ein Wiederanstieg der bronchialen Hyperreagibilität nach 16-wöchiger Dauertherapie konnte nicht nachgewiesen werden.

Salmeterol ist ab dem 4. Lebensjahr zugelassen und steht als Dosieraerosol (25 µg/Hub) und Diskus (50 µg/ED) zur Verfügung.

5.7.3 Kombination von Salmeterol und Fluticason

Die Kombination aus lokalem Steroid und lang wirksamen β_2-Sympathomimetikum als Pulver in einem Diskus soll zu einer besseren Compliance beitragen. Fluticason (500 µg, 250 µg bzw. 100 µg) kombiniert mit Salmeterol (50 µg) stehen als Pulver im Diskus zur Verfügung und sind für 100 µg Fluticason ab 4. Lebensjahr und für 250 µg und 500 µg ab dem 6. Lebensjahr zugelassen. Studien bei Jugendlichen und Kindern zur Wirksamkeit und Compliance im Vergleich zur Monotherapie müssen allerdings noch abgewartet werden.

5.7.4 Kombination von Formoterol und Budesonid

Ab dem 12. Lebensjahr ist die Kombination bestehend aus 4,5 µg Formoterol und 160 µg Budesonid als Turbohaler zugelassen. Auch hier müssen noch Studien zur Wirksamkeit und Compliance bei Kindern abgewartet werden.

Literatur

Adkins JC, Mc Tavish D: Salmeterol. A review of its pharmacological properties and clinical efficacy in the management of children with asthma. Drugs 54: 331–354 (1997)

Aziz I, Lipworth BJ: A bolus of inhaled budesonide rapidly reverses airway subsenitivity and beta2-adrenoceptor down-regulation after regular inhaled formoterol. Chest 115: 623–628 (1999)

Bartow RA, Brogden RN: Formoterol. An update of ist pharmacological properties and therapeutic efficacy in the management of asthma. Drugs 55: 303–322 (1998)

Browne GJ, Penna AS, Phung X, Soo M: Randomised trial of intravenous salbutamol in early management of acute severe asthma in children. Lancet 349: 301–305 (1997)

Daugbjerg P, Nielsen KG, Skov M, Bisgaard H: Duration of action of formoterol and salbutamol dry powder inhalation in prevention of exercise-induced asthma in children. Acta Paediatr 85: 684–687 (1996)

Johnson M: The beta-adrenoceptor. Am J Respir Crit Care Med 158: 146–153 (1998)

Tan KS, Grove A, McLean A, Gnosspelius Y, Hall JP, Lipworth BJ: Systemic corticosteroid rapidly reverses bronchodilatator subsensitivity induced by formoterol in asthmatic patients. Am J Resp Crit Care Med 156: 28–35 (1997)

Tunaoglu FS, Turktas I, Olgunturk R, Demirsoy S: Cardiac side effect of long acting beta2-agonist salmeterol in asthmatic children. Pediatr Int 41: 28–31 (1999)

Verberne AA, Frost C, Duiverman EJ, Grol MH, Kerrebijn KF: Addition of salmeterol versus dobuling the dose of beclomethasone in children with asthma. The Dutch Pediatric Asthma Study Group. Am J Respir Crit Care Med 158: 213–219 (1998)

Verberne AA, Frost C, Roorda RJ, van der Laag H, Kerrebijn KF et al.: One year treatment with salmeterol compared with beclomethasone in children with asthma. The Dutch Pediatric Asthma Study Group. Am J Respir Crit Care Med 156: 688–695 (1997)

D6 Anticholinergika

Anticholinerge Substanzen pflanzlicher Herkunft (Belladonna-Präparate) wurden nachweislich schon vor Jahrhunderten in der traditionellen indischen Medizin zur Therapie von Erkrankungen der Atemwege angewandt. So wurde z. B. der Rauch von verbrannten Pflanzenteilen (Datura stramonium) zur bronchodilatativen Therapie bei Asthma bronchiale inhaliert. Im 19. Jahrhundert gelangte diese Therapieform über England auch nach Europa. Die Asthmabehandlung mit pflanzlichen Anticholinergika war allerdings mit häufigen und vielfältigen Nebenwirkungen belastet. Das hohe Nebenwirkungsrisiko der anticholinergen Therapie konnte entscheidend durch die pharmazeutische Entwicklung von quaternären Ammoniumsalzen des Atropins reduziert werden. Die in Deutschland zur Therapie des Asthma bronchiale zugelassenen Substanzen Ipratropiumbromid und Oxitropiumbromid sind wasserlöslich und werden schlecht aus dem Magen-Darm-Trakt und dem Respirationstrakt resorbiert. Die Blut-Hirnschranke wird kaum überwunden, sodass im therapeutischen Bereich auch keine zentralnervösen Nebenwirkungen auftreten. Die genannten Substanzen wirken somit vornehmlich lokal und können als topische Arzneimittel betrachtet werden. Die wichtigsten Substanzen sind in Tabelle D 6.1 aufgeführt.

zeptoren an der Bronchialmuskulatur (Typ M1–M3). Die Rezeptoren der Klassen M1 und M3 vermitteln eine Bronchokonstriktion, eine Stimulation der Rezeptoren vom Typ M2 hingegen führt zu einer Bronchodilatation.

Anticholinergika sind letztlich durch eine Senkung des Vagotonus bronchospasmolytisch wirksam. Mit der besonderen Bedeutung des Vagotonus für die Weite der kleinen Atemwege wird die gute Wirksamkeit von Anticholinergika bei der chronisch obstruktiven Bronchitis im Erwachsenenalter erklärt. Mit derselben Begründung wurde auch eine besonders günstige Wirkung im Kleinkindes- und Säuglingsalter postuliert. Dies ließ sich aber durch klinische Studien nicht bestätigen, – im Gegenteil – verschiedene Autoren beobachteten eine bessere Wirkung bei Schulkindern und Adoleszenten.

Neben der bronchospasmolytischen Wirkung könnte eine Abnahme des Schleimhautödems durch Hemmung von Entzündungszellen, insbesondere der Mastzellen, für die antiasthmatische Wirkung von Anticholinergika von Bedeutung sein. Eine relevante Hemmung der bronchialen Sekretion wird bei den quaternären Ammoniumsalzen aufgrund ihrer geringen Resorptionsrate angezweifelt.

6.1 Wirkungen und Wirkungsmechanismen

Der Tonus der Bronchialmuskulatur wird entscheidend durch die cholinerge vagale Innervation beeinflusst. Acetylcholin und seine Abkömmlinge blockieren muskarinartige postganglionäre Acetylcholinre-

6.2 Nebenwirkungen

Das Nebenwirkungsprofil der „topischen" Anticholinergika Ipratropiumbromid und Oxitropiumbromid ist sehr günstig. Nur lokale Nebenwirkungen wie trockener Mund und schlechter Geschmack werden relativ häufig angegeben. Zu systemischen Nebenwirkun-

Wirkstoffe	Handelspräparate	Darreichung	Dosierung
Ipratropiumbromid	Atrovent® Atrovent® Inhaletten Atrovent® LS 0,025 %	Dosieraerosol Pulverinhalat** Inhalationslösung*	0,02 mg/Hub 0,2 mg/5 mg (Kps.) 0,25 mg/ml
Oxitropiumbromid	Ventilat® Ventilat® Ventilat® Kapseln	Dosieraerosol Inhalationslösung* Pulverinhalat**	0,1 mg/Hub 1,5 mg/ml 0,1 mg/5 mg (Kps.)

*enthält Benzalkoniumchlorid; **enthält Glucose

Tab. D 6.1: Inhalative Darreichungsformen der Anticholinergika.

gen mit Hypertension, Tachykardie, Erbrechen und Tremor kommt es nur bei starker Überdosierung. Eine Zunahme der Nebenwirkungen bei Kombination mit β_2-Sympathomimetika wurde nicht beobachtet – im Gegenteil – zum Teil wird diese Medikamenten-Kombination mit dem Ziel der Reduktion von Nebenwirkungen eingesetzt.

6.3 Stellenwert in der Therapie des Asthma bronchiale

Die Indikation für den Einsatz von Anticholinergika bei Asthma bronchiale und ihr therapeutischer Stellenwert sind nach wie vor umstritten. Vor allem für das Kindesalter liegen nur wenige kontrollierte Studien vor. Im Vergleich zu den β_2-Sympathomimetika tritt die Wirkung der Anticholinergika deutlich langsamer ein. Ihre Wirkung ist wesentlich schwächer, sie hält aber länger (ca. 6 bis 8 Stunden) an. Grundsätzlich kann aufgrund der antagonistischen Funktionsweise des vegetativen Nervensystems von einer additiven Wirkung bei Kombination von Anticholinergika und β_2-Sympathomimetika im akuten Asthma-Anfall ausgegangen werden, eine superadditive Wirkung wurde zwar postuliert, konnte aber bisher nicht eindeutig nachgewiesen werden. Wegen ihrer relativ langen Wirksamkeit und ihres speziellen Wirkmechanismus kann in der prophylaktischen Dauertherapie eine Kombination der Anticholinergika mit Dinatriumcromoglycat oder Steroiden zu einer besseren Symptomkontrolle führen. In der Praxis sind lang wirkende β_2-Mimetika im Kindesalter sicher wirksamer. Eine protektive Wirkung ist grundsätzlich nur gegen cholinerg vermittelte Auslöser, wie z. B. Stress, zu erwarten. Andere, z. B. durch Histamin vermittelte allergische Reaktionen, werden kaum beeinflusst.

6.4 Praktische Anwendung und Dosierung

6.4.1 Akuter Asthma-Anfall

Mehrere Studien bei Kindern und Erwachsenen belegen eine additive Wirkung von Anticholinergika und β_2-Sympathomimetika im akuten Asthma-Anfall. Am sinnvollsten erscheint die mehrfache inhalative Applikation der beiden Substanzen im Abstand von 20 bis 30 Minuten; es müssen relativ hohe Dosen Ipratropiumbromid (250–500 µg) verabreicht werden. Unter dieser Kombinationsbehandlung ließ sich in kontrollierten Untersuchungen ein stärkerer Anstieg des exspiratorischen Sekundenvolumens und eine Reduktion der Hospitalisationsrate erzielen. Als besonders wirksam erwies sich die Kombination bei mäßigen und starken Asthma-Anfällen, weniger deutlich waren die Vorteile bei leichtgradigen asthmatischen Reaktionen. Das Optimum bezüglich Dosierung, Dosierungsintervallen und Anwendungsdauer von Anticholinergika im akuten Asthma-Anfall ist nicht eindeutig geklärt. Die Therapie der Wahl stellen Anticholinergika nur bei einem durch β-Blocker verursachten Asthma-Anfall dar, da unter diesen Umständen β_2-Sympathomimetika nicht wirksam sind. Ansonsten sind Anticholinergika nicht als Alternative zu den β_2-Sympathomimetika zu betrachten, sondern als ergänzende therapeutische Option.

6.4.2 Dauertherapie

Wegen ihrer relativ lang anhaltenden Wirkung können Anticholinergika als prophylaktische Medikation speziell bei nächtlichen Asthmaanfällen hilfreich sein. Zur Vorbeugung von Anstrengungsasthma sind Anticholinergika nur wenig geeignet, sie sind z. B. schwächer wirksam als DNCG. Bei leichtgradigem Asthma können Anticholinergika zur symptomatischen Bedarfstherapie indiziert sein, wenn eine Unverträglichkeit von β_2-Sympathomimetika vorliegt; hier bietet theoretisch das Oxitropiumbromid wegen seines schnelleren Wirkungseintritts einen Vorteil.

Literatur

Beakes DE: The use of anticholinergics in asthma. J Asthma 34: 357–368 (1997)

Plotnick LH, Ducharme FM: Should inhaled anticholinergics be added to β_2 agonists for treating acute childhood and adolescent asthma? A systematic review. BMJ 317: 971–977 (1998)

Qureshi F, Pestian J, Davis P, Zaritsky A: Effect of nebulized ipratropium on the hospitalization rates of children with asthma. N Engl J Med 339: 1030–1035 (1998)

Schuh S, Johnson DW, Callahan S, Canny G, Levison H: Efficacy of frequent nebulized ipratropium bromide added to frequent high-dose salbuterol therapy in severe childhood asthma. J Pediatr 126: 639–645 (1995)

D 7 Theophyllin

Theophyllin ist ein seit über 100 Jahren bekanntes Arzneimittel, das seit 1922 zur Therapie des Asthma bronchiale eingesetzt wird. Global betrachtet ist es nach wie vor das am häufigsten für diese Indikation verordnete Medikament. Mit der Entwicklung der β_2-Sympathomimetika und der inhalativen Steroide verlor das Theophyllin in den Industrieländern für die Asthmatherapie rasch an Bedeutung. Die relativ hohe Rate an Nebenwirkungen bei vergleichsweise schwacher bronchodilatativer Wirkung führten zu einem starken Rückgang der Verschreibung bis hin zu einer vollständigen Ablehnung durch einige prominente Autoren am Ende der 1980er-Jahre.

Etwa zeitgleich wurden die entzündungshemmenden Eigenschaften des Theophyllins entdeckt, die bereits mit niedrigerer Dosierung und entsprechend weniger Nebenwirkungen erzielt werden. Infolgedessen wird der Stellenwert des Theophyllins in der Therapie des Asthma bronchiale in den letzten Jahren erneut diskutiert. Wichtige Präparate sind in den Tabellen D 7.1 und D 7.2 aufgeführt.

7.1 Wirkungsspektrum und Wirkmechanismen

Die Bronchien erweiternde Wirkung des Theophyllins ist abhängig vom Serumspiegel (therapeutischer Bereich 10–20 µg/l) und wesentlich geringer ausgeprägt als die der β_2-Sympathomimetika. Anhand von Lungenfunktions-Untersuchungen lässt sich ein Effekt sowohl auf die großen als auch auf die kleinen Atemwe-

Tab. D 7.1: Retardierte Theophyllinpräparate.

Wirkstoffe	Handelspräparate	Arzneiform	Dosierung
Theophyllin H₂O-frei	Aerobin® mite/normo/forte	Retardkps.	200, 300, 400 mg/Kps.
	Afonilum® Bio-R	Retardkps.	250 bzw. 375 mg/Kps.
	Afonilum® retard/-mite/-forte	Retardkps.	250, 125, 375 mg/Kps.
	Bronchoretard®, -junior/mite/forte	Retardkps.	350, 100, 250, 500 mg/Kps.
	Contiphyllin®	Retardtbl.	300 mg/Tbl.
	Cronasma 250/350/400	Retardkps.	250, 350, 400 mg/Kps.
	Cronasma paed	Retardtbl.	200 mg/Tbl.
	Ditenate® N	Retardtbl.	300 mg/Tbl.
	Duraphyllin retard/-mite/-forte	Retardkps.	250, 150, 400 mg/Kps.
	Euphyllin® retard N	Filmtbl.	250 mg/Tbl.
	Euphylong/minor	Retardkps.	375, 250 mg/Kps.
	Euphylong vario	Retardpellets	375 mg/Kps.
	Pulmidur®/forte	Retardtbl.	200, 300 mg/Tbl.
	Pulmo-Timelets®	Retardkps.	300 mg/Kps.
	Solosin® retard/-mite	Filmtbl.	270, 135 mg/Tbl.
	Theolair® retard	Retardtbl.	250 mg/Tbl.
	Theophyllard®, -200, -400	Retardkps.	300, 200, 400 mg/Tbl.
	Theophyllin 150/250/400 ret. Heumann	Retardkps.	150, 250, 400 mg/Kps.
	Tromphyllin	Retardtbl.	300 mg/Tbl.
	Theophyllin retard-ratiopharm®	Retardtbl.	125, 250, 350, 500 mg/Tbl.
	Unilair® 200, 300, 450	Retardkps.	200, 300, 450 mg/Kps.
	Uniphyllin®, -600, -300, -minor	Retardtbl.	400, 600, 300, 200 mg/Tbl.
Cholintheophyllinat	Euspirax® retard, -forte	Retardtbl.	381, 254 mg/Tbl.*
Theophyllin-Ethylendiamin	Phyllotemp® retard/forte	Retardtbl.	182,25/283,5 mg/Tbl.*
Theophyllinpräparate zur rektalen Applikation			
Diprophyllin	Asthmolysin	Suppositorien	400 mg/Supp.
Theophyllin H₂O-frei	Euphylong Kinderzäpfchen	Kindersuppos.	50 mg/Supp.
	Euphylong	Suppositorien	250 mg/Supp.

*berechnet als wasserfreies Theophyllin.

Tab. D 7.2: Unretardierte Theophyllinpräparate.

Wirkstoffe	Handelspräparate	Arzneiform	Dosierung
Theophyllin H_2O-frei	Solosin®	Tropfen	104 mg/ml
Theophyllin H_2O-frei/ Ethylendiamin-2 HCl	Aminophyllin® 125	Tabletten	125 mg/Tbl.*
Cholintheophyllinat	Euspirax®	Filmtbl.	127 mg/Tbl.*

*berechnet als wasserfreies Theopyhllin.

ge feststellen, Letzteres kann als Hinweis auf eine antiinflammatorische Wirkung betrachtet werden. Im gleichen Sinne kann interpretiert werden, dass Theophyllin die bronchiale Hyperreagibilität senkt und besser vor der allergischen Spätreaktion als vor der Sofortreaktion schützt. Als weitere therapeutische Effekte wurden beschrieben: Zunahme der mukoziliären Clearance, Senkung des pulmonalarteriellen Druckes, Stimulation des Atemzentrums und Verbesserung der Zwerchfellfunktion. Subjektiv haben die Patienten weniger Beschwerden und sind körperlich besser belastbar.

7.1.1 Wirkmechanismen

Die molekularen Mechanismen, die für die therapeutische Aktivität des Theophyllins verantwortlich sind, sind bis heute nicht sicher aufgeklärt. In vitro hemmt Theophyllin unspezifisch intrazelluläre Phosphodiesterasen – allerdings erst bei Konzentrationen, die in vivo in der Lunge nicht erreicht werden können. Erneut aktuell wurde dieser Wirkmechanismus mit der Entdeckung verschiedener Isoenzyme der Phosphodiesterase, die sich unterschiedlich auf die verschiedenen Gewebe verteilen. So findet sich die Phosphodiesterase IV in den Zellen des Immunsystems und die Phosphodiesterase III in der Bronchialmuskulatur. Beide Isoenzyme werden bei Atopikern verstärkt exprimiert, sodass die Phosphodiesterasehemmung durch Theophyllin bei Asthmatikern möglicherweise doch von therapeutischer Bedeutung ist (siehe auch Kap. D 10 *Phosphodiesteraseinhibitoren*).

Als weiterer Wirkmechanismus des Theophyllins bei Asthma bronchiale wird ein Rezeptor-Antagonismus zu Adenosin diskutiert. Diese Eigenschaft ist aber wahrscheinlich weniger für die therapeutischen Effekte des Theophyllins am Bronchialsystem als für die extrapulmonal auftretenden Nebenwirkungen von Bedeutung. Theophyllin hemmt auch die intrazelluläre Calcium-Ionenfreisetzung und damit möglicherweise die Kontraktion der Bronchialmuskulatur. Im Sinne von indirekten Wirkmechanismen gibt es Anhaltspunkte für eine erhöhte Katecholamin-Ausschüttung, eine Senkung des cholinergen Tonus und eine Antagonisierung von verschiedenen Entzündungsmediatoren wie Prostaglandinen und TNF_α.

7.1.2 Antientzündliche Wirkung

Eine ganze Palette von immunmodulatorischen Eigenschaften des Theophyllins wurde in den letzten Jahren in vivo und in vitro nachgewiesen. Der Efflux von Entzündungszellen aus der Blutbahn ins Gewebe und die Ausschüttung von Entzündungsmediatoren werden gehemmt. Diese Effekte erstrecken sich auf ein breites Spektrum von Immunzellen, wie Neutrophile, Eosinophile, T-Lymphozyten, Makrophagen, Mastzellen, Basophile und Thrombozyten. Die Bildung bzw. Ausschüttung von Histamin, LTB_4 und verschiedenen Interleukinen wird reduziert und der Serumspiegel des eosinophilen cationischen Proteins (ECP) als Marker für eine „allergische Entzündung" sinkt. Die antiphlogistische Aktivität des Theophyllins konnte bereits bei einer Serumkonzentration von 5–10 mg/l in vivo beobachtet werden, die klinische Relevanz ist allerdings noch umstritten.

7.2 Nebenwirkungen

Auch die Nebenwirkungen des Theophyllins treten in Abhängigkeit vom Serumspiegel – vor allem bei Konzentrationen jenseits von 15 mg/l – auf und manifestieren sich vor allem gastrointestinal mit Übelkeit, Erbrechen und verstärktem gastroösophagealem Reflux. Auch zentralnervöse Nebenwirkungen – wie Unruhe, Schlafstörung, Kopfschmerzen, Tremor und Palpitationen – werden bereits im therapeutischen Bereich beobachtet. Wiederholt wurden auch psychogene Effekte wie Hyperaktivität, Konzentrationsstörungen und eine Intelligenzminderung beschrieben, unter kontrollierten Bedingungen konnte dies aber nicht bestätigt werden. Zum Teil wurde sogar von „positiven psychotropen Nebeneffekten", wie Verbesserung der Konzentrationsfähigkeit und Stärkung des Gedächtnisses, berichtet. Als weiterer Nebeneffekt des Theophyllins ist eine diuretische Wirkung zu erwähnen. Insgesamt ist die individuelle Verträglichkeit sehr variabel.

Bei hohen Serumspiegeln ab etwa 30 mg/l ist eine vitale Bedrohung durch Theophyllin-Intoxikation möglich, die sich mit Krampfanfällen und Herzrhythmusstörungen manifestiert. Besondere Vorsicht ist bei Patienten mit Vorschädigung des Herzens oder des zentralen Nervensystems geboten. Auch die Interaktion mit zahlreichen anderen Medikamenten muss beachtet werden (s. u.).

7.3 Stellenwert in der Therapie des Asthma bronchiale

Die Kombination von antiinflammatorischen und bronchodilatatorischen Eigenschaften des Theophyllins ist grundsätzlich als vorteilhaft anzusehen. Auch die Möglichkeit zur oralen Applikationsform kann als potenzieller Vorteil betrachtet werden, da bei inhalativ verabreichten Medikamenten die Compliance der Patienten vergleichsweise schlecht und Anwendungsfehler häufig sind. Die Bestimmung des Serumspiegels bietet die Möglichkeit zur Optimierung der Theophyllindosis und zur Überprüfung der Therapietreue. Als wesentliche Nachteile des Theophyllins sind die geringe therapeutische Breite und die individuell schlecht voraussagbare Pharmakokinetik anzuführen. Die hohe Rate an Nebenwirkungen bei bronchodilatativ wirksamen Serumspiegeln (10–20 mg/l) lässt sich bei geringerer Dosierung im antientzündlichen Wirkbereich (< 10 mg/l) weitgehend vermeiden.

7.3.1 Vergleich mit anderen antiasthmatischen Wirkprinzipien

Inhalativ verabreichte β_2-Sympathomimetika erzielen eine stärkere Bronchodilatation als Theophyllin mit wesentlich weniger Nebenwirkungen. Orale β_2-Sympathomimetika, wie z. B. Metaproterenol, Terbutalin oder Salbutamol, erzielen eine dem Theophyllin vergleichbar starke Wirkung. Eine Kombination von Theophyllin und kurz wirksamen β_2-Sympathomimetika geht mit einem potenzierten Nebenwirkungsrisiko einher. Als vorteilhaft im Vergleich mit den β_2-Sympathomimetika ist die Senkung der Hyperreagibilität unter Theophyllin im Sinne eines antientzündlichen Effektes anzusehen. Dies gilt auch im Bezug auf die neueren Langzeit-β_2-Sympathomimetika, für die bisher bei Asthmatikern keine relevante antientzündliche Wirkung nachgewiesen werden konnte. In der Therapie des nächtlichen Asthma bronchiale geht die Anwendung von Langzeit-β_2-Sympathomimetika bei gleicher Wirksamkeit mit weniger Nebenwirkungen als Theophyllin einher.

Vergleichende Studien des Theophyllins mit Dinatriumcromoglycat (DNCG) ergaben etwa eine gleich große Effektivität der beiden Substanzen, bezüglich der Verträglichkeit schnitt das Theophyllin ungünstiger ab. Diese Angaben beziehen sich jedoch auf eine mehrfach tägliche Inhalation von 20 mg DNCG in Pulverform oder per Feuchtinhalation. Die in Deutschland üblichen Dosieraerosole enthalten nur 2 mg pro Sprühstoß.

In neueren Untersuchungen wurde die antientzündliche Wirkung von Theophyllin bei Erwachsenen etwa gleich stark wie niedrig dosierte topische Steroide (äquivalent bis zu 400 µg Beclomethasondipropionat) bewertet. Bei Patienten, die bereits mit einer mittelhohen Dosis von topischen Steroiden (800 µg Budesonid) behandelt wurden, führte die Zugabe von Theophyllin bei Serumspiegeln um 9 mg/l zu einer stärkeren Verbesserung der Lungenfunktion als die Verdopplung des topischen Corticoids; bezüglich der bronchialen Reagibilität und der Symptomreduktion waren beide Behandlungsregime gleich effektiv. Während die Nebenwirkungsrate des Theophyllins im niedrig dosierten Bereich gering ist, wurde wiederholt auch unter mittleren Dosen von topischen Corticoiden eine Wachstumsretardierung bei Kindern festgestellt. Unter finanziellen Aspekten ist die zusätzliche Therapie mit Theophyllin wesentlich günstiger zu bewerten als eine Verdopplung der topischen Corticoiddosis oder auch die Behandlung mit einem der neuen Langzeit-β_2-Sympathomimetika.

Ein direkter Vergleich zwischen Theophyllin und den kürzlich zugelassenen Leukotrienantagonisten unter kontrollierten Bedingungen steht noch aus. Beiden Wirkprinzipien ist gemeinsam, dass sie oral verabreicht werden und sowohl antientzündliche als auch bronchodilatative Eigenschaften aufweisen. Aufgrund des aktuellen Erkenntnisstandes ist im Vergleich zum Theophyllin die antiasthmatische Potenz der Leukotrienantagonisten höher einzustufen, ihr bisher sehr günstiges Nebenwirkungsprofil ist noch nicht endgültig zu beurteilen.

7.3.2 Indikationen für Theophyllin bei Asthma bronchiale

Zur Therapie des akuten Asthma-Anfalls ist Theophyllin weniger geeignet, da β_2-Sympathomimetika wesentlich stärker bronchodilatativ wirksam sind und aufgrund ihrer größeren therapeutischen Breite auch relativ höher dosiert werden können. Der Nutzen einer ergänzenden Gabe von Theophyllin bei hoch dosierter β_2-Sympathomimetikatherapie konnte für Kinder und Jugendliche mit akutem Asthma-Anfall nicht nachgewiesen werden. Es ergaben sich jedoch Anhaltspunkte für eine geringere Rückfallrate, wenn Theophyllin zusätzlich zu Steroiden und β_2-Sympathomimetika während einer stationären Behandlung verabreicht wurde. Die Stärkung der Zwerchfellfunktion und die Steigerung des Atemantriebs lässt den Einsatz von Theophyllin bei bedrohlichen Asthma-Anfällen mit pulmonaler Globalinsuffizienz als sinnvoll erscheinen, speziell wenn der Therapieerfolg mit β$_2$-Sympathomimetika und Steroiden unzureichend ist. Zur Vermeidung von Nebenwirkungen muss das Theophyllin in dieser Situation langsam intravenös verabreicht werden.

Zur Dauertherapie des Asthma bronchiale wird der Einsatz von retardierten Theophyllinpräparaten ab der 2. Therapiestufe (mildes persistierendes Asthma) optional empfohlen. In mehreren Studien konnte gezeigt werden, dass bei gleichzeitiger Therapie mit Theophyllin inhalative Steroide und β$_2$-Sympathomimetika eingespart werden können. Die Frequenz akuter Exazerbationen und die nächtlichen Beschwerden nehmen ab. Die Behandlung mit Theophyllin wird insbesondere empfohlen, wenn relevante Beschwerden unter einer mittelhoch dosierten topischen Steroidtherapie (z. B. 800 µg/die Budesonid) persistieren. In dieser Konstellation wird Theophyllin als Alternative zu inhalativen Langzeit-β$_2$-Sympathomimetika angesehen und ist einer oralen β$_2$-Sympathomimetikagabe oder einer Steigerung der inhalativen Steroide in einem sehr hohen Bereich vorzuziehen. Bei einer Kombination mit Langzeit-β$_2$-Sympathomimetika ist auf potenzierte Nebenwirkungen am ZNS und am Herzen zu achten.

Zur Absicherung der Indikation von Theophyllin sind weitere prospektive Studien im Vergleich mit niedrig dosierten topischen Steroiden oder Leukotrienantagonisten erforderlich.

7.4 Dosierung und praktische Anwendung

Im akuten Asthma-Anfall wird initial ein Bolus von 4–6 mg/kg i. v. verabreicht, anschließend eine Dauerinfusion in Abhängigkeit vom Alter: unter 1 Jahr: 0,2 × (Lebensalter in Wochen) + 5 mg/kg; 1–12 Jahre: 16–18 mg/kg; über 12 Jahre: 10 mg/kg Tagesdosis. Der Serumspiegel muss nach 12 bis 24 Stunden kontrolliert und auf Werte zwischen 5 und 10/15 mg/l eingestellt werden.

Für die orale Dauertherapie sollten nur gut retardierte Präparate mit pH- und nahrungsunabhängiger Freisetzung bzw. Resorption des Wirkstoffes eingesetzt werden. Neben dem Alter sind bei der Dosierung verschiedene Faktoren, die den Theophyllinmetabolismus beeinflussen, zu berücksichtigen: Herzinsuffizienz, Lebererkrankungen, Fieber und verschiedene Medikamente (Kontrazeptiva, Antiepileptika, Rifampicin, Corticoide, Cimetidine etc.) können die Halbwertszeit des Theophyllins erheblich verlängern. Starker Koffeingenuss kann mit dem Abbau des Theophyllins in der Leber interferieren. Raucher haben einen schnelleren Theophyllinumsatz und brauchen deshalb höhere Dosen. Aufgrund der zirkadianen Rhythmik des Asthma bronchiale und chronopharmakologischer Schwankungen der oralen Bioverfügbarkeit ist eine asymmetrische Dosierung des Theophyllins sinnvoll (morgens ein Drittel, abends zwei Drittel).

Grundsätzlich reichen für die antiphlogistische Wirkung Serumspiegel zwischen 5 und 10 mg/l aus. Höhere Wirkspiegel (10 bis 20 mg/l) sind nur bei therapieresistenten Krankheitsverläufen anzustreben. Eine einschleichende Dosierung ist zur Vermeidung von initialen Nebenwirkungen zu empfehlen, die Enddosis muss individuell durch Kontrollen des Serumspiegels angepasst werden. Faustregel: Als initiale Gabe werden 10–15 mg/kg KG für sinnvoll erachtet. Serumspitzenspiegel-Kontrollen (bei Retardpräparaten im Allgemeinen etwa 6 Stunden nach Einnahme) sind nach 3 Halbwertszeiten zu empfehlen. Da eine Sättigungskinetik vorliegt, sind Dosisanpassungen in kleinen Schritten vorzunehmen. Außerdem sind Spiegelkontrollen bei Auftreten von Nebenwirkungen, bei einem unzureichenden Therapieerfolg oder bei Zweifel an der Compliance des Patienten indiziert. Eine Anpassung der Dosis wird unter Umständen bei geänderten Einflussfaktoren, z. B. bei Infekten, notwendig. Die Dauertherapie mit Theophyllin sollte bei Auftreten von Nebenwirkungen sofort unterbrochen werden.

Literatur

Barnes PJ, Pauwels RA: Theophyllin in the management of asthma: time for reappraisal? Eur Respir J 7: 579–591 (1994)

Evans DJ, Taylor DA, Zetterstrom O, Chung KF, O'Connor BJ, Barnes PJ: A comparison of low-dose inhaled budesonide plus theophylline and high-dose inhaled budesonide for moderate asthma. N Engl J Med 337 (Suppl. 20): 1412–1418 (1997)

Goodman DC, Littenberg B, O'Connor GT, Brooks JG: Theophylline in acute childhood asthma: A meta-analysis of its efficacy: Pediatr Pulmonol 21: 211–218 (1996)

Hendeles L, Weinberger M, Szefler S, Ellis E: Safety and efficacy of theophylline in children with asthma [see comments]. J Pediatr (United States) 120 (2 Pt 1): 177–183 (1992)

Szefler StJ, Bender BG, Jusko WJ, Lanier BQ, Lemanske RF JR, Skoner DP, Stempel DA: Evolving role of theophylline for treatment of chronic childhood asthma. J Pediatr 127: 176–185 (1995)

Tinkelman DG, Reed CE, Nelson HS, Offord P: Aerosol beclomethasone dipropionate compared with theophylline as primary treatment of chronic, mild to moderately severe asthma in children [see comments]. Pediatrics 92 (1): 64–77 (1993)

Tsiu SJ, Self TH, Burns R: Theophylline toxicity: update. Ann Allergy 64 (2 Pt 2): 241–257 (1990)

Ukena D, Keller A, Sybrecht GW: Theophyllin: Neues zu einem bewährten Medikament. Med Klin 89: 668–674 (1994)

Weinberger MM, Bronsky EA: Evaluation of oral bronchodilator therapy in asthmatic children. Bronchodilators in asthmatic children. J Pediatr 84 (3): 421–427 (1974)

D 8 Antileukotriene

8.1 Bedeutung der Leukotriene

Leukotriene sind, wie im Kap. A 3 *Zellen und Mediatoren der Entzündungsreaktion* ausgeführt, als wesentliche Mediatoren der asthmatischen Reaktion unter dem Namen „slow reacting substances of anaphylaxis" seit langem bekannt. Bereits 1982 war der Nobelpreis für Medizin für ihre Entdeckung vergeben worden.

Alle Leukotriene entstehen als Metaboliten der membranständigen Arachidonsäure. Diese wird durch die Phospholipase A_2 aus ihrer Bindung in der Zellmembran herausgelöst und anschließend durch verschiedene Enzyme zu neu generierten Mediatoren, den Cysteinyl-Leukotrienen, metabolisiert (Abbildung D 8.1).

Die Cysteinyl-Leukotriene beim Asthma stammen im Wesentlichen aus den eosinophilen Granulozyten, aber auch aus Mastzellen und Alveolarmakrophagen. Ihre Eigenschaften sind in Tabelle D 8.1 dargestellt.

Tab. D 8.1: In-vitro- und Ex-vivo-Effekte der Cysteinyl-Leukotriene.

Kontraktion der Bronchialmuskulatur
Zunahme der Mukussekretion und Änderung von dessen Zusammensetzung
Exsudation (Herausbildung eines Schleimhautödems)
Chemotaxis für eosinophile Granulozyten
Proliferation der glatten Atemwegsmuskulatur
(Pulmonale Vasokonstriktion)

Ihre Wirkung betrifft sowohl die früh (innerhalb von Minuten bis Stunden) einsetzende als auch die späte (bis Tage nach dem auslösenden Stimulus) anhaltende asthmatische Reaktion. Cysteinyl-Leukotriene besitzen, wie sich im Verlauf klinischer Studien mit Leukotrienantagonisten zeigte, auch beim belastungsinduzierten Asthma bronchiale eine pathogenetische Bedeutung. Wesentlich ist, dass sie ihre Wirkung so gut wie ausschließlich im Bereich der Atemwege entfalten. Da die Leukotriene sowohl eine Wirkung auf die glatte Muskulatur (Bronchokonstriktion) als auch auf das Entzündungsverhalten haben, erwartet man von Antagonisten sowohl antiinflammatorische als auch eine bronchodilatatorische Wirkung.

Da LTC_4 und LTD_4 sehr flüchtige Substanzen sind, kann in Studien als Parameter der asthmatischen Inflammation LTE_4, welches als stabiler Metabolit im Urin erscheint, bestimmt werden.

Einen Beitrag zur Klärung der Frage, für welche Patienten Leukotriene eine besondere Bedeutung haben, haben pharmakogenetische Untersuchungen geleistet, wie dies in dem Kapitel A 2 *Genetik des Asthmas* ausführlich dargestellt wurde. Klinische Relevanz besitzen entsprechende Untersuchungen (noch) nicht, d. h. die Wirksamkeit (oder Unwirksamkeit) auch der Leukotrienantagonisten erweist sich gegenwärtig noch in der Praxis.

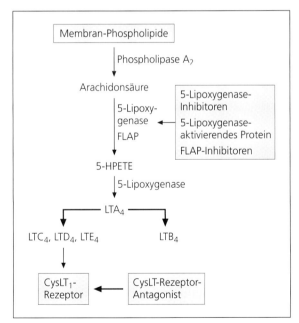

Abb. D 8.1: Metabolismus der Arachidonsäure, der zur Bildung von Leukotrienen führt, und Angriffspunkte der Antagonisten.

8.2 Leukotrieninhibitoren

Leukotrienantagonisten waren als maßgeschneiderte Asthmamedikamente, die auf die Blockade eines wesentlichen Mediators gerichtet waren, seit langem

Tab. D 8.2: Eigenschaften von Montelukast.

- Verbesserung des FEV_1
- Bronchoprotektion gegenüber pharmakologischer Provokation
- Bronchoprotektion gegenüber körperlicher Belastung
- Bronchoprotektion gegenüber Allergenprovokation
- rascher Wirkungseintritt (binnen Stunden)
- keine Wechselwirkung mit der Nahrung
- antiinflammatorische Eigenschaften: Verringerung der Eosinophilenzahl im Blut und induziertem Sputum, Reduktion von NO im Exhalat

im Gespräch. Die Suche nach Leukotrienantagonisten gestaltete sich aber schwierig. LTC_4- und LTD_4-Synthasehemmer, Lipoxygenaseinhibitoren und Rezeptorantagonisten boten sich als mögliche Angriffspunkte an. Auf die pharmakologischen Besonderheiten soll wegen der Vielzahl der diesbezüglichen Veröffentlichungen nicht im Detail eingegangen werden, sondern der Schwerpunkt auf der klinischen Applikation liegen. Seit 1998 stehen zwei Substanzgruppen mit Antileukotrieneigenschaften zur Verfügung:

- Cysteinyl-(LTC_4, LTD_4, LTE_4)-Leukotrienrezeptorantagonisten), die den Rezeptor im Bereich des Endorgans kompetitiv blockieren ($CysLT_1$-Rezeptorantagonisten),
- Leukotrienbiosynthesehemmstoffe, die die 5-Lipoxygenase oder das 5-Lipoxygenase aktivierende Protein (FLAP) inhibieren.

Zafirlukast und Montelukast sind selektive und kompetitive Antagonisten von LTD_4 am $CysLT_1$-Rezeptor. Zileuton ist ein 5-Lipoxygenaseinhibitor. Der einzige in Deutschland zugelassene Vertreter der Leukotrienrezeptorantagonisten, Montelukast, besitzt die in der Tabelle D 8.2 dargestellten Eigenschaften.

Montelukast steht als Kautablette (in zwei Dosierungen für Kinder) oder als Filmtablette (Erwachsene und Jugendliche) in unterschiedlichen Wirkstärken zur Verfügung, was sich günstig auf die Compliance auswirkt. Die Zulassung für jüngere Kinder (2 bis 5 Jahre) besteht in den USA seit 3/2001, in Deutschland seit 4/2001. Die Dosierung beträgt im Kindesalter zwischen 2 und 5 Jahren 4 mg/Tag, ab dem Alter von 6 Jahren 5 mg/Tag, ab dem 15. Lebensjahr wird die Erwachsenendosierung von 10 mg pro Tag empfohlen. Nahrung beeinflusst die Absorption nicht. Die Wirkdauer beträgt etwa 24 Stunden. Ein besonderer Vorteil der Leukotrien-D_4-Antagonisten liegt in ihrer Nebenwirkungsfreiheit. Dies mag seine Ursache darin haben, dass keine physiologischen Effekte von LTD_4 bekannt sind. Bisher besteht keinerlei Hinweis, dass eine Tachyphylaxie bzw. Toleranzentwicklung gegenüber LTD_4-Rezeptorantagonisten, insbesondere Montelukast, eintritt. Bei Zafirlukast, in den USA zugelassen, besteht die pädiatrische Dosis in einer 10 mg-Filmtablette, die 2-mal täglich auf nüchternen Magen (d. h. eine Stunde vor oder 2 Stunden nach den Mahlzeiten) gegeben werden muss. Die Substanz wird durch Nahrung in ihrer Bioverfügbarkeit um 40 % verringert.

8.2.1 Klinische Studien

Klinisch führte die Verwendung von Montelukast in kontrollierten Studien zu einer signifikanten Verbesserung der Lungenfunktion und zur Reduktion des β_2-Sympathomimetika-Verbrauchs, der Asthmasymptomatik und der Lebensqualität. Bei Patienten mit anstrengungsinduziertem Asthma hatte Montelukast einen signfikanten bronchoprotektiven Effekt, der auch nach monatelanger Behandlung unverändert anhielt. Die Zahl der eosinophilen Granulozyten im Blut und im Sputum wurde durch Montelukast signifikant verringert. Bei erwachsenen Patienten konnte die Dosis der inhalativen Corticosteroide reduziert werden. Klinische Exazerbationen traten unter einer Dauertherapie mit Montelukast seltener als unter Plazebo auf. In einer Vergleichsstudie mit Beclometason war unter Montelukast die Zahl der Patienten, die ohne Asthmaanfälle blieb, annähernd gleich groß wie bei dem inhalativen Glucocorticosteroid. Die Häufigkeit von Nebenwirkungen entsprach dabei etwa der von Plazebo. Wie erwartet erwies sich Montelukast auch gegen das aspirininduzierte Asthma, welches durch Leukotriene getriggert wird, als wirkungsvoll. Die Erwartungen bezüglich der Bronchodilatation und der Entzündungshemmung sind in verschiedenen klinischen kurzfristigen Studien erfüllt.

8.2.2 Studien an pädiatrischen Patienten

Die grundlegende doppelblinde pädiatrische Studie wurde bei 336 Kindern mit chronischem Asthma bronchiale im Alter von 6 bis 14 Jahren durchgeführt, die im Durchschnitt eine Einschränkung der Lungenfunktion auf 72 % FEV_1 und damit schon ein mittelschweres Asthma hatten. Die Kinder erhielten in der doppelblinden Studie acht Wochen lang entweder Montelukast (5 mg/Tag) oder Plazebo. Knapp 40 % der Probanden benutzten zudem regelmäßig ein inhalatives Corticoid. Montelukast verminderte im Vergleich zu Plazebo die Häufigkeit der Asthmaexazerbationen, das FEV_1 wurde signifikant verbessert, der Verbrauch von β_2-Sympathomimetika gesenkt. Auch die Zahl der Eosinophilen im peripheren Blut sank als Hinweis auf die antiinflammatorische Potenz des Medikaments. Die Häufigkeit von Nebenwirkungen unter Montelukast entsprach etwa der von Plazebo. Last not least, die Verbesserung der Lebensqualität als ein entscheidender Parameter, war der unter Plazebo deutlich überlegen.

Der Einfluss von Montelukast auf das Anstrengungsasthma bei Kindern wurde in einer randomisierten, doppelblinden Crossover-Studie untersucht. 27 Jungen und Mädchen nahmen an zwei aufeinander folgenden Tagen jeweils eine Kautablette mit 5 mg Montelukast bzw. Plazebo. 20 bis 24 Stunden später wurde nach einer Standardbelastung am Fahrradergometer die Lungenfunktion, insbesondere das FEV_1, wiederholte Male untersucht. Der maximale belastungsinduzierte FEV_1-Abfall war unter Montelukast signifikant geringer als unter Plazebo. Die Fläche unter der Ein-Stunden-Kurve der prozentualen FEV_1-Änderung (AUC = area under the curve) als integrales Maß für die Schwere der Obstruktion wurde gegenüber Plazebo mehr als halbiert.

Inwieweit Leukotrieninhibitoren den Entzündungsverlauf langfristig beeinflussen, ist unklar. Im Kindesalter wäre die Patientengruppe mit leichten (oder auch nur intermittierenden) Beschwerden als Zielgruppe für die Behandlung mit Montelukast attraktiv, die bisher nicht oder nur mit niedrig dosierten steroidalen antiinflammatorischen Substanzen inhalativ behandelt wurde. Auch Patienten im Kleinkindesalter könnten aufgrund der systemischen Wirkung und der einfachen Applikation besonders von der Substanz profitieren.

8.3 Vergleich mit anderen Asthmamedikamenten

Der klinische Stellenwert der Leukotrienantagonisten ist noch nicht voll bekannt. Die gegenwärtigen Indikationen betreffen neben dem Belastungsasthma die Einsparung von Corticosteroiden bei mäßigen und mittelschweren Asthmaformen. Das so genannte „Churg-Strauss-Syndrom", welches als Differenzialdiagnose des schweren Asthmas bei Erwachsenen zu berücksichtigen ist, kommt im Kindesalter praktisch nicht vor. Bisherige vergleichende Studien wurden im Kindesalter meist mit einer Leukotrienantagonist-Monotherapie, aber auch zusammen mit inhalativen Corticosteroiden, publiziert. Dies bedeutet, dass die Kombination verschiedener Medikamente, wie sie bei den meisten Asthmaformen angewandt wird, im Kindesalter noch evaluiert werden muss. Im Erwachsenenalter liegen Studien, die einen steroideinsparenden Effekt beweisen, vor.

Der direkte Vergleich von Montelukast mit DNCG wies deutliche Vorteile in der Compliance und der Akzeptanz des Medikamentes auf. Die Verbesserung des FEV_1 ist bei Montelukast weniger ausgeprägt als mit β_2-Sympathomimetika, die Symptome verlieren sich aber unter Montelukast häufig schneller als bei inhalativen Steroiden. Vergleichende Studien zur Entwicklung der bronchialen Hyperreagibilität unter inhalativen Corticosteroiden bzw. Leukotrieninhibitoren liegen nicht vor. Daher ist auch nicht klar, welche Dosis von inhalativen Corticosteroiden bei Kindern ersetzt werden kann, um das gleiche Ausmaß der Dämpfung der Hyperreagibilität zu erzielen. Studien, welche die Besserung der Sekundenkapazität unter Leukotrieninhibitoren zeigen, müssen auch unter dem Gesichtspunkt betrachtet werden, dass der durchschnittliche Anstieg nicht die Realität der Therapie in der Praxis widerspiegelt. Die Praxis zeigt, dass einige Patienten eine Besserung des FEV_1 um 30 % aufweisen und bei anderen dagegen kein Therapieerfolg zu verzeichnen ist.

Für eine Monotherapie als Dauertherapie beim leichten Asthma liegen gegenwärtig noch keine überzeugenden Daten vor. Eine Ausnahme stellt die Patientengruppe unter 5 Jahren dar, wo sich die Symptome unter der Langzeittherapie deutlich besserten.

Die Heterogenität des Krankheitsbildes Asthma lässt in Zukunft wünschen, dass ein differenzierter individueller Einsatz möglich ist. Ein wesentlicher Vorteil von Montelukast liegt in der patientenfreundlichen Anwendungsweise (eine Kautablette abends für kleine Kinder). Der systemische Aspekt, z. B. bei Steroiden eher unerwünscht, muss bei Leukotrieninhibitoren nicht unbedingt nachteilig sein. Insbesondere die Tatsache, dass die zirkulierenden Eosinophilen unter Leukotrieninhibitoren sinken, weist darauf hin, dass die systemische inflammatorische Reaktion, wie sie beim Asthma bronchiale begleitend vorhanden ist, sich verringert. Die Adhäsion der Eosinophilen an das pulmonale Gefäßsystem, die Extravasation und damit die Perpetuation der Inflammation sind auch wichtige Aspekte des Asthma bronchiale. Eine Hauptfrage besteht daher darin, ob ein hochwirksames spezifisches Medikament, welches am Beginn der Stufenskala eingesetzt wird, vielleicht mehr Potenzial besitzt,

Tab. D 8.3: Vergleich inhalativer Corticosteroide (CS) mit Leukotrieninhibitoren (LT).

	LT	CS
Anwenderfreundlichkeit	++	+
Symptomkontrolle	+	++
Lungenfunktion	+	+
Hyperreagibilität	(+)	+
Inflammation	+	++
Exazerbationshäufigkeit	(?)	+
Wirkstärke	+	++
Langzeiteffekt	?	(?)
Nebenwirkungen	(–)	(+)

nicht nur die Symptome, sondern möglicherweise den gesamten Krankheitsverlauf zu beeinflussen als ein breit wirksames Medikament wie die Corticosteroide. Es besteht auch kein Wirkungsverlust. Im Vergleich mit den inhalativen Corticosteroiden lassen sich Vor- und Nachteile der Leukotrienantagonisten wie in Tabelle D 8.3 aufgeführt, darstellen.

8.4 Vor- und Nachteile der Leukotrieninhibitoren

Der große Vorteil des Medikaments liegt darin, dass sich eine Wirkung innerhalb weniger Tage bzw. sogar unter Umständen weniger Stunden zeigt. Manche Eltern berichten, dass sofort nach Gabe des Medikaments am Abend zum ersten Mal nach Monaten nächtliche Ruhe eingetreten sei. Auf diese Art und Weise wäre es möglich, die Leukotrieninhibitoren in Kombination mit einer Reihe weiterer Medikamente zur Therapieinduktion (rasche Schaffung einer Beschwerdefreiheit) einzusetzen und im Verlauf zu entscheiden, wie weit sie in der Dauertherapie erforderlich sind. Es ist allerdings zu berücksichtigen, dass Cysteinyl-Leukotriene bei weitem nicht die einzigen Mediatoren der asthmatischen Entzündung sind. Aus diesem Grunde spielen die inhalativen Corticosteroide auch im Kindesalter eine zentrale Rolle. Da aber inhalative Steroide weder kausal noch spezifisch oder bedenkenlos nebenwirkungsfrei sind, mag die schwächere Wirkung der Antileukotriene nicht in jedem Fall ein Nachteil sein.

8.5 Offene Fragen

Die Fragen, die sich insbesondere bei dem klinischen Einsatz dieser Substanzen stellen, lassen sich so zusammenfassen:

- Sind Antileukotriene als First-line-Therapie geeignet?
- Sind sie rein additiv, aber in jedem Stadium zu verwenden?
- Beschränkt sich ihr additiver Einsatz auf die Situation, wenn niedrig dosierte Corticosteroide nicht ausreichen?
- Sollen sie Medikamente, deren Wirksamkeit (wie DNCG) begrenzt ist, ersetzen?
- Wirken sie nur bei bestimmten Patienten?
- Ist eine Beeinflussung des gesamten Krankheitsverlaufs und der Prognose („Disease-modifier") möglich?

Literatur

Bisgaard H, Loland L, Anhøj J: NO in exhaled air of asthmatic children is reduced by the leukotriene receptor antagonist montelukast. Am J Respir Crit Care Med 160: 1227–1231 (1999)

Bisgaard H, Nielsen K: Bronchoprotection with a leukotriene receptor antagonist in asthmatic preschool children. Am J Respir Crit Care Med 162: 187–190 (2000)

Dockhorn RJ, Baumgartner RA, Leff JA, Noonan M, Vandormael K, Stricker W, Weinland DE, Reiss TF: Comparison of the effects of intravenous and oral montelukast on airway function: a double blind, placebo controlled, three period, crossover study in asthmatic children. Thorax 55: 260–265 (2000)

Drazen JM, Israel E, O'Byrne PM: Treatment of asthma with drugs modifying the leukotriene pathway. N Engl J Med 340: 197–206 (1999)

Kemp JP, Dockhorn RJ, Shapiro GG, Nguyen HH, Reiss TF, Seidenberg BC, Knorr B: Montelukast once daily inhibits exercise-induced bronchoconstriction in 6- to 14-year old children with asthma. J Pediatr 133 (3): 424–428 (1998)

Knorr B, Matz J, Bernstein JA, Nguyen H, Seidenberg BC, Reiss TF, Becker A: Montelukast for chronic asthma in 6- to 14-year-old children: a randomized, double-blind trial. JAMA 279 (15): 1181–1186 (1998)

Markham A, Faulds D: Montelukast. Drugs 56 (2): 251–256 (1998)

Pizzichini E, Leff JA, Reiss TF, Hendeles L, Boulet LP, Wei LX, Efthimiadis AE, Zhang J, Hargreave FE: Montelukast reduces airway eosinophilic inflammation in asthma: a randomised, controlled trial. Eur Respir J 14: 12–18 (1999)

Simons F, Villa J, Lee B, Teper A, Lyttle B, Aristizabal G, Laessig W, Schuster A, Perez-Frias J, Sekerel B, Menten J, Leff J: Montelukast added to budesonide in children with persistent asthma: a randomised, double-blind, crossover study. J Pediatr 138 (5): 694–698 (2001)

Villaran C, O'Neill SJ, Helbling A, Van Noord JA, Lee TH, Chuchalin AG, Langley SJ, Gunawardena KA, Suskovic S, Laurenzi M, Jasan J, Menten J, Leff JA: Montelukast versus salmeterol in patients with asthma and exercise-induced bronchoconstriction. J Allergy Clin Immunol 104: 547–553 (1999)

D 9 Antihistaminika

Antihistaminika sind seit vielen Jahren bei Patienten mit Asthma bronchiale im Einsatz, wobei die Hauptindikation nicht das Asthma, sondern vielmehr die häufig begleitende allergische Rhinokonjunktivitis ist. Ihr Einfluss bezieht sich in erster Linie auf die frühe Phase der allergischen Inflammation. Die Wirkungen der Antihistaminika auf inflammatorische Prozesse der Bronchialwand sind in der Tabelle D 9.1 zusammengefasst, Tabelle D 9.2 enthält eine Zusammenstellung der gebräuchlichsten Präparate.

Tab. D 9.1: Wirkungen der Antihistaminika auf die allergische Inflammation.

- Histamin-Antagonismus durch Blockade des Histamin-Rezeptors
- Reduktion des Influx von Eosinophilen an dem Ort der Entzündung durch Verminderung der ICAM 1-Expression
- Unterbrechung der durch Histamin ausgelösten Kaskade weiterer Entzündungsreaktionen

9.1 Therapeutischer Einsatz

Eine Reihe von Studien hatten immer wieder einen marginalen Einfluss von Antihistaminika (wie Ketotifen) auf Asthmasymptome auch bei Kindern gezeigt. Insgesamt gesehen war der Effekt jedoch nicht sehr eindrucksvoll.

9.2 Unterschiede zwischen einzelnen Antihistaminika

Die Auswahl eines geeigneten Antihistaminikums beeinflusst sowohl das Wirkungs- als auch das Nebenwirkungsspektrum. Während die älteren Antihistaminika noch häufig eine serotonerge und parkinsoninduzierende Wirkung hatten, passieren die neueren hochselektiven Antihistaminika kaum die Blut-Hirn-Schranke. Beachtung ist kardialen Nebenwirkungen zu schenken. Einige Antihistaminika führen zu Herzrhythmusstörungen („Torsade de pointes"). Derartige Veränderungen werden bei Antihistaminika mit extrahepatischem Metabolismus (z. B. Cetirizin) nicht beobachtet. Das Sicherheitsprofil von Antihistaminika der neueren Generation ist ausgezeichnet. In der so genannten „ETAC-Studie" konnten bei einer relativ hohen Dosierung von Cetirizin ($2 \times 0,25$ mg/kg KG) während einer $1\frac{1}{2}$-jährigen Therapiedauer im Vergleich zum Plazebo keine signifikanten Nebenwirkungen festgestellt werden. Es war lediglich eine (erwünschte) Reduktion der Häufigkeit urtikarieller Reaktionen zu verzeichnen. Eine versehentliche 100-fache Überdosierung führte zu keinen lebensbedrohlichen Erscheinungen.

Antihistaminika der 3. Generation wie Levocetirizin oder Desloratadin weisen ein ähnlich günstiges Spektrum auf. Seit April 2002 steht Desloratadin für Kleinkinder ab 2 Jahre zur Verfügung. Levocetirizin ist für Kinder ab 6 Jahre zugelassen.

Tab. D 9.2: Nicht oder nur schwach* sedierend wirkende Antihistaminika.

Wirkstoffe	Handelspräparate, Beispiele	Darreichung	Dosierung
Cetirizin*	Zyrtec®	Filmtbl., Susp.	10 mg/Tbl., 10 mg/ml
Loratadin	Lisino®	Tbl.	10 mg/Tbl.
Terfenadin	Teldane®; Terfemundin®	Tbl.	60 mg/Tbl.
Desloratadin	Aerius®	Filmtbl.	5 mg/Tbl.
Levocetirizin	Xysal®	Tbl.	5 mg/Tbl.

9.3 Prophylaktischer Einsatz

Cetirizin ist das erste Medikament, dessen präventiver Einsatz bei einer Subgruppe von gut charakterisierten Hochrisikokindern, für die ein Risiko von 40 % errechnet worden war, im Alter zwischen 1 und 3 Jahren an Asthma zu erkranken, in einer prospektiven, plazebokontrollierten Studie über 18 Monate zu einer Reduktion der Asthmainzidenz von 50 % führte. Diese Hochrisikokinder hatten eine atopische Dermatitis, Sensibilisierung gegenüber inhalativen Allergenen wie Hausstaubmilbe und Gräserpollen bereits im Alter von einem Jahr und eine positive Atopieanamnese bei Verwandten ersten Grades. Falls diese Wirkung in einer Kontrollstudie bestätigt wird, kann die Behandlung mit diesem Medikament prophylaktisch empfohlen werden.

Literatur

ETAC Study Group: Allergic factors associated with the development of asthma and the influence of cetirizine in a double-blind, randomised, placebo-controlled trial. Pediatr Allergy Immunol 9: 116–124 (1998)

D 10 Phosphodiesteraseinhibitoren

Die Phosphodiesterase ist das Enzym, das zyklisches AMP (cAMP) abbaut. Eine Phosphodiesterasehemmung führt demnach zur Akkumulation von cAMP, was in glatten Muskelzellen eine Bronchodilatation zur Folge hat. Der landläufig bekannteste Phosphodiesteraseinhibitor ist das Theophyllin. Mittlerweile weiß man allerdings, dass das Theophyllin bei üblicher Dosierung seine antiasthmatischen Wirkungen vor allem über andere Wirkprinzipien entfaltet (siehe auch Kapitel D 7 *Theophyllin*).

In den letzten Jahren sind jedoch eine ganze Reihe neuartiger Phosphodiesteraseinhibitoren entwickelt worden. Wissenschaftliche Grundlage dieser Entwicklungen war das Wissen um die Phosphodiesterase-Isoenzyme (PDE I–V). Verschiedene Zellsysteme haben unterschiedliche Phosphodiesterase-Isoenzym-Profile. Angesichts der Zellsysteme, die beim Asthma bronchiale eine Rolle spielen, gab es bei der pharmazeutischen Industrie vor allem Aktivitäten bezüglich der Entwicklung von PDE-III- (z. B. Siguazodan), PDE-IV- (z. B. Rolipram, Ariflo) und PDE-V- (z. B. Zaprinast) Inhibitoren. In vitro ließen sich mit diesen Substanzen in verschiedenen Systemen eine Reihe der erwünschten Effekte bewirken, so beispielsweise eine Hemmung der Freisetzung inflammatorischer Mediatoren oder eine Bronchusdilatation. Auch im Tierversuch ließen sich eine Hemmung der Eosinophilen-Infiltration nach Allergenprovokation in den Atemwegen sowie eine Verminderung der bronchialen Hyperreagibilität erreichen. Bei der systemischen Anwendung beim Menschen traten jedoch vielfach intolerable Nebenwirkungen auf, vor allem Übelkeit, Erbrechen und Kopfschmerzen. Gut verträglich ist der oral zu verabreichende PDE-IV-Inhibitor Ariflo, dessen Wirksamkeit bei erwachsenen Asthmatikern als „Add-on-Therapeutikum" zusätzlich zu niedrig dosierten inhalativen Corticoiden in einer multizentrischen plazebokontrollierten Studie demonstriert werden konnte. PDE IV ist auch tatsächlich das vorherrschende Phosphodiesterase-Isoenzym in inflammatorischen Zellen wie Mastzellen, Eosinophilen, T-Lymphozyten, Makrophagen, sensorischen Nervenzellen, Epithelzellen und auch in glatten Muskelzellen. Somit könnte das Konzept der PDE-IV-Inhibition in der Tat eine theoretisch sinnvolle antiinflammatorische Therapie darstellen. Beim abwägenden Vergleich der zur Verfügung stehenden therapeutischen Wirkprinzipien erscheint es jedoch sehr fraglich, ob Phosphodiesteraseinhibitoren jemals eine wichtige Rolle in der Behandlung des kindlichen Asthmas spielen werden.

Literatur

Barnette MS, Underwood DS: New phosphodiesterase inhibitors as therapeutics for the treatment of chronic lung disease. Curr Op Pulm Med 6: 164–169 (2000)

Rabe KF, Magnussen H, Dent G: Theophylline and selective PDE inhibitors as bronchodilators and smooth muscle relaxants. Eur Respir J 8: 637–642 (1995)

Warner JO, Naspitz CK, Cropp GJA: Third international pediatric consensus statement on the management of childhood asthma. Pediatr Pulmonol 25: 1–17 (1998)

D 11 Kombinationspräparate

11.1 Argumente für eine fixe Kombination

Die fixe Kombination zweier Medikamente folgt dem Wunsch des Arztes und des Patienten nach einer Vereinfachung der Therapie. Bei einer komplexen chronischen Krankheit mit lebenslanger Einnahme von Medikamenten und der Notwendigkeit, verschiedene Wirkprinzipien zur Vermeidung gravierender Nebenwirkungen einer Substanz zu kombinieren, ist dieses Anliegen ein rationales. Um das Gegenteil des beabsichtigten Effektes zu vermeiden, wurden von Crout folgende Kriterien aufgestellt, die bei fixen Kombinationen erfüllt sein müssen (Tabelle D 11.1).

11.2 Beispiele für fixe Kombinationen

Im Kindesalter spielen vor allem die Kombination aus einem β_2-Sympathomimetikum auf der einen Seite und DNCG bzw. inhalativen Steroiden als Partner eine Rolle. Bei erwachsenen Patienten, vor allem mit COPD, erfreut sich darüber hinaus die Kombination aus einem β_2-Sympathomimetikum und einem Vagolytikum (Ipratropiumbromid) großer Beliebtheit. Im Kindesalter ist dieses Medikament verzichtbar.

11.2.1 DNCG und β_2-Sympathomimetika

Antiinflammatorische Medikamente erfüllen die Funktion, die Herabregulation der β_2-Rezeptoren und damit die Toleranz zu verhindern. Dies war in der Vergangenheit bereits in der Pädiatrie mit der Langzeitapplikation von DNCG zusammen mit einem kurz wirksamen β_2-Sympathomimetikum praktiziert worden, entweder in der inhalativen Form im Druckvernebler oder in einer Dosieraerosolform. In der Dosieraerosolform war wegen der niedrigen Dosierung des DNCG-Anteils die Problematik der Wirksamkeit mehrfach diskutiert worden und die entsprechenden Dosieraerosole waren mitunter mitbeteiligt am β_2-Sympathomimetikamissbrauch im Kinder- und Jugendalter.

11.2.2 Inhalative Corticosteroide und β_2-Sympathomimetika

11.2.2.1 Symptomkontrolle

Unter den genannten Gesichtspunkten ist die Kombination eines β_2-Sympathomimetikums mit einem Steroid konsequent. Die fixe Kombination eines Relievers mit einem Controller folgt im Wesentlichen der Rationale, dass eine Dauertherapie mit einem inhalativen β_2-Sympathomimetikum von den Patienten zur Symptomdämpfung als angenehm empfunden wird. Dies bedeutet, dass die für den Patienten zunächst wahrnehmbare Komponente der Therapie zwangsläufig in dem β_2-Sympathomimetikum liegen muss. Unter dem Gesichtspunkt der Compliance stellt die Kombination zwischen einem inhalativen Corticosteroid und einem lang wirkenden β_2-Sympathomimetikum durchaus eine sinnvolle Erweiterung des therapeutischen Angebotes dar.

11.2.2.2 Antiinflammatorischer Wirkanteil

Für Erwachsene wurde gezeigt, dass die Kombination einer niedrig dosierten inhalativen Corticosteroidtherapie zusammen mit einem lang wirkenden β_2-Sympathomimetikum eine nicht ausreichend kontrollierte Asthmasymptomatik besser beherrscht als eine höhere Steroiddosis allein. Dies galt nicht für das Auftreten schwerer Asthmaanfälle, welches durch höher dosierte Corticosteroide besser verhindert werden konnte, was nachvollziehbar ist, da bei schweren Exazerbationen höhere Steroiddosen grundsätzlich mehr Sicherheit bieten. Obwohl Anlass besteht, anzunehmen, dass hier-

Tab. D 11.1: Crout'sche Kriterien.

- Jeder einzelne Inhaltsstoff muss zum therapeutischen Effekt beitragen
- Die Dosierung (Menge, Häufigkeit, Dauer) jedes einzelnen Inhaltsstoffes muss so bemessen sein, dass die Kombination unbedenklich und bei einer Mindestzahl von Patienten, die einer Kombinationstherapie bedürfen, wirksam ist.
- Die Kombination muss entweder einer erhöhten Wirksamkeit, einer erhöhten Sicherheit oder einem verringerten Missbrauchsrisiko dienen.
- Die fixe Kombination der Inhaltsstoffe muss einen besseren therapeutischen Effekt hervorbringen als jeder Inhaltsstoff für sich allein.

zu im Kindesalter keine grundsätzlichen Unterschiede bestehen, konnte dieser Zusammenhang der besseren Symptomkontrolle bei vergleichenden Untersuchungen im Kindesalter nicht bestätigt werden, wahrscheinlich infolge des leichteren Schweregrades der untersuchten Kinder und der flacheren Dosis-Wirkungs-Beziehung inhalativer Corticosteroide im Kindesalter.

11.2.2.3 Dosierung der antiinflammatorischen Therapie

Nun wird bei den fixen Kombinationen eines Corticosteroids mit einem β_2-Sympathomimetikum eine unterschiedlich hohe Dosierung der Corticosteroide angeboten. Dies ist sicher unter dem Gesichtspunkt vernünftig, als die Steroiddosis in der Dauertherapie so niedrig wie möglich gehalten werden sollte. Es würde aber in der Praxis bedeuten, dass, wenn man den Corticosteroidanteil in der fixen Kombination ernst nehmen würde, die Patienten verschiedene Dosierungen zu Hause haben sollten, um die Therapie bedarfsgemäß steigern oder senken zu können. Da das β_2-Sympathomimetikum zumindest potenziell die Gefahr der Toxizität bei einer Überdosierung (z. B. bei einer Erhöhung der Anzahl der Hübe) mit sich bringt, ist mit fixen Kombinationen in der Regel keine flexiblere Anpassung der Steroiddosis an Exazerbationen durch Erhöhung der Zahl der Applikationen (Hübe etc.), wie sie den meisten Patienten mit Asthma empfohlen wird, möglich. Im Kindesalter wird man daher die Anwendung dieser fixen Kombination am ehesten in dem allerniedrigsten inhalativen Corticosteroiddosisbereich anstreben. Es liegt allerdings noch keine Studie vor, die die fixe Kombination im Kindesalter unter diesem Gesichtspunkt untersucht.

11.2.2.4 Anstrengungsasthma

Auch das Anstrengungsasthma mit einer Reduktion der bronchialen Überempfindlichkeit über einen längeren Zeitraum kann von dieser Kombination profitieren. Ob die Wahrscheinlichkeit eines klinisch relevanten Reboundeffekts nach Absetzen und die Induktion der Toleranz auf diese Weise minimiert werden können, ist noch nicht geklärt.

11.3 Zusammenfassung

Als Fazit ist festzuhalten, dass die Indikation für die Kombinationspräparate am ehesten für das späte Kindesalter bzw. das Jugendalter zu stellen ist. Bei jüngeren Kindern ist immer wieder zu fragen, inwieweit nicht eine niedrig dosierte Corticosteroidtherapie, Antileukotriene oder DNCG vollständig ausreichen, um Beschwerdefreiheit zu erzielen und die Hyperreagibilität zu dämpfen. Ein plausibler Weg besteht darin, die Therapie mit dem Kombinationspräparat aus lang wirksamen β_2-Sympathomimetika und inhalativen Corticosteroiden einzuleiten und die Medikamente im Sinne des Step-down im weiteren Verlauf dann um die regelmäßig applizierten β_2-Sympathomimetika zu reduzieren. Ob das Vorgehen, die Applikation des Steroids an den Bedarf an β_2-Sympathomimetika zu koppeln, wie bei Erwachsenen, den pädiatrischen Anforderungen entspricht, bleibt abzuwarten. Zu beachten ist die unterschiedliche Freisetzung der Substanzen bei fixen Kombinationen aus lang wirksamen β_2-Sympathomimetika und Corticosteroiden in Pulverform.

11.4 Mögliche Nachteile

Erfahrungsgemäß benutzt eine Reihe der Patienten (auch Kinder und Jugendliche) das inhalative Corticosteroid fälschlicherweise als Notfallmedikation. Während dies im Normalfall zu einer Unterdosierung von β_2-Sympathomimetika führt, kann bei der fixen Kombination eines lang wirksamen β_2-Sympathomimetikums mit einem Corticosteroid bei der fälschlichen Anwendung als Notfallmedikament die Gefahr der kumulativen Toxizität entstehen. Diese Gefahr wird noch erhöht, wenn die Wirkung für den Patienten nicht innerhalb der ersten Minuten nach der Applikation wahrnehmbar wird, und daher die Dosis weiter gesteigert wird. Ein Weg wäre daher, die Medikamente neben der Zahnbürste zu deponieren, um zu Hause sicherzustellen, dass sie nur zu festen Zeiten anzuwenden sind.

Literatur

Chung KF: The complementary role of glucocorticosteroids and long-acting Beta-adrenergic agonists. Allergy 53: 7–13 (1998)

Crout JR: Fixed combination prescription drugs: FDA policy. J Clin Pharmacol 14: 249–254 (1974)

Greening AP, Ind PW, Northfild M, Shaw G: Added salmeterol versus higher-dose corticosteroid in asthma patients with symptoms on existing inhaled corticosteroid. Lancet 344: 219–224 (1994)

Pauwels RA, Lofdahl CG, Postma DS, Tattersfield AE, O'Byrne P, Barnes PJ, Ullmann A: Effect of inhaled formoterol and budenoside on exacerbations of asthma. Formoterol and Corticosteroids Establishing Therapy (FACET) International Study Group. N Engl J Med 337: 1405–1411 (1997)

Verberne AA, Frost C, Duiverman EJ, Grol MH, Kerrebijn KF: Addition of salmeterol versus doubling the dose of beclomethasone in children with asthma. The Dutch Asthma Study Group. Am J Respir Crit Care Med 158: 213–219 (1998)

Woolcock A, Lundbäck B, Ringdal N, Jacques LA: Comparison of addition of salmeterol to inhaled steroids with doubling of the dose of inhaled steroids. m J Respir Crit Care Med 153: 1481–1488 (1996)

D 12 Experimentelle Therapien

Schwere Formen des Asthma bronchiale können sich gegenüber der Standardmedikation mit hoch dosierten inhalativen Steroiden therapierefraktär erweisen. In solchen Fällen besteht Bedarf an effektiven und sicheren oralen Therapeutika, die spezifisch in die Pathogenese der Erkrankung eingreifen, ohne das Spektrum an Nebenwirkungen einer breiten antiinflammatorischen Therapie wie mit Steroiden aufzuweisen. Das zunehmende Verständnis der immunologischen Grundlagen der allergischen Reaktion (siehe Kapitel A 3 *Zellen und Mediatoren der allergischen Entzündungsreaktion*) hat zur Einführung neuer antiinflammatorischer Medikamente geführt, die gegen einzelne Anteile in der inflammatorischen Kaskade der allergischen Entzündung gerichtet sind (Abbildung D 12.1). Neben neuen Ansätzen zur Verminderung oder Verhinderung der inflammatorischen Komponenten der allergischen Reaktion sind für die Zukunft auch präventive und kurative Behandlungsstrategien von besonderer Bedeutung. Im Folgenden sollen einige ausgesuchte Ansätze zur Therapie und/oder Prävention beschrieben werden, die nicht Bestandteil der konventionellen Therapie sind und sich im (klinisch-)experimentellen Stadium befinden.

12.1 Interaktion mit der IgE-Antwort (Anti-IgE-Therapie)

12.1.1 Grundlagen

Die Produktion von IgE als Reaktion auf Umweltstoffe ist das wesentliche Merkmal der allergischen Sensibilisierung bei atopischen Patienten. IgE-Serumspiegel von Patienten mit Asthma bronchiale korrelieren mit Inzidenz und Schweregrad der Erkrankung. Ebenso ist in zahlreichen klinischen Studien gezeigt worden, dass die Beeinflussung der IgE-Antwort zu einer Verminderung oder Aufhebung allergischer Symptome führen kann. Ein gegen den für die Bindung an den hochaffinen IgE-Rezeptor verantwortlichen Fc-Part des menschlichen IgE gerichteter Antikörper, Mae11, wurde in der Maus entwickelt und zu weitergehenden Studien ausgesucht. Um eine klinische Anwendung dieses Antikörpers zu ermöglichen und das Problem der Sensibilisierung durch Fremdprotein zu vermeiden, wurde eine „rekombinante humanisierte" Form mit 95% humanem Proteingehalt, aber gleicher Bindungsaffinität zu IgE wie die Ausgangsform, hergestellt (rhuMAb-E25, Novartis®).

12.1.2 Studien

In-vitro-Versuche zeigten, dass

1. rhuMAb-E25 menschliches IgE mit hoher Affinität bindet, lösliche Komplexe formt und somit IgE aus der Zirkulation entfernen kann;
2. IgE an identischer Stelle bindet wie der hochaffine IgE-Rezeptor, ohne selbst die Aktivierung der Zel-

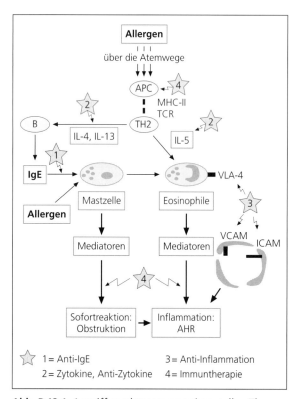

Abb. D 12.1. Angriffspunkte von experimentellen Therapien für die Behandlung von Asthma bronchiale.

len zu induzieren (nicht-anaphylaktogener anti-IgE-Antikörper). Damit kann der Antikörper allergenbedingte Degranulierung und Freisetzung von Histamin aus Effektorzellen verhindern.

In vivo wurde an Primaten gezeigt, dass der Einsatz von rhuMAb-E25 allergische Hautreaktionen nach Allergenprovokation vermindern konnte.

Basierend auf diesen ermutigenden Ergebnissen wurden erste klinische Studien begonnen, um die Sicherheit und die Effizienz dieses Antikörpers bei allergischen Patienten zu untersuchen. In Phase-I-Studien wurde gezeigt, dass die subkutane oder intravenöse Applikation von rhuMAb-E25 in einfacher oder mehrfacher Dosierung ohne Entwicklung von Hautreaktionen oder systemischer Anaphylaxie toleriert wurde; Antikörperentwicklung gegen rhuMAb-E25 wurde nicht gefunden. In höherer Dosierung reduzierte der Einsatz von rhuMAb-E25 die IgE-Serumkonzentration auf nicht messbare Werte für eine Dauer von mindestens zwei Wochen. In einer multizentrischen skandinavischen Studie (Phase II) mit über 250 erwachsenen SAR-Patienten und Birkenpollen-Sensibilisierung wurde rhuMAb-E25 in 2- bis 3-maliger Gabe während der Pollensaison verabreicht. Dies führte zu signifikanter Reduktion der IgE-Serumspiegel gekoppelt mit signifikanter Verbesserung hinsichtlich täglicher Symptome, Medikamentenverbrauch und SAR-spezifischer Lebensqualität im Vergleich zur Plazebo-Gruppe. Eine neuere multizentrische Studie verglich bei Kindern mit saisonaler allergischer Rhinitis (SAR) den Einsatz von anti-IgE in Kombination mit spezifischer Immuntherapie (SIT) mit alleiniger SIT und fand signifikant bessere Ergebnisse nach der Kombinationstherapie. In zwei Studien an Patienten mit mildem Asthma bronchiale konnte gezeigt werden, dass anti-IgE die frühe allergische Reaktion (EAR) nach bronchialer Provokation mit Allergen signifikant vermindert, aber nicht komplett verhindert, und die Spätreaktion (LAR) nach Allergen-Provokation um über die Hälfte reduziert. Voraussetzung zur Wirksamkeit von rhuMAb-E25 ist die systemische Applikation, eine inhalative Verabreichung blieb ohne Effekt. In beiden Studien konnte jedoch kein Effekt der anti-IgE-Therapie auf die zusätzliche Medikamenteneinnahme, Basis-Lungenfunktion oder den basalen (also nicht allergenprovozierten) Schweregrad der Asthmasymptome gefunden werden. Eine neuere Studie untersuchte den Einsatz von rhuMAb-E25 bei mittlerem bis schwerem cortisonpflichtigem Asthma bronchiale. Hier konnte nach wiederholter Gabe von rhuMAb-E25 eine signifikante Verbesserung der Lebensqualität und der Asthmasymptome erreicht werden; verglichen mit der Plazebo-Gruppe konnte die doppelte Anzahl von Patienten mit rhuMAb-E25 in der höheren Dosierung ganz auf orale Steroide verzichten.

12.1.3 Beurteilung

Der Einsatz von anti-IgE-Antikörpern bei allergischen Erkrankungen erscheint trotz der Notwendigkeit wiederholter intravenöser Gaben und der hohen Kosten insgesamt viel versprechend. Die genaue Rolle von IgE bei Asthma bronchiale bleibt aber unklar, und die Entwicklung von Atemwegsentzündung und -Hyperreagibilität (AHR) unabhängig von IgE ist tierexperimentell belegt. Daher könnte die Anwendung von anti-IgE bei chronischem, schwerem oder überwiegend nicht-allergisch bedingtem Asthma fraglich effizient sein. Nicht IgE-vermittelte Entzündungsreaktionen (z. B. T-Zellen, IL-5, Eosinophile) könnten hier eine entscheidende Rolle spielen und so den erfolgreichen Einsatz einer anti-IgE-Therapie verhindern. Weitere Studien zur besseren Einschätzung der Wirksamkeit von anti-IgE bei Asthma sind erforderlich, um das Anwendungsprofil genauer zu definieren.

12.2 Interaktion mit der Zytokin-Antwort

12.2.1 Grundlagen

Wie beschrieben (siehe Kapitel A 3 *Zellen und Mediatoren der allergischen Entzündungsreaktion*) nehmen TH2-Zytokine eine Schlüsselrolle bei zentralen Punkten der Pathogenese allergischer Erkrankungen ein: Regulierung und Modulierung der IgE-Synthese (Interleukin (IL)-4, IL-13), Aktivierung von Eosinophilen (IL-5) und Induktion von Adhäsionsmolekülen (IL-4). Inhibition von spezifischen Zytokinen kann erreicht werden durch Synthesehemmung (Steroide, Ciclosporin), durch blockierende Antikörper gegen Zytokine oder ihre Rezeptoren, durch die freien Zytokine bindende lösliche Zytokinrezeptoren oder durch Hemmstoffe der Signaltransduktion in der Zielzelle (Abbildung D 12.2). Darüber hinaus können antiallergische/antiinflammatorische Zytokine direkt als Therapeutika eingesetzt werden.

12.2.2 Anti-IL-4

IL-4 spielt eine zentrale Rolle in der Pathogenese von Asthma bronchiale durch die Induktion und Aufrechterhaltung der IgE-Synthese und der TH2-Immunantwort. In-vivo-Studien in Mäusen zeigen, dass *anti-IL-4-Antikörper* und *anti-IL-4-Rezeptor-Antikörper* die Produktion von IgE vollständig unterdrücken und die Ausbildung von Atemwegsentzündung und AHR nach allergischer Sensibilisierung verhindern. Die hohen

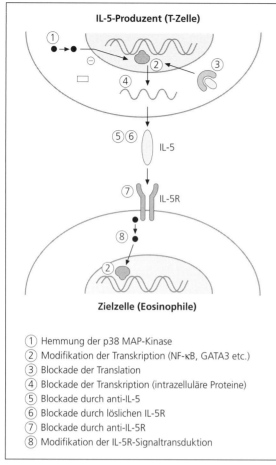

Abb. D 12.2: Ansatzpunkte von Zytokin-Therapien für die Behandlung von Asthma bronchiale.

① Hemmung der p38 MAP-Kinase
② Modifikation der Transkription (NF-κB, GATA3 etc.)
③ Blockade der Translation
④ Blockade der Transkription (intrazelluläre Proteine)
⑤ Blockade durch anti-IL-5
⑥ Blockade durch löslichen IL-5R
⑦ Blockade durch anti-IL-5R
⑧ Modifikation der IL-5R-Signaltransduktion

12.2.3 Anti-IL-5

IL-5 ist der wesentliche und einzig spezifische Wachstumsfaktor und Aktivator von Eosinophilen – Schlüsselzellen in der allergischen Inflammation und der Entwicklung der bronchialen Hyperreagibilität. *Anti-IL-5-Antikörper* konnten in Versuchen an Meerschweinchen und Mäusen die Infiltration der Atemwege mit Eosinophilen nach allergischer Sensibilisierung verhindern und die Ausbildung von AHR unterdrücken. In eigenen Versuchen konnten wir zeigen, dass die lokale (intranasale) Applikation von anti-IL-5-Antikörpern vor Allergen-Provokation von Mäusen zu gleichen Ergebnissen führt. Humanisiertes anti-IL-5 ist derzeit in der klinischen Erprobung an asthmatischen Patienten und konnte die eosinophile Atemwegsinflammation nach Allergen-Provokation eindrucksvoll verhindern, ohne jedoch wesentlichen Einfluss auf die EAR oder LAR nehmen zu können. Weitere Strategien zur IL-5-Antagonisierung werden gesucht und experimentell evaluiert (IL-5R-Antagonisten, sIL-5R).

Beurteilung: Weitere Studien über einen längeren Zeitraum und an schwerer betroffenen Asthmatikern müssen abgewartet werden. Positive Resultate aus einer Studie an allergensensibilisierten Affen lassen hoffen, dass der Einsatz von anti-IL-5 in Zukunft eine therapeutische Möglichkeit zur Intervention mit der eosinophilen Entzündungsreaktion der Atemwege bei Asthma bronchiale darstellt. Mögliche Nebenwirkungen beim Menschen sind ungeklärt.

12.2.4 Anti-IL-13

IL-13 induziert drei für die Pathogenese von Asthma wesentliche Vorgänge: IgE-Synthese, Mukusproduktion und eosinophile Atemwegsinflammation. Die erhöhte Expression von IL-13 im Lungengewebe von Asthmatikern liegt deutlich über der von IL-4. Blockade von IL-13 über ein Fusionsprotein konnte im Tierexperiment eosinophile Infiltration, Entwicklung von AHR und bronchiale Schleimproduktion inhibieren. Antikörper werden entwickelt, klinische Studien stehen aus.

12.2.5 Antiinflammatorische/antiallergische Zytokine

IFN-γ ist das bestuntersuchte Zytokin mit hemmendem Effekt auf IgE-Synthese und TH2-Helferzell-Aktivierung. In einem Mausmodell der AHR konnten wir zeigen, dass IFN-γ zu einer Verminderung von allergenspezifischem IgE und bronchialer Hyperreagibilität führte, wenn es vor Erst- oder Zweitkontakt mit Allergen gegeben wurde. Trotz der eindrücklichen

notwendigen Konzentrationen von Antikörpern limitieren diesen Ansatz. Ein dritter Ansatz zielt auf die Verminderung von freigesetztem IL-4 durch den löslichen IL-4-Rezeptor *(sIL-4R)*, der nach In-vivo-Applikation (lokal über die Atemwege oder intraperitoneal) zur Normalisierung der Lungenfunktion in allergensensibilisierten Mäusen führt. Hier liegen erste Studienergebnisse an Patienten mit moderatem Asthma bronchiale vor, die eine positive Beeinflussung durch die inhalative Gabe von sIL-4R (Altrakincept®) einmalig pro Woche nach Absetzen von inhalativen Steroiden dokumentieren. Weitere Strategien zur Inhibition von IL-4 (doppelt-mutiertes Il-4; Inhibitoren der Signaltransduktion) werden bislang nur experimentell evaluiert.

Beurteilung: Ein Konzept mit sehr großer Zukunft, wenn ein verträgliches Molekül und eine patientengerechte Applikationsform gefunden werden kann.

Wirkung von IFN-γ auf die In-vitro-IgE-Synthese ergaben erste klinische Studien widersprüchliche Ergebnisse. Bei Patienten mit schwerer atopischer Dermatitis führte die subkutane Applikation von IFN-γ zu einer deutlichen Verbesserung der klinischen Symptome (Pruritus, Erythem), der IgE-Serumspiegel war jedoch nicht beeinflusst. Keine Verbesserung der Symptomatik konnte bei Patienten mit allergischer Rhinitis erzielt werden. Die inhalative Gabe von rIFN-γ bei Asthma bronchiale ergab keine signifikante Verbesserung der Lungenfunktion oder Verminderung der Entzündung, möglicherweise wegen der zu geringen Bioverfügbarkeit in den Lungen.

Beurteilung: Kein sicherer Nutzen in der klinischen Anwendung.

IL-12 ist ein von Monozyten/Makrophagen gebildetes Zytokin, welches die Produktion von IFN-γ und anderen TH1-Zytokinen stimuliert, und dadurch die Ausbildung einer TH2-Immunreaktion und die Produktion von IgE hemmt. In mehreren Tiermodellen konnte gezeigt werden, dass die systemische oder lokale Applikation von IL-12 vor Allergen-Provokation der Atemwege die Entwicklung von Entzündung und die Ausbildung von AHR unterdrückt. Die Erprobung an asthmatischen Patienten ergab zwar die Reduktion der eosinophilen Infiltration nach Allergen-Provokation, jedoch keinen Einfluss auf Lungenfunktion oder AHR.

Beurteilung: Limitierend für den systemischen Einsatz von IL-12 wirken sich schwere Nebenwirkungen mit Beeinträchtigung der Hämopoese aus, die bei Affen und Mäusen beobachtet wurden.

12.3 Interaktion mit der Entzündung (antiinflammatorische Therapie)

12.3.1 Grundlagen

Die leukozytäre Infiltration der Atemwege gefolgt von der Freisetzung pro-inflammatorischer Mediatoren ist pathognomonisch für Asthma bronchiale (siehe Kapitel A3 *Zellen und Mediatoren der allergischen Entzündungsreaktion*). Die Infiltration wird durch sog. *Adhäsionsmoleküle* (AM) reguliert, die auf den Oberflächen von Leukozyten einerseits und den Endothelzellen andererseits exprimiert werden, und die durch spezifische Interaktion die selektive Infiltration der einzelnen Zelltypen in das entzündete Gewebe regulieren. Chemotaktisch wird diese Infiltration durch *Chemokine* unterstützt. Am Ort der Entzündung kommt es nach Degranulierung zur Freigabe von *pro-inflammatorischen Mediatoren*.

12.3.2 Anti-Adhäsions-Moleküle

Von besonderem Interesse sind das *very late activation protein (VLA)-4*, das auf Eosinophilen und Lymphozyten, nicht aber auf Neutrophilen exprimiert wird, und an den endothelialen Liganden *vascular cell AM (VCAM)-1* bindet, sowie das Ligandenpaar *lymphocyte function-associated antigen (LFA)-1* auf Leukozyten mit *interstitial cell AM (ICAM)-1* auf den Endothelzellen.

In einer Reihe von tierexperimentellen Arbeiten in verschiedenen Spezies konnte gezeigt werden, dass durch Antikörper oder Fusionsproteine, die Bindung von AM verhindert werden kann. Durch Antikörper gegen VLA-4, VCAM-1 oder ICAM-1 konnte die eosinophile und lymphozytäre Infiltration der Atemwege nach Allergen-Provokation signifikant eingeschränkt und die Entwicklung von AHR verhindert werden. Genetisch alterierte Mäuse, denen die Fähigkeit zur Expression von ICAM-1 fehlt, zeigten nach allergischer Sensibilisierung und Atemwegsprovokation mit Allergen weder Zeichen einer eosinophilen Inflammation noch AHR. Klinische Studien stehen aus.

Beurteilung: Recht vielversprechend. Die Redundanz in der Vielzahl von AM könnte eine spezifische Therapie erschweren. Verstärkte Infektanfälligkeit als mögliche Nebenwirkung.

12.3.3 Chemokin-Inhibitoren

Die leukozytäre und eosinophile Infiltration wird durch chemotaktische Stoffe gelenkt, insbesondere *RANTES, MCP, MIP-1α* und *Eotaxin* sind für die Entstehung der Atemwegsentzündung bei Asthma bronchiale von Bedeutung. Gemeinsam wird durch diese Chemokine der Rezeptor *CCR-3* genutzt, der daher eine Schlüsselstellung einnehmen könnte. Durch Antikörper oder modifizierte Chemokine konnte CCR-3 in vitro erfolgreich blockiert werden, klinische Studien sind ausstehend.

12.3.4 Mediator-Antagonisten

Leukotriene (LT) werden vermittels der 5-Lipoxygenase (5-LO) von Mastzellen und Eosinophilen synthetisiert und sind sehr potente bronchokonstriktiv wirkende Mediatoren. *Antileukotriene* (LT) sind in der Form des cys-LT-Rezeptorantagonisten Montelukast® und des 5-LO-Hemmers Zileuton® die ersten wirklich neuen, immunmodulierenden und bereits zugelassenen Medikamente (siehe Kapitel D 8 *Antileukotriene*).

Andere Ansätze zielen auf die Antagonisierung von Mastzell-*Tryptase, Thromboxan,* Plättchen-Aktivierungs-Faktor *(PAF)*, und Stickstoffmonoxid *(NO)*. Klinische Studien, falls durchgeführt, sind jedoch eher enttäuschend.

12.4 Interaktion mit der Immunreaktion (Prävention)

12.4.1 Grundlagen

Die Imbalanz der T-Zellantwort auf sonst harmlose Umweltantigene mit einem Übergewicht der TH2-Zellen und -Zytokine gilt als wesentliche Ursache der Entstehung von allergischen Erkrankungen wie Asthma bronchiale. Sie entwickelt sich möglicherweise aufgrund der ungenügenden Hemmung der im Kindesalter überwiegenden TH2-Immunlage, z. B. durch eine unzureichende TH1-Stimulation durch virale Infekte oder bakterielle Endotoxine. Präventive Therapieansätze zielen auf eine Umkehr dieser Verschiebung der Immunlage durch die Induktion von antigenspezifischer Nicht-Reaktivität *(Toleranz)* oder durch vermehrte *Induktion einer TH1-Immunreaktion.*

12.4.2 Immuntherapie

Spezifische Immuntherapie (SIT) durch subkutane Injektionen von gereinigten oder rekombinanten Allergenen (siehe Kapitel H 4 *Hyposensibilisierung*) ist die einzig etablierte Form der präventiven Immuntherapie. Der genaue Wirkungsmechanismus ist ungeklärt und basiert möglicherweise auf einer inhibitorischen Wirkung auf allergenspezifische T-Zellen, der Induktion von sog. T-Zell-Non-Reaktivität. Dieses Phänomen tritt physiologischerweise in Erscheinung, um das Auftreten von Autoimmunreaktionen gegen das „Selbst" zu verhindern. Hierbei werden entweder selbst-reaktive T-Zell-Vorläufer im neonatalen Thymus zurückgehalten und zerstört (klonale Deletion), oder periphere, autoreaktive T-Zellen in einen selektiv gegen das Antigen unreaktiven Zustand versetzt (klonale Anergie). Der Einsatz bei allergischem Asthma bronchiale ist jedoch durch die Art der Sensibilisierung und die geringe Wirksamkeit limitiert.

Eine mögliche Verbesserung stellt der Einsatz von nicht allergenen, nicht stimulierenden Allergenfragmenten (Epitopen) dar *(Peptid-Immunotherapie)*. Diese binden mit hoher Affinität an MHC-Klasse-II-Molekülen von antigen-präsentierenden Zellen (APC) und verdrängen dadurch kompetitiv potenziell pathogene Allergene, die dadurch nicht mehr von den T-Zellen als Antigene erkannt werden können, oder induzieren durch Kontakt mit den allergenspezifischen T-Zellen direkt Anergie. Es gibt Hinweise dafür, dass solche Peptidfragmente das Zytokin-Profil von T-Zellen in Richtung des TH1-Typs (mit verminderter Produktion von IL-4 und IL-5) umlenken können. Eine erste Anwendung beim Menschen gelang durch den Einsatz von Peptidfragmenten des Katzenhaupt-Allergens, Fel d1, wodurch allergenspezifisch die Reaktivität blockiert werden konnte.

In einem Rattenmodell konnte durch die intramuskuläre Injektion von „nackter" Plasmid-DNA, die das Hausstaubmilben-Allergen Der p1 exprimiert, eine langzeitliche Präsentation des Allergens erreicht und die Ausbildung einer IgE-Antwort nach folgendem Allergenkontakt verhindert werden *(Allergen-Genimmunisierung)*. Es liegen keine klinischen Daten vor.

Beurteilung: Die Resultate sind ermutigend, die Peptid-Immunotherapie bietet die Möglichkeit der allergenspezifischen Prävention, der Einsatz beim Asthma ist jedoch problematisch.

12.4.3 Vakzinierung

Bei diesem Konzept wird versucht, eine protektive TH1-Immunlage zu induzieren, um nachfolgende Sensibilisierung und die Entstehung von Allergien zu verhindern. Aufgrund der klinischen Beobachtung in einer japanischen Studie, bei der eine verminderte Atopierate mit erhöhter Tuberkulin-Reaktivität nach *BCG-Impfung* assoziiert war, konnte in Mausmodellen von Asthma bronchiale durch die Injektion von BCG die IgE-Produktion und eosinophile Atemwegsentzündung nach einer folgenden Sensibilisierung unterdrückt werden. Ähnliches gelingt durch die Gabe von *Listerien* oder *Endotoxinen/Lipopolysacchariden (LPS)*. Klinische Studien zur Validierung dieser tierexperimentellen Daten stehen aus.

Immunstimulierende DNA-Sequenzen (ISS) isoliert aus Bakterien, bestehend aus unmethylierten Cytosin-Guanosin-Oligonukleotiden *(CpG-Motiven)*, induzieren ebenfalls sehr starke TH1-Immunreaktionen und konnten im Mausmodell die Entstehung von allergenvermitteltem Asthma bronchiale verhindern.

Beurteilung: Potenziell handelt es sich um ein Mittel zur präventiven/kurativen antiallergischen Therapie.

Literatur

Adorini L, Nagy ZA: Peptide competition for antigen presentation. Immunol Today 11: 21–24 (1990)

Blümchen K, Kallinich T, Hamelmann E: Anti-IL-5 therapy. Exp Opin Biol Therapies 1(3):433–455 (2001)

Bochner BS, Schleimer RP: The role of adhesion molecules in human eosinophil and basophil recruitment. J Allergy Clin Immunol 94: 427–438 (1994)

Briner TJ, Kuo MC, Keating KM, Rogers BL, Greenstein JL: Peripheral T-cell tolerance induced in naive and primed mice by subcutaneous injection of peptides from the major cat allergen Fel d I. Proc Natl Acad Sci USA 90: 7608–7612 (1993)

Fahy JV, Fleming HE, Wong HH, Lin JT, Su JQ, Reimann J, Fick RB JR, Boushey HA: The effect of anti-IgE monoclonal antibody on the early and late phase responses to allergen inhalation in asthmatic subjects. Am J Respir Crit Care Med 155: 1828–1834 (1997)

Finkelman FD, Urban JF, Beckmann MP, Schooley KA, Holmes JM, Katona IM: Regulation of murine in vivo IgG and IgE responses by a monoclonal anti-IL-4 receptor antibody. Int Immunol 3: 599–607 (1991)

Hamelmann E, Oshiba A, Loader J, Larsen GL, Gleich GJ, Lee JJ, Gelfand EW: Anti-intelreukin 5 antibody prevents airway hyperresponsiveness in a murine model of airway sensitization. Am J Respir Crit Care Med 155: 819–825 (1997)

Hamelmann E, Rolinck-Werninghans C, Wahn U: From IgE to Anti-IgE – where do we stand? Allergy, in press

Mauser PJ, Pitman AM, Fernandez X, Foran SK, Adams 3RD GK, Kreutner W, Egan RW, Chapman RW: Effects of an antibody to interleukin-5 in a monkey model of asthma. Am J Respir Crit Care Med 152: 467–472 (1995)

Reinhold U, Wehrmann W, Kukel S, Kreysel HW: Recombinant interferon-gamma in severe atopic dermatitis. Lancet 335: 1282 (1990)

Shields RL, Whether WR, Zioncheck K, O'Connell L, Fendly B, Presta LG, Thomas D, Saban R, Jardieu P: Inhibition of allergic reactions with antibodies to IgE. Int Arch Allergy Immunol 107: 308–312 (1995)

Wegner CD, Gundel RH, Reilly P, Haynes N, Letts LG, Rothlein R: Intercellular adhesion molecule-1 (ICAM-1) in the pathogenesis of asthma. Science 247: 456–459 (1990)

D 13 Schwerstes Asthma

Tab. D 13.1: Differenzialdiagnosen des steroidresistenten Asthma bronchiale.

Pseudo-steroidresistentes Asthma
Autoaggressivität/Autodestruktivität mit fehlender Medikamenteneinnahme
Gastroösophagealer Reflux
Hyperventilation
Schlafapnoe
Stimmbanddysfunktion
Endobronchiale Raumforderungen
Fremdkörper

Im Allgemeinen wird das schwere Asthma mit dem steroidresistenten Asthma bronchiale gleichgesetzt. Mit einer geschätzten Häufigkeit von weniger als 2 % der Patienten stellt es eine extreme Seltenheit dar. Bevor alternativ immunsuppressive Ansätze verfolgt werden, ist es daher ratsam einfache Differenzialdiagnosen konsequent auszuschließen. Dazu gehören die in der Tabelle D 13.1 genannten Ursachen „therapieresistenter Atemwegsobstruktionen".

Typisch für das pseudo-steroidresistente Asthma ist, dass

1. die Lungenfunktion nicht reproduzierbar ist und
2. in der Provokation keine Hyperreagibilität nachweisbar ist. Beides weist in erster Linie auf eine psychogene Ursache hin.

13.1 Pathophysiologie des steroidresistenten Asthmas

Das echte steroidresistente Asthma hat wahrscheinlich die in der Tabelle D 13.2 aufgeführten molekularen Ursachen: Es wurden aber darüber hinaus eine Reihe weiterer immunologischer Besonderheiten bei diesen Patienten beschrieben. Steroidresistenz ist bereits im Erwachsenenalter unterschiedlich bezüglich der Dosis und der Therapiedauer mit Glucocorticosteroiden definiert, sodass es für das Kindes- und Jugendlichenalter noch schwerer sein dürfte, einen Konsens zu finden. Wesentlich ist, dass die Steroidresistenz nie vollständig ist, sondern meist ein geringes, aber vollständig unzureichendes Ansprechen auf ihre Anwendung beobachtet werden kann.

13.2 Klinik

Die klinischen Verlaufsformen des schweren Asthmas sind vielfältig und reichen von Dauerbeschwerden bei konstant schlechter Lungenfunktion bis hin zu hochakuten plötzlichen hochmalignen Asthmakrisen aus klinischer Beschwerdefreiheit heraus. Auslöser sind häufig banal, wie körperliche Belastung. Die Ursache des Asthma bronchiale kann sowohl allergisch als auch nicht allergisch sein. Gewöhnlich gehen aber auch bei schweren lebensbedrohlichen Krisen subtile Zeichen einer Verschlechterung voraus. Es ist aller-

Tab. D 13.2: Ursachen des steroidresistenten Asthma bronchiale.

Verminderte Glucocorticosteroid-Rezeptor-Ligandenbindung
Verminderte Glucocorticosteroid-Rezeptor-Liganden-DNA-Bindungsaffinität
Persistierende T-Zell-Aktivierung
Vermehrtes Ansprechen der T-Zellen auf IL-4 und IL-2
Immunologische Dysbalanz/Autoreaktivität
Vermehrte Aktivierung von Transkriptionsfaktoren

Tab. D 13.3: Medikamentöse Therapie bei schwerem Asthma bronchiale.

Systemische Corticosteroide – Orale Langzeit-Corticosteroidtherapie – Intravenöse Methylprednisolon-Pulstherapie
Intravenöse Gammaglobuline
Vernebeltes Lidocain
Methotrexat
Ciclosporin
Interferon-1a

dings nicht geklärt, inwieweit die Perzeption eine entscheidende Rolle für das Fehlen entsprechender Gegenmaßnahmen darstellt.

13.3 Therapie

Die Therapie des schwersten Asthmas ist häufig eine extreme Herausforderung und gehört in die Hand eines erfahrenen Zentrums. Zunächst ist davon auszugehen, dass vor der Erhöhung der Medikamentenschraube in jedem Fall alle Mittel der Selbststeuerung und Selbstschulung ausgeschöpft sein müssen. Dies betrifft vor allem die Unterweisung in frühen Anzeichen der Verschlechterung und die subtile Erfassung von Risikofaktoren. Die vielfach individualisierte und experimentelle medikamentöse Therapie (Tabelle D 13.3) wurde in klinischen Studien v.a. an Erwachsenen getestet. Im Kindesalter und bei Jugendlichen ist der Stellenwert unklar, prospektive Untersuchungen fehlen weitgehend, in den wenigen vorhandenen sind die Einschlusskriterien weitgehend uneinheitlich.

13.3.1 Ciclosporin

Ciclosporin verändert die IL-2-Sekretion von T-Lymphozyten. Es ist aus der Abstoßungsbehandlung von Organtransplantationen weitgehend bekannt und wird auch bei Autoimmunerkrankungen und in der Transplantationsmedizin bei akuten Abstoßungen eingesetzt. Die dosisabhängigen Nebenwirkungen beinhalten eine Niereninsuffizienz, eine Hypertrichose, Schleimhautwucherungen, Hypertonus etc. Klinische Studien im Kindesalter liegen nicht vor, bei Erwachsenen konnte eine Verminderung der Peak-flow-Variabilität, der Häufigkeit schwerer Anfälle und eine geringfügige Verbesserung der absoluten Peak-flow-Werte erzielt werden.

13.3.2 Methylprednisolon-Pulstherapie

Die Methylprednisolon-Pulstherapie wird bei Autoimmunerkrankungen im Kindesalter häufig eingesetzt. Die Wirkung soll auf nicht rezeptorvermittelten Steroidwirkungen beruhen. Gewöhnlich wird eine Stabilisierung für einen Zeitraum von 14 Tagen bis 4 Wochen erzielt. Die seltenen Nebenwirkungen beziehen sich auf Herzrhythmusstörungen, Elektrolytentgleisungen und akute Knochennekrosen. Der Einfluss auf die Knochenzusammensetzung in der Langzeittherapie ist insgesamt wenig untersucht, was nicht verwundert, da die meisten Patienten, bei denen diese Therapie zur Anwendung kommt, ohnehin über längere Zeit systemische Corticosteroide erhalten hatten. Im Allgemeinen hat man den Eindruck, dass die Wachstumshemmung bei Patienten mit Corticosteroid-Pulstherapie weniger ausgeprägt ist als bei Patienten mit einer kontinuierlichen Therapie.

13.3.3 Immunglobuline

Die intravenöse Anwendung von Immunglobulinen ist kontrovers. Eine Untersuchung konnte wenig Effekte zeigen, wobei die Patienten jedoch weniger stark betroffen waren als in einer weiteren positiven Studie.

13.3.4 Inhaliertes Lidocain

Inhaliertes Lidocain wirkt auf die „irritant receptors" und beeinflusst damit die „Reflexbronchokonstriktion", welche beim Auftreten der sog. „malignen Asthmakrisen" eine entscheidende Rolle spielt. Es ist einfach anzuwenden und im Vergleich mit den immunsupressiven Medikamenten sicher weniger toxisch.

13.3.5 Methotrexat

Methotrexat ist aus der Behandlung onkologischer und rheumatischer Erkrankungen bekannt. Nebenwirkungen beziehen sich auf rasch proliferierende Organe, v.a. aber das Blut bildende System (hyperchrome Anämie) und den Gastrointestinaltrakt. Die Wirkung ist antiproliferativ, die Steuerbarkeit nicht optimal. Studien mit Wirkung beim Asthma bronchiale beziehen sich insbesondere auf die Altersgruppe über 50 Jahre.

13.3.6 Interferon-1a

Die Therapie mit dem Zytokin Interferon 1 wurde von Simon beschrieben, die Daten sind allerdings noch nicht umfassend publiziert. Erfahrungen im Kindesalter liegen nicht vor.

Literatur

Andreae J, Tripmacher R, Weltrich R, Rohde W, Keitzer R, Wahn U, Paul K, Buttgereit F: Effect of glucocorticoid therapy on glucocorticoid receptors in children with autoimmunal disease. Pediatr Res 49 (1), 130–135 (2001)

Cropp GJ: Treatment of severe asthma in childhood. Pulmonol Suppl 11: 49–50 (1995)

Decco ML, Neeno TA, Hunt LW, O'Connell EJ, Yunginger JW, Sachs MI: Nebulized lidocaine in the treatment of severe asthma in children: a pilot study. Ann Allergy Asthma Immunol 82 (1): 29–32 (1999)

Gelfand EW, Landwehr LP, Esterl B, Mazer B: Intravenous immune globulin: an alternative therapy in steroid-dependent allergic diseases. Clin Exp Immunol (England), 104 (Suppl 1): 61–66 (1996)

Gratzl S, Palca A, Schmitz M, Simon HU: Treatment with IFN-alpha in corticosteroid unresponsive asthma. J Allergy Clin Immunol 105 (5): 1035–1036 (200<0)

Niggemann B, Leupold W, Schuster A, Schuster R, v. Berg A, Grubl A, V. D. Hardt H, Eibl MM, Wahn U: Prospective, double-blind, placebo-controlled, multicentre study on the effect of high-dose, intravenous immunoglobulin in children and adolescents with severe bronchial asthma. Clin Exp Allergy 28 (2): 205–210 (1998)

Vrugt B, Wilson S, Bron A, Shute J, Holgate ST, Djukanovic R, Aalbers R: Low-dose methotrexate treatment in severe glucocorticoid-dependent asthma: effect on mucosal inflammation and in vitro sensivity to glucocorticoids of mitogen-induced T-cell proliferation. Eur Respir J 15 (3): 478–485 (2000)

Warner JO, Nikolaizik WH, Besley CR, Warner JA: A childhood asthma death in a clinical trial: potential indicators of risk. Eur Respir J 11 (1): 229–233 (1998)

E

Darreichungsformen für inhalative Therapeutika

E0 Inhalationssysteme

Die Beurteilung der Inhalationsgeräte erfolgt nach der Effizienz der Übertragung von Teilchen, der Anwenderfreundlichkeit (Größe, Inhalationsdauer, Reinigungsaufwand, Störanfälligkeit, Netzabhängigkeit, Universalität), der Umweltfreundlichkeit (Art des Treibgases, Menge und Wiederverwertbarkeit des Plastikmülls), der persönlichen Präferenz (Geschmack etc.) sowie dem Preis. In den folgenden Kapiteln werden die einzelnen Geräte willkürlich nach Feuchtinhalationen, Dosieraerosolen und Pulverinhalatoren getrennt. Die Bestimmungen der Europäischen Union werden unabhängig von den genannten Gesichtspunkten in den Prozess der Herstellung verschiedener Inhalationshilfen eingreifen.

E 1 Feuchtinhalation per Gerät

1.1 Indikationen für die Anwendung der Feuchtinhalation bei Asthma bronchiale

Unkooperative Säuglinge und Kleinkinder unter 3 bis 4 Jahren
Einzelne, aufgrund mentaler Retardierung unkooperative, ältere Patienten
Behandlung des schweren Asthma-Anfalls in allen Altersgruppen mit hohen Dosen an β_2-Agonisten sowie in Kombination mit Ipratropiumbromid
Heimbehandlung bei einzelnen Kindern und Jugendlichen mit schwer zu kontrollierendem Asthma bronchiale.

1.2 Technische Grundlagen

1.2.1 Düsenvernebler

In einem Düsenvernebler wird Druckluft aus einem elektrischen Kompressor oder bei Bedarf Sauerstoff aus einer Krankenhaus-Gasanlage oder einem Gaszylinder entnommen und durch eine enge Öffnung gepresst. Der sog. Venturi-Effekt bewirkt einen Druckabfall, der dazu führt, dass die zu vernebelnde Flüssigkeit aus einem Reservoir angesaugt und zu kleinen Tröpfchen zerstäubt wird. Nur etwa 0,5 % dieser primären Tropfenmasse verlässt den Vernebler direkt. Der Rest wird an Prallplatten oder den Wänden des Verneblers niedergeschlagen und steht zur erneuten Vernebelung zur Verfügung (Abbildung E 1.1).

Die Menge an vernebeltem Medikament wird durch die Art des Verneblers, sein Totraumvolumen und die initiale Flüssigkeitsmenge im Vernebler bestimmt. Da das Lösungsmittel während des Vernebelungsvorgangs in größerem Umfang verdampft als die zu vernebelnde Substanz, steigt die Medikamentenkonzentration in der Flüssigkeit kontinuierlich an. Dies bedeutet, dass auch wenn ein Großteil der Flüssigkeit den Vernebler verlassen hat, nur ein geringer Teil des Medikamentes wirklich vernebelt wurde, da sich die Medikamentenkonzentration im Lösungsmittel verdoppelt oder verdreifacht hat. Aus diesem Grunde sind Vernebler effizienter wenn sie mit größeren Volumina gefüllt werden.

Da Tröpfchengrößen unter 5 µm Durchmesser notwendig sind, damit die Aerosolteilchen in die tieferen Atemwege gelangen, ist eine detaillierte Information über die Verneblercharakteristik durch den Hersteller erforderlich. Hier ist zu beachten, dass die Gasflussrate, mit der der Vernebler betrieben wird (6 l/min oder mehr), die Tröpfchengröße bestimmt. Mit höherer Flussrate sinkt die Partikelgröße. Daher muss der zum Vernebler passende Kompressor ausgewählt werden.

Zur Charakterisierung eines Aerosols, welches durch einen Vernebler erzeugt wird, wird vom Hersteller häufig die Zahl der Partikel angegeben, die kleine als z.B. 5 µm im Durchmesser sind. Dies kann jedoch leicht irreführend sein, da es darauf ankommt, wie viel Masse an Medikament in Teilchen unter einer bestimmten Größe verfügbar ist. Da die Masse an Medikament in einem Tropfen proportional zum Radius[3] ist, enthält ein einzelner Tropfen von 10 µm aerodynamischem Durchmesser die gleiche Menge an Medikament wie 1000 Tropfen von 1 µm Durchmesser. Dies bedeutet, dass wenige große Tropfen die nicht in die unteren Atemwege gelangen, sondern z.B. in der Mundhöhle oder im Rachen impaktieren, einen Großteil des Medikamentes tragen können. Somit werden unerwünschte Wirkungen (Soorbildung bei inhalierbaren Steroiden, systemische Wirkung von oral resorbiertem β-Sympathomimetikum) auftreten, nicht jedoch die gewünschten Wirkungen an der Lunge.

1.2.1.1 Reinigung des Verneblers

Da die Venturi-Öffnung im Laufe der Zeit altert oder durch Medikamentenreste verklebt, muss der Vernebler regelmäßig gereinigt werden und das Ventil visuell inspiziert werden. Nach jeder Anwendung sollten daher Vernebler einschließlich Gesichtsmaske oder Mundstück in *heißem* Wasser gewaschen werden. Wichtig ist das anschließende völlige Trocknen. 1- bis 2-mal wöchentlich kann eine Reinigung mit heißem Seifenwasser stattfinden. Hilfreich beim Trocknen ist auch das Ausblasen des Systems mit Druckluft aus dem Kompressor.

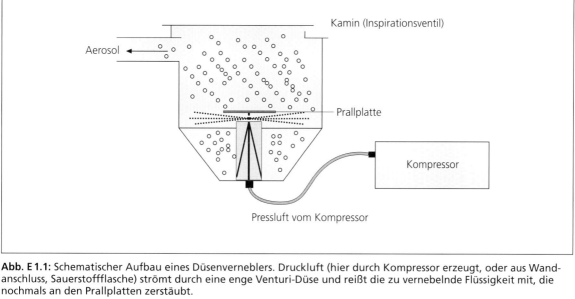

Abb. E 1.1: Schematischer Aufbau eines Düsenverneblers. Druckluft (hier durch Kompressor erzeugt, oder aus Wandanschluss, Sauerstoffflasche) strömt durch eine enge Venturi-Düse und reißt die zu vernebelnde Flüssigkeit mit, die nochmals an den Prallplatten zerstäubt.

1.2.2 Ultraschall-Vernebler

Ultraschall-Vernebler erzeugen Hochfrequenz-Schallwellen mittels eines piezoelektrischen Kristalls, dessen Vibrationen dazu führen, dass geräuschlos Tröpfchen aus der zu vernebelnden Flüssigkeit emittiert werden. Die Tröpfchengröße hängt vor allem von der Vibrationsfrequenz des Kristalls ab. Allgemein erzeugen Ultraschall-Vernebler Tröpfchen mit einem größeren Durchmesser als Düsenvernebler und weisen daher meist auch einen erheblich höheren Aerosolauswurf auf. Nachteilig ist, dass sie sich nicht zur Vernebelung von Suspensionen (z. B. Budenosid-Inhalationslösung) eignen, da sie nur wässrige Lösungen vernebeln. Ferner kann es zu einer ultraschallbedingten Zerstörung der Medikamente kommen. Aus diesen Gründen werden Ultraschall-Vernebler in der Behandlung des Asthma bronchiale praktisch kaum angewandt.

1.3 Patientenbezogene Faktoren der Inhalationstechnik

Zur optimalen Inhalation wird die normale Ruheatmung empfohlen. Dies beruht auf Isotopen-Untersuchungen an Erwachsenen, kontrollierte Studien an Kindern liegen nicht vor. Obgleich die Inhalationstechnik mittels eines Düsenverneblers ziemlich einfach erscheint, gibt es mehr Probleme als gemeinhin angenommen.

1.3.1 Einfluss der Gesichtsmaske

Da viele Kinder eine eng ansitzende Gesichtsmaske nicht tolerieren, halten die Eltern oft einen 1 bis 3 cm großen Abstand vom Gesicht des Kindes. Dies reduziert die Menge an Medikament, die zum Kind gelangt um etwa 50 bis 85 %. Hier hat sich insbesondere bei Säuglingen und Kleinkindern bewährt, die Vernebelung am schlafenden Kind vorzunehmen. Insbesondere bei der Inhalation von Budesonid sind Masken mit seitlichen Löchern zu bevorzugen, da hierdurch die Haut- und Augendeposition an Steroid deutlich verringert wird, bei gleichzeitig erhaltener pulmonaler Deposition.

1.3.2 Nasenatmung

Einatmung durch die Nase reduziert die Lungendeposition. Dieser Effekt wird mit zunehmendem Alter stärker, da 8-Jährige etwa 13 %, 13-Jährige etwa 16 % und 36-jährige Erwachsene etwa 22 % nasale Deposition aufweisen. In einer Studie an Kindern mit Mukoviszidose wurde eine um etwa 50 % reduzierte pulmonale Deposition im Vergleich zur Mundatmung beobachtet. Bei Kleinkindern, die einen Dauervernebler benutzen, kann versucht werden, dass sie das Mundansatzstück in den Mund nehmen und daran lutschen, während sie das dann aus dem Kamin nach oben entweichende Aerosol durch die Nase einatmen.

1.3.3 Entrainment

Entrainment beschreibt die Verdünnung des einzuatmenden Aerosols durch externe, in den Vernebler eingesaugte Luft. Dies tritt auf, wenn das Atemzugvolumen des Kindes größer ist als die Auswurfrate des Verneblers, z.B. wenn das Kind schreit oder ab einer Altersstufe von etwa 6 bis 12 Monaten. Die zusätzliche Einatemluft wird über den sog. Kamin des Verneblers angesaugt und führt dazu, dass oberhalb dieser Altersstufe immer dieselbe Menge an Aerosol aus dem Düsenvernebler eingeatmet wird. Das Phänomen des Entrainments bewirkt also, dass alle Kinder jenseits des Säuglingsalters pro Atemzug etwa die gleiche Menge an Medikament erhalten. Daher sollte die zu vernebelnde Medikamentenmenge in Abhängigkeit von der Körpergröße angepasst werden, um eine Medikamentendeposition in der Lunge zu erreichen, die proportional zur Größe des Kindes ist.

1.3.4 Atemmuster

Nicht nur bei Säuglingen, sondern auch bei Kindern aller Altersgruppen sind die Atemmuster hoch variabel. Dies macht die Vorhersage der inhalierten Dosis auf der Grundlage des Atemmusters sehr schwierig. Die Dauervernebelung ist hier das angemessene Verfahren. Bei Kindern und Jugendlichen mit schwer zu kontrollierendem Asthma bronchiale eignen sich auch Vernebler, die mit einer Unterbrechertaste ausgestattet sind, und so manuell nur während der Inspiration aktiviert werden.

1.3.5 Anwenderfreundlichkeit und Compliance

Aufgrund der Dauer der Vernebelung von etwa 5 bis 15 Minuten ist es sehr schwierig, kleinere und auch größere Kinder von einer konsequenten Kooperation zu überzeugen. Als weitere Nachteile der Vernebler sind die meist vorhandene Abhängigkeit von der elektrischen Stromversorgung, die Größe und das Gewicht der Geräte zu nennen. Darüber hinaus sind Düsenvernebler teuer in der Anschaffung und bedürfen der bereits erwähnten sorgfältigen Unterhaltung. Untersuchungen zur Compliance zeigen allerdings, dass diese, ähnlich wie für Dosieraerosole bekannt, im Mittel in der Größenordnung von etwa 30 bis 50 % liegt. Dies trifft auch zu, wenn die Eltern die Anwendung überwachen. Fällt diese Aufgabe in die Hand anderer Personen (z.B. Pflegerin im Kindergarten, Tagesmutter) sinkt die Compliance-Rate weiter erheblich ab.

1.4 Klinische Anwendung von Düsenverneblern

Die Effektivität eines Düsenverneblers liegt in der Größenordnung derjenigen von Dosieraerosolen oder Pulverinhalatoren. Zur groben Orientierung kann angegeben werden, dass etwa 10 % des vorgelegten Medikaments intrapulmonal deponiert werden können. Allerdings bewirkt eine erheblich größere Schwankungsbreite, dass die Verlässlichkeit im Einzelfall weit weniger voraussagbar ist. Sie liegt je nach Untersuchungsbedingungen und Kooperation zwischen 0 und 30 %. Für praktische Verhältnisse muss angenommen werden, dass die Vernebler auf einer mg-Medikamenten-Basis weniger effektiv sind als die anderen Aerosolsysteme (s. Tabelle E 1.1). Daher sind etwas höhere Dosen notwendig, um den gleichen klinischen Effekt zu erzielen. Dies trifft besonders für die Steroide zu, da sich mittels heutiger Vernebelungstechnik weniger atemwegsgängige Partikel von einer Steroidsuspension als von einer Lösung mit β_2-Sympathomimetika erzeugen lassen. Müssen größere Aerosolmengen deponiert werden, sind Düsenvernebler günstiger. In Tabelle E 1.1 sind beispielhaft typische Medikamentenmengen aufgeführt. Die in der Langzeitanwendung verabreichte Dosierung an β-Sympathomimetika wird dann anhand des klinischen Effektes und der Nebenwirkungen angepasst.

1.5 Klinische Studien

Obgleich gezeigt worden ist, dass mittels Düsenverneblern eine effektive prophylaktische Behandlung mit DNCG, inhalativen Steroiden und β-Sympathomimetika in allen pädiatrischen Altersgruppen durchgeführt werden kann, liegen jedoch kaum Daten zur Anwendung von Düsenverneblern in der Altersgruppe der 0- bis 4-jährigen Kinder vor, die die Routinean-

Tab. E 1.1: Dosierungsvergleiche für Asthma-Medikamente.

	Dosier-Aerosol	Inhalationslösung
Salbutamol (Sultanol®)	0,1 mg/Hub	0,25 mg/Tropfen weil 5 mg in 1 ml (= 20 ggt). Dosierung pro 2 ml 0,9 %ige NaCl Lsg. 1 Tropfen/Lebensalter, jedoch mindestens 3 ggt, d.h. 0,75 mg
DNCG (Intal®)	1 mg/Hub	20 mg/Ampulle (2 ml)
Budenosid (Pulmicort®)	0,2 mg/Hub	0,5 mg/Behältnis (2 ml) oder 1,0 mg/Behältnis (2 ml)

wendung im alltäglichen Leben untersuchen. Daher sind gerade für diese Situation neue kontrollierte Studien zu fordern.

1.6 Neue Entwicklungen in der Verabreichung von Aerosolen

Aufgrund der oben gezeigten großen Variabilität des Atemmusters bei Kleinkindern, sind sog. Adaptive-Vernebler entwickelt worden. Diese sind in der Lage, Aerosol pulsweise und nur während der inspiratorischen Phase, abgestimmt auf das aktuell gemessene Atemmuster des Patienten, zu verabreichen. Da gleichzeitig die Menge an inhaliertem Medikament in Abhängigkeit von der Anzahl und der Dauer der einzelnen Aerosolpulse bestimmt wird, sind die Vernebler unabhängig von der Vernebelungszeit und unabhängig von starr vorgegebenen Vernebelungszyklen. Halolite und AKITA sind derartige Vernebler, die sich für die Applikation von Budenosid und Salbutamol eignen und sich in der klinischen Erprobung befinden.

1.7 Schlussfolgerungen

Säuglinge und Kleinkinder unter etwa 4 Jahren, die nicht mit einem Dosieraerosol mit Spacer und ggf. Gesichtsmaske zurechtkommen, können in Absprache mit den Eltern im Einzelfall einen Düsenvernebler verordnet bekommen. Es muss erläutert werden, dass die Aerosol-Applikation sehr zeitaufwändig ist, dass das Gerät einer entsprechenden Wartung bedarf und dass sich der Aerosolauswurf in Abhängigkeit von der Benutzungszeit verändern kann. Die verwendete Atemtechnik in dieser Altersgruppe besteht in einer langsamen Ruheatmung. Die Gesichtsmaske sollte gut passen und es sollte ein Mundstück verwendet werden, sobald dieses vom Kind erlernt werden kann.

Älteren Kindern, die ein mittelschweres bis schweres Asthma haben, und nicht mit Dosieraersol und Spacer bzw. Pulverinhalatoren zurechtkommen, kann in Einzelfällen ein Vernebler verordnet werden. Dieser eignet sich dann insbesondere für akute schwere Exazerbationen des Asthma bronchiale.

Literatur

Dolovich M: Aerosol delivery to children: what to use, how to choose. Pediatr Pulmonol, Suppl. 18: 79–82 (1999)

Griese M: Compliance bei inhalativer Therapie im Kindes- und Jugendalter. Möglichkeiten der Kontrolle und Verbesserung. Monatsschrift Kinderheilkunde 148: 707–712 (2000)

Griese M: Aerosolapplikation bei Asthma bronchiale im Säuglings-, Kindes- und Jugendalter. Monatsschrift Kinderheilkunde 144: 302 bis 312 (1996)

Griese M: Atemtrakterkrankungen. In: Jugendmedizin. Palitzsch D (Hrsg.). 1. Aufl. Gustav Fischer, Stuttgart, New York 2000

Nikander K, Bisgaard H: Impact of constant and breath-synchronized nebulization of inhaled mass of nebulized budesonide in infants and children. Pediatr Pulmonol 28: 187–193 (1999)

Reinhardt D: Asthma bronchiale im Kindesalter. 3. Aufl. Springer, Heidelberg 1999

E2 Dosieraerosole und Spacer

2.1 Aerosole

Ein Aerosol besteht aus in der Luft schwebenden Teilchen in einer Bandbreite verschiedener Größen. Die Größe der Teilchen wird angegeben als mittlerer aerodynamischer Massendurchmesser. Sie bestimmt weitgehend den Ort der Deposition eines Teilchens auf dem Weg vom Entstehungsort (Dosieraerosol) zum Wirkort (Lunge). In die Lunge zu applizierende Medikamente müssen in einer Größe von ca. 1 bis 5 µm transportiert werden. Teilchen, die deutlich kleiner sind als 1 µm, werden wieder ausgeatmet, Partikel >5 µm werden bereits in den oberen Atemwegen deponiert. Aerosoltröpfchen verändern ihre Größe auf ihrem Weg durch den Atemwegstrakt in Abhängigkeit von der sie umgebenden Wasserdampfsättigung und dehnen sich zwischen Mund und Lunge aus. Dieser Vorgang ist bei abfallender Wasserdampfsättigung reversibel.

Tabelle E2.1 beschreibt den Depositionsort in Abhängigkeit von der Teilchengröße in µm. Diese Werte wurden für Erwachsene ermittelt. Für Kinder gelten die kleineren der angegebenen Werte.

Tab. E2.1: Depositionsort in Abhängigkeit von der Teilchengröße in µm.

MMAD in µm	Depositionsort
1 bis 2	Alveolen
2 bis 5	periphere Bronchien
über 5	zentrale Bronchien, Trachea, Larynx, Pharynx

MMAD = mass median aerodynamic diameter (mittlerer aerodynamischer Massendurchmesser)

2.2 Dosieraerosole

2.2.1 Aufbau und Funktion

Das Dosieraerosol (DA) besteht aus einem Inhalator, dem einzusetzenden Medikamentenkanister und einer Verschlusskappe. Der Inhalator ist eine rechtwinklige Plastikhülse, die an beiden Enden offen ist. Der längere Schenkel der Hülse nimmt den Medikamentenkanister mit dem in Surfactant suspendierten Wirkstoff auf. Hierbei gleitet der Sprühansatz des Medikamentenkanisters in einen kleinen Steg mit Sprühöffnung am Boden der Plastikhülse. Der kurze Schenkel schützt die kleine Sprühöffnung, die das aerolisierte Medikament oropharyngeal katapultiert. Das Aerosol entsteht durch Druck auf den Medikamentenkanister, wobei eine definierte Menge an Treibmittel und Wirksubstanz mit hohem Druck durch ein kleines Ventil entlassen wird. Die derzeit gebräuchlichsten Treibmittel sind Fluor-Chlor-Kohlenwasserstoffe (FCKW).

Abbildung E2.1 zeigt den Aufbau eines Dosieraerosols im Querschnitt. Auf dem Markt gibt es mehrere Typen von Dosieraerosolen. Die Medikamentenkanister unterscheiden sich in Größe, Länge und Durchmesser und können nicht in artfremde Plastikhülsen eingesetzt werden. Auch die Mundstücke (kurzen Schenkel) der Plastikhülsen sind je nach Hersteller unterschiedlich geformt (Tabelle E2.2).

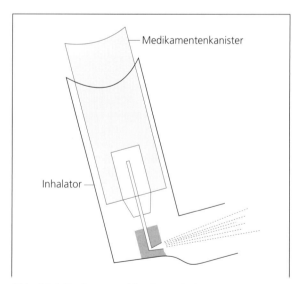

Abb. E2.1: Dosieraerosol im Querschnitt.

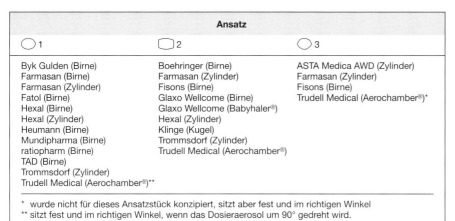

Tab. E 2.2: Drei gängige Ansatzformen von Dosieraerosolen und die jeweiligen Vertreiber der passenden Spacer.

2.2.2 Treibgase

Aufgrund ihrer die Ozonschicht zerstörenden Eigenschaften wurden anstelle der gängigen aber nur noch im medizinischen Bereich zugelassenen FCKW chlorfreie Ersatzstoffe entwickelt, z. B. Hydrofluoralkan, Tetrafluorethan (HFA, 134a), Norfluran. Diese gelten als medizinisch sichere Treibmittel ohne Nachteile gegenüber den FCKW. Allerdings sind auch sie potente Treibhausgase. Der Austausch des Treibgases beeinflusst das komplexe Zusammenspiel der Komponenten des aerosolerzeugenden Systems (Mundstück, Behälter, Ventil, Medikament, Surfactantkonzentration, Treibgas, Solvens). Die schlechtere Löslichkeit von Surfactant in dem FCKW-Nachfolger Hydrofluoralkan erfordert die Zugabe zusätzlicher Lösungsmittel. Ziel bleibt die Generation bronchialgängiger Partikel kleiner als 5 μm. Veränderte chemische und physikalische Eigenschaften der neuen Treibgase machen auch bei gleichem Medikament klinische Wirksamkeitsstudien erforderlich, um therapeutische Äquivalenzdosen sicherzustellen.

Eine umweltschonende Alternative zu FCKW- und HFA-betriebenen Dosieraerosolen bieten die Pulverinhalatoren.

2.2.3 Benutzung

Tabelle E 2.3 erläutert schrittweise die Benutzung eines DA. Durch den Druck des Treibmittels wird das Aerosol stark beschleunigt. Die Geschwindigkeit liegt initial in der Größenordnung von 14 bis 17 ms^{-1}, nach 30 ms beträgt sie noch 3 bis 7 ms^{-1}. Für den Patienten entsteht ein unangenehmer Kältereiz, der eine ruhige, koordinierte Atmung beeinträchtigen kann. Gleichzeitig erhöht die initial hohe Geschwindigkeit die Wahrscheinlichkeit einer Kollision der Medikamententeilchen mit der Rachenhinterwand, was gleichbedeutend ist mit einem Wirkverlust. Punkt 6) soll diese Nachteile vermeiden helfen. Alternativ kann eine speziell konstruierte Plastikhülse verwandt werden, die den kurzen Schenkel auf ca. 10 cm verlängert und so als Abstandhalter fungiert.

2.2.4 Dosierung

Aufgrund des komplexen Zusammenspiels vieler Faktoren, die die Wirksamkeit eines Dosieraerosols beeinflussen, ist die klinische Bedeutung von Unterschieden

Tab. E 2.3: Benutzung des Dosieraerosols.

1. Einschub des Medikamentenkanisters in den Inhalator und mehrmaliges Hin- und Herdrehen
2. Gründliches Schütteln des Dosieraerosols für ca. 10 Sekunden
3. Bei erstmaligem Gebrauch oder Gebrauch nach längerer Zeit Verwerfen des ersten Sprühstoßes als Teststoß
4. Leichte Neigung des Kopfes nach hinten
5. Langsames, tiefes Ausatmen
6. Beidhändiges Halten des DA vor den offenen Mund, um den Abstand zwischen Ausstoßöffnung und Rachenhinterwand zu vergrößern
7. Beginn einer langsamen, tiefen Inspiration
8. Pressen des Medikamentenkanisters und Auslösen des Sprühstoßes, dabei Fortführen der langsamen, tiefen Inspiration
9. Atem anhalten
10. Ausatmen
11. Falls ein zweiter Medikamentenhub genommen werden soll, eine Minute verstreichen lassen, dann 2. und 4. bis 10. wiederholen
12. Nach Inhalation eines Steroids unmittelbares Gurgeln mit reichlich Wasser und gründliches Spülen des Mundes
13. Keine gemeinsame Nutzung eines DA mit anderen Patienten

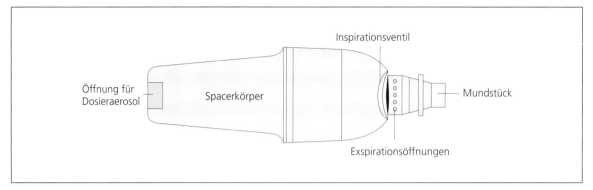

Abb. E 2.2: Querschnitt durch einen Spacer.

bei der Applikation eines DA schwer zu definieren (z. B. unterschiedliche Spacer, unterschiedliche Treibmittel). Für praktische Zwecke gilt als Vergleichsdosis die Nominaldosis (z. B. 0,1 mg Salbutamol). Pharmakologische Studien an gesunden erwachsenen Probanden zeigen jedoch, dass sich Serumsalbutamolspiegel bei einem HFA-Salbutamol-DA um den Faktor 2 erhöhen, wenn das DA mit einem 750 ml Spacer inhaliert wird. Salbutamol wird bei schlechter Inhalationstechnik oder ohne Spacer auf der Mund- und Rachenschleimhaut bzw. im Gastrointestinaltrakt abgelagert. Auf der Mundschleimhaut verhindert die Polarität von Salbutamol die Resorption, im Gastrointestinaltrakt unterliegt es dem First-pass-Effekt. Vor allem bei sehr hohen Dosierungen sollte die bessere Verfügbarkeit bei Optimierung der Technik berücksichtigt werden. Salbutamol und DNCG werden von allen Herstellern in einer einheitlichen Dosierung (0,1 mg pro Hub Salbutamol, 1 mg pro Hub DNCG) angeboten.

Für inhalative Steroide erschien kürzlich eine umfassende Aufstellung des therapeutischen Index. Sie werden an anderer Stelle ausführlich dargestellt.

2.3 Spacer

2.3.1 Prinzip

Der Spacer dient als vorübergehendes Reservoir für das Inhalat. Er wird durch die Inspiration des Patienten entleert. Für eine effektive Entleerung muss das Volumen des Spacers an das Atemzugvolumen des Probanden angenähert sein. Ein zu großes Volumen verzögert die Entleerung und führt zu Wirkstoffverlust durch Anlagerung der Partikel an der Innenwand des Spacers. Ein Ventil verhindert die Exspiration in das Reservoir. Abbildung E 2.2 gibt den Aufbau eines Spacers im Querschnitt wieder.

Der Spacer vergrößert die Entfernung zwischen der Sprühöffnung des Dosieraerosols und der Rachenhinterwand. Dies verringert neben dem initialen Kältereiz die Wahrscheinlichkeit, dass Aerosolteilchen, die mit der Rachenhinterwand kollidieren, für die Inhalation in die Lunge nicht mehr zur Verfügung stehen und die systemische Resorption verstärken. Zur Erzielung dieser Wirkung genügte eine einfache Rohrverlängerung (s. o.). Spacer sind meist birnenförmig und ahmen so die Form der Aerosolwolke nach, was die Wahrscheinlichkeit der Deposition an der Wandung des Spacers vermindert.

Die ausgesprühten Aerosolteilchen bewegen sich durch den Spacer oralwärts. Größere Partikel schlagen sich an der Spacerhülle aufgrund von Massenträgheit, elektrostatischer Anziehung und Gravitationskraft nieder. Die so abgefangenen Teilchen sind diejenigen, die aufgrund ihrer Größe bevorzugt zu oropharyngealer Deposition führen. Die kleineren Partikel werden durch den Spacer selektiert und gelangen mit dem Atemstrom in den Bronchialbaum.

Der Spacer ermöglicht einen Medikamententransport zur Lunge bei Ruheatmung ohne die Koordination mit einem inspiratorischen Vitalkapazitätsmanöver, wie dies bei alleiniger Nutzung eines Dosieraerosols nötig ist.

Tabelle E 2.2 zeigt drei gängige Ansatzformen von Dosieraerosolen und die jeweiligen Vertreiber der passenden Spacer. Die Tabelle erhebt keinen Anspruch auf Vollständigkeit. Von ASTA Medica wird ein Ansatzstück hergestellt, das Ansatz 3 mit Ansatz 2 kompatibel macht. Ein ebenfalls existentes Ansatzstück, das Ansatz 1 in Ansatz 2 umformt, ist derzeit nicht auf dem Markt erhältlich.

Tabelle E 2.4 stellt gängige Spacer vor, beschreibt ihre Form, vergleicht die Größen und gibt eine Übersicht über die kompatiblen Ansatzformen. Die Auflistung erhebt keinen Anspruch auf Vollständigkeit. Einige der birnenförmigen Spacer, die für Ansatz 1 oder 2 konzipiert wurden, tragen ein Mundstück, auf das Ansatz 3 aufgesteckt werden kann. Wenn aber ein

Tab. E 2.4: Vergleich gängiger Spacer, kompatible Ansatzformen.

Firma	Spacer			Ansatz		
	Name	Form	Volumen in ml	1	2	3
ASTA Medica AWD		Zylinder	80			+
Astra	Nebulator®		750		+	
Boehringer		Birne	310		+	
		Zylinder	50		+	
Byk Gulden		Birne	430	+		
Farmasan		Birne	230	+		
		Zylinder	50	+	+	
Fatol		Birne	430	+		
Fisons		Birne	800		+	+
Glaxo Wellcome	Volumatic®	Birne	800		+	
	Babyhaler®	Zylinder	350		+	
Hexal		Birne	430	+		
		Zylinder	50	+	+	
Heumann		Birne	430	+		
Klinge	Rondo®	Kugel	300		+	
Mundipharma	Respicort®	Birne	400	+		
ratiopharm		Birne	480	+		
TAD		Birne	430	+		
Trommsdorf		Zylinder	50	+	+	
Trudell Medical	Aerochamber®	Zylinder	140	+**	ǀ	+*

* wurde nicht für dieses Ansatzstück konzipiert, sitzt aber fest und im richtigen Winkel
** sitzt fest und im richtigen Winkel, wenn das Dosieraerosol um 90° gedreht wird.

Patient die Birne verkehrt herum benutzt, so muss mit Wirkverlust gerechnet werden, weil die Aerosolwolke in den schmalen Teil der Birne katapultiert wird und sich vermehrt Partikel an der Spacerwandung niederschlagen. Dies unterstreicht die Notwendigkeit der kompatiblen Verordnung von Spacer und DA. Die Benutzung des Spacers ist in Tabelle E 2.5 dargestellt.

2.3.2 Der Einsatz des Spacers bei Kindern

Der Spacer muss die Bedingungen an Dosierbarkeit bei minimiertem Nebenwirkungsrisiko erfüllen. Daher soll er aufgrund der kleineren Größe des Atemwegstraktes bei Kindern einen mittleren aerodynamischen Massendurchmesser im unteren therapeutischen Größenbereich selektionieren. Der Spacer muss theoretisch in seiner Größe an das Lungenvolumen des Kindes angepasst sein. Ein zu großer Spacer wird nicht rasch genug leer geatmet und es kommt zur Deposition auch der mittleren und kleinen Aerosolpartikel an der Innenwand des Spacers. Allerdings kann auch ein 750-ml-Spacer als Rückatembehältnis (d. h. ohne Ventile) mit Erfolg bei Säuglingen und Kleinkindern eingesetzt werden. Wird ein Spacer bei Früh-, Neugeborenen oder kleinen Säuglingen mit chronischer pulmonaler Erkrankung eingesetzt, so wird die Wirk-

Tab. E 2.5: Benutzung des Dosieraerosols mit Spacer.

1. Einschub des Medikamentenkanisters in den Inhalator und mehrmaliges Hin- und Herdrehen
2. Ein kleiner Spacer kann jetzt auf das DA gesteckt werden, ein großer nach dem Schütteln des DA
3. Gründliches Schütteln des Dosieraerosols für ca. 10 Sekunden
4. Bei erstmaligem Gebrauch oder Gebrauch nach längerer Zeit Verwerfen des ersten Sprühstoßes als Teststoß
5. Leichte Neigung des Kopfes nach hinten
6. Langsames, tiefes Ausatmen
7. Einführen des Mundstücks oberhalb der Zunge weit genug in den Mund (weitet den Pharynx, begradigt die Strombahn des Aerosols)
8. Pressen des Medikamentenkanisters und Auslösen des Sprühstoßes
9. Beginn einer langsamen, tiefen Inspiration
10. Bei pfeifenden Geräuschen aus dem Spacer Einatmung verlangsamen
11. Atem anhalten
12. Ist die Durchführung von 9. nicht möglich, können alternativ 4 normale Atemzüge durchgeführt werden
13. Ausatmen
14. Falls ein zweier Medikamentenhub genommen werden soll, eine Minute verstreichen lassen, dann 2. und 3. sowie 5. bis 13. wiederholen
15. Nach Inhalation eines Steroids unmittelbares Gurgeln mit reichlich Wasser und gründliches Spülen des Mundes
16. Keine gemeinsame Nutzung eines DA oder Spacers mit anderen Patienten

Dosieraerosole und Spacer

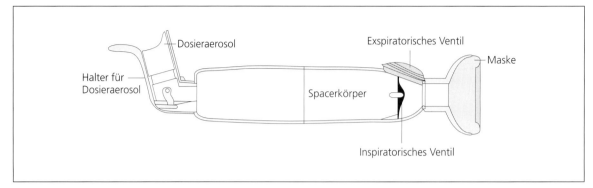

Abb. E 2.3: Querschnitt durch einen Spacer für das Säuglings- und Kleinkindesalter.

ortkonzentration an Aerosol wesentlich durch das Entfernen des Spacerventils erhöht. Inspiratorische Ventile bedeuten für kleine Kinder einen nicht unerheblichen inspiratorischen Widerstand und sollen möglichst leichtgängig sein. Ein relativ zum inspirtorischen Fluss des Patienten schwergängiges Ventil führt zur Einatmung durch den Exspirationsschenkel unter Umgehung des Spacerinhalts.

Säuglings- und Kleinkindspacer sind meist zylinderförmig und mit einer Maske ausgestattet, die Mund und Nase bedeckt (Abbildung E 2.3). Manche Masken behindern die Nasenatmung und fördern so den erwünschten Wirkstoffeinstrom durch den Mund.

Einen Vergleich in Bezug auf Volumen, Ventile, aufzubringenden Atemfluss, erforderlichen Druckabfall und vorhandenen Totraum bei vier im Kindesalter eingesetzten Spacern gibt Tabelle E 2.6.

2.3.3 Elektrostatische Aufladung

Spacer werden überwiegend aus Kunststoff (Plastik, Polycarbonat) hergestellt. Der Kunststoffspacer neigt zu elektrostatischer Aufladung, was die Ablagerung auch bronchial inhalierbarer Teilchen an der Spacerhülle beschleunigt.

Eine Behandlung der Innenwand mit einem milden ionischen Detergens vermindert die Aufladung.

Der Spacer wird hierzu mit einem Spülmittel gewaschen und an der Luft getrocknet. Wirksam ist auch ein in zeitlichem Abstand zur Therapie vorzunehmendes „Primen" des Spacers mit dem zu applizierenden Medikament. Hierbei handelt es sich um ein „Sättigen" der Innenwandung mit dem Medikament zur Verminderung elektrostatischer Kräfte. Der zeitliche Abstand dient dem Absinken der Medikamentenkonzentration in der Spacerluft auf Leerwerte. Diese Methode ist unpraktikabel, teuer (wegen des ungenutzt versprühten Medikaments) und umweltschädigend (wegen des ungenutzt versprühten Treibgases).

Alternativ kann ein Metallspacer verwandt werden, bei dem die elektrostatische Aufladung geringer ist.

2.3.4 Vom Dosieraerosol zum Wirkort

Grundsätzlich gilt, dass jedes Medikament, jede Zubereitung und jede Trägersubstanz einen spezifischen Einfluss ausübt auf die Ausstoßung des Medikamentes aus dem Treibstoffkanister, die Partikelgeneration und die Fortbewegung der Aerosolwolke im Raum. Je länger, enger und gewundener der Weg des Aerosols, umso geringer ist der Prozentsatz an Medikament, der den Wirkort Lunge erreicht. Lange Verbindungstücke, Engstellen, Ventile und Nasenatmung über Maske wirken für die Aerosolteilchen wie ein vorgeschal-

Tab. E 2.6: Bei Kindern eingesetzte Spacer im Vergleich (nach Bisgaard 1995).

Spacer/Firma	Form	Volumen ml	Ventil in/ex	Fluss l/min	Druckabfall Pa	Totraum ml
Nebulator® Astra AB Schweden	Birne	750	inaktiviert	–	–	–
Aerochamber® Trudell Medical Canada	Zylinder	145	in	15	25–30	–
Babyhaler® Glaxo UK	Zylinder	350	in/ex	15	10	40
anti-statischer Stahlspacer Astra AB Schweden	Birne	250	in/ex	15	100–125	–

teter Filter. Bei Zuführung des Aerosols über eine auf Abstand vorgehaltene Maske entweicht das Medikament in die umgebende Luft und eine kontrollierte Dosierung wird unmöglich. Die Wirksamkeit eines DA mit oder ohne Spacer kann mittels

- Radioaerosolstudien
- Modelluntersuchungen
- Filtermessungen
- Quantifizierung des Therapieerfolges
- Ausscheidung der applizierten Wirksubstanz oder ihrer Metaboliten
- Serummessungen untersucht werden.

Vergleichende Untersuchungen von Spacern im Kindesalter fehlen. Modelluntersuchungen legen jedoch nahe, dass unabhängig vom Typ des Spacers eine Verbesserung der Deposition lungengängiger Partikel im Vergleich zum DA alleine erzielt wird. Bei Erwachsenen kann der Spacer bei optimaler Inhalationstechnik mit DA alleine den Prozentsatz lungendeponierter Partikel nicht mehr steigern. Die oropharyngeale Deposition jedoch verringert sich auf bis zu 6%. Der verbleibende Wirkstoff schlägt sich im Spacer nieder. Daraus folgt, dass das Dosieraerosol mit Spacer seine Domäne dort hat, wo eine möglichst genaue und topische, d. h. in diesem Falle bronchoalveoläre Dosierung und eine minimale oropharyngeale Kontamination erwünscht ist. Dies ist in besonderem Maße bei inhalativen Corticoiden der Fall, um die Inzidenz der Besiedlung und Infektion mit Candida zu senken.

Liegt eine ventilatorische Verteilungsstörung vor, so werden die besser ventilierten Lungenabschnitte auch besser mit Aerosol versorgt. Die Effektivität des Aerosols sinkt mit steigendem Strömungswiderstand des zuführenden Bronchus.

Die Inhalation eines β_2-Sympathomimetikums vor z. B. einem antiinflammatorischen Aerosol, kann bei Bronchospasmus die Verteilung und Resorption des antiinflammatorischen Medikamentes erhöhen. Ähnlich positiv wirkt sich die lange Inhalationsdauer (10 bis 20 Minuten) eines Verneblers aus. Das zuletzt inhalierte Medikament trifft auf bereits pharmakologisch erweiterte Bronchien.

Bei Inhalation von Bronchodilatatoren spielt das periphere gegenüber dem zentralen Verteilungsmuster eine untergeordnete Rolle, solange die Deposition unterhalb der Glottis stattfindet.

2.3.5 Pflege

Die DA bedürfen nur geringer Pflege. Die Verschlusskappe bewahrt das Mundstück und die Ausstoßöffnung vor Verschmutzung. Mindestens einmal pro Woche wird der Kanister entfernt und die Hülse mit lauwarmem Wasser durchgespült, ausgeschüttelt und getrocknet. Wenn nach längerem Gebrauch die Ausstoßöffnung oder die Kanisterspitze verstopft sind, können sie mit einer Nadel gereinigt werden.

Die Spacer sollen einmal wöchentlich ausgewaschen und getrocknet werden. Das Auswaschen mit Detergens wirkt antistatisch. Desinfektionsmittel sind zu vermeiden, da sie die Gummiteile angreifen.

DA und Spacer werden aus hygienischen Gründen nur von einem Patienten benutzt.

2.4 Vergleich von Nass- und Trockeninhalation

Es liegen nur wenige Radioaerosoldepositions-Studien an Kindern vor. Die Ergebnisse legen eine günstige pulmonale Deposition bei Pulverinhalatoren im Vergleich zur Nassinhalation und zur Applikation mittels DA und Spacer nahe.

Tabelle E 2.7 fasst die Vor- und Nachteile der Inhalation mit DA bzw. DA in Kombination mit einem Spacer, einem Vernebler und der Pulverinhalation zusammen. Das Dosieraerosol hat ein homogeneres Teilchenspektrum als der Vernebler. Die Deposition in der Lunge beträgt je nach Wirkstoff beim erwachsenen Probanden mit guter Inhalationstechnik bis zu 70%. Bei der Pulverinhalation erfolgt die Entleerung der Pulverkapseln durch einen minimalen inspiratorischen Fluss, der vom Patienten aufgebracht werden muss (Optimum 60 l/min mit Abnahme der Bildung lungengängiger Partikel bei Flüssen unter 30 l/min). Optimale Flüsse können von Kleinkindern und obstruktiven Kindern nicht zuverlässig erbracht werden, sodass die Anwendung der Pulverinhalation im Kindesalter derzeit hier ihre Grenzen findet. Zudem besteht eine feuchtigkeitsabhängige Einschränkung durch Verklumpung des Pulvers. Auf Einzelheiten wird an anderer Stelle eingegangen.

Tab. E 2.7: Vor- und Nachteile von Nass- vs. Trockeninhalation.

Kriterium	DA	DA + Spacer	Pulverinhalation	Vernebler
Zielgruppe	≥ 6 Jahre	jedes Alter*	≥ 6 Jahre	jedes Alter spezielle Indikationen
Inhalationstechnik	komplex	leicht	leicht	leicht
Wirkort	bei guter Atemtechnik peripher	auch ohne gute Atemtechnik peripher	auch ohne gute Atemtechnik peripher	auch ohne gute Atemtechnik peripher
Effektivität	mittel	hoch	hoch	gering bis hoch
Pharmaka	Sympathomimetika Anticholinergika DNCG	Sympathomimetika Anticholinergika Corticoide DNCG	Sympathomimetika Anticholinergika Corticoide DNCG	wie für DA/Spacer sowie alleinige Eignung für Antibiotika, Ribavirin, Pentamidin
Lärmbelästigung	nein	nein	nein	ja
Zeitaufwand	gering	gering	gering	hoch
Hygieneaufwand	gering	gering	gering	hoch
Umwelthygiene	überwiegend FCKW	überwiegend FCKW	problemlose Entsorgung	Belastung im Rahmen der Reinhaltung
Transportfähigkeit	gut	gut bis mäßig	gut	gering
Kosten	gering	gering	gering	hoch

* Unter 4 Jahren ist in der Regel der Einsatz des Spacers mit Maske erforderlich, ab 4 bis 5 Jahren kann die Inhalation mittels Mundstück erfolgen.

2.5 Zusammenfassung

Essenziell für die Wirksamkeit eines mittels DA applizierten Medikamentes ist eine gute Inhalationstechnik. Diese sollte zu Beginn der Verordnung, bei jeder Vorstellung und später in regelmäßigen Abständen durch geschultes Personal überprüft werden.

Bei Vorschul- und gegebenenfalls auch bei Grundschulkindern sowie bei allen Patienten mit eingeschränkter Hand-Mund-Lunge-Koordination verbessert ein Spacer die Partikelaufnahme.

Mit der Verschreibung eines inhalativen Steroids sollte auch ein Spacer verordnet werden, weil er die Nebenwirkungen der Therapie in jeder Altersgruppe signifikant senkt.

Aufgrund der besseren Umweltverträglichkeit bei guter Wirksamkeit sollte in der geeigneten Altersgruppe (≥ 6 Jahre) der Trockeninhalation der Vorzug vor dem DA gegeben werden. Hier scheinen derzeit die Mehrdosen-Pulverinhalatoren wegen ihrer Aktivierungseigenschaften besonders geeignet.

E 3 Pulverinhalatoren

Pulverinhalatoren sind seit etwa 40 Jahren im Gebrauch. Vorteile sind die FCKW-Freiheit, die einfache Applikation und der geringe Aufwand. Vom Bundesamt für Arzneimittel und Industrieprodukte wurde die Zulassung FCKW-haltiger Inhalationssysteme ab dem 31.12.2001 auf β_2-Sympathomimetika beschränkt. Das erste Gerät unter den so genannten Pulverinhalatoren, der sog. Spinhaler®, war zur Applikation einer DNCG-Zubereitung geeignet. Durch die Trägersubstanz, Lactose kam es allerdings nicht selten zu Hustenreiz, der durch die vorherige Verwendung eines Bronchodilatators weitgehend vermieden werden konnte. Die Applikationsweise und die Geräte haben seither wiederholt Veränderungen erfahren. Diese bezogen sich auf die Trägersubstanz und die Partikelgröße. Entscheidend ist die hohe Lungendeposition, die sich in einer gesteigerten Wirksamkeit widerspiegelt.

3.1 Unterschiede der verschiedenen Geräte

Die Tabellen E 3.1 und E 3.2 enthalten Angaben zu den Vor- und Nachteilen der Pulverinhalatoren (nach Niggemann). In Tabelle E 3.3 sind verschiedene Kriterien aufgeführt, die bei der Auswahl einer Pulverinhalationshilfe berücksichtigt werden können.

Mit den meisten Pulverinhalatoren gelangen bei guter Inhalation zwischen 25 und 35 % des Wirkstoffes an den Zielort. Selbst bei schwacher Inhalation von nur 35 l/min wird mit den meisten Pulverinhalatoren noch eine Lungendeposition von ca. 15 % erreicht. Ein Inspirationsfluss von ca. 60 l/min wird sowohl von Kindern ab dem 6. Lebensjahr als auch Asthmatikern im akuten Anfall erreicht. Neben dem Turbohaler® und dem Diskus® sind vor allem der Novolizer® und der Aerolizer® verbreitet. Bei Kombinationspräparaten unterscheidet sich die Deposition von der der Einzelsubstanzen.

3.2 Anwendung

Im Allgemeinen ist keine lange Inspirationsdauer, sondern ein starker, plötzlicher Sog entscheidend für eine ausreichende Applikation der Substanz.

Literatur

Thorsson L, Edsbäcker S, Conradson TB: Lung deposition of budesonide from Turbuhaler®, is twice that from a pressurized metered-dose inhaler P-MDI. Eur Respir J 7: 1839–1844 (1994)

Newman SP, Pitcairn GR, Hirst PH, Bacon RE, O'Keefe E, Reiners M, Hermann R: Scientigraphic comparison of budesonide deposition from two dry powder inhalers. Eur Respir J 16: 178–183 (2000)

Tab. E 3.1: Pulverinhalation, Vorteile.

Bedienung einfacher als DA
Kein Treibgas
Keine Konservierungsstoffe

Tab. E 3.2: Pulverinhalation, Nachteile.

Hoher inspiratorischer Flow nötig?
Hustenreiz?
Karies?
Feuchtigkeitsempfindlich?
Ökologie?

Tab. E 3.3: Unterschiede zwischen den Pulverinhalatoren.

Erforderlicher Inspirationssog
Rückatemempfindlichkeit
Nachvollziehbarkeit der Applikation
Anzahl der Hübe
Genauigkeit
Ort der Desposition
Trägersubstanz
Medikament
Dosis
Galenische Besonderheiten (Lipophilie)

E4 HFA-basierte Inhalationssysteme und treibgasfreie Lösungen

Die Bestimmungen der Europäischen Union über die Verwendung von FCKW-betriebenen Dosieraerosolen werden zum weitgehenden Ersatz der herkömmlichen Dosieraerosole (mit Ausnahme vielleicht für das Säuglingsalter [mit der Inhalationshilfe und Maske]) führen. Neben den Pulverinhalatoren besteht die Möglichkeit, HFA-(Hydrofluoralkan-)basierte inhalative Medikamente oder Lösungen einzusetzen. Bei HFA-basierten inhalativen Corticosteroiden handelt es sich um das Ergebnis der Modifizierung pharmakokinetischer/-dynamischer Eigenschaften einer etablierten Substanz.

Ein neues, mit HFA betriebenes Beclometasondiproprionat haltiges Dosieraerosol entlässt einen hohen (> 30 %) Anteil respirabler Partikel von einer Größe um 3 µm und führt bei einem durch den Einatemzug getriggerten System zu einer pulmonalen Deposition von > 50 % (Autohaler®). Mithilfe dieses Medikamentes werden zwei Probleme zugleich gelöst:

Senkung der applizierten Steroiddosis
Ersatz der (gesetzlich mehr und mehr eingeschränkten) FCKW-haltigen Dosieraerosole.

Die Corticosteroide sollen nach Möglichkeit mit großvolumigen Spacern (bei Säuglingen über eine Maske) appliziert werden, um eine gleichmäßig hohe intrapulmonale Deposition zu erzielen.

Systemische Wirkungen inhalativer Corticosteroide hängen von dem in die Zirkulation gelangten unveränderten Wirkstoff ab, der sich aus dem intrapulmonal deponierten rekrutiert. Aufgrund der insbesondere im Kindesalter sorgfältig zu bedenkenden und im Einzelfall nicht exakt zu berechnenden in die Zirkulation gelangten Corticosteroide gilt es demnach generell, durch Dosisreduktion (z. B. in 6- bis 12-wöchigen Schritten) die niedrigste Dosis inhalativer Corticosteroide zu finden, die das Asthma effizient kontrolliert. Als niedrige applizierte Corticosteroiddosis gilt im Kindesalter < 400 µg appliziertes Budesonid (bzw. Beclometason) pro Tag. Bei leichten Asthmaformen ist eine Dosisreduktion unter diesen Schwellenwert möglich und bei HFA-basierten inhalativen Corticosteroiden ist diese Schwelle auch niedriger anzusetzen.

Mit HFA kommt es zur höheren Lungendeposition, die sich in einer gesteigerten Wirksamkeit widerspiegelt. Der Autohaler® setzt darüber hinaus die Substanz lediglich während der Inspiration frei. Last not least ist das durchschnittliche Teilchenspektrum kleiner als 5 µm, sodass eine sehr periphere Applikation möglich ist. Da es gute Daten (nicht zuletzt aus transbronchialen Biopsien) darüber gibt, dass beim Asthma besonders die Bronchioli terminales, wenn nicht gar in Form eosinophiler Infiltrate das Interstitium betroffen ist, könnte dies die Therapie, vor allem mit inhalativen Glucocorticoiden, weiter effektiver gestalten. Die effektivere Deposition erlaubt nicht nur eine Dosisreduktion um bis zu 50 %, sondern macht sie bei inhalativen Glucocorticoiden sogar notwendig.

F

Stufentherapie

F1 Stufentherapie des Asthma bronchiale

Im letzten Jahrzehnt haben zahlreiche Institutionen, Komitees und Autoren Richtlinien zur Therapie des Asthma bronchiale bei Erwachsenen oder bei Kindern und Jugendlichen veröffentlicht. Diese Richtlinien haben als gemeinsames Ziel, die global immer noch nachweisbare Untertherapie und Falschtherapie des Asthma bronchiale zu beseitigen und das aktuelle Wissen um die Genese und Therapie der Erkrankung rasch und effektiv zu verbreiten. In den letzten Jahren kommt als Motiv die Vermeidung einer Übertherapie des leichtgradigen Asthma bronchiale, die sich in verschiedenen Ländern nachweisen ließ, hinzu. Behandlungsrichtlinien, die auf einem breiten Konsens beruhen, gewinnen zunehmend an Bedeutung für Qualitätssicherung und Qualitätskontrolle in der Medizin. Sie werden auch von den Kostenträgern und Gesetzgebern als Grundlage für eine effektive Kostenlenkung von der Ärzteschaft eingefordert.

Für die Pädiatrie ist von besonderer Bedeutung, dass Empfehlungen für Erwachsene und Jugendliche nicht einfach auf jüngere Altersklassen extrapoliert werden können. Insbesondere im Vorschulalter weicht die Ätiologie und Prognose und damit auch die Therapie von obstruktiven Atemwegserkrankungen erheblich von der höherer Altersstufen ab (siehe Kap. D1, D2). So entwickelt nur etwa ein Drittel der Kinder mit rezidivierenden obstruktiven Atemwegsbeschwerden in den ersten drei Lebensjahren später definitiv ein Asthma bronchiale.

Mit der Aufstellung und Veröffentlichung von Therapierichtlinien ist deren Akzeptanz und effektive Umsetzung durch Ärzte und Therapeuten noch nicht garantiert. Verschiedene Studien aus den letzten Jahren zeigen, dass die Akzeptanz von Therapierichtlinien generell, und die von bestimmten Aspekten im Besonderen, je nach Land und Arztgruppe unterschiedlich ausfällt. Insgesamt liegen nur wenige wissenschaftliche Untersuchungen zur Effektivität von Therapierichtlinien bei Asthma bronchiale vor – deren Ergebnisse fielen wenig ermutigend aus. So hat eine Querschnittsuntersuchung in Philadelphia nach Herausgabe von Therapierichtlinien zum Asthma bronchiale durch die nationale Gesundheitsbehörde der USA (NIH) ergeben, dass trotz gegenteiliger Empfehlungen und Intention der Richtlinien die Verordnung von symptomatischen β_2-Sympathomimetika zugenommen und von vorbeugenden topischen Steroiden abgenommen hatte. Studien, die auf Angaben von Ärzten zu ihrem therapeutischen Vorgehen beruhen, sind nur bedingt zur Evaluation von Therapierichtlinien geeignet. Gefordert werden vergleichende prospektive Multicenterstudien.

Eine vergleichende Untersuchung der fünf international am häufigsten zitierten Therapierichtlinien für Asthma bronchiale ergab große Unterschiede bezüglich der Indikation zur antientzündlichen Therapie und zum Stellenwert der Peak-flow-Messung. Die vorgeschlagenen Therapiepläne waren zum Teil so komplex, dass eine Überforderung der Patienten, z. B. durch mehrfach tägliche Peak-flow-Registrierung, anzunehmen ist. Es fehlen weitgehend Richtlinien zur Therapiereduktion nach Erreichen einer ausreichend langen Symptomfreiheit.

Die Ärztliche Zentralstelle Qualitätssicherung in Deutschland veranlasste kürzlich eine kritische Bewertung von Leitlinien zur Therapie des Asthma bronchiale, die nach 1993 erschienen sind. Als Beurteilungsmaßstab fungierten die Kriterien der Evidenzbasierten Medizin: Im Mittelpunkt steht demnach das Wohl des Patienten. Die Basis für ärztliche Entscheidungen bilden neben der persönlichen Erfahrung vor allem die Ergebnisse kontrollierter Studien. Kosteneinsparungen sind mit einer Evidenz-basierten Medizin zwar möglich, aber nicht deren grundsätzliches Ziel. Es wird gefordert, dass die Entstehung von Leitlinien transparent und nachvollziehbar sein muss.

Die verschiedenen Leitlinien zur Behandlung des Asthma bronchiale wurden nicht nur inhaltlich, sondern auch nach Methodik und Form und bezüglich ihrer praktischen Anwendbarkeit beurteilt. Schließlich wurde der Frage nachgegangen, ob eine wissenschaftliche Evaluation der Effektivität der Leitlinien einschließlich ihrer Kostenwirksamkeit stattgefunden hat. Im Fazit erfüllten nur die internationalen Therapierichtlinien, die unter Leitung der National Institutes of Health erarbeitet und kürzlich in revidierter Form veröffentlicht wurden, annähernd die geforderten Qualitätskriterien. Auch bei diesen Richtlinien fehlen Angaben zur Evidenz der einzelnen Maßnahmen sowie Empfehlungen zur effektiven Verbreitung der Leitlinien und zur Erfolgskontrolle. Da es sich bei den NIH-Guidelines insgesamt aber wohl um die am besten begründeten und am sorgfältigsten ausgearbeiteten Richtlinien handelt, beruht das hier dargestellte Konzept zur Stufentherapie des Asthma bronchiale weitgehend auf den NIH-Papieren. Pädiatrische Bedürfnisse und regionale Besonderheiten wurden durch Beachtung einzelner Elemente des Third International Pediatric Consensus Statement und der Empfehlung der Deutschen Atemwegsliga berücksichtigt.

1.1 Therapieziele und Überwachung

Die korrekte Therapie des Asthma bronchiale setzt zunächst eine korrekte Diagnose voraus. Wie bereits erwähnt, ist dies im Vorschulalter nur bedingt möglich; für Schulkinder, Jugendliche und Erwachsene können zurzeit folgende Diagnosekriterien formuliert werden: Beim Asthma bronchiale handelt es sich um eine chronisch entzündliche Erkrankung der Atemwege mit episodischem Auftreten von Husten und/oder giemendem Atemgeräusch, die in der Regel einhergeht mit einer erhöhten bronchialen Reagibilität und einer mehr oder weniger reversiblen Atemwegsobstruktion. Der Ausschluss von alternativen Erkrankungen ist grundsätzlich erforderlich (siehe Kapitel C 15, *Differenzialdiagnostik*). Über die Ziele der Therapie des kindlichen Asthma bronchiale herrscht ein weitgehender Konsens (Tabelle F 1.1). Die Beseitigung von Beschwerden und die Vermeidung von Exazerbationen sind die primären Ziele. Eine möglichst normale Lungenfunktion wird zwar angestrebt, die Bedeutung der Lungenfunktionsmessung für die Therapiesteuerung ist aber umstritten. Als Momentaufnahme hat sie sicher weniger Gewicht als eine sorgfältige Anamnese. Auch der Nutzen eines Peak-flow-Protokolls wird sehr unterschiedlich bewertet. Zunehmend in den Mittelpunkt des therapeutischen Interesses tritt die so genannte Lebensqualität: Eine normale Lebensführung und normale Entwicklungsmöglichkeiten für Kinder mit Asthma werden angestrebt, einschließlich voller körperlicher Belastbarkeit beim Sport. Andererseits ist darauf zu achten, dass die Lebensführung nicht durch zu aufwändige therapeutische Maßnahmen eingeschränkt und durch Nebenwirkungen der Pharmakotherapie langfristig gefährdet wird. Ein optimaler Therapieerfolg setzt ein festgefügtes vertrauensvolles Verhältnis zwischen Arzt und Patient voraus. Dies kann dann erzielt werden, wenn die Erwartungen des Patienten und seiner Angehörigen gezielt aufgegriffen und möglichst erfüllt werden, und andererseits die Zustimmung des Patienten zu einzelnen Maßnahmen explizit eingeholt wird. Nur so besteht eine realistische Chance, dass die verordneten Maßnahmen auch langfristig umgesetzt werden.

Der individuelle Therapieplan orientiert sich an der individuellen Symptomatik bzw. dem Schweregrad des Asthma bronchiale und enthält Hinweise zur frühzeitigen Erkennung einer Verschlechterung. Kriterien zur Intensivierung der Therapie werden vorgegeben sowie Maßnahmen zur Selbstbehandlung von akuten Exazerbationen. Der Therapieplan wird grundsätzlich in schriftlicher Form an den Patienten bzw. seine Angehörigen ausgehändigt.

Patienten, die einer vorbeugenden Dauertherapie bedürfen, sollten immer auch in der Technik der Selbsteinschätzung durch Peak-flow-Messung unterwiesen werden. Nur bei hochgradigem persistierendem Asthma (Stufe 4) oder der Neigung zu plötzlichen schweren Exazerbationen wird die ständige Führung eines Peak-flow-Protokolls als sinnvoll erachtet. Ansonsten ist davon auszugehen, dass Patienten und Angehörige eher überfordert und das Arzt-Patienten-Verhältnis gestört werden. Ein periodisch geführtes Protokoll über zwei bis drei Wochen im Rahmen von Exazerbationen erscheint beim mäßiggradigen Asthma bronchiale adäquat. Die Zuordnung von bestimmten Peak-flow-Bereichen zu entsprechenden individuellen Therapiestufen (Basistherapie, intensivierte Therapie und Notfalltherapie) wird häufig vorgeschlagen. So wird eine Intensivierung der Therapie in der Regel empfohlen, wenn der Peak-flow um 20 bis 30 % abfällt. Eine schwere Exazerbation (Notfall) wird angenommen, wenn die Werte unter 50 % der Norm fallen. Hierbei sollten als Bewertungsmaßstab die größen- und geschlechtsangepassten Normwerte für den Peak-flow im Kindesalter herangezogen werden. Als Alternative erscheint die ständige Anpassung der Grenzen an die persönliche Bestleistung im Kindesalter möglich, aber nicht immer praktikabel.

Die Überprüfung des Therapieerfolges und eine Optimierung der Langzeittherapie erfordern zunächst

Tab. F 1.1: Therapieziele und Erfolgskriterien bei Asthma bronchiale im Kindesalter.

Erfolgskriterien	Therapieziele
Beschwerden und Symptome	Möglichst rasche Beseitigung von akuten Beschwerden Vermeidung von chronischen Beschwerden (z. B.: Husten und Atemnot in der Nacht, nach dem Aufwachen oder bei Anstrengung)
Lungenfunktion	Normale Lungenfunktion im Intervall
Lebensqualität	Normale Lebensführung und Entwicklung, einschließlich Sport
Exazerbationsrate	Vermeidung von rezidivierenden Exazerbationen und Minimierung der Notwendigkeit zur Notfallbehandlung bzw. stationärer Behandlung
Pharmakotherapie	Optimale Pharmakotherapie mit möglichst wenig Nebenwirkungen
Arzt-Patienten-Verhältnis	Erfüllung der Erwartungen von Patienten und ihrer Angehörigen an den Therapieerfolg und Zustimmung zum therapeutischen Vorgehen

Tab. F 1.2: Fragen zur Überprüfung des Therapieerfolges (modifiziert nach den NIH-Guidelines. Es handelt sich um einen Vorschlag, nicht evaluiert!).

Symptomatik
1. Hat sich das Asthma seit der letzten Vorstellung verschlechtert oder verbessert?
2. Sind in den letzten 2 Wochen Beschwerden aufgetreten?
   - Husten, Pfeifen, Kurzatmigkeit, Atemnot?
   - Störung des Schlafes?
   - Beschwerden nach dem Aufwachen?
   - Beschwerden bei körperlicher Anstrengung (Sport)?

Lungenfunktion
3. Was waren der höchste und der niedrigste PEF-Wert seit der letzten Vorstellung?
4. Ist ein PEF-Abfall unter 80 % der Norm aufgetreten? Wenn ja, was haben Sie daraufhin getan?
5. Wann messen Sie gewöhnlich den PEF und wie? (Technik vorführen lassen!)

Lebensführung/Lebensqualität
6. War das Asthma bronchiale seit der letzten Vorstellung Anlass zu
   - verminderter körperlicher Belastbarkeit?
   - Fehlen in der Schule (oder am Arbeitsplatz)?
   - Beeinträchtigung der Lebensführung der Sorgeberechtigten (z. B. Fehlen am Arbeitsplatz)?
7. War seit der letzten Vorstellung eine notfallmäßige (ungeplante) Behandlung des Asthmas ambulant oder stationär erforderlich?

Exazerbationen
8. Gab es seit der letzten Vorstellung Zeiträume mit deutlicher Zunahme der asthmatischen Beschwerden?
9. Wenn ja, was war der Auslöser und wurden zur Kontrolle der Beschwerden besondere Behandlungsmaßnahmen ergriffen oder die Therapie geändert?

Medikamentöse Therapie
10. Welche Medikamente werden angewandt, wie oft und in welcher Dosierung?
11. Wurde seit der letzten Vorstellung etwas an der Dauertherapie geändert? Wenn ja, was und warum?
12. Sind Probleme bei der Umsetzung des Therapieplanes aufgetreten?
13. Wie oft musste ein Soforthilfe-Medikament (β_2-Sympathomimetikum) wegen akuter Beschwerden inhaliert werden?
14. Wie viele Packungen/Kanister des Soforthilfe-Medikaments (β_2-Sympathomimetikums) wurden seit der letzten Vorstellung verbraucht?
15. Wurden zusätzlich zum Therapieplan Medikamente oder Heilmittel eingesetzt?
16. Sind Nebenwirkungen oder Probleme aufgetreten, die auf die Medikamente zurückzuführen sind? Wenn ja, welche?
17. Wie werden die topischen Medikamente inhaliert? (Inhalationstechnik vorführen lassen!)

Zufriedenheit mit der Therapie und gemeinsame Therapieplanung
18. Gibt es offene Fragen zum bisherigen Therapieplan
19. Sind Probleme bei der täglichen Durchführung des Therapieplanes aufgetreten?
20. Sind nach Meinung des Patienten/der Sorgeberechtigten alle notwendigen Maßnahmen zur Behandlung des Asthmas ergriffen worden?
21. Gab es Probleme mit der Krankenkasse oder sind aus der Behandlung des Asthmas finanzielle Belastungen entstanden, die nicht von der Krankenkasse erstattet wurden?
22. Kann oder sollte man nach Auffassung des Patienten/der Sorgeberechtigten etwas am Therapieplan verbessern? (Die einzelnen Therapiestufen – Dauertherapie, intensivierte Therapie, Notfalltherapie – durchgehen und die Indikationen für die verschiedenen Maßnahmen abfragen!)

kurzfristige Kontrollen im Abstand von vier bis zwölf Wochen. Nach Erreichen eines stabilen Status quo werden sechsmonatliche Wiedervorstellungen als ausreichend angesehen. Bei den Verlaufskontrollen muss der Therapieerfolg systematisch erhoben werden. Hierbei kann der in Tabelle F 1.2 aufgeführte Fragenkatalog hilfreich sein. Die Fragen orientieren sich logischerweise an den bereits formulierten Erfolgskriterien (Tabelle F 1.1). Neben der sorgfältigen Anamnese dienen der körperliche Befund und – soweit durchführbar – die Lungenfunktionsmessung zur Beurteilung des Therapieerfolges und als Grundlage für weitere therapeutische Entscheidungen.

Blutuntersuchungen sind nur in bestimmten Situationen sinnvoll: Bei Behandlung mit Theophyllin ist eine Kontrolle des Serumspiegels prinzipiell erforderlich. Bei Patienten, die hoch dosiert mit inhalativen Steroiden oder auch systemisch mit Steroiden behandelt werden, ist eine Überwachung bezüglich einer Nebennierenrinden-Suppression, einer Wachstumsstörung und einer Kataraktentwicklung wichtig. Hierzu dienen die Bestimmung der 24-Stunden-Cortisolausscheidung im Urin, die regelmäßige Größenmessung und augenärztliche Untersuchungen. Unter Umständen sind ergänzend Stimulationstests der Nebennieren-Hypophysen-Achse sinnvoll. Die aufgeführten Zusatzuntersuchungen sind zum Teil auch geeignet, eine unzureichende therapeutische Compliance als Grund für ein Therapieversagen zu objektivieren.

1.2 Vermeidung von Auslösern

Grundsätzlich muss jeder Therapieplan auch Maßnahmen zur Vermeidung von individuellen Auslösern des Asthmas beinhalten. Das Spektrum der Möglichkeiten zur Prophylaxe kann hier nur grob umrissen werden. Es beinhaltet neben der Vermeidung von inhalativen Allergenen (z. B. Hausstaubmilben) die konsequente Vermeidung einer Tabakrauchexposition und von

Tab. F 1.3: Grundsätze der Langzeit-Pharmakotherapie.

1. Die effektive Kontrolle des persistierenden Asthma bronchiale (ab Schweregrad II) erfordert eine Dauertherapie mit täglicher Anwendung von antiinflammatorischen Medikamenten.
2. Die Frequenz und Dosierung der Medikamente richtet sich nach dem Schweregrad des Asthmas und zielt auf die Beseitigung der bronchialen Entzündung.
3. Initial ist durch eine intensive Therapie möglichst rasch eine Symptomkontrolle anzustreben. Wenn diese erreicht ist, kann eine Reduktion der Medikation auf die erforderliche minimale Erhaltungstherapie schrittweise erfolgen.
4. Kontrolluntersuchungen erfolgen zunächst in etwa 1-monatigen Abständen bis zur ausreichenden Symptomkontrolle. Reduktionsschritte sind bei fortbestehender Beschwerdefreiheit in etwa 3-monatigen Intervallen möglich. Nach Etablierung der Erhaltungstherapie sind halbjährlich Kontrollen indiziert.
5. Eine Pharmakotherapie ist immer mit Maßnahmen zur Vermeidung von Auslösern zu verbinden.
6. Das therapeutische Gesamtkonzept wird in partnerschaftlicher Kooperation mit den Sorgeberechtigten und altersangepasst mit dem Patienten gemeinsam erstellt und modifiziert. Eine adäquate Patientenschulung ist essenziell für das Erreichen eines optimalen Therapieerfolges.
7. Die Zusammenarbeit mit einer spezialisierten Praxis oder Ambulanz wird grundsätzlich empfohlen und ab einem Schweregrad III (mäßiggradiges persistierendes Asthma) als erforderlich angesehen.
8. Bei unzureichendem Therapieerfolg sind differenzialdiagnostische Untersuchungen und Therapiemöglichkeiten zu erwägen. Dies trifft besonders bei Säuglinge und Kleinkinder zu, da in dieser Altersgruppe die Diagnose eines Asthma bronchiale erschwert und oft nur mit eingeschränkter Sicherheit möglich ist.
9. Im Schulalter sollten sportliche Aktivitäten empfohlen und gefördert werden. Eine schriftliche Information der Schule sollte erfolgen und der Zugang zu Notfallmedikamenten während des Unterrichts sichergestellt werden.

1.3 Pharmakotherapie

Eine unzureichende Pharmakotherapie trägt immer noch wesentlich zur Asthmamorbidität weltweit bei. Die Grundsätze der Langzeit-Pharmakotherapie sind in der Tabelle F 1.3 aufgeführt. Im Zusammenhang mit der Vielzahl der verschiedenen Medikamente (Tabelle F 1.4) erscheint die Therapie zunächst komplex und relativ unübersichtlich. Einer klaren Zuordnung der einzelnen Medikamente und ergänzenden Maßnahmen zum Schweregrad dient er so genannte Stufentherapieplan. Er ist getrennt für die Altersklassen über und unter fünf Jahren in den Tabellen F 1.5 bis F 1.9 dargestellt. Da die Deposition und Bioverfügbarkeit von inhalativen Medikamenten und damit ihre klinische Wirksamkeit auch entscheidend von der Applikationsform abhängig sind, gibt Tabelle F 1.7 einen Überblick über die verschiedenen Möglichkeiten zur Inhalation von Medikamenten und ihre altersgerechte Anwendung.

Die Definition von verschiedenen Therapiestufen setzt zunächst die Klassifizierung der asthmatischen Beschwerden in verschiedene Beschwerdegrade voraus. Dies geschieht je nach Autorengruppe unterschiedlich, meist werden drei bis vier Schweregrade unterschieden. Von grundsätzlicher Bedeutung ist, dass weitaus die überwiegende Zahl der Asthmapatienten (etwa 75 %) dem niedrigsten Beschwerdegrad mit seltenen episodischen oder leichten Beschwerden zuzuordnen ist. Ihre Belastbarkeit im Alltag ist kaum eingeschränkt, und die Lungenfunktion ist im Intervall normal, die Entscheidung über eine prophylaktische Therapie ist individuell zu treffen. Ein Viertel der Patienten hat neben einer mehr oder weniger pathologischen Lungenfunktion so häufig Beschwerden, dass eine vorbeugende und dauerhafte Behandlung indiziert ist. Nur etwa 5 % der Kinder mit Asthma sind so schwer erkrankt, dass bei persistierenden Symptomen auch erhebliche Nebenwirkungsrisiken der Therapie in Kauf genommen werden müssen.

Grundsätzlich werden zwei Typen von Medikamenten für die Langzeittherapie des Asthma bronchiale eingesetzt. Einerseits handelt es sich um Langzeitkontrollmedikamente, die entzündungshemmend wirken. Ihre Anwendung zielt auf die Kontrolle bzw. die Vorbeugung von Beschwerden. Die Vermeidung von irreversiblen Schäden ebenso wie die Heilung des Asthmas konnte bisher für keines dieser Mittel nachgewiesen werden. Die potentesten und klassischen Vertreter sind die topischen Corticosteroide. Auch DNCG und Nedocromil können grundsätzlich als antiphlogistische Medikamente angesehen werden. Darüber hinaus werden relevante entzündungshemmende Eigenschaften auch den Leukotrienantagonisten und mit Einschränkungen dem Theophyllin zugeschrieben.

asthma-provozierenden Medikamenten wie β-Blocker und Aspirin. Bei ungünstigen klimatischen Bedingungen, z. B. hohen Ozonwerten, sollte eine starke körperliche Anstrengung vermieden werden. Diätetische Maßnahmen sind nur bei nachgewiesener Sensibilisierung mit klinischer Relevanz gerechtfertigt. Die adäquate Behandlung einer chronischen Rhinitis, Sinusitis oder eines gastroösophagealen Refluxes kann wesentlich zum Therapieerfolg beitragen. Bei persistierendem Asthma ist eine prophylaktische Grippeimpfung zu empfehlen.

Der Stellenwert und die Indikation zu einer Immuntherapie bei nachgewiesener Allergie ist nach wie vor umstritten. Eine Hyposensibilisierung sollte im Allgemeinen nicht vor dem 6. Lebensjahr und möglichst gegen ein oder zwei Allergene (als Monotherapie) und hoch dosiert subkutan erfolgen. Die nachgewiesene Sensibilisierung auf ein Allergen muss von klinischer Relevanz sein. Wegen der Gefahr einer akuten Exazerbation im Zusammenhang mit einer Hyposensibilisierung, ist diese nur möglich, wenn das Asthma gut kontrolliert und stabil ist.

Tab. F1.4: Medikamentengruppen zur Therapie des Asthma bronchiale.

Medikamentengruppen mit Beispielen	Wirkprinzip und Wirkstärke	Applikation und Indikation	Tagesdodis (Richtwerte)
Systemische Steroide Prednisolon Prednison	stark antiinflammatorisch	oral: PDT: Stufe 4 SBT: Stufe 1–4	0,2–0,25 mg/kg 1–2 (5) mg/kg (für 3–10 Tage)
Topische Steroide Budesonid Fluticason Flunisolid Beclomethason-Dipropionat	stark antiinflammatorisch	inhalativ: PDT: Stufe 2–4	Stufe 2: 100–400 µg BUD* Stufe 3: 400-800 µg BUD* Stufe 4: > 800 µg BUD*
Cromone DNCG Nedocromil	schwach antiinflammatorisch	inhalativ: PDT: Stufe 2	3–4 x 4 Hübe des DA** 2–4 x 2 Hübe des DA
Methylxanthine Theophyllin	schwach antiinflammatorisch schwach bronchodilatatorisch	oral als Retardpräparat: PDT: Stufe 3 + 4	initial 10 mg/kg in 2 Dosen < 1 Jahr: 0,2 x (Lebensalter in Wochen) + 5 mg/kg ≥ 1 Jahr: 16 mg/kg Angestrebter Serumspiegel: 5–15 µg/ml
Leukotrien-Antagonisten Montelukast	schwach antiinflammatorisch schwach bronchodilatatorisch	oral: PDT: Stufe 3 + 4	Zulassung nur > 6 Jahre: 6–12 Jahre: 1 x 5 mg > 12 Jahre: 1 x 10 mg
Langzeit-β_2-Agonisten Formoterol Salmeterol	stark und lang bronchodilatatorisch	inhalativ: PDT: Stufe 3 + 4	Zulassung nur > 6 Jahre: 2 x 6–12 µg Formoterol 2 x 25–50 µg Salmeterol
Kurzzeit-β_2-Agonisten Salbutamol Terbutalin Fenoterol	stark und schnell bronchodilatatorisch	inhalativ: SBT: Stufe 1–4 oral als Retardpräparat: PDT: Stufe 3–4	jeweils 2 Hübe des DA vor Sport 2–4 Hübe des DA bei akuten Beschwerden
Anticholinergika Ipratropiumbromid	schwach bronchodilatatorisch	inhalativ: SBT: bei β_2-Agonisten-Unverträglichkeit oder β-Blocker-Intoxikation PDT: ergänzend zu β-Agonisten (Stufe 3 + 4)	2–4 x 2 Hübe des DA

BDP = Beclometason-Dipropionat, BUD = Budesonid, DA = Dosieraerosol, DNCG = Dinatriumcromoglycat, PDT = prophylaktische Dauertherapie, SBT = symptomatische Bedarfstherapie

* 400 µg BUD entsprechen zirka 250 µg Fluticason, 500 µg Flunisolid oder 500 µg BDP
** Die Wirksamkeit des Dosieraerosols (1 mg/Hub) wird wegen der im Vergleich zum Feuchtinhalat (20 mg/Ampulle) niedrigen Dosis angezweifelt.

Die zweite Medikamentengruppe umfasst die symptomatisch und schnell wirksamen Substanzen zur Bedarfstherapie. Sie dienen einer raschen Symptomlinderung bzw. -beseitigung. Es handelt sich in erster Linie um die kurz wirksamen β_2-Sympathomimetika. Auch die Verabreichung von systemischen Corticosteroiden in hoher Dosis bei akuter Exazerbation ist als symptomatische Maßnahme zu bewerten.

1.4 Patientenschulung und Partnerschaft Arzt/Patient

Die Patientenschulung dient dem Ziel, ein partnerschaftliches Verhältnis zwischen Therapeut und Patient zu entwickeln. Dies wird als Eckstein der Therapie und damit als unabdingbare Voraussetzung für einen Therapieerfolg angesehen. Die Patientenschulung ist eine gemeinschaftliche Aufgabe für alle Asthmatherapeuten und umfasst neben Ärzten und Psychologen auch Krankenschwestern, Praxishilfen, Physiotherapeuten, Sozialarbeiter und andere. Die Patientenschulung muss mit der Diagnosestellung beginnen und ist fester Bestandteil einer jeden Therapiestufe. Sie orientiert sich – wie das gesamte Therapiekonzept – an den individuellen Bedürfnissen des einzelnen Patienten. Dieser soll in die Lage versetzt werden, Auslöser zu vermeiden, Beschwerden richtig einzuordnen und Warnsymptome für eine Verschlechterung rechtzeitig zu erkennen, um so selbst die Therapie dem individuellen Therapieplan entsprechend steuern zu können. Alle Maßnahmen dienen letztlich der Wiederherstellung und Verbesserung der Lebensqualität und damit einer möglichst normalen und selbstständigen Lebensführung.

Tab. F 1.5: Asthma-Stufentherapie für Kinder und Jugendliche über 5 Jahre.

Beschwerden	Lungenfunktion	Therapieempfehlungen
Stufe I < 2-mal pro Woche nachts (Schlafstörung) ≤ 2-mal pro Monat	normal im beschwerdefreien Intervall PEF/FEV$_1$ > 80 % N PEF-Variabilität < 20 %	Vermeidung von Auslösern Symptomatische Bedarfstherapie*: kurz wirksamer β$_2$-Agonist Basisschulung
Stufe II ≥ 2-mal pro Woche (mit Gebrauch von β$_2$-Agonist) nachts (Schlafstörung) > 2-mal pro Monat eingeschränkte körperliche Belastbarkeit bei Exazerbation	pathologisch im Intervall PEF/FEV$_1$ > 80 % N PEF-Variabilität 20–30 %	Vermeidung von Auslösern Prophylaktische Dauertherapie: DNCG/Nedocromil oder topisches Steroid (niedrige Dosis**) oder Leukotrienantagonist Symptomatische Bedarfstherapie*: kurz wirksamer β$_2$-Agonist Basis- und Gruppenschulung
Stufe III täglich (mit Gebrauch von β$_2$-Agonist) nachts (Schlafstörung) > 1-mal pro Woche Exazerbationen ≥ 2-mal pro Woche mit eingeschränkter körperlicher Belastbarkeit	pathologisch im Intervall PEF/FEV$_1$ 60–80 % N PEF-Variabilität > 30 %	Vermeidung von Auslösern Prophylaktische Dauertherapie: topisches Steroid (mittlere Dosis**) evtl. Kombination mit retardiertem Theophyllin oder lang wirksamen β$_2$-Agonisten oder Leukotrienantagonisten Symptomatische Bedarfstherapie*: kurz wirksamer β$_2$-Agonist Basis- und Gruppenschulung
Stufe IV kontinuierlich häufig Schlafstörungen > 2-mal pro Woche häufige Exazerbationen ständig eingeschränkte körperliche Belastbarkeit	kontinuierlich pathologisch PEF/FEV$_1$ ≤ 60 % N PEF-Variabilität > 30 %	Vermeidung von Auslösern Prophylaktische Dauertherapie: Topisches Steroid (hohe Dosis**) in Kombination mit retardiertem Theophyllin oder lang wirksamen β$_2$-Agonisten oder Leukotrienantagonisten und evtl. oralem Steroid Symptomatische Bedarfstherapie*: kurz wirksamer β$_2$-Agonist Basis- und Gruppenschulung

* Bei zunehmender oder täglicher Anwendung eines kurz wirksamen β$_2$-Agonisten ist eine Intensivierung der antiphlogistischen Dauertherapie indiziert.
** Dosisbereiche der topischen Steroide: niedrig ≤ 400, mittel < 400 ≤ 800, hoch > 800 µg/die Budesonid oder äquivalente Dosen anderer Substanzen

Eine erfolgreiche Patientenschulung erfordert ein strukturiertes und systematisches Vorgehen, wie es z. B. in den Richtlinien der Arbeitsgemeinschaft Asthmaschulung im Kindes- und Jugendalter für den deutschsprachigen Bereich formuliert ist und im Kapitel K 3 dieses Buches dargestellt wird. Nur die offene Zusammenarbeit und Diskussion aller strittigen Punkte zwischen Therapeuten, Patienten und Angehörigen erlaubt eine optimale Therapieanpassung und das Erreichen der gemeinsamen Therapieziele. Eine Einbeziehung der Familie und möglichst aller relevanten Bezugspersonen ist anzustreben. Darunter fallen auch der Kindergarten und die Schule oder der Arbeitsplatz. Diese müssen in angemessener Form in Absprache mit den Patienten bzw. seinen Sorgeberechtigten informiert werden. Eine möglichst umfassende Vermeidung von Auslösern und der uneingeschränkte Zugang zu symptomatischen Medikamenten bei akuter Exazerbation ist nur auf diese Weise zu gewährleisten.

Literatur

Bassler D, Antes G, Forster J: Leitlinien-Bericht Asthma bronchiale. Ärztliche Zentralstelle Qualitätssicherung, Freiburg 1998

Berdel D, Frischer T, Rutishauser M: Deutschland, Austria, Schweiz (DAS). Stufenkonzept zur Asthmatherapie der Gesellschaft für Pädiatrische Pneumologie. Monatsschr Kinderheilkd 2002; 150: 766–774

Lang DM, Sherman MS, Polansky M: Guidelines and realities of asthma management. The Philadelphia story. Arch Intern Med 157: 1193–1200 (1997)

Meijer RJ, Kerstjens HAM, Postma DS: Comparison of guidelines and self-management plans in asthma. Eur Respir J 10: 1163–1172 (1997)

Expert panel report 2: Guidelines for the diagnosis and management of asthma. NIH Publication No. 97–4051, 1997

Warner JO, Naspitz CK, Cropp GJA: Third international pediatric consensus statement on the management of childhood asthma. Pediatr Pulmonol 25: 1–17 (1998)

Tab. F 1.6: Stufentherapie asthmatischer Beschwerden im Säuglings- und Kleinkindesalter.

Beschwerdegrad	Prophylaktische Dauertherapie	Symptomatische Bedarfstherapie
Stufe I Beschwerden ≤ 2-mal pro Woche	Nicht erforderlich	kurz wirksame β_2-Agonisten inhalativ oder oral
Stufe II Beschwerden > 2-mal pro Woche	DNCG, Nedocromil oder topisches Steroid (niedrige Dosis*)	kurz wirksame β_2-Agonisten inhalativ oder oral
Stufe III täglich Beschwerden, häufige Exazerbationen	Topisches Steroid (mittlere Dosis*) evtl. Kombination mit Nedocromil oder lang wirksamen β_2-Agonisten	kurz wirksame β_2-Agonisten inhalativ bis zu 3-mal täglich
Stufe IV Persistierende Beschwerden	Topisches Steroid (hohe Dosis*) evtl. Kombination mit systemischem Steroid	kurz wirksame β_2-Agonisten inhalativ bis zu 3-mal täglich

Bei Exazerbation (z. B. Virusinfekten) unabhängig von der Stufe der Dauertherapie:
kurz wirksame β_2-Agonisten inhalativ bis zu 4-stündlich
Bei Therapieresistenz oder schwerer Exazerbation: systemische Steroide
Bei täglichem Bedarf oder mehr als 3-mal täglicher Anwendung kurz wirksamer β_2-Agonisten ist eine Intensivierung der antiphlogistischen Therapie zu erwägen.
Es existieren nur wenige gesicherte Daten zur Therapie des Asthmas bei Kleinkindern und Säuglingen. Dieser Stufenplan kann deshalb nur als Entscheidungshilfe verstanden werden. Die Therapie muss unabhängig davon im Einzelfall den Bedürfnissen des Patienten angepasst werden.

* Dosisbereiche der topischen Steroide: niedrig ≤ 400, mittel < 400 ≤ 800, hoch > 800 µg/die Budesonid oder äquivalente Dosen anderer Präparate.

Tab. F 1.7: Inhalationsmethoden und ihre altersabhängige Indikation.

Methoden/Geräte	Medikamente	Altersgruppen/Indikationen
Feuchtinhalation mit Kompressionsvernebler	β_2-Agonisten Anticholinergika DNCG Topische Steroide	generell nur bei akuten Exazerbationen vorteilhaft < 2 Jahre auch für die Dauertherapie bedingt geeignet (hoher Zeitaufwand, unsichere Depositionsrate)
Dosieraerosol (DA) ohne Inhalierhilfe	β_2-Agonisten Anticholinergika	ohne Inhalierhilfen sollten DA nur im Notfall (unterwegs) zur Anwendung kommen. Eine optimale Applikation während der Einatmung ist frühestens ab dem 6. Lebensjahr möglich.
Dosieraerosol mit Inhalierhilfe (Spacer)	β_2-Agonisten Anticholinergika DNCG/Nedocromil Topische Steroide	≥ 4 Jahre: mit Mundstück und Ventil < 4 Jahre: kleine Spacer (< 600 ml) mit Maske und Ventil
Pulverinhalations-Systeme	β_2-Agonisten DNCG Topische Steroide	sichere Anwendung in der Regel ab dem 6. Lebensjahr

Stufentherapie des Asthma bronchiale

Tab. F1.8: Vereinfachte Schweregradeinteilung (Gesellschaft für Pädiatrische Pneumologie, 2001).

Schweregrad		Symptomatik	Lungenfunktion***	Lebensqualität
I	Rezidivierende Bronchialobstruktion (wheezing)*	episodisch Husten/leichte Atemnot Intervall > 2 Monate	nur episodisch obstruktiv $FEV_1 > 80\%$ MEF_{25-75} bzw. $MEF_{50} > 60\%$ im Intervall o. B.**	nicht beeinträchtigt
II	Episodisches Asthma	Intervall zwischen Episoden < 2 Monate	nur episodisch obstruktiv $FEV_1 < 80\%$ u./o. MEF_{25-75} bzw. $MEF_{50} < 60\%$ im Intervall o. B.	nicht beeinträchtigt bzw. teilweise
III	Persistierendes Asthma	an mehreren Tagen/Woche** oder in den Nächten Symptome	auch im Intervall obstruktiv $FEV_1 < 80\%$ MEF_{25-75} bzw. $MEF_{50} < 60\%$	beeinträchtigt

* Chronische Entzündung der Bronchialschleimhaut nicht obligat. Bei Kleinkindern Obstruktionen vorwiegend in der kalten Jahreszeit und infektgetriggert. Obstruktionsdauer > 48 h
** z. B. belastungsinduziertes Asthma im Sport
*** individuelle Maximalwerte sind zu berücksichtigen. Lungenfunktion im Säuglings- und Kleinkindesalter nur in Spezialeinrichtungen messbar.

Nachweis einer bronchialen Überempfindlichkeit im symptomfreien Intervall ist für die Zugehörigkeit der Schweregrade II und III obligatorisch.

Tab. F1.9: Vereinfachte Stufentherapie (Gesellschaft für Pädiatrische Pneumologie, 2001)

Stufe	Bedarfstherapie	Dauertherapie
I		keine
II	kurz wirksame β_2-Sympathomimetika*****	Cromone oder Leukotrienantagonisten für 4–8 Wochen, falls keine Besserung u./o. ständiger β_2-Sympathomimetikabedarf → sicher dosierte inhal. Steroide***
III		sicher max. dosiertes inhalatives Steroid, falls keine Besserung Dosissteigerung, bzw. Add-on-Leukotrien-Antagonist**** u./o. lang wirksamer β-Agonist* u./o. Theophyllin ret. u./o. orales Cortison intervallmäßig oder (dauerhaft)**, ***

* im Vorschulalter keine Efficacy- oder Safetydaten, deshalb hier nur in Ausnahmefällen
** vor Dosissteigerung des topischen Cortisons bzw. vor Add-on-Therapie oder Gabe oralen Cortisons: Vorstellung in einem Zentrum
*** Dosierung siehe Tabelle F 1.6
**** Leukotrienantagonisten entsprechend den Leitlinien
***** alternativ Anticholinergika, z. B. Ipratropiumbromid

F2 Ambulantes Vorgehen

Die verschiedenen Therapieempfehlungen von Fachgesellschaften, Stufenschemata oder Leitlinien zur Asthmatherapie geben keine Anleitungen zum Handeln, sondern stecken Rahmenbedingungen ab, innerhalb derer sich die therapeutischen Entscheidungen bewegen sollten. Daher sollen hier einige praktische Gesichtspunkte dargestellt werden.

2.1 „Step-up" oder „step-down"?

In der ambulanten Praxis ist es für den Erfolg beim individuellen Patienten oft entscheidend, in welcher Weise ein Stufenschema benutzt wird. Das Vorgehen, welches vorsichtig mit der niedrigsten Stufe beginnt („Step-up") wird unterschieden von dem Verfahren, welches sich zunächst an der klinischen Beschwerdefreiheit orientiert, um anschließend alle Register einer modernen Asthmatherapie zu ziehen, um die Therapiespirale zurückzudrehen und über Patientenschulung, Karenzmaßnahmen und Individualisierung der Therapie die medikamentöse Einstellung zu finden, welche die größtmögliche Beschwerdefreiheit und Lebensqualität mit der geringsten Toxizität verbindet („step-down"). Als Faustregel bedeutet dies, in dem Stufenschema eine Stufe höher einzusteigen als die erwartete Dauertherapie.

2.2 Praktische Durchführung des Step-down

Im Allgemeinen bedeutet Herstellung der Beschwerdefreiheit die Gabe von β_2-Sympathomimetika zusammen mit inhalativen oder systemischen Steroiden und gegebenenfalls Antileukotrienen. Dies betrifft alle Asthmaformen außer den intermittierenden, also sehr leichten. Allerdings leiden die Patienten bei der ersten Vorstellung zum Zeitpunkt der Erstdiagnose Asthma bronchiale nicht selten an stärkeren Beschwerden. Die Verordnung von Glucocorticoiden, auch inhalativen, bedeutet im Kindesalter jedoch nicht, dass diese in der Dauertherapie in jedem Fall vonnöten sind. Falls man die Notwendigkeit sieht, systemische Steroide zu verordnen, können diese mindestens über eine Woche überlappend mit inhalativen Steroiden gegeben werden. Bei der Anwendung inhalativer Steroide ist zu berücksichtigen, dass zunächst die β_2-Sympathomimetika und dann die Steroide inhaliert werden, eine Ausnahme bedeutet gegebenenfalls die aus Compliancegründen verordnete fixe Kombination.

Obwohl keine exakt evaluierten Daten zur initialen inhalativen Glucocorticoiddosis vorliegen, gehen die meisten Ambulanzen so vor, dass die inhalativen Steroide initial höher dosiert werden und bereits bei der Erstvorstellung eine Steroidreduktion nach einem bestimmten Zeitraum vorausgeplant wird. Die Ersteinstellung schließt gleichzeitig ein Erstgespräch über grundlegende Themen des Asthma bronchiale (Tabelle 2.1), mit ein.

2.3 Step-up

Auch bei leichten oder intermittierenden Beschwerden kann es unter Berücksichtigung des Beschwerdeprofils, der Häufigkeit der Exazerbationen und der Einschränkung der Lebensqualität notwendig oder sinnvoll sein, eine prophylaktische Dauerbehandlung durchzuführen. Die Frage, ob mit einem Cromon, inhalativen Glucocorticosteroiden oder möglicherweise sogar Antileukotrienen begonnen wird, hängt über weite Strecken von den individuellen Gegebenheiten vonseiten des Patienten (wie Alter, Verständnis, häusliche Unterstützung), dem Beschwerdeprofil, den Auslösern und einer Reihe weiterer Faktoren ab.

Tab. F 2.1: Grundlegende Themen des Erstgespräches.

Klinische Zeichen
Ursachen
Pathogenese
Prognose
Therapieformen
Verhalten bei Verschlechterung, im Notfall und bei Belastungen

Tab. F2.2: Therapieziele aus der Sicht des Kindes.

- Belastbarkeit (auch bei Sport)
- Keine Einschränkung der altersgemäßen Aktivitäten
- Nur minimale Einschränkung der sozialen Kontakte
- Geringe zeitliche Inanspruchnahme
- Durchführung der Therapie durch das Kind selbst

Wichtig ist es, die Pharmkokinetik mit zu berücksichtigen, d.h. den Zeitraum bis zur beabsichtigten Wirkung dem Patienten gegenüber zu vertreten. Neben individuellen Faktoren sind bei den therapeutischen Vorschlägen die auf wissenschaftliche Studien beruhenden Empfehlungen der Fachgesellschaften zu berücksichtigen.

2.4 Kindgerechte Therapie

Aus Sicht der Kinder, und daran sollte sich die Therapie orientieren, lassen sich Therapieziele wie in er Tabelle F 2.2 dargestellt, formulieren.

Kinder, die Asthmamedikamente benötigen, haben ein Recht auf eine angemessene Information über ihre Medikamente, die sich nach ihrem Gesundheitszustand, ihrer Auffassungsgabe und ihrem soziokulturellen Hintergrund richtet. Ärzte oder alle für die Schulung Verantwortlichen sollten direkt mit den Kindern über ihre Medikamente kommunizieren. Es ist auch möglich, das Interesse der Kinder an ihren Medikamenten zu fördern. Kinder sollten unterstützt werden, Fragen zu stellen, die ihre Behandlung und insbesondere ihre Medikamente betreffen. Gleichzeitig sollten auch Kinder und vor allem Jugendliche über die in Tabelle F 2.1 genannten Themen der Erstinformation in die Therapie mit einbezogen werden.

Es wird häufig vergessen, dass Kinder vor allem durch Beispiele lernen. So sollte das Verhalten der Eltern und anderer erziehungsberechtigter Personen den Kindern helfen, Auslöser (wie Rauchen) zu vermeiden. Es kann darüber hinaus genutzt werden, die Anwendung von Medikamenten zu erläutern. Auch Kinder, die an klinischen Untersuchungen teilnehmen sollen, haben ein Recht, selbst adäquate Informationen zu bekommen und ihr Einverständnis auszudrücken. Im Allgemeinen ist es sinnvoll, auch mit Kindern, in jedem Fall aber mit Heranwachsenden einen Konsens über die Ziele der Asthmatherapie herzustellen.

2.5 Entscheidungskriterien für die Therapiereduktion

Bemerkenswerterweise sind die Kriterien, an denen sich die Dauertherapie orientiert, nicht dem Labor entsprungen, sondern setzen die klinische Abschätzung eines kompetenten und erfahrenen Arztes voraus. So werden im Wesentlichen die in dem Kapitel F 1 zum Stufenschema genannten Fragen zur Einschätzung des Asthmas benutzt. Die Zeiträume, innerhalb derer eine Reduktion geplant werden sollte, sind zweckmäßigerweise mit sechs Wochen bis zu drei Monaten anzusetzen.

Auch hier gibt es einen erheblichen Ermessensspielraum. Inwieweit eine Dauertherapie mit einem Cromon nach Erzielen der Beschwerdefreiheit sinnvoll ist oder ob ein sehr niedrig dosiertes inhalatives Steroid bevorzugt werden sollte, ist offen. Darüber ist der Wert einer Feuchtinhalation mit dem Gerät immer umstrittener geworden. Die Prämisse, mit einer aufwändigen inhalativen Feuchtinhalation mit DNCG die Stufenleiter der Therapie zu beginnen und bei Erfolglosigkeit auf die intensivere Corticosteroidtherapie umzusteigen, führte zu Ungeduld bei Patienten und Therapeuten.

Auch die inhalativen Corticosteroide, mit oder ohne β_2-Sympathomimetika häufig von Ärzten als Pulver zur Inhalation verordnet, haben in der Vergangenheit immer wieder die Frage aufgeworfen, ob nicht gerade die einfache und patientenfreundliche Anwendung einen Kompromiss rechtfertigt und eine dadurch verbesserte Compliance wichtiger ist als eine lang dauernde Inhalation am Gerät. Dem hatten verschiedene Consensus-Statements und Therapieempfehlungen insofern Rechnung getragen, als es dem individuellen Arzt überlassen wurde, zumindest bei älteren Kindern und nach Vorstellung bei einem pädiatrischen Pneumologen auch bei Kleinkindern die Stufentherapie mit inhalativen Corticosteroiden zu beginnen. Das Ziel bestand darin, rasch Beschwerdefreiheit zu erzielen und nach Besserung und Allergeneliminierung etc. im Sinne eines Step-down auf eine niedrigere Therapiestufe zurückzukehren. Die Sicherheitsdaten bzgl. sehr niedrig dosierter inhalativer Corticosteroidtherapie ließen tatsächlich auch keine relevanten Nebenwirkungen erkennen. Häufig hilft man sich in der Praxis so, dass man die Alternative mit den Eltern bespricht und, falls keine Corticophobie besteht, ein niedrig dosiertes inhalatives Corticosteroid bei der Reduktion in der Langzeittherapie bevorzugt. Falls die Eltern dies nicht wünschen, ist es durchaus möglich, die Inhalation mit einem Cromon (z.B. DNCG über den Pariboy®) zu empfehlen und die Option des Umsteigens auf Steroide bei Zunahme der Beschwerden anzudenken.

Für die Patienten mit leichten und mäßigen Beschwerden ist die Frage der Langzeitprognose nicht geklärt, da die Untersuchungen, die einen Vorteil der frühen Einführung von inhalativen Steroiden zeigen, retrospektiv analysiert wurden und keine inhalativ gegebenen nicht steroidalen antiphlogistischen Medikamente in adäquater Weise und Dosierung zum Vergleich einschlossen. Viele Argumente für einen frühen Einsatz von inhalativen Steroiden aus prophylaktischen Gründen zur Erhaltung der Lungenfunktion bzw. Erhaltung der Lungenmorphologie sind daher theoretisch zwar nachvollziehbar, in der Praxis aber nicht durch entsprechende Daten abgesichert. Besonders kritisch wird dieses Argument in der Gruppe der Säuglinge und Kleinkinder, in der sich der Einsatz inhalativer Steroide bislang (falls überhaupt) an der klinischen Indikation und mangels Daten nicht an der Prophylaxe des chronischen Atemwegsschadens orientiert.

2.6 Zusammenfassung

Abgesehen von leichten Beschwerden, bei denen die Bronchoprotektion im Vordergrund steht, erscheint es günstiger, die Therapie intensiv zu beginnen und nach Erreichen einer guten therapeutischen Einstellung zu reduzieren, als zu erhöhen („Start high, go low"). Als erstes bessern sich gewöhnlich die Symptome und der Verbrauch von β_2-Sympathomimetika, dann das FEV_1, später der morgendliche Peak-flow und zum Schluss die Atemwegshyperreagibilität.

Literatur

Agertoft I, Pedersen S: A randomized, double-blind dose reduction study to compare the minimal effective dose of budesonide turbohaler and fluticasone pripionate diskhaler. J Allergy Clin Immunol 99: 773 (1997)

Childhood Asthma Management Program Research Group: Long-term effects of budesonide or nedocromil in children with asthma. N Engl J Med 343: 1054–1063 (2000)

Essen-Zandvliet EE van, Hughes MD, Waalkens HJ, Duiverman EJ, Pocock SJ, Kerrebijn KF, CNSLD Study Group: Effects of 22 months of treatment with inhaled corticosteroids and/or β_2-agonists on lung function. Airway responsiveness and symptoms in children with asthma. Am Rev Respir Dis 146: 547–554 (1992)

Simons FER: A comparison of beclometasone, salmeterol, and placebo in children with asthma. Canadian Beclometasone Diprorionate – Salmeterol Xinafoate Study Group. N Engl J Med 337: 1659–1665 (1997)

Verberne AAPH, Frost C, Roorda RJ, van der Laag H, Kerrebijn KF and the Dutch Pediatric Asthma Group: One year treatment with salmeterol compared with beclometasone in children with asthma. Am J Respir Crit Care Med 156: 688–695 (1997)

Visser MJ, Postma DS, Arends LR, de Vries TW, Duiverman EJ, Brand PL: One year treatment with different dosing schedules of fluticasone proprionate in childhood asthma. Effects on hyperresponsiveness, lung function, and height. Am J Respir Crit Care Med 164: 2073–2077 (2001)

F 3 Monitoring von Nebenwirkungen in der Praxis

Asthma ist eine entzündliche Erkrankung der Atemwege, charakterisiert durch bronchiale Hyperreagibilität und variable Atemwegsobstruktion. Die Ziele der Asthmatherapie sind

- das rasche Erzielen von Anfallsfreiheit,
- die Vermeidung von Allergenexposition bei nachgewiesener Sensibilisierung und klinischer Relevanz aufgrund der Anamnese,
- der Gebrauch von vorbeugenden Medikamenten, wenn der Schweregrad der Erkrankung ihren Einsatz rechtfertigt, unter Beachtung potenzieller Nebenwirkungen,
- das Erreichen einer optimalen Lebensqualität ohne Schlafstörungen und Einschränkung körperlicher Aktivitäten,
- der Gebrauch von altersentsprechenden Inhalationssystemen.

Das größere Problem in der Asthmatherapie ist sicherlich immer noch die fehlende Diagnose und die unzureichende Therapie bei vielen Kindern und Jugendlichen, die an Asthma leiden. Wird die Diagnose aber gestellt und liegt eine Indikation zur Dauertherapie ab Stufe 2 vor (siehe „Empfehlungen zur Asthmatherapie bei Kindern und Jugendlichen" der Deutschen Atemwegsliga), so wird von den Eltern betroffener Kinder, und manchmal auch von den Jugendlichen selbst, häufig die Frage nach den möglichen Nebenwirkungen einer medikamentösen Dauerbehandlung gestellt. Bei der Beantwortung dieser Fragen ist es sinnvoll, zwischen „unerwünschten Wirkungen" (z. B. Wachstumshemmung durch hoch dosierte inhalative Steroide) und den vorübergehend auftretenden „Nebenwirkungen" (z. B. vorübergehende Zittrigkeit in den ersten Tagen der Therapie mit β_2-Sympathomimetika) zu unterscheiden. Die diagnostischen Möglichkeiten zur Erfassung möglicher unerwünschter Wirkungen von Antiasthmatika sind eingeschränkt. Ein Problem, das in der Praxis noch durch fehlende apparative Ausstattung (z. B. Knemometrie) oder durch sehr aufwändige Laboruntersuchungen (z. B. ACTH-Test) verstärkt wird.

3.1 Controller und Reliever

Die heute in der Asthmatherapie verwendeten Medikamente werden entsprechend ihrer Wirkung zur Bedarfs- oder Dauertherapie eingeteilt:

Bedarfsmedikamente (Reliever)

- β_2-Sympathomimetika
  - kurz wirksame
  - lang wirksame
- Parasympatholytika
- Theophyllin

Dauertherapie (Controller)

- DNCG
- Nedocromil
- Leukotrienantagonisten
- Glucocorticoide

3.1.1 Reliever

3.1.1.1 Kurz wirksame β_2-Sympathomimetika

Mögliche Nebenwirkungen der kurz wirksamen β_2-Sympathomimetika sind:

- feinschlägiger Tremor
- Tachykardie
- Arrhythmie
- kardiale Palpitationen
- Unruhezustände, Schlafstörungen, Agitiertheit
- vorübergehender Abfall der Sauerstoffsättigung durch pulmonale Vasodilatation unmittelbar nach der Inhalation.

Die oben beschriebenen möglichen Nebenwirkungen der kurz wirksamen β_2-Sympathomimetika sind für die Substanzgruppe typisch. Sie können daher bei allen Präparaten auftreten. Die Häufigkeit und Schwere der Nebenwirkungen ist jedoch von der Darreichungsform (inhalativ mit oder ohne Spacer, oral, parenteral, rektal) und der Dosis abhängig.

Bei einer hoch dosierten systemischen Therapie mit β_2-Sympathomimetika können folgende metabolische Störungen auftreten:

- Hyperglykämie
- Hypokaliämie
- Hypomagnesiämie.

Probleme bei der langfristigen Anwendung können sein:

- Toleranzentwicklung („down-regulation" der β_2-Rezeptoren)
- Verstärkung der bronchialen Hyperreagibilität (möglicherweise eher als Folge einer unzureichenden Controller-Therapie, erkennbar an dem dauerhaften Gebrauch von kurz wirksamen β_2-Sympathomimetika).

In der Praxis bestehen folgende Möglichkeiten zur Kontrolle möglicher Nebenwirkungen:

- Klinische Untersuchung (Puls, Herzrhythmus)
- Elektrokardiogramm mit Rhythmusstreifen
- Messung der Sauerstoffsättigung vor und 5 bis 10 Minuten nach der Inhalation
- Laboruntersuchungen: Kalium, Glucose, Magnesium.

3.1.1.2 Lang wirksame β_2-Sympathomimetika

Die beiden verfügbaren Substanzen Formoterol und Salmeterol unterscheiden sich im Wirkungseintritt. Formoterol wirkt bereits nach wenigen Minuten bronchodilatatorisch und weist genau wie Salmeterol eine gegenüber den kurz wirksamen β_2-Sympathomimetika auf das Zwei- bis Vierfache verlängerte Wirkdauer auf. Die unerwünschten Wirkungen sind denen der kurz wirksamen β_2-Sympathomimetika vergleichbar. Im Vordergrund der Diskussion steht derzeit die Frage der „Toleranzentwicklung" durch die lang wirksamen β_2-Sympathomimetika. Hierzu liegen widersprüchliche Untersuchungsergebnisse vor. Fraglich bleibt, ob diese Befunde eine klinische Relevanz besitzen. Lang wirksame β_2-Sympathomimetika sind bei einem Asthma-Schweregrad 3 indiziert und sollten immer mit einer inhalativen Glucocorticoidtherapie kombiniert sein.

3.1.2 Parasympatholytika

Die verfügbaren Präparate Ipratropiumbromid und Oxitropiumbromid weisen nur eine sehr geringe perorale Bioverfügbarkeit auf. Gegenüber den anderen Bronchodilatatoren ist das Nebenwirkungsspektrum deutlich kleiner. Allerdings ist der Wirkeintritt (30 bis 60 Minuten) erheblich langsamer und daher sind Parasympatholytika für die Akutbehandlung nicht geeignet.

Gelegentlich kommt es zu Mundtrockenheit oder Geschmacksstörungen. Bei unzureichender Inhalationstechnik kann es durch direkte Wirkung am Auge zu Sehstörungen kommen („atropinartige Wirkung am Auge").

Möglichkeiten einer sinnvollen Diagnostik von Nebenwirkungen in der Praxis bestehen nicht.

3.1.3 Theophyllin

Die zahlreichen Nebenwirkungen des Theophyllins haben dazu geführt, dass es in der antiasthmatischen Dauertherapie nur selten bei Kindern und Jugendlichen verwendet wird. Die geringe therapeutische Breite des Theophyllins führt dazu, dass immer wieder Nebenwirkungen beobachtet werden, die u. a. durch Infekte und Begleittherapien verstärkt werden. Heute wird Theophyllin jedoch nicht nur in bronchodilatatorisch wirksamen Dosierungen (Serumspiegel > 10 und $< 20\,\mu g/ml$), sondern auch als antiinflammatorische Substanz in niedriger Dosierung empfohlen (Serumspiegel $< 10\,\mu g/ml$). In der niedrigen Dosierung sind unerwünschte Wirkungen selbstverständlich seltener anzutreffen, aber aufgrund der individuellen und nicht voraussagbaren Verträglichkeit der Substanz bei einzelnen Patienten nicht auszuschließen.

Mögliche Nebenwirkungen sind:

- gastrointestinale Beschwerden: Erbrechen, Magenschmerzen, Durchfall, Verstärkung eines gastroösophagealen Reflux
- zentrale Symptome: Unruhezustände, Schlafstörungen, Kopfschmerzen und Tremor
- kardiale Symptome: Herzpalpitationen, Tachykardien, Extrasystolie.

Ab einer Plasmakonzentration von $> 20\,\mu g/ml$ muss mit toxischen Nebenwirkungen gerechnet werden. Hierzu gehören u. a. wiederholtes Erbrechen, Krampfanfälle, Tinnitus, Tachyarrhythmie.

Serumspiegelbestimmungen sind bei Verwendung von Retardpräparaten nach Einleitung der Dauertherapie am 3. Tag nach Erreichen der Enddosis vor der nächsten Gabe (Talspiegel) sinnvoll. Weitere Kontrollen sind vom klinischen Verlauf, bei Verdacht auf Überdosierung im Rahmen von Infekten oder bei ausbleibendem Therapieerfolg (gesteigerter Metabolismus, Non-Compliance?) erforderlich.

3.2 Controller

3.2.1 DNCG und Nedocromil

Für beide Substanzen sind nur wenige praxisrelevante Nebenwirkungen beschrieben worden. Bei der Pulverinhalation des DNCG kann es zur lokalen Reizung mit

Husten und Heiserkeit kommen. Seltener wurde ein Bronchospasmus beobachtet. Vor allem beim Nedocromil wurden Übelkeit, Brechreiz, Kopfschmerzen und schlechter (bitterer) Geschmack beschrieben.

Die Überprüfung möglicher Nebenwirkungen beschränkt sich in der Praxis auf die Anamnese und klinische Beobachtung des Patienten bei der Inhalation.

3.2.2 Leukotrienantagonisten

Für die einzige in Deutschland zugelassene Substanz Montelukast sind wenige Nebenwirkungen beschrieben. Einzelne Patienten beklagen den Geschmack der Kautablette. In den USA wurden einzelne Fälle von Churg-Strauss-Syndrom unter Montelukast und anderen dort ebenfalls zugelassenen Leukotrienantagonisten beschrieben. Da die betroffenen Patienten in der Regel vor Beginn der Therapie mit Leukotrienantagonisten orale Steroide erhielten, ist auch eine Demaskierung der idiopathischen multiorganischen eosinophilen Vaskulitis durch Reduktion der Steroide denkbar.

3.2.3 Glucocorticoide

Auch unter der therapeutischen Dosierung inhalativer Steroide kann es zur Beeinflussung des Hypothalamus-Hypophysen-Nebennierenrinden-Systems, des Längenwachstums und des Knochenstoffwechsels kommen. Häufig sind diese Effekte aber klinisch ohne Relevanz, zumal ein vor allem schwergradiges Asthma ebenfalls Nachteile für die körperliche Entwicklung der betroffenen Kinder und Jugendlichen mit sich bringt. Derzeit gilt eine Therapie, die 400 µg Budesonid oder Beclometason bzw. 250 µg Fluticason nicht überschreitet als Niedrigdosistherapie. Oberhalb dieser Dosisgrenzen sind Auswirkungen auf das Längenwachstum der Kinder denkbar und ein besonders sorgfältiges Monitoring der Patienten ist erforderlich.

Da es derzeit keine allgemein anerkannten Richtlinien zum Monitoring der Patienten, die eine Therapie mit inhalativen Steroiden erhalten, gibt, hängt die Entscheidung von der Besonderheit des Einzelfalls ab (zusätzliche Risikofaktoren, z. B. topische Steroide in Salben oder Nasensprays, Cortisonangst der Eltern usw.).

Hierbei muss zwischen den einfach durchzuführenden obligaten und den individuellen fakultativen Kontrolluntersuchungen zur frühzeitigen Erfassung unerwünschter Wirkungen unterschieden werden.

Obligate Kontrollen:

- Länge und Gewicht alle 3 Monate bestimmen und in ein Somatogramm eintragen, Wachstumsgeschwindigkeit jährlich bestimmen
- Inspektion des Rachenraums (Mundsoor)
- Überprüfung der Stimme (Heiserkeit).

Fakultative Kontrollen (bei einer Dosierung oberhalb 400 µg Budenosid oder Beclometason bzw. 250 µg Fluticason):

- Blutdruck
- Urinuntersuchung (Glucose)
- Cortisolbestimmung im Serum
- Cortisolausscheidung im 24-h-Sammelurin (z. B. freies Cortisol pro Gramm Kreatinin). Da keine Normwerte für Kinder vorliegen, Kontrollen eventuell vor und nach Initiierung der Therapie mit hoch dosierten topischen Steroiden.
- CRH-Test (ACTH und Cortisol nach Stimulation mit CRH)
- Osteocalcin im Serum
- Blutbild, Elektrolyte inkl. Phosphat, Gesamteiweiß, Kreatinin, Harnsäure, Glucose, GOT, GPT, gamma-GT, alkalische Phosphatase, Gesamtbilirubin augenärztliche Untersuchung (zum Ausschluss von Katarakt und Glaukom).

Die möglichen unerwünschten Wirkungen inhalativer Steroide können reduziert werden, wenn der Patient intensiv in der Anwendung seiner Asthmamedikamente (z. B. Spacergebrauch) sowie im Vermeiden von Triggerfaktoren unterwiesen wurde („Asthmaschulung") und vor einer Steigerung der Steroiddosis andere therapeutische Optionen (z. B. Kombination mit einem lang wirksamen β_2-Sympathomimetikum) erwogen werden.

Literatur

Berdel D: Topische Steroide: Relevante systemische Nebenwirkungen? Allergo J 3: 177–188 (1995)

Efthimiou J, Barnes PJ: Effect of inhaled corticosteroids on bones and growth. Eur Respir J 11 (5): 1167–1177 (1998)

Expert Panel report II: Guidelines for the diagnosis and management of asthma. Bethesda, Md.: National Heart, Lung & Blood Institute, Pub.-No.: 97–405 (1998)

Nikolaizik WH, Marchant JL, Preece MA, Warner JO: Endocrine and lung function in asthmatic children on inhaled corticosteroids. Am J Respir Crit Care Med 150: 624–628 (1994)

Warner JO, Naspitz CK, Cropp GJA: Third international pediatric consensus statement on the management of childhood asthma. Pediatric Pulmonology 25: 1–17 (1998)

Wettengel R, Berdel D, Hofmann D, Krause J, Kroegel C, Kroidl RF, Leupold W, Lindemann H, Magnussen H, Meister R, Morr H, Nolte D, Rabe K, Reinhardt D, Sauer R, Schultze-Werninghaus G, Ukena D, Worth H: Empfehlungen zur Asthmatherapie bei Kindern und Erwachsenen. Pneumologie 52: 591–601 (1998)

G

Behandlung des akuten Asthma-Anfalls

G1 Behandlung des akuten Asthma-Anfalls zu Hause

Der akute Asthma-Anfall stellt für alle Beteiligten – betroffenes Kind, ängstliche Eltern, besorgtes Praxispersonal und angespannte Therapeuten – ein häufig dramatisch bedrohendes Ereignis dar. Um sowohl Notfallsituationen zu vermeiden als auch eine langfristig optimale, flexible und situationsbezogene Therapieplanung zu Hause und in der Praxis durchführen zu können, ist die korrekte Einschätzung der Krankheitsschwere von eminent wichtiger Bedeutung. Eltern können Verschlechterungen im Befinden des Kindes häufig an Verhaltensänderungen oder klinischen Symptomen festmachen. Nicht nur von Laien, sondern auch von Ärzten wird der Schweregrad einer Hypoxämie und Erschöpfung häufig unterschätzt. Der kindliche Asthmapatient zieht sich oft in sein Schneckenhaus zurück oder sucht die Nähe der Bezugspersonen. Innerliche Unruhe, Agitiertheit, Niesen, Schnupfen und motorische Unstetigkeiten fallen auf; an körperlichen Symptomen: Kurzatmigkeit beim Sprechen, Husten, pfeifendes Atmen, hoch gezogene Schultern und schnelle Erschöpfbarkeit. Jedes Kind verspürt Warnsignale beginnender Atemnot, eines Infektes oder allergischer Reaktionen an verschiedenen körperlichen Veränderungen und Symptomen. Diese können krankheitsbezogen adäquat aber auch subjektiv sein mit individuellen Krankheitserlebnissen wie Bauchschmerzen, Engegefühl im Hals oder Druck auf den Brustkorb. Nächtliches Aufwachen (morning dipping) mit Luftnot vermag einem Asthma-Anfall oder einer Statussymptomatik vorangehen. Natürlich können auch psycho-emotionale Faktoren wie Lachen, Weinen, Stress, offene und versteckte Provokationen und Forderungen sowie Wut und Angst als Trigger bewusst oder unbewusst eingesetzt werden.

Altersentsprechende Lungenfunktionsprüfungen und Führen eines Peak-flow-Protokolls erleichtern die Beurteilung. Sinken die Messwerte unter 20% der zuvor festgelegten Normwerte ist der so genannte kritische Wert erreicht, müssen die Therapie intensiviert und ggf. Notfallmaßnahmen eingeleitet werden.

Eine Erfolg versprechende Behandlung des kindlichen Asthmas setzt eine hohe Kooperationsbereitschaft von Patient, Eltern und betreuendem Arzt voraus. So müssen Eltern als überzeugte Cotherapeuten gewonnen und in die diagnostischen, therapeutischen und präventiven Ziele von Beginn an mit integriert werden.

1.1 Anamnese und Krankheitsbefund

Der geschulte Asthmapatient nimmt im Anfall intuitiv atemerleichternde Körperpositionen ein (Kutschersitz, Hängebauchlage u. a.), benutzt die „Lippenbremse", stellt das Kopfende der Matratze hoch und aktiviert die Atemhilfsmuskulatur. Die angstinduzierte Pressatmung macht die Atemarbeit zunehmend belastender, der Gasaustausch ist durch Überblähung empfindlich und bedrohlich eingeschränkt. Juguläre, intercostale und epigastrische Einziehungen, eine Lippenzyanose, Distanzgiemen bei verlängertem Exspirium können vorhanden sein. Säuglinge und Kleinkinder sind aufgrund anatomischer, atemphysiologischer und infektiologischer Besonderheiten besonders gefährdet. Bei bevorzugter abdomineller Atmung weisen sie altersspezifisch eine „paradoxe" Atmung auf. Die Zwerchfelle sind tief gestellt, der Thorax ist rigide, wenig atemexkursiv, der Klopfschall hypersonor.

Das Atemgeräusch kann auch derart vermindert sein, dass man von einer stummen Obstruktion (silent lung) spricht, als Hinweis auf eine schwerstgradige Überblähung der Lungen. Auskultatorisch ist durch Thoraxkompression in der Inspirationsphase atemsynchron die Diagnose zu stellen.

Schwere und schwerste Asthma-Anfälle dokumentieren sich durch hochfrequente flache Atemzüge (Luftschnappen), zunehmende Hautzyanose, Kaltschweißigkeit, Tachyarrhythmie, Bradykardie, Hypotonie und Erschöpfung. Ohne adäquate Therapie sind Verwirrtheit und Koma vital bedrohende Endphasen einer Statussymptomatik. In dieser Situation sind die Sauerstoffwerte im Blut extrem abgefallen (paO_2 unter 85%).

1.2 Prävention, Therapieschemata, Stufenpläne

Die Therapie muss individuell auf den Patienten, auf Form und Schweregrad der Asthmaerkrankung abgestimmt werden. Im sich anbahnenden Anfallsgeschehen ist bei Bedarf häufig die kurzfristige Steigerung von inhalativen β_2-Sympathomimetika auch in Kombination mit DNCG sowie topisch inhalierbaren Corticosteroiden über einen Zeitraum von 3 bis 5 Tagen ausreichend wirksam, um den herannahenden Asthma-Anfall zu kupieren. Corticosteroide oral oder inhalativ verabreicht sind das wichtigste antientzündliche Wirkprinzip einer effizienten Asthmabehandlung. Topisch inhalierbare Corticosteroide können in Abhängigkeit vom Krankheitsverlauf kurzfristig auf das 3- bis 4fache der Ausgangsdosierung gesteigert werden. Der frühzeitige Einsatz oraler Corticosteroide – ausreichend hoch dosiert – vermag Krankenhausaufenthalte zu verhindern oder deren Aufenthaltsdauer signifikant zu verkürzen. Jeder Asthmapatient sollte über einen schriftlichen Therapie- und Notfallplan verfügen, mit entsprechenden Daten, Rufnummern des behandelnden Arztes und Krankenhauses. Auf Behandlungsinhalte, mögliche Nebenwirkungen und Interaktionen der Medikamente sowie Gefährdungen bei mangelhaftem Ansprechen ist im Patienten-Eltern-Gespräch ausführlich einzugehen; kooperative, geschulte Patienten können etwa ab der Altersgruppe von 8 bis 10 Jahren in der medikamentösen Dauerbehandlung selbstständig die Therapieanpassung steuern, Kleinkinder bedürfen der geschulten Assistenz der Eltern.

1.3 Behandlungsschritte zu Hause und in der Praxis

Die folgenden Therapieschritte haben sich zu Hause und in der Praxis bewährt, müssen aber im Einzelnen mit dem betreuenden Arzt abgesprochen und anlässlich von Praxisbesuchen wiederholt rekapituliert werden. Der Kontakt erfolgt zumeist über die Telefonberatung oder Hausbesuchsanforderung. Notfallereignisse beim Hausbesuch sind von dem behandelnden Arzt wegen fehlender Assistenz sowie mangelnder diagnostischer und technisch apparativer Möglichkeiten oft nur schlecht zu therapieren. Eine solche Notfallsituation erfordert die sofortige Assistenz durch den Rettungsdienst und den geschulten Notarzt.

Schematisierend empfiehlt sich die Inhalation mit kurz wirkenden β_2-Sympathomimetika z. B. Salbutamol (2 Hübe DA, 5 bis 10 Tropfen) ggf. unter Zusatz von Vagolytika z. B. Ipratropiumbromid (2 Hübe DA, 10 bis 15 Tropfen) möglichst mit Inhalationshilfe oder über einen Feuchtvernebler (angepasste Maske bei Säuglingen und Kleinkindern erforderlich). Das Verneblerinhalat sollte aufgewärmt sein, um nicht noch durch unnötige Kältereirritationen den Zustand zu verschlechtern. Die Anwendung eines Spacers zur bronchodilatatorischen Inhalationstherapie ist wegen der guten Deposition sehr effektiv, wenn nicht gar wirkungsvoller als die Feuchtvernebelung. Sollte 10 min nach erfolgter Erstbehandlung keine ausreichende Besserung eingetreten sein, empfiehlt ein weiterer Therapieschritt die neuerliche inhalative Verabreichung von β_2-Sympathomimetika ggf. in Kombination mit einem oralen Theophyllinpräparat als Lösung, Granulat oder Tablette (5–6 mg/kg KG). Ist auch nach weiteren 20 min keine atemerleichternde Wirkung eingetreten, sind Corticosteroide systemisch 2 mg/kg KG prednisolonäquivalent oral oder als Suppositorien (100 mg) einzusetzen. Der rechtzeitige Einsatz ausreichend dosierter oraler oder inhalativer Corticosteroide limitiert akute Exazerbationen. Unter Praxisbedingungen gelten die gleichen Rahmenbedingungen und Therapieschritte. Bei Bedarf ist die frühzeitige Sauerstoffapplikation von großer Bedeutung. Bei hypoxischen Patienten ist der Einsatz von Sauerstoff über Maske und Nasensonde 2–3 l/min zwingend. In diesem Zusammenhang haben Inhalationssysteme mit Verneblertopf den Vorteil der gleichzeitigen O_2-Gabe. Ein intravenöser Zugang ist anzulegen. Wegen drohender Dehydratation durch Fieber, Trinkverweigerung und Flüssigkeitsverlust durch Erbrechen empfiehlt sich eine großzügige Volumensubstitution. Ein typisches Warnsignal für eine notwendige Hospitalisierung bei einem schweren Asthma-Anfall besteht dann, wenn bei fehlender klinischer Besserung eine zunehmende Erschöpfung eintritt und der Patient trotz mehrfacher Inhalation von β_2-Sympathomimetika mit der pulsoximetrisch gemessenen Sauerstoffsättigung in Raumluft unter 91% bleibt. In Absprache mit der Klinik ist die notfallmäßige Einweisung ggf. mit ärztlicher Begleitung zu veranlassen.

Ein ruhiges, abgestimmtes, symptomenadäquates ärztliches Vorgehen in der Notfallsituation zu Hause und unter Praxisbedingungen ist notwendig. Der verängstigte Patient und die beunruhigten Eltern gewinnen Vertrauen. Wie bei jeder akuten Krisenintervention schaden polypragmatische Aktionismen oder erregte Diskussionen über den schlechten Zustand des Kindes und das weitere Procedere in seiner Anwesenheit.

1.4 Fazit

Der asthmakranke Patient im Kindes- und Jugendlichenalter befindet sich wegen der Dynamik des Krankheitsgeschehens immer in einer potenziellen Notfallsituation, die einer kritisch beobachtenden aber auch beherzten therapeutischen Intervention gemäß vorherrschender Schwere der Erkrankung bedarf. Ein koordiniertes, ruhig sachliches Management unter Bündelung der Therapieschritte ist vorrangiges Ziel einer effizienten Asthmatherapie unter Praxisbedingungen. Nachfolgende Schritte haben sich in der Anfallstherapie bewährt:

- β$_2$-Sympathomimetikum (kurz wirkend) 2 bis 4 Hub, möglichst über geeigneten Spacer; alternativ: 5–10 (15) Tropfen/2 ml = 0,03 ml/kg KG bzw. 0,15 mg/kg KG, 0,9%iger NaCl, über Düsenvernebler (Cave: Kältereiz, Herzfrequenz!); evtl. nach 10 Minuten wiederholen
- geeignete Körperposition zur Entlastung des Schultergürtels (z. B. „Kutschersitz" etc.), „Packegriff", „dosierte Lippenbremse" u. a.
- bei Hypoxie: Sauerstoffinsufflation nach Bedarf unter Atem- und Herzfrequenzüberwachung (Pulsoximeterkontrolle!)
- 2 mg/kg KG Prednisonäquivalent oral (mit viel Flüssigkeit) oder i. v. in 2 bis 3 Einzeldosen
- evtl. Theophyllin, 5–6 mg/kg KG i. v.; im Notfall auch oral, z. B. als Lösung, Granulat, Tablette.

Eine Besserung muss eingetreten sein, bevor der Patient die Praxis verlässt. Ein zweiter tagesaktueller Nachuntersuchungstermin ist zur Beurteilung obligat. Folgende Indizien lassen eine zunehmende respiratorische Insuffizienz erkennen:

- Patient ist so kurzatmig, dass er kaum sprechen oder essen kann, nahezu keine Atemgeräusche bei der Auskultation
- Atemfrequenz ≥ 30/min, auffällig flache Atmung
- Pulsfrequenz ≥ 140 Schläge/min, Zyanose, tachykarde Rhythmusstörungen, Bradykardie und Hypotonie
- paO$_2$ < 90%, vegetative Symptome, Erschöpfung, Verwirrtheit
- Peak-flow-Wert ≤ 50% des Norm- oder individuellen Bestwertes.

Bei ausbleibender Besserung, unzureichendem Behandlungserfolg und zunehmender respiratorischer Einschränkung ist die klinisch stationäre Einweisung unter notärztlicher Assistenz und Ankündigung des Notfallgeschehens in der Klinik zu veranlassen.

Literatur

American Academy of Pediatrics, Provisional committee on quality Improvement. The office management of acute exacerbations of asthma in children. Pediatrics 93: 119–126 (1994)

Charlton I, Antoniou AG, Atkinson J, Campbell MJ, Chapman E, Mackintosh T, Schapira D: Asthma at the interface: bridging the gap between general practice and a district general hospital. Arch Dis Child 70: 313–318 (1994)

Homer CJ, Szilagyi P, Rodewald L, Bloom SR, Greenspan P, Yazdgerdi S, Leventhal JM, Finkelstein D, Perrin JM: Does quality of care affect rates of hospitalization for childhood asthma? Pediatrics 98 (1): 18–23 (1996)

Lemanske RF Jr, Busse WW: Asthma. JAMA 278: 1855–1873 (1997)

Madge Ph, McColl J, Paton J: Impact of a nurse – Led home management training programme in children admitted to hospital with acute asthma: a randomised controlled study. Thorax 52: 223–228 (1997)

Powell CV, Everard ML: Treatment of childhood asthma. Options and rationale for inhaled therapy. Drugs 55: 237–252 (1998)

Warner JO, Naspitz CK, Cropp GJA: Third international pediatric consensus statement on the management of childhood asthma. Pediatric Pulmonology 25: 1–17 (1998)

G2 Stationäre Behandlung des schweren Asthma-Anfalls

Die Indikation zur stationären Aufnahme ist gegeben, wenn – unter Berücksichtigung der Dauer und Intensität der vorausgegangenen ambulanten Therapie (siehe Kapitel G 1) keine ausreichende klinische Besserung erkennbar ist. Dieser Zustand wird auch mit dem Begriff „Status asthmaticus", für den es mehrere Definitionen gibt, beschrieben. Weiterhin ist die Notwendigkeit einer kontinuierlichen Überwachung in der Nähe einer Intensivstation (siehe Kapitel G 3) und auch die Sauerstofftherapie mit einer stationären Aufnahme verknüpft.

2.1 Diagnostik

Wesentlich ist die Pulsoximetrie und eine kapilläre Blutgasanalyse (z. B. aus dem hyperämisierten Ohrläppchen). Klinische Parameter wurden ebenfalls an anderer Stelle beschrieben. Entscheidend ist ein entschlossenes initiatives Vorgehen. Der Peak-flow hat bei der Beurteilung im akuten Asthma-Anfall keine große Bedeutung. Wichtiger ist vielmehr eine kurze Rekapitulation anamnestischer Daten wie der Geschwindigkeit der Entwicklung des Anfalles, der Verlauf früherer Anfälle und das Ansprechen auf Therapie.

2.2 Therapie

Um Wiederholungen zu vermeiden, sollen nur wesentliche Punkte eines systematischen Vorgehens betont werden.

2.2.1 Sauerstoff

Die Applikation von Sauerstoff beseitigt als wesentliches pathogenetisches Prinzip die Hypoxie, welche die schwere initiale Störung beim Asthma bronchiale darstellt. Die Gefahr der Hyperkapnie ist beim kindlichen Asthma vernachlässigbar (s. Abbildung G 2.1). Es ist schwer, eine milde Hypoxämie klinisch zu

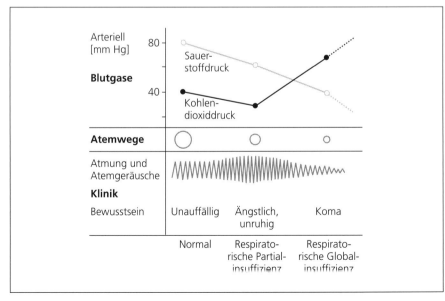

Abb. G 2.1: Schema des Sauerstoffpartialdrucks, Kohlendioxidpartialdrucks, des Auskultationsbefundes und klinischer Zeichen in Abhängigkeit vom Schweregrad des akuten Asthmaanfalls.

erkennen. Die Konzentration und der Flow der Sauerstoffgabe sollte so gewählt werden, dass die pulsoximetrisch gemessene Sättigung 95 % beträgt.

2.2.2 Intravenöse oder orale Glucocorticosteroide

Entscheidend ist die rechtzeitige und hoch dosierte Glucocorticoidgabe. Die rektale Applikation ist zu unzuverlässig. Als Dosisempfehlung ist die initiale Applikation von 4–6 mg/kg KG Prednisolonäquivalent gefolgt von 2–4 mg/kg KG alle 4–6 Stunden sinnvoll.

2.2.3 Inhalative β_2-Sympathomimetika

Diese sollten in kurzfristigen Intervallen gegeben werden, wobei die Toxizität durch die Tachykardie bestimmt wird.

2.2.4 Intravenöses Theophyllin, β_2-Sympathomimetika oder intravenöses Montelukast

Bezüglich der intravenösen Therapie sei auf das folgende Kapitel G3 verwiesen. Intravenös applizierte Antileukotriene bieten theoretisch den Vorteil, dass sie einen Therapieansatz verfolgen, der mit den Angriffspunkten der anderen Medikamente nicht interferiert. Mit dieser Therapie liegen aber keine Erfahrungen außerhalb klinischer Studien vor.

2.3 Monitoring

Wesentliche Maßnahmen sind die kardiale und pulsoximetrische Überwachung. Peak-flow-Messungen sind beim akuten Asthma-Anfall kaum hilfreich. Weitere Therapiemaßnahmen sind dem nachfolgenden Kapitel zu entnehmen.

Literatur

Niggemann B, Wahn U: Therapie des Status asthmaticus im Kindesalter. Monatsschrift für Kinderheilkunde 139 (6): 323–329 (1991)

G3 Behandlung des Asthma bronchiale auf der Intensivstation

3.1 Status asthmaticus – klinische Präsentation

Mit der Bezeichnung „Status asthmaticus" soll der Schweregrad des Asthma-Anfalls und das schlechte oder fehlende Ansprechen auf Bronchodilatatoren zum Ausdruck gebracht werden. Letzteres trifft aber nicht für alle Patienten mit lebensbedrohlichem Asthma bronchiale zu. Deshalb wurde im englischen Sprachraum der Begriff „severe acute asthma" eingeführt. Auch dieser Begriff wird der Klinik nicht vollständig gerecht. Bei etwa 20 % der Kinder mit lebensbedrohlichem Asthma tritt die Exazerbation nämlich unangekündigt und sehr rapide auf, während bei den restlichen 80 % mit lebensbedrohlichem Asthma die Verschlechterung allmählich progredient verläuft.

Plötzliches, unangekündigtes Atemversagen („near-fatal", „asphyxic" asthma): Bei dieser Präsentationsform kommt es ohne lange Ankündigung innerhalb von wenigen Stunden zu schwersten Bronchospasmen und zum Atemversagen. Diese Patienten scheinen ein abgeschwächtes Empfinden für Atemnot und eine verminderte Chemorezeptor-Sensitivität auf Hypoxie zu haben. Histologisch steht eine neutrophile und nicht eine eosinophile Entzündung des Bronchialepithels im Vordergrund. Die Patienten sprechen eher schnell auf die Therapie an und benötigen meist nur kurzfristig eine assistierte Beatmung.

Allmähliches, progredientes Atemversagen: Bei diesen Patienten nimmt der Schweregrad des Asthmas über einen längeren Zeitraum zu. Die Obstruktion ist vorwiegend durch Schleimpfröpfe und Schleimhautödem bedingt und weniger durch massive Bronchospasmen. Histologisch besteht eine eosinophile Entzündung und die Patienten haben meist viel zähes Bronchialsekret. Der Zustand verbessert sich meist nur langsam durch eine intensivierte Therapie.

3.2 Kriterien zur Hospitalisation auf der Intensivstation

Die Kriterien zur Einweisung eines Patienten mit Asthma bronchiale auf die Intensivstation hängen vielfach von den lokalen Möglichkeiten ab (Monitoring, Geräte, Personal etc.) und können nicht verbindlich festgelegt werden. Grundsätzlich sollte eine Überwachung auf einer Intensivstation aber in folgenden Situationen in Erwägung gezogen werden:

- klinische Zeichen eines drohenden Atemversagens (Zyanose, Bewusstseinsveränderung, Pulsus paradoxus, Gebrauch der Atemhilfsmuskulatur etc.)
- hoher Sauerstoffbedarf und/oder häufige Inhalationen eines Bronchodilatators (stündlich und mehr)
- Hyperkapnie
- fehlendes Ansprechen auf übliche therapeutische Interventionen
- Pneumothorax/Pneumomediastinum
- Status nach schwerem Status asthmaticus oder Atemversagen
- Begleitkrankheiten, welche durch die Asthmamedikation verschlimmert werden können (z. B. supraventrikuläre Tachykardie).

Es gibt verschiedene Methoden, um den Schweregrad eines Asthma-Anfalls zu bestimmen, wobei die klinische Beurteilung größte Bedeutung hat. Der Gebrauch der Atemhilfsmuskulatur (Kontraktionen des M. sternocleidomastoideus), Retraktionen sowie ein Pulsus paradoxus sprechen für einen schweren Asthmaanfall. Kann ein Pulsus paradoxus bereits durch leichte Palpation an der Palmarfläche der Hand gespürt werden (verschwindende und zurückkommende Pulsamplitude) ist dieser in der Regel größer als 20 mmHg und als ernstes Zeichen für eine drohende Ateminsuffizienz zu werten. Peak-flow-Messungen oder andere Lungenfunktionsprüfungen sind im akuten Asthma-Anfall beim Kind kaum durchführbar.

Tab. G 3.1: Risikofaktoren für ein lebensbedrohliches Asthma bronchiale bei Kindern.

Vorbestehendes schweres Asthma bronchiale
Therapie mit systemischen Steroiden
Vorangehende Hospitalisation wegen Asthmaexazerbation
Inadäquate Therapie
Mangelnde, elterliche Verantwortung
Verminderte Empfindung der Dyspnoe
Psychiatrisches Grundleiden
Schlechter sozio-ökonomischer Status

Allgemeines Management/Monitoring

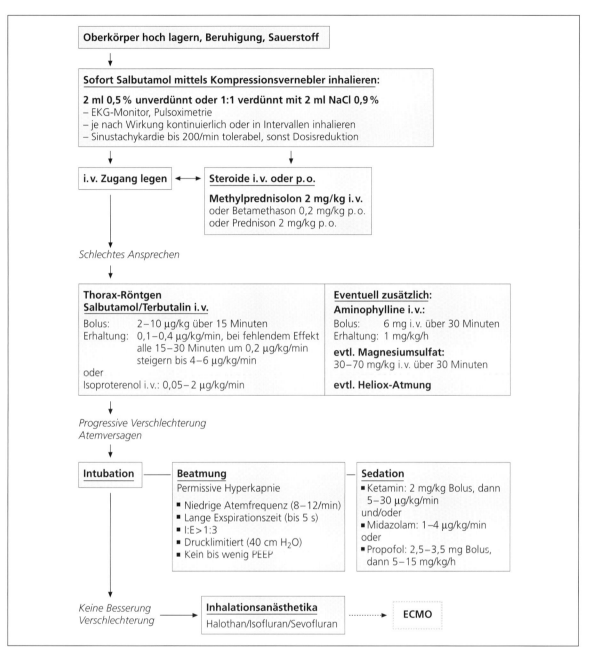

Abb. G 3.1: Flussdiagramm zur Behandlung des Status asthmaticus beim Kind. ECMO = extracorporal membrane oxygenation.

3.3 Allgemeines Management/Monitoring

Selbst in den akutesten Situationen ist es wichtig, Ruhe und Vertrauen auszustrahlen, da unnötige Aufregung und Angst die respiratorische Situation noch weiter verschlechtern können. Die Behandlung mit inhalativen Bronchodilatatoren unter Sauerstoffzufuhr sollte unverzüglich begonnen werden. Das Flussdiagramm zur Behandlung des Statuts asthmaticus ist in Abbildung G 3.1 dargestellt.

3.3.1 Sauerstoff

Kinder im Statuts asthmaticus benötigen grundsätzlich Sauerstoff (via Nasenbrille, Maske etc.) mit dem Ziel, die arterielle Sauerstoffsättigung über 90 % oder den $PaO_2 > 60$ mmHg zu halten. Die Zufuhr von Sauerstoff führt bei Kindern mit akutem Asthma bronchiale bei Fehlen einer chronischen Lungenerkrankung nie zur Hypoventilation. Hingegen kann die Inhalation von Bronchodilatatoren initial das Ventilations/Perfusions-Verhältnis verschlechtern und eine Hypoxämie kurzfristig verstärken.

3.3.2 Flüssigkeitszufuhr

Kinder mit einem Status asthmaticus sollten prinzipiell mit einem intravenösen Zugang versorgt werden. Bei schwerer Atemnot ist es ratsam wegen der drohenden Intubation und der Gefahr auf Aspiration, auf eine orale Nahrungszufuhr zu verzichten. Allfällige Flüssigkeitsdefizite sollten korrigiert werden, um eine Hypovolämie zu vermeiden. Das Ziel der Flüssigkeitstherapie ist die Isovolämie. Exzessive Flüssigkeitszufuhr soll vermieden werden, da die Patienten wegen den großen transpulmonalen Druckschwankungen und der erhöhten ADH-Sekretion dazu neigen, Flüssigkeit einzulagern (Cave interstitielles Lungenödem). Wegen der Tendenz zur Hyponatriämie sollten keine hypotonen Lösungen verabreicht werden. Ebenfalls ist zu berücksichtigen, dass die Gabe von befeuchtetem Sauerstoff die *Perspiratio insensibilis* über den Respirationstrakt vermindert und den Flüssigkeitsbedarf reduziert. Die vermeintliche Überzeugung, dass tachypnoischen Säuglingen wegen des erhöhten insensiblen Flüssigkeitsverlustes vermehrt Flüssigkeit zugeführt werden müsste, kann in diesen Situationen für die Lungenfunktion ausgesprochen nachteilig sein und sogar zu einem Lungenödem Anlass geben.

3.3.3 Na-Bicarbonat

Bei sehr schwerem Asthma kann aufgrund der Hypoxie, der hohen Atemarbeit und der mangelnden Flüssigkeitsaufnahme zusätzlich eine metabolische Azidose bestehen. Diese kann neben den negativen Auswirkungen auf die Herzfunktion auch die Effektivität der β_2-Sympathomimetika herabsetzen. Der Einsatz von Na-Bicarbonat ist in der Regel nicht notwendig, kann aber zur Korrektur einer metabolischen Azidose hilfreich sein, wenn sich diese durch Rehydrierung alleine nicht korrigieren lässt. Dabei sollte berücksichtigt werden, dass Na-Bicarbonat eine Hyperkapnie verschlimmern und zur Hypernatriämie führen kann. Die Pufferung einer respiratorischen Azidose mit Na-Bicarbonat oder Trometamol ist physiologisch wenig sinnvoll, wird aber gelegentlich bei der kontrollierten Hypoventilation (permissiven Hyperkapnie) zum Anheben des pH-Wertes eingesetzt.

3.3.4 Sedativa

Sedative Substanzen werden wegen ihrer atemdepressiven Wirkung bei Kindern mit akutem Asthma bronchiale nur ungern angewendet. Jedoch können Angstzustände die respiratorische Situation insbesondere bei Kleinkindern noch verschlimmern und das Management zusätzlich erschweren. Auf der Intensivstation besteht wegen der Überwachung und Gelegenheit zur sofortigen Intervention auch die Möglichkeit, beim spontan atmenden Kind sorgfältig Sedativa einzusetzen. Dafür eignen sich verschiedene Substanzen, insbesondere solche, die antagonisiert werden können (Benzodiapzepine, Opiate). Vor Substanzen mit anticholinergischer Wirkung (z. B. Neuroleptika) ist wegen der Gefahr der Sekreteindickung eher abzuraten. Hingegen bietet sich wegen seiner bronchodilatatorischen Eigenschaften beim Status asthmaticus Ketamin zur Sedation an. Ketamin kann sowohl bei intubierten als auch bei nicht-intubierten Patienten eingesetzt werden. Für diesen Zweck wird Ketamin nach einem initialen Bolus von 2 mg/kg als Dauerfusion in einer Dosis von 5–30 µg/kg/min gegeben. Gleichzeitig sollte ein Benzodiazepin, z. B. Midazolam (1–4 µg/kg/min) verabreicht werden, um den Halluzinationen vorzubeugen. Unerwünschte Nebenwirkungen von Ketamin sind Tachykardie und Anstieg des Blutdruckes wegen der Hemmung der Katecholamin-Rückresorption aus dem synaptischen Spalt, sowie vermehrtes Sekret und Laryngospasmus.

3.3.5 Monitoring

Die Überwachung eines Kindes mit Statuts asthmaticus auf der Intensivstation sollte Folgendes beinhalten:

- EKG-Monitor und Atemfrequenz
- Pulsoximetrie: Titration des FiO_2, um die $SaO_2 > 92\%$ zu halten
- Transkutane CO_2-Überwachung
- Bewusstseinszustand, Flüssigkeitsbilanz, Blutdruck, Hautperfusion und Temperatur in regelmäßigen Intervallen
- Arterienkatheter zur Bestimmung von arteriellen Blutgasanalysen.

Beim intubierten Patienten sollte eine kontinuierliche Kapnographie zur Standardüberwachung gehören. Dies erlaubt mit der Berechnung des arterioalveolären pCO_2-Gradienten eine Einschätzung des Ventilations/Perfusions-Mismatch. Zudem zeigt die Kapnographie bei obstruktiven Erkrankungen einen charakteristischen Kurvenverlauf mit verzögertem Anstieg der CO_2-Konzentration ohne eigentliches Plateau. Mit der Abnahme der Obstruktion wird das Plateau der CO_2-Kurve wieder horizontaler.

Die arterielle Blutgasanalyse beim akuten Asthma ist üblicherweise charakterisiert durch eine Hypoxämie, eine Hypokapnie und eine respiratorische Alkalose. Bei sehr schwerem Asthma kann aufgrund der Hypoxie, der hohen Atemarbeit und der mangelnden Flüssigkeitsaufnahme zusätzlich eine metabolische Azidose bestehen, welche sorgfältig korrigiert werden sollte. Ein tiefer $PaCO_2$ deutet darauf hin, dass das Kind noch in der Lage ist, mit einer Erhöhung der Minutenventilation zu reagieren. Ein normales oder sogar hoher $PaCO_2$ sind als Warnzeichen einer drohenden respiratorischen Erschöpfung zu deuten. Hohe $PaCO_2$-Werte können aber oft lange toleriert werden und sind als einzelnes Kriterium für die Intubation unzureichend. Die Interpretation von $PaCO_2$-Werten muss mit dem Ausmaß der Tachypnoe in Beziehung gebracht werden, um eine drohende respiratorische Insuffizienz rechtzeitig zu erkennen.

3.4 Medikamentöse Standardtherapien

3.4.1 β₂-Sympathomimetika

3.4.1.1 Inhalative Applikation

β₂-Sympathomimetika bilden den Grundpfeiler jeder Behandlung eines akuten Asthmas und sollen auch bei schwerster Obstruktion primär inhalativ verabreicht werden. Am meisten Erfahrung besteht hier eindeutig mit Salbutamol, weshalb es für die inhalative Behandlung des schweren Asthmas bevorzugt wird. Die Dosierung richtet sich prinzipiell nach der Wirkung und muss äußerst selten wegen auftretenden Nebenwirkungen wie Tremor und Tachykardie reduziert werden.

Wir verabreichen bei schwerem Asthma bronchiale Salbutamol 0,5 % unverdünnt via Düsenvernebler, da die tatsächlich inhalierte und deponierte Dosis durch die schwere Luftwegsobstruktion ohnehin gering ist. Vielerorts werden Dosen zwischen 0,15–0,30 mg/kg (maximale Dosis 15 mg) alle 20 Minuten empfohlen. Die Inhalationsfrequenz richtet sich nach Klinik und Wirkung, wobei beim schweren Status asthmaticus mit drohendem Atemversagen eine kontinuierliche Inhalationstherapie mit Salbutamol zu einer schnelleren Besserung führen kann als die intermittierende Anwendung. Selbst für die kontinuierliche Inhalationstherapie kann die Salbutamol-Lösung (0,5 %) in einer Dosis von 0,15–0,3 mg/kg/h unverdünnt angewendet werden, wobei diese vielerorts auch in etwas niedrigerer Konzentration verabreicht wird (z. B. 0,1 % bis 0,25 %). Dabei können Dosen bis zu 12,5 mg/kg/h vernebelt werden, ohne dass Nebenwirkungen auftreten, welche zu einer Dosisreduktion zwingen. Die häufigsten Nebenwirkungen sind Tremor, Nausea, Tachykardie und Hypokaliämie. Ebenfalls können transiente Erhöhungen der myokardspezifischen CPK auftreten. Eine klinisch signifikante Kardiotoxizität (z. B. Ischämien, EKG-Veränderungen, schwere Arrhythmien) wurden aber bei Kindern und Jugendlichen noch nie beschrieben.

3.4.1.2 Intravenöse Applikation

Führt die kontinuierliche Inhalation mit β₂-Sympathomimetika nicht zum Ziel, können diese auch als intravenöse Dauerinfusion verabreicht werden. Im direkten Vergleich scheint nach bisherigen Studien die inhalative Verabreichung mindestens so effizient oder sogar effizienter zu sein als die intravenöse Gabe. Deshalb wird die intravenöse Applikation entweder nach Versagen einer kontinuierlichen Inhalationstherapie oder zusätzlich zur Inhalation empfohlen.

Dosisempfehlungen für die intravenöse Gabe von Salbutamol und Terbutalin bei Kindern gibt es nur spärlich. Wir verabreichen Salbutamol und Terbutalin folgendermaßen:

- Loading Dose: 2–10 µg/kg über 10–15 Minuten
- Erhaltung: 0,1–0,4 µg/kg/min, bei fehlendem Effekt alle 15 bis 30 Minuten um 0,2 µg/kg/min steigern bis zu einer Dosis von 3–6 µg/kg/min.

Mit Terbutalin und Salbutamol können Dosen bis 10 µg/kg/min ohne größere Nebenwirkungen verabreicht werden, wobei bei Dosen unter 2 µg/kg/min zur Hebung des diastolischen Blutdruckes die gleichzeitige Gabe von Adrenalin notwendig sein kann. Der Nachteil von Salbutamol und Terbutalin sind ihre relativ lange Halbwertszeiten (4 bis 6 Stunden für Salbutamol und bis 16 Stunden für Terbutalin). Da die Dosis oft nur langsam und ohne intermittierende Bolusgaben gesteigert wird, ist die Gefahr der Unterdosierung relativ hoch. Isoproterenol hat den Vorteil von deutlich kürzeren Halbwertszeiten (2,5 bis 5 Minuten), sodass Nebenwirkungen, wenn nötig, schneller durch eine Reduktion der Infusion gestoppt werden können. Aufgrund klinischer Erfahrung wird dann eine genügende Dosis eines Bronchodilatators verabreicht, wenn die Herzfrequenz zwischen 190–200/min liegt. Die Dosis sollte deshalb immer gesteigert werden, sobald die Herzfrequenz unter 180 fällt. Isoproterenol wird in einer Dosis von 0,05–2 µg/kg/min infundiert.

3.4.2 Steroide

Bei der Behandlung eines Status asthmaticus werden Steroide grundsätzlich systemisch verabreicht. Da bis zum Wirkungseintritt einige Stunden vergehen, sollte die erste Dosis beim Status asthmaticus so früh wie möglich verabreicht werden. Es ist zu bemerken, dass die intravenöse Applikation gegenüber der oralen Gabe keinen Vorteil hat, solange die Kinder nicht erbrechen.

Empfohlene Dosierung der Steroide bei Kindern:

- i. v.: Methylprednisolon 2 mg/kg initial, dann je nach Verlauf bis 1 mg/kg i. v. 6-stdl.
- p. o.: Betamethason 0,2 mg/kg oder Prednison p. o. 2 mg/kg initial.

Beim schweren Status asthmaticus kann es notwendig sein, die Steroide während 10–14 Tagen systemisch zu verabreichen. Bei Besserung kann die systemische Gabe je nach Dauer abrupt gestoppt oder ausgeschlichen werden und auf eine Weiterbehandlung mit inhalativen Steroiden umgestellt werden.

3.5 Adjuvante medikamentöse Therapie

3.5.1 Anticholinergische Substanzen (Ipratropiumbromid)

Die Frage, ob beim schweren Asthmaanfall die Kombination eines β_2-Sympathomimetikums mit Ipratropiumbromid (Atrovent®) besser ist als die Inhalation eines β_2-Sympathomimetikums alleine, konnte bisher nicht klar beantwortet werden. Da sich in letzter Zeit die Inhalationspraxis beim Status asthmaticus zu einer höher dosierten, häufigeren oder sogar kontinuierlichen Verabreichung von β_2-Sympathomimetika verändert hat, ist die Rolle von Ipratropiumbromid in diesen Extremsituationen weiterhin unklar. Im Einzelfall sind damit kaum dramatische Verbesserungen zu erwarten; hingegen spricht auch nichts gegen den Versuch einer kombinierten Inhalationstherapie. Ipratropiumbromid wird üblicherweise in einer Dosis von 250 μg inhaliert und kann in der Inhalationslösung mit Salbutamol kombiniert werden.

3.5.2 Aminophyllin und Theophyllin

Die Methylxanthine sind im Vergleich zu den β_2-Sympathomimetika nur mäßig wirksame Bronchodilatatoren und haben wegen ihrer Toxizität eine geringe therapeutische Breite. Ihr Einsatz beim Status asthmaticus ist deshalb äußerst kontrovers, weshalb sie nicht mehr routinemäßig angewendet werden sollten. Der Gebrauch von Aminophyllin sollte auf diejenigen Patienten beschränkt sein, bei welchen die korrekte und hoch dosierte Anwendung von β_2-Sympathomimetika nicht zu einer befriedigenden Verbesserung führt. In letzter Zeit hat das Aminophyllin aber aufgrund seiner antiinflammatorischen Eigenschaften bei der Behandlung des chronischen Asthma bronchiale eine Renaissance erlebt.

Dosierung von Aminophyllin:

Loading: 6 mg/kg i. v. als Bolus über 30 Minuten (½ Dosis, wenn Patient bereits mit Theophyllinen behandelt wird)
Erhaltung: 1 mg/kg/h i. v.

Bei der Verwendung von Theophyllin anstelle von Aminophyllin muss die Dosis umgerechnet werden: 1 mg Aminophyllin entsprechen 0,8 mg Theophyllin.

Bestimmung des Serumspiegels (gewünscht 10 bis 20 μg/ml)

1. 30 Minuten nach Loading-Dosis (1 mg/kg erhöht den Serumspiegel um ca. 2 μg/ml)
2. 16–24 Stunden nach Beginn der Erhaltungsinfusion
3. Cave Interaktionen mit anderen Medikamenten (erhöht den Serumspiegel von Isoproterenol).

3.5.3 Magnesiumsulfat

Die intravenöse Gabe von Magnesiumsulfat kann bei Kindern mit Asthma bronchiale zu einer effektiven Bronchodilatation führen. Der genaue Wirkungsmechanismus ist unklar und kontrollierte Studien fehlen. Magnesiumsulfat hat deshalb beim Status asthmaticus außer bei Vorliegen einer Hypomagnesiämie noch keine routinemäßige Anwendung gefunden. Die empfohlene Dosis ist 30–70 mg/kg als Kurzinfusion über 30 Minuten. Nebenwirkungen sind Hypotension, Bradykardien sowie das Auftreten eines Flush.

3.6 Intubation und assistierte Beatmung

3.6.1 Intubation

Der Zustand der meisten Kinder verbessert sich unter aggressiver, medikamentöser Therapie. Länger bestehende Hyperkapnien können oft erstaunlich lange toleriert werden. Obwohl verschiedentlich erfolgreich angewendet, ist die Durchführung einer nicht-invasiven Maskenbeamtung schon beim Erwachsenen mit akutem Asthma nicht einfach. Die Maske muss dicht aufliegen und kann zusätzlich Platzangst verursachen. Für Kinder fehlen diesbezügliche Erfahrungsberichte.

Tab. G 3.2: Intubationskriterien beim Status asthmaticus.

- Progrediente, respiratorische Azidose mit Hyperkapnie
- Schwere, nicht beherrschbare Hypoxämie
- Klinische Zeichen physischer Erschöpfung
- Bewusstseinsstörung
- Drohender Herzkreislaufstillstand

Kinder sollten wegen den geringeren Kompensationsmöglichkeiten bei drohender respiratorischer Erschöpfung auch etwas großzügiger intubiert werden. Die Entscheidung zur Intubation ist in der Regel eine klinische Entscheidung und hängt nicht von einzelnen Blutgaswerten ab (Tabelle G 3.2).

Die notfallmäßige Intubation sollte durch eine erfahrene Person durchgeführt werden. Die Intubation kann eine hämodynamische Verschlechterung herbeiführen, insbesondere wenn die positive Druckbeatmung zu einer Abnahme des venösen Rückflusses führt. Dies kann mit einem Flüssigkeitsbolus vor der Intubation vermieden werden. Manipulationen an den oberen Luftwegen können einen Laryngo- und Bronchospasmus auslösen, weshalb eine gute Sedation oder Anästhesie angestrebt werden sollte. Dafür eignet sich insbesondere Ketamin, wobei aber auch Etomidat oder Propofol gut dafür eingesetzt werden können.

Thiopenthal ist, obwohl es häufig verwendet wird, wegen der theoretischen Gefahr von Histaminausschüttung, Hypotension und Bronchospasmen beim Status asthmaticus nicht das geeignete Sedativum für die Intubation. Eine Prämedikation mit Atropin ist empfehlenswert, ebenfalls der Gebrauch von schnell wirksamen Muskelrelaxanzien wie Succinylcholin oder Rocuronium für eine rasche Intubation.

Für die Beatmung ist heute auch für kleine Kinder der Gebrauch gecuffter endotrachealer Tuben zu empfehlen, um Leckagen oder Reintubationen mit größeren Tuben zu vermeiden. Dabei soll der Tubusdurchmesser 0,5 mm kleiner gewählt werden als altersentsprechend üblich wäre. Der Cuffdruck soll regelmäßig kontrolliert werden. Mit diesem Vorgehen kann das Auftreten subglottischer Probleme nach Extubation auch bei Säuglingen und Kleinkindern weitgehend vermieden werden.

3.6.2 Beatmung

Bei der assistierten Beatmung von Kindern mit akutem Asthma ist es wichtig, eine adäquate Oxygenierung und Ventilation zu gewährleisten, ohne dabei die Lungen noch weiter zu blähen. Dabei ist eine ausreichende Oxygenierung wichtiger als eine Normalisierung des CO_2-Partialdruckes. Da die meisten Patienten nach Intubation relaxiert oder tief anästhesiert sind, wird initial in der Regel ein kontrollierter Beatmungsmodus gewählt. Anfänglich können hohe Inspirationsdrücke notwendig sein, um eine genügende Ventilation zu erzielen. Die Exspiration ist aufgrund der Obstruktion in den Luftwegen stark verlangsamt, sodass lange Exspirationszeiten (bis zu 5 Sekunden) notwendig sind, um ein Air Trapping resp. eine zusätzliche dynamische Lungenblähung zu vermeiden. Die Beatmung wird deshalb auch mit einer niedrigen Atemfrequenz (8–12/min) durchgeführt, damit eine zusätzliche dynamische Lungenblähung vermieden wird. Günstig ist ebenfalls eine etwas längere Inspirationszeit (von 1 bis 1,5 Sekunden) respektive ein flacherer Anstieg des Inspirationsflusses, um eine homogenere Gasverteilung in der Lunge zu erreichen. Das Inspirations- zu Exspirationsverhältnis (I : E) kommt dadurch in einem Bereich von 1 : 3 oder sogar kleiner zu liegen. Dabei können druckkontrollierte oder volumenkontrollierte Beatmungsmodi eingesetzt werden, wobei Erstere wegen des dezelerierenden Flussmusters kleinere Spitzendrücke verursachen und zu bevorzugen sind. Das Atemzugvolumen sollte bei etwa 8–12 ml/kg liegen, wobei die Spitzendrücke, wenn möglich, bei 35 cmH_2O limitiert werden sollten. Die permissive Hyperkapnie ist eine sinnvolle Beatmungsstrategie zur Vermeidung von Barotrauma (Pneumothorax, Pneumomediastinum, interstitielles Emphysem). Es wurde berichtet, dass $PaCO_2$-Werte von 90–150 mmHg und pH-Werte bis 7 ohne Folgen toleriert werden können, solange keine Hypoxämie vorliegt. Gelegentlich müssen zur Verbesserung des Herzminutenvolumens zusätzlich Flüssigkeit oder inotrope Substanzen infundiert werden.

Der Gebrauch von PEEP während der kontrollierten Beatmung ist kontrovers und sollte, wenn überhaupt, nur sorgfältig angewendet werden, um keine zusätzliche Blähung zu verursachen. Dabei empfiehlt es sich, den internen PEEP (Auto-PEEP) des Patienten zu bestimmen. Dies lässt sich beim relaxierten Patienten relativ einfach durchführen, indem man das Beatmungsgerät am Ende der Exspiration für einige Sekunden anhält. Nach Druckausgleich zwischen Patient und Gerät kann der noch vorhandene intrapulmonale Druck (Auto-PEEP) an der Druckmessung abgelesen werden. Diese Methode unterschätzt aber den tatsächlichen (okkulten) Auto-PEEP, welcher bei unvollständiger Exspiration durch dynamische Überblähung entsteht. Prinzipiell erhöht aber der PEEP des Beatmungsgerätes die Überblähung nur, wenn er höher ist als der tatsächliche Auto-PEEP des Patienten am Ende der Exspiration (s. Abbildung G 3.2).

Der Patient sollte so bald als möglich vom kontrollierten Beatmungsmodus in einen synchronisierten (SIMV-Modus) oder unterstützten Beatmungsmodus (z. B. druckunterstützte Beatmung, PSV) überführt werden, um Asynchronien zwischen Patient und Ventilator zu vermeiden. Triggert der Patient seine Atemzüge selbst, ist eine Annäherung des (externen) PEEP

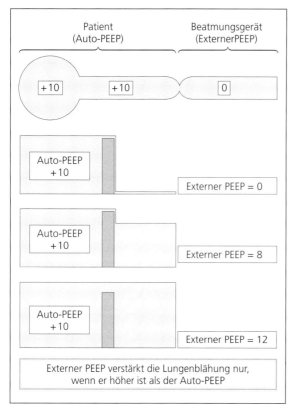

Abb. G 3.2: Verhalten von Auto-PEEP und externem PEEP. Der totale PEEP wird erst erhöht, wenn der externe PEEP den Auto-PEEP übersteigt („Wasserfallphänomen").

an den Auto-PEEP notwendig, um die Atemarbeit zu verringern, da weniger Kraft zum Erreichen der Triggerschwelle aufgewendet werden muss. Der Auto-PEEP kann so hoch sein, dass das Kind das Atemgerät erst triggern kann, wenn der PEEP des Beatmungsgerätes dem hohen Auto-PEEP angenähert wird (Abbildung G 3.3). Die Entwöhnung beginnt mit einer Reduktion der Beatmungsdrücke; wenn sich die Obstruktion gebessert hat. In der Regel ist eine Beatmung beim Status asthmaticus nur während weniger Tage nötig und die Mortalität auf der Intensivstation gering.

3.6.3 Sedation/Neuromuskuläre Blockade

Eine gute Sedation ist eine wichtige Voraussetzung, um intubierte Kinder mit akutem Asthma bronchiale vernünftig beatmen zu können. Die Sedation verbessert nicht nur das Wohlbefinden der Kinder, sondern erleichtert auch die Anpassung des Beatmungsgerätes an die Bedürfnisse der Patienten. Für die kontinuierliche Sedation beatmeter Kinder im Status asthmaticus eignen sich Benzodiazepine, Ketamin, Propofol und auch Thiopenthal.

Der Gebrauch von Muskelrelaxanzien kann initial in schwierigen Situationen zur Erleichterung der Beatmung notwendig oder hilfreich sein. Eine längere Paralyse ist aber selten notwendig. Vor einem längeren Gebrauch von nicht-depolarisierenden Muskelrelaxanzien ist wegen der Gefahr einer generalisierten Muskelschwäche oder Muskelparalyse zu warnen. Speziell in der Kombination mit Steroiden kann eine generalisierte Myopathie auftreten, die histopathologisch durch Atrophie, Nekrose und Degeneration der Muskelfasern charakterisiert ist. Bis zum Erreichen einer Rekonvaleszenz können Wochen bis Monate vergehen. Aus diesem Grund sollten Muskelrelaxanzien zusammen mit Steroiden, wenn überhaupt, nur kurzfristig eingesetzt werden.

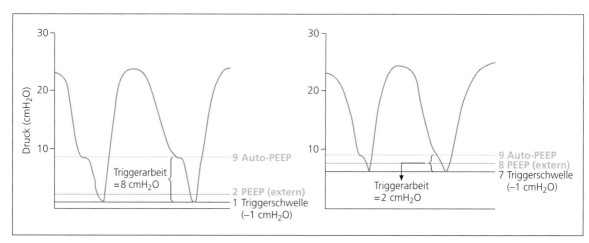

Abb. G 3.3: Reduktion der Atemarbeit im getriggerten Beatmungsmodus durch Annäherung des externen PEEP des Beatmungsgerätes an den Auto-PEEP des Patienten. Exemplarisch wird eine Drucktriggerschwelle von −1 cm H_2O, ein Auto-PEEP von 9 cm H_2O und ein externer PEEP von 2 cm H_2O respektive 8 cm H_2O verwendet.

3.7 Therapien bei Versagen der üblichen Maßnahmen

3.7.1 Helium-Sauerstoff-Gasgemische (Heliox)

Heliox ist ein Gasgemisch aus Helium und Sauerstoff, das wegen seiner gegenüber Luft deutlich niedrigeren Dichte den Atemwegswiderstand verringert. Üblicherweise werden Gasgemische mit einem Heliumanteil von 60 bis 80 % verwendet. Heliox hat keine direkte therapeutische Wirkung bei Patienten mit akutem Asthma, verringert aber die Dyspnoe und die Atemarbeit. Dieser Effekt tritt in der Regel sofort ein. Bei gesunden Probanden kann damit der Atemwegswiderstand um etwa 40 % verringert werden. Ebenfalls verbessert Heliox die Ventilation, was eine Abnahme des $PaCO_2$ und des Ventilations/Perfusions-Mismatch bewirkt. Ebenfalls wird die dynamische Lungenblähung und der Pulsus paradoxus verringert.

Heliox wurde bisher bei beatmeten und spontan atmenden Patienten mit akutem Asthma erfolgreich eingesetzt. Beim beatmeten Patienten lassen sich damit die Beatmungsdrücke meist sofort deutlich senken. Beim spontan atmenden Patienten sollte Heliox so verabreicht werden, dass die Umgebung so wenig wie möglich kontaminiert wird. Dies kann üblicherweise mit einer dicht anliegenden CPAP-Maske erreicht werden. Die Gasmischung sollte angefeuchtet und angewärmt werden. Wird Heliox über das Beatmungsgerät verabreicht, so wird es in der Regel an den Lufteinlass angeschlossen. Man muss sich bewusst sein, dass dann sowohl die Sauerstoffkonzentration bei der Inspiration (FiO_2) als auch das Atemzugvolumen vom Respirator nicht mehr akkurat angegeben werden. Es empfiehlt sich, FiO_2 separat im Inspirationsschenkel zu messen und eine druckkontrollierte Beatmung anzuwenden.

3.7.2 Inhalationsanästhetika

Inhalationsanästhetika werden seit mehreren Jahrzehnten in verzweifelten Situationen beim Status asthmaticus eingesetzt. Der genaue Mechanismus ihrer bronchodilatatorischen Wirkung ist noch nicht völlig aufgeklärt und beruht vermutlich auf verschiedenen Wirkungsmechanismen (Blockade von vagalen Reflexen, direkte Wirkung auf die Bronchialmuskulatur etc.). Bei den meisten Patienten führen Inhalationsanästhetika innerhalb weniger Stunden zu einer deutlichen Bronchodilatation und ihre Anwendung ist in der Regel auf kurze Zeit beschränkt.

Trotz der Einführung von Sevofluran und anderen Inhalationsanästhetika wurden die meisten Erfahrungen bisher mit Halothan gemacht. Halothan ist wohl potenter als die anderen Inhalationsanästhetika, besitzt aber auch einige unerwünschte Nebenwirkungen wie Myokarddepression, Dämpfung der kardialen Sympathikusaktivität (Bradykardie), Sensibilisierung des Myokards für Katecholamine und Aminophyllin (ventrikuläre Arrhythmien), Zunahme der Hirndurchblutung, Trigger für maligne Hyperthermie und Hepatitis. Mit Sevofluran scheint die Gefahr hepatischer Toxizität geringer zu sein und die kardiovaskuläre Depression ist weniger ausgeprägt. Dafür setzt Sevofluran Fluoridionen frei und ist damit bei längerer und hoch dosierter Anwendung potenziell nephrotoxisch. Bei Isofluran fehlt die Myokardsensibilisierung gegenüber der arrhythmogenen Wirkung von β_2-Sympathomimetika, weshalb es von den Inhalationsanästhetika für diese Anwendung bevorzugt wird.

Die Anwendung von Inhalationsanästhetika ist auf intubierte und beatmete Patienten beschränkt und verlangt eine entsprechende Ausrüstung, um das Gas dem Atemgas im Beatmungsgerät beizumischen und die Konzentration in der Ein- und Ausatmungsluft zu messen. Die Ausatmungsgase müssen gesondert abgeleitet werden, sodass die Außenluft nicht kontaminiert wird.

3.7.3 Hochfrequenz-Oszillations-(HFO-)Beatmung

Obstruktive Luftwegserkrankungen werden wegen der Gefahr der Überblähung prinzipiell als Kontraindikation zur Beatmung mit Hochfrequenz-Oszillation angesehen. In Einzelfällen wurde dieser Beatmungsmodus jedoch auch beim Status asthmaticus mit Erfolg angewendet, nachdem eine konventionelle Beatmung versagt hatte. Ein hoher Mitteldruck zum Offenhalten der Luftwege („open airway approach") scheint dabei die wichtigste Voraussetzung für eine erfolgreiche Oszillationsbeatmung zu sein. Die Oszillationsfrequenz wird etwas tiefer eingestellt als es beim ARDS üblich ist (~ 6 Hz anstelle von ~ 10 Hz), um die Oszillationswellen etwas zu dämpfen. Der Patient muss dazu unbedingt paralysiert werden, um spontane Atemzüge zu verhindern. Die Strategie der permissiven Hyperkapnie ist auch bei dieser experimentellen Beatmungsform sinnvoll, um die Gefahr eines zusätzlichen Barotraumas zu vermindern.

3.7.4 Extrakorporelle Membranoxygenation

Die extrakorporelle Membranoxygenation (ECMO) wurde in einigen wenigen Situationen mit Erfolg als letzte Maßnahme eingesetzt, wenn sämtliche anderen Therapiemodalitäten versagten. Die Entscheidung zum Einsatz von ECMO hat individuell zu erfolgen und bleibt wenigen, erfahrenen Zentren vorbehalten.

Literatur

Barnett PL, Caputo GL, Baskin M, Kuppermann N: Intravenous versus oral corticosteroids in the management of acute asthma in children. Ann Emerg Med 29: 212–217 (1997)

Cox RG, Barker GA, Bohn DJ: Efficacy, results, and complications of mechanical ventilation in children with status asthmaticus. Pediatr Pulmonol 11: 120–126 (1991)

Craig VL, Bigos D, Brilli RJ: Efficacy and safety of continuous albuterol nebulization in children with severe status asthmaticus. Pediatr Emerg Care 12: 1–5 (1996)

Downey P, Cox R: Update on the management of status asthmaticus. Curr Opin Pediatr 8: 226–233 (1996)

Goldstein B, Shannon DC, Todres ID: Supercarbia in children: clinical course and outcome. Crit Care Med 18: 166–168 (1990)

Johnston RG, Noseworthy TW, Friesen EG, Yule HA, Shustack A: Isoflurane therapy for status asthmaticus in children and adults. Chest 97: 698–701 (1990)

Katz RW, Kelly HW, Crowley MR, Grad R, McWilliams BC, Murphy SJ: Safety of continuous nebulized albuterol for bronchospasm in infants and children. Pediatrics 92: 666–669 (1993)

Levy BD, Kitch B, Fanta CH: Medical and ventilatory management of status asthmaticus. Intensive Care Med 24: 105–117 (1998)

Pabon H, Monem G, Kissoon N: Safety and efficacy of magnesium sulfate infusions in children with status asthmaticus. Pediatr Emerg Care 10: 200–203 (1994)

Papo MC, Frank J, Thompson AE: A prospective, randomized study of continuous versus intermittent nebulized albuterol for severe status asthmaticus in children. Crit Care Med 21: 1479–1486 (1993)

Stephanopoulos DE, Monge R, Schell KH, Wyckoff P, Peterson BM: Continuous intravenous terbutaline for pediatric status asthmaticus. Crit Care Med 26: 1744–1748 (1998)

Tobias JD, Garrett JS: Therapeutic options for severe, refractory status asthmaticus: inhalational anaesthetic agents, extracorporal membrane oxygenation and helium/oxygen ventilation. Paediatr Anaesth 7: 47–57 (1997)

Youssef-Ahmed MZ, Silver P, Nimkoff L, Sagy M: Continuous infusion of ketamine in mechanically ventilated children with refractory bronchospasm. Intensive Care Med 22: 972–976 (1996)

G4 Nachbehandlung

Im Gegensatz zum Therapiebeginn in einer Asthmaepisode besteht bei der Nachbehandlung keine Wahl zwischen verschiedenen Optionen. Es ist hier klar, dass sie von einem höheren Niveau auf eine niedrigere Stufe vollzogen werden muss. Im Anschluss an die Stabilisierung gilt es in der Dauertherapie den gebesserten Zustand mit dem niedrigst möglichen Therapieniveau zu erhalten. Bei diesem „Step-down" wird die Abfolge der Besserung verschiedener Parameter der asthmatischen Reaktion in der Regel in der in Abbildung G 4.1 dargestellten Reihenfolge beobachtet.

Einer besonderen Beachtung bedarf die Nachbehandlung schwerer Asthmakrisen. Insbesondere durch Virusinfekte getriggerte Exazerbationen neigen dazu, zu rezidivieren. Die Zeit nach einem schweren Asthma-Anfall bedeutet eine Phase gesteigerter Hyperreagibilität. Unter diesem Gesichtspunkt ist es dringend erforderlich, bei der Entlassung und in der Nachbehandlung die hoch dosierte systemische Corticosteroidtherapie während der akuten Phase oder die hoch dosierte inhalative Corticosteroidtherapie *nur schrittweise* zu reduzieren. Dabei sind die in den Tabellen G 4.1 und G 4.2 angegebenen Punkte, die bei den häufigeren Nachbeobachtungsterminen beachtet werden sollten, hilfreich.

Im Allgemeinen ist es günstig, den Patienten selbst eine Checkliste an die Hand zu geben.

Die Planung der Reduktion ist auch wesentlich, da die Fortsetzung unnötig hoher Glucocorticosteroiddosen vermieden werden sollte.

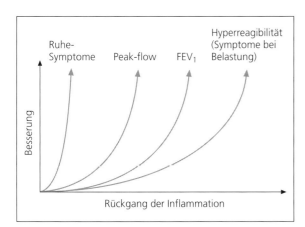

Abb. G 4.1: Veränderungen der Parameter der asthmatischen Entzündung im Zeitverlauf.

Tab. G 4.1: Kriterien für die Reduktion der Glucocorticosteroide.

Anamnese (Verlauf ähnlicher Ereignisse)
Ansprechen (Symptome, FEV$_1$)
Peak-flow-Variabilität

Tab. G 4.2: Methoden zur Nachbehandlung.

Geschriebene Pläne
Führung von Peak-flow-Protokollen
Vereinbarung von Nachuntersuchungsterminen

H

Allergologische Maßnahmen und Umwelt

H1 Hausstaubmilben

Querschnitts- und Longitudinalstudien haben gezeigt, dass die Reduktion von Innenraumallergenen bei milbenallergischen Asthmatikern eine Abnahme der bronchialen Hyperreagibilität bewirkt. Der Zusammenhang zwischen Höhe der Milbenallergenexposition im häuslichen Milieu und der spezifischen Sensibilisierung bei Atopikern in Mitteleuropa und den USA ist unbestritten. In milbenarmen Zonen spielen andere Allergenquellen, insbesondere Haustiere und Schimmelpilze eine ähnliche entscheidende Rolle.

Frühe Milbenallergenreduktion kann eine spezifische Sensibilisierung bei Kindern mit atopischem Ekzem und Nahrungsmittelsensibilisierung zumindest verschieben, wenn nicht sogar verhindern. Studien zur Primärprävention haben gezeigt, dass eine signifikante Milbenallergenreduktion im ersten Lebensjahr speziell auf Matratzen durch Umhüllen erreicht werden kann. Ob dies auch die Prävalenz von Asthma günstig beeinflusst, konnte bisher noch nicht gezeigt werden. In der prospektiven Multiallergie-Studie (MAS-Studie) zeigte sich zwar eine Beziehung zwischen Sensibilisierung gegen Inhalationsallergene wie Hausstaubmilbe und Tierhaare und Asthma bronchiale, jedoch keine direkte Assoziation zwischen Hausstaubmilbenallergenbelastung in den ersten 3 Lebensjahren und Asthma bronchiale bzw. bronchialer Hyperreaktivität im 7. Lebensjahr (Abbildung H 1.1).

1.1 Faktoren, die das Milbenwachstum beeinflussen

Das Milbenwachstum ist an bestimmte exogene Faktoren gebunden wie z. B. Temperatur und Luftfeuchtigkeit. Das Optimum liegt bei ca. 25 °C und 75 bis 80 % Luftfeuchtigkeit für die Spezies Dermatophagoides. Diese Bedingungen findet man zunehmend in Neubauten durch so genannte Niedrigenergiebauweise und geringe Luftaustauschraten. In der Regel weisen Matratzen die höchsten Hausstaubmilbekonzentrationen auf. Hierbei ist das Material der Matratze kein spezifischer Risikofaktor sondern lediglich das Alter. Weitere Risikofaktoren für eine hohe Milbenallergenkonzentration sind niedrige Stockwerke (Erdgeschoss und 1. Stock), Kondensation an den Fenstern und Alter des Teppichbodens. Die Anwesenheit von Rauchern scheint paradoxerweise eher präventiv zu sein, was eventuell durch vermehrtes Lüften in den betroffenen Haushalten erklärt werden kann.

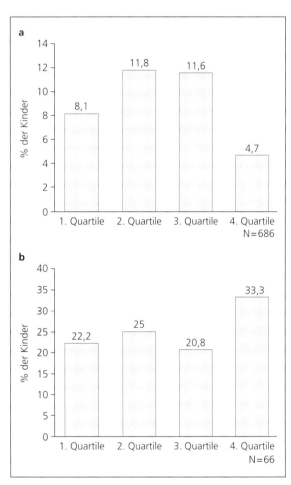

Abb. H 1.1: a) Prävalenz von Asthma bronchiale zum 7. Geburtstag in Abhängigkeit von der Milbenallergenkonzentration im Alter von 6 Monaten. (Die Exposition wurde in 4 Quartile geteilt: 1.: < 2–32; 2.: 33–184; 3.: 185–980; 4.: 981–240.000. Angaben in ng Der p 1 + Der f 1/g Staub.)
b) Prävalenz von Asthma bronchiale bei milbensensibilisierten Kindern zum Zeitpunkt 7. Geburtstag in Abhängigkeit der Milbenallergenkonzentration im Alter von 6 Monaten.

Eliminationsmaßnahmen sollten in erster Linie zum Ziel haben, die Wachstumsbedingungen zu verschlechtern, d. h.

- regelmäßiges Stoßlüften über 20 Minuten mindestens 2-mal am Tag zur Senkung der relativen Luftfeuchtigkeit im Innenraum unter 55 % (keine Luftbefeuchter!)
- Erneuern der Matratzen alle 5 Jahre bzw. Benutzung eines milbendichten Matratzenüberzugs (2–3 × pro Jahr waschen bei 60 °C)
- Waschen der Kuscheltiere bei 60 °C 2-mal im Jahr Entfernen von Teppichböden und Staubfängern wie alten Polstermöbeln und Gardinen.

Bevor eine Sanierung eingeleitet wird, sollte idealerweise eine Quantifizierung der Milbenallergenkonzentration in Matratze oder Teppich erfolgen z. B. im Labor mithilfe eines Immunoassays, jetzt vereinfacht verfügbar als „Dustscreen"-Streifentest. Die Kosten müssen zurzeit vom Patienten selbst getragen werden und betragen ca. 50,– €, wobei auch Katzen- und Küchenschabenallergene mitbestimmt werden. Nach erfolgter Sanierung kann mithilfe des Assays auch der Erfolg kontrolliert werden. Neue, einfachere und preiswertere Assays, die auch von Patienten leicht angewandt werden können, sind mittlerweile auf dem Markt, z. B. der Biotech-Allergy-Controll-Test (Dräger, Lübeck).

1.2 Physikalische Maßnahmen

Die erfolgreichste Milbensanierung hinsichtlich Allergenreduktion und Verbesserung von klinischer Symptomatik gelang bisher durch die Anwendung Polyurethan- oder Kunststoff-beschichteter milbendichter Matratzenüberzüge. Die Kosten für diese Überzüge übernehmen bei entsprechender Sensibilisierung gegen Hausstaubmilbe und Asthma bronchiale bzw. atopischem Ekzem fast alle Krankenkassen, wobei im Zuge des Gesundheitsstrukturgesetzes mit Einschränkungen zu rechnen ist. In der Regel genügt es, die Matratze zu umhüllen, Deckbett und Kopfkissen sollten bei 60 °C vierteljährlich waschbar sein und spielen hinsichtlich der Milbenallergenbelastung dann eine untergeordnete Rolle. Zu bedenken ist jedoch, dass auch Geschwisterbetten (z. B. Etagenbett) im selben Raum überzogen werden sollten. Gleiches gilt für elterliche Betten, wenn das Kind hier häufig schläft. Die Kosten eines Matratzenüberzuges liegen bei ca. 100,– €, zu beachten ist, dass die verschiedenen Produkte von unterschiedlicher Qualität sind. Neben dem Staubrückhaltevermögen spielt auch die Wasserdampfdurchlässigkeit eine Rolle, um einen Feuchtigkeitsstau und die Bildung von Schimmelpilzen zu vermeiden.

Bei der Materialprüfung schnitt beispielsweise der Acb Improved und Acb Perfect Novo auch nach 5-maligem Waschen bei 60 °C besonders gut ab (Firma Beckmann).

Eine weitere physikalische Maßnahme, die zu einer erfolgreichen Allergenreduktion führt, ist das Einfrieren von Kuscheltieren auf – 20 °C über 48 Stunden, wenn diese nicht bei 60 °C waschbar sind. Auch die Applikation von flüssigem Stickstoff auf Teppichböden kann Milben töten, jedoch sollte die Anwendung dieser Substanz dem Fachmann vorbehalten sein.

1.3 Acarizide

Acarizide, d. h. Milben tötende Chemikalien, sind aufgrund mangelnder Eindringtiefe auf Matratzen nicht ausreichend wirksam. Auf Teppichböden und dünneren Textilien wie z. B. Wolldecken erreichen diese Mittel eine gewisse Allergenreduktion, die nach 4-stündiger Einwirkdauer meist zwischen 60 und 80 % liegt, aber oft nur über 4 Wochen anhält. Tabelle H 1.1 zeigt Acarizide und Firmennamen auf dem deutschen Markt.

Die tannsäurehaltigen Produkte denaturieren zusätzlich das Milbenallergen und zerstören so die IgE-bindenden Epitope. Tannsäurerückstände können mit dem ELISA-System zur Bestimmung der Milbenallergene interferieren und falsch niedrige Werte suggerieren. Tannsäure tötet Milben nicht. Es besteht die Gefahr, dass es nach Anwendung von Tannsäure auf hellen Textilien zu einer braunen Verfärbung kommt.

Die Applikation von Acariziden ist allenfalls auf Teppichböden indiziert, die eine hohe Milbenallergenkonzentration aufweisen, aber nicht entfernt werden können. In einer Plazebo-kontrollierten Studie mit einem Gemisch aus 1 % Tannsäure und 3 % Benzylbenzoat wurden hoch belastete Teppichböden mit jeweils 20 ml/m² behandelt, und es zeigte sich nach 14 Tagen und 6 Wochen keine signifikante Milbenallergenreduktion.

Toxikologisch bestehen wohl keine Bedenken bezüglich der Inhalation von Benzylbenzoat. Bei Säuglingen und Kleinkindern, die auf dem Teppich spielen und eventuell Mundkontakt damit haben, empfiehlt sich vorsichtshalber Zurückhaltung.

Tab. H 1.1: Produkte zur Milbenallergenreduktion (Acarizide) auf dem deutschen Markt.

Substanzname	Produktname	Wirksamkeit auf Teppichen
Benzylbenzoat 3 % plus Tannsäure 1 %	Lowal® (alkohol. Lsg.)	(+)
Benzylbenzoat 2,6 %	Acarosan® (Schaum)	(+)

1.4 Bedeutung der Milbenallergenexposition für die spezifische Sensibilisierung und das Asthma bronchiale im Kindesalter

Aus der longitudinalen prospektiven MAS-Studie wissen wir um die Beziehung zwischen Milbenallergenexposition in den ersten drei Lebensjahren und der Entwicklung von Dermatophagoides-spezifischem IgE. Die Sensibilisierung gegen Innenraumallergene (Milbe, Katze) ist wiederum mit der Periodenprävalenz des Asthma bronchiale in den ersten 7 Lebensjahren assoziiert. Bisher ergab sich aber keine eindeutige Beziehung zwischen Innenraumallergenexposition und der Prävalenz des Asthma bronchiale im Kindesalter. Dies unterstützt die These, dass es sich bei der atopischen Sensibilisierung und dem Asthma bronchiale um verschiedene Entitäten handelt, die wahrscheinlich durch zwei unabhängige Gencluster und natürlich verschiedene Umweltfaktoren beeinflusst werden.

Somit lässt sich schlussfolgern, dass die Milbenallergenkarenz als Sekundär- und Tertiärpräventionsmaßnahme weiterhin empfehlenswert erscheint, die Bedeutung hinsichtlich der Primärprävention atopischer Erkrankungen, speziell des kindlichen Asthma bronchiale, bleibt fraglich.

Literatur

Custovic A, Simpson BM, Simpson A, Hallam C, Craven M, Brutsche M, Woodcock A: Manchester Asthma and Allergy Study: Low-allergen environment can be achieved and maintained during pregnancy and in early life. J Allergy Clin Immunol 105: 252–258 (2000)

Ehnert B, Lau S, Weber A, Buettner P, Schou C, Wahn U: Reducing domestic exposure to dust mite allergen reduces bronchial hyperreactivity in sensitive children with asthma. J Allergy Clin Immunol 90: 135–138 (1992)

Hide DW, Matthews S, Tariq S, Arshad SH: Allergen avoidance in infancy and allergy at 4 years of age. Allergy 51: 89–93 (1996)

Kainka E, Umbach KH, Müsken H: Encasing-Bezüge: Untersuchungen zum Staubrückhaltevermögen und zur Wasserdurchlässigkeit. Pneumologie 51/1: 2–9 (1997)

Lau S, Illi S, Sommerfeld C, Niggemann B, Bergmann R, von Mutius E, Wahn U: Early exposure to house-dust mite and cat allergens and development of childhood asthma: a cohort study. Multicentre Allergy Study Group. Lancet 356: 1392–1397 (2000)

Luczynska C, Sterne J, Bond J, Azima H, Burney P: Indoor factors associated with concentrations of house dust mite allergen, Der p 1, in a random sample of houses in Norwich, UK. Clin Exp Allergy 28: 1201–1209 (1998)

Nishioka K, Yasueda H, Saito H: Preventive effect of bedding encasement with microfine fibers on mite sensitization. J Allergy Clin Immunol 101: 28–32 (1998)

Tovey ER, Marks GB, Matthews M, Green WF, Woolcock A: Changes in mite allergen Der p I in house dust following spraying with a tannic acid/acaricide solution. Clin Exp Allergy 22: 67–74 (1992)

Wahn U, Lau S, Bergmann R, Kulig M, Forster J, Bergmann K, Bauer CP, Guggenmoos-Holzmann I: Indoor allergen exposure is a risk factor for sensitization during the first years of life. J Allergy Clin Immunol 99: 763–769 (1997)

H 2 Schimmelpilze

Schimmelpilzsporen kommen sowohl als Allergene der Außen- als auch der Raumluft vor. Aspergillus fumigatus, Penicillium notatum und Mucor recemosus gelten als die Pilze, von denen die größte Innenraumbelastung ausgeht, Cladosporium- und Alternaria-Spezies entstammen im Wesentlichen der Außenluft.

Für die Innenräume besteht eine signifikante Gefährdung für Pilzwuchs bei anhaltend hoher Luftfeuchtigkeit oder Feuchtigkeit in Wänden, Verkleidung oder Möbeln.

2.1 Diagnostik

Pilzantigene (sowohl zur Hauttestung wie auch zur IgE-Bestimmung) sind nicht hinreichend standardisiert, desgleichen fehlt eine allgemeine Standardisierung für Probensammlung und Anzüchtung von Pilzen aus der Raumluft.

Von Patientenseite ist bemerkenswert, dass es praktisch keine Pilzsporen-Monosensibilisierte gibt. Die Häufigkeit von Pilzsensibilisierungen steigt mit der Anzahl sonstiger Sensibilisierungen.

Die Diagnose einer Pilzsporen-Allergie ist daher schwierig zu stellen. Sie ergibt sich für die Innenraum-Pilze am ehesten aus der Anamnese (Symptomenminderung bei Wohnungswechsel) in Zusammenhang mit sicht- oder messbarer Schimmelpilzbelastung der Wohnung.

Inhalative Provokationen sind wegen der unvorhersehbaren Reaktionsstärke abzulehnen.

2.2 Allergenminderung

Die einfachste Maßnahme ist die Entfernung von Blumen aus Schlaf-, ggf. auch Wohnräumen. Sowohl Pflanzen mit Erde als auch Hydrokulturen enthalten regelmäßig Schimmelpilze.

Die Bedingungen für anhaltendes Pilzwachstum können durch Absenken der Raum-Luftfeuchtigkeit beeinflusst werden: In diesem Zusammenhang ist das mehrmals tägliche Lüften (vollständiger Luftaustausch der Wohnung) wichtig. Die Wohnung selber muss in Augenschein genommen werden auf Plätze, an denen erleichtert Pilzbildung stattfindet: schlecht gelüftete Wandareale (z. B. hinter Schränken, Abstand für eine günstige Luftzirkulation: mindestens 5 cm zur Wand). Stellen, die durch Isolierungsmängel kälter sind als die übrige Wohnung lassen Kondensate entstehen und sind damit gefährdet für Schimmelentstehung.

Sanierungsmaßnahmen sind oft erfolglos, da die Pilze nicht nur im sichtbaren Bereich, sondern auch in tieferen Wandschichten sowie biologischen Materialien (Holz) vorhanden sind und wieder sprossen können. Führt daher die Sanierung unter fachmännischer Anleitung zu keiner klinischen Besserung, ist unter der Annahme einer Schimmelpilzallergie ein Wohnungswechsel unvermeidlich.

Hyposensibilisierungen mit Schimmelpilzallergenen werden derzeit nicht empfohlen.

Luftreinigungsgeräte sind prinzipiell zur Verminderung von Pilzsporen in der Raumluft brauchbar, der therapeutische Effekt kann jedoch wegen der Unsicherheiten im Bereich der Diagnostik nur schwer abgeschätzt werden.

2.3 Offene Fragen

Erreger und Spezifität der Sensibilisierungsdiagnostik müssen verbessert werden, um zu einer schlüssigen ursächlichen Diagnosestellung kommen zu können.

Gerade im Bereich der Schimmelpilzbildung zeigen sich Nachteile der Energiesparbauweise. Die Weiterentwicklung dieser an sich sinnvollen Bauform zum allergenarmen Haus ist bei der zunehmenden Allergisierung gerade im Luftwegsbereich dringend erforderlich.

Literatur

Schmidt S: Sinnvolle Sanierungsmaßnahmen gegen Schimmelpilzallergene. Allergo J 7: 218–220 (1998)

H 3 Tierallergene

Asthma kann bei Allergikern ausgelöst werden durch Kontakt mit nahezu jeder Tierart. Voraussetzung ist die Atopie- und Asthmaneigung, der häufige Allergenkontakt und die Allergenität der jeweiligen Tierart. Für Kinder bedeuten im Haus gehaltene Tiere (Katzen, Hunde, Kaninchen, Meerschweinchen, Vögel) das höchste Risiko. Indirekte Risiken stellen wenig allergene Tierarten wie Fische dar, da deren Futter zum Teil hochallergene inhalierbare Bestandteile enthält. Auch Tiere, mit denen Kinder selbst beim Sport (Pferde), in landwirtschaftlichen Betrieben oder indirekt durch die Berufstätigkeit der Eltern in Kontakt kommen, sind für Allergie und Asthma häufig verantwortlich.

3.1 Allergeneigenschaften

Am besten sind die Allergene von Katzen und Hunden untersucht. Katzenallergene (Fel d1 als Majorallergen) sind niedermolekular, dadurch schwebefähig und verteilen sich in alle Winkel der Wohnung, des Mobiliars sowie die Kleider der Bewohner. Von dort gelangen sie in öffentliche Einrichtungen und Wohnungen ohne Tierhaltung. Gleiches gilt mit Einschränkungen für das größere Majorallergen des Hundes (Can f1). Beide Tierarten scheiden in Abhängigkeit von Rasse, Alter und Geschlecht unterschiedliche Mengen von Allergenen ab. Sie weisen auch kreuzreagierende Antigene auf.

3.2 Diagnostik

Richtungweisend für die Diagnose einer durch Tierallergene ausgelösten Allergie/Asthma ist die Anamnese. Verwirrend kann dabei sein, dass auf unterschiedliche Tierrassen unterschiedlich stark reagiert wird bzw. an Orten Reaktionen stattfinden, an denen keine Tiere vorhanden sind oder waren. Falls aber spezifisches IgE (Pricktest, IgE-Nachweis) vorhanden ist und die Anamnese stützt, müssen die Allergenquellen aufgesucht werden, nötigenfalls durch Messung der Allergenkonzentration in Luft oder Staub. Provokationstests sind prinzipiell möglich, jedoch wegen der im Prinzip unphysiologischen Allergenbelastung durch Feuchtinhalation auch mit falsch positiven Ergebnissen behaftet.

3.3 Allergenreduzierung

Die vernünftigste Maßnahme ist die Entfernung des allergentragenden Tieres aus dem Haushalt. Dabei kann nicht unbedingt mit einer sofortigen Wirkung gerechnet werden, da z.B. Katzenallergene noch in symptomauslösender Konzentration 3 bis 5 Jahre an den Wänden und in Möbeln nachgewiesen werden konnten. Ist ein rascher Erfolg erwünscht, bleibt nur der Umzug in eine nachweislich allergenarme Wohnung. Eine Hyposensibilisierung kann prinzipiell durchgeführt werden, darf aber die Entfernung des Tieres aus dem Haushalt nicht ersetzen. Sie ist nach heutigem Verständnis nur angezeigt, wenn Kinder mit Asthmasymptomen auf Tierallergene reagieren, die indirekt an sie herangetragen werden (z.B. durch Kleider oder Eltern von Schulkameraden, die Tiere halten).

Es wurden Untersuchungen angestellt zur Allergenreduktion bei im Haushalt verbliebenen Tieren: Gegenüber Katzen und Hunden hat sich das Baden des Tiers als kurzfristig wirksam erwiesen, jedoch nur für wenige Tage nach der Maßnahme. Allergenreduktion durch Luftreinigungssysteme ist prinzipiell möglich, hat in der gegenwärtig verfügbaren Form jedoch unter klinischen Bedingungen keine allgemein nutzbaren Effekte.

3.4 Offene Fragen

Es ist nicht klar, inwieweit die bei Atopikern/Asthmatikern gefundenen spezifischen IgE gegen unterschiedliche Tierspezies nicht auf der gesteigerten IgE-Bildungsfreudigkeit der Patienten, sondern auf Kreuzallergien beruhen. Dieses hätte sowohl für die Diagnostik als auch für die Therapie Bedeutung.

Ein wichtiger Punkt ist zudem das Verhalten von Patienten und Eltern in der Realität: Kaum einmal wird der Rat zur Abschaffung des Haustieres befolgt. Im Hinblick darauf muss weiter nach Möglichkeiten zur Allergiereduktion in Haushalten mit Haustieren gesucht werden.

Literatur

Gordon S: Allergy to furred animals. Clin Exp Allergy 27: 479–481 (1997)

Schmidt S: Sinnvolle Wohnraumsanierungsempfehlungen bei Hausstaubmilben-, Tier- und Schimmelpilzallergie (Teil 2 + 3). Allergo J 7: 217–218 (1998)

H4 Hyposensibilisierung

Die Hyposensibilisierung stellt eine seit Jahrzehnten etablierte Methode der Allergologie dar. Sie verwendet hoch gereinigte Extrakte der Majordeterminanten (gelegentlich auch der Minordeterminanten) der wesentlichen, klinisch relevanten Allergene, und diese werden in ansteigender Dosierung bis zum Erreichen einer klinischen Toleranz appliziert. Eine Wirksamkeit wurde bisher nur für die s.c. Hyposensibilisierung nachgewiesen. Indikationen sind die nachgewiesene Sensibilisierung und klinische Relevanz des bestimmten Allergens unter Berücksichtigung der Kontraindikationen. Dies bezieht sich v.a. auf nicht vermeidbare Allergene. Therapieziel ist die Beschwerdefreiheit trotz Allergenexposition. Obwohl die klassische Indikation zur Hyposensibilisierung die Insektengiftallergie und die allergische Rhinitis darstellen, findet die Hyposensibilisierungstherapie auch beim Asthma bronchiale Verwendung. Eine besondere präventive Indikation in Bezug auf das Asthma bronchiale stellt die Hyposensibilisierungstherapie einer allergischen Rhinitis in dem Sinne dar, dass ein „Etagenwechsel", d.h. die Ausbildung einer auch bronchialen Hyperreagibilität als Vorstufe eines Asthma bronchiale verhindert werden soll. Die sublinguale Therapie wird gegenwärtig erneut im Rahmen klinischer Studien erprobt und bis zum Abschluss dieser Untersuchungen ist aufgrund des fehlenden Nachweises der Wirksamkeit Zurückhaltung geboten. Die Wirksamkeit der „oralen Hyposensibilisierung", welche vor 20 Jahren propagiert wurde, kann heute ebenfalls als klinisch irrelevant angesehen werden. Wegen der Möglichkeit anaphylaktischer Reaktionen ist die Durchführung der Hyposensibilisierung nur bei vorhandenen Möglichkeiten zur Intubation und Reanimation zu empfehlen.

4.1 Indikationen

Aufgrund der vorliegenden Studien kommt eine Hyposensibilisierungstherapie insbesondere dann infrage, wenn das Allergen nicht vermeidbar ist, die Beschwerden durch die betreffende Allergie zeitlich und von der Intensität her entweder besonders ausgeprägt sind oder einen langen Zeitraum des Jahres (bei saisonalen Allergenen) umfassen. Voraussetzung ist das Vorhandensein eines hoch gereinigten in klinischen Prüfungen erprobten Extraktes und eine stabile Einstellung des Asthma bronchiale. Neben der Insektengiftallergie ist die allergische Rhinitis die klassische Indikation. Gebräuchliche Extrakte sind in Tabelle H4.1 dargestellt.

4.2 Kontraindikationen

Absolute Kontraindikationen sind ein schwer behandelbares Asthma mit häufigen Anfällen und β-Blocker-Therapie, relative Kontraindikationen sind relevante Allergien gegen eine Vielzahl von Allergenen.

4.3 Erfolgsaussichten

Die Erfolgsaussichten (gemessen an der Besserung der Beschwerden und der Einsparung asthmaspezifischer Medikamente) sind je nach Allergen beim Asthma mit 60–80% zu beziffern, wobei auch unter Plazebo mit einer Besserung der Beschwerden bis zu 40% zu rechnen ist. Unklar ist, wie lange der Erfolg andauert.

Tab. H4.1: Allergenextrakte zur spezifischen Hyposensibilisierung.

Hersteller	Semi-Depot-Extrakte
Allergopharma	Novo-Helisen®-Depot
Bencard	ADL, Tyrosin S
HAL-Allergie	Depot-HAL-S Purethal®-Gräser
Scherax/ALK	ALK-depot SQ Suspension

4.4 Durchführung

Die Allergene werden in der Regel in der Steigerungsphase wöchentlich appliziert, später werden die Intervalle auf 4(–6) Wochen ausgedehnt. Die Therapie wird in der Regel postsaisonal begonnen. Bei der cosaisonalen Hyposensibilisierung wird die Dosis in Abhängigkeit von den Beschwerden reduziert, bei der präsaisonalen Therapie werden 7 Spritzen bis zum Beginn der Blüte gegeben. Einige praktische Regeln wurden an anderer Stelle veröffentlicht, sodass darauf verwiesen werden kann.

4.5 Nebenwirkungen

Die Nebenwirkungen beziehen sich auf Verschlechterungen der Grundkrankheit (Asthma-Anfälle, weitgehend vermeidbar durch eine genaue Anamnese oder Peak-flow-Messung am Tag der Injektion) oder einer begleitenden Neurodermitis. Anaphylaktische Reaktionen sind durch die Beachtung der strengen Kautelen (Injektionstechnik) weitgehend vermeidbar. Die Häufigkeit systemischer Reaktionen liegt bei weniger als 0,01 %, wobei diese statistischen Aussagen selbstverständlich zu relativieren sind. Nach der Injektion ist in jedem Fall eine halbe Stunde Wartezeit am Therapieort oder in einem Intensivbereich erforderlich. Als Faustregel gilt, dass eine anaphylaktische Reaktion umso schwerer verläuft, je früher nach der Injektion sie auftritt.

4.6 Unklarheiten und Kontroversen

Eine wesentliche Frage besteht darin, wie lange der beobachtete Effekt vorhält. Hier gibt es insbesondere für das Kindesalter noch keine aussagekräftigen Studien.

Literatur

Bousquet J, Hejjaoui A, Michel FB: Specific immunotherapy in asthma. J Allergy Clin Immunol 86: 292–305 (1990)

Des Roches A, Paradis L, Knani J, Hejjaoui A, Dhivert H, Chanez P, Bousquet J: Immunotherapy with a standardized Dermatophagoides pteronyssinus extract. V. Duration of the efficacy of immunotherapy after its cessation. Allergy 51: 430–433 (1996)

Durham SR, Walker SM, Varga EM, Jacobsen MR, O'Brien F, Noble W, Till SJ, Hamid QA, Nouri-Aria KT: Long-term clinical efficacy of grass-pollen immnotherapy. N Engl J Med 341: 468–475 (1999)

Gruber W, Eber E, Zach M: Spezifische Immuntherapie bei Hausstaubmilben-allergischen Asthmapatienten. Analyse aus pädiatrischer Sicht. Monatsschrift Kinderheilkunde 145: 144–154 (1997)

Niggemann B, Friedrichs F: Praktische Aspekte der Hyposensibilisierung im Kindesalter. Monatsschrift Kinderheilkunde 148: 375–382 (2000)

Paul K, Klettke U, Wahn U: The combined influence of immunotherapy and mite allergen reduction on bronchial hyperresponsiveness in mite-sensitive asthmatic children. Eur J Pediatr 157: 109–113 (1998)

Price JF, Warner JO, Hey EN, Turner MW, Soothill JF: A controlled trial of hyposensitization with adsorbed tyrosine Dermatophagoides pteronyssinus antigen in childhood asthma: in vivo aspects. Clin Allergy 14: 209–219 (1984)

Van Bever HP, Stevens WJ: Evolution of the late asthmatic reaction during immunotherapy and after stopping immunotherapy. J Allergy Clin Immunol 86: 141–146 (1990)

H 5 Umwelteinflüsse

Die Auseinandersetzung des Respirationstraktes mit der Umwelt beinhaltet unterschiedlichste Aspekte wie die Modulation des Immunsystems durch post- und eventuell auch pränatalen Kontakt mit Allergenen. Einen anderen wesentlichen Einflussfaktor stellt die frühkindliche Exposition gegenüber viralen bzw. bakteriellen Erregern dar, die in ihrer Bedeutung weitgehend ungeklärt sind, da sowohl schädigende als auch „protektive" Effekte beschrieben wurden. Die geographisch sehr unterschiedliche Prävalenz allergischer Erkrankungen in Bevölkerungsgruppen mit ähnlichem ethnischem Hintergrund weist ebenfalls auf den Einfluss von kulturellen oder Lebensstilfaktoren hin. Im engeren Sinn werden jedoch die Auswirkungen von inhalativen Schadstoffen auf den Respirationstrakt als Umwelteinflüsse verstanden und in diesem Kapitel besprochen.

5.1 Außenluftschadstoffe

Die derzeitige Umweltsituation ist dadurch gekennzeichnet, dass wir in Mitteleuropa durch das Greifen umweltpolitischer Maßnahmen (Filteranlagen in Industriebetrieben, Reduktion von Einzelheizanlagen mit Festbrennstoffen, Katalysatoren im Kfz-Bereich) nicht mehr hohen Konzentrationen klassischer Schadstoffe wie NO_2 oder SO_2 ausgesetzt sind, die unmittelbar erhöhte Morbidität oder auch Mortalität nach sich ziehen. Während die Auswirkungen dieser Smog-Episoden in ihrer Wirkung gut dokumentiert sind, ist weitgehend unklar, welche Bedeutung eine chronische Belastung mit inhalativen Noxen im Grenzwertbereich der zulässigen Konzentrationen für den kindlichen Organismus hat. Die geltenden Grenzwerte beruhen vorwiegend auf wissenschaftlichen Erkenntnissen aus kontrollierten Expositionsstudien, in denen naturgemäß nur Akuteffekte, meist an gesunden jungen Erwachsenen, untersucht werden können.

5.1.1 Ozon

Ozon ist in der Lage, bei Konzentrationen ab 60 bis 80 ppb eine reversible Einschränkung der Lungenfunktion bei Kindern unter natürlichen Expositionsbedingungen auszulösen. Diese Veränderungen betreffen sowohl Parameter des Lungenvolumens (VC, FEV_1) aufgrund einer Hemmung der Inspiration (restriktive Ventilationsstörung) als auch eine Veränderung der kleinen Atemwege (MEF_{25-75}). In Klimakammerexperimenten wird eine Toleranzentwicklung bei wiederholter Exposition beschrieben, wobei jedoch eine Entzündungsreaktion der tiefen Atemwege, dominiert durch einen Influx neutrophiler Granulozyten, zu persistieren scheint. Im Tierversuch wird eine obliterierende Bronchiolitis im Bereich der terminalen Bronchiolen beobachtet. Die Reaktion auf eine bronchiale Provokation mit Allergenextrakten wird durch eine Vorbelastung mit Ozon bei sensibilisierten Versuchspersonen augmentiert. Bei hohen Umweltbelastungen wurde eine Schädigung des Epithels der oberen Atemwege mit Entwicklung einer chronischen Rhinitis bei Kindern beschrieben. Unklar ist, ob eine chronische Belastung durch Ozon im Bereich der Vorwarnstufe (100 ppb) zu einer Adaption führt oder aber das Anti-Oxidanziensystem des Respirationstraktes überwunden werden kann und eine chronische Schädigung mit Umbauprozessen des Lungenparenchyms resultiert. Studien bei Erwachsenen haben einen beschleunigten Verlust der Lungenfunktion prospektiv unter hoher Ozonbelastung zeigen können, wobei die Zuordnung zu einem singulären Schadstoff aufgrund der Tatsache, dass meist Gemische an Außenluftschadstoffen vorliegen, problematisch erscheint.

5.1.2 NO_2

Klimakammerexperimente mit NO_2-Expositionen haben widersprüchliche Ergebnisse geliefert. Einschränkungen der Lungenfunktion konnten nicht reproduzierbar nachgewiesen werden. Ebenfalls dürfte die proinflammatorische Wirkung von NO_2 auf den Respirationstrakt nicht ausgeprägt sein. Asthmatiker stellen keine suszeptible Population für diesen Schadstoff dar. Epidemiologische Studien, die eine Assoziation zwischen NO_2-Belastung und verschiedenen Zielparametern beschrieben haben (Asthmaprävalenz, Dauer respiratorischer Effekte positiv mit NO_2-Belastung assoziiert) konnten eine kausale Beziehung nicht nachweisen. NO_2 dürfte vielmehr einen Indikator für eine hohe Belastung mit Schadstoffen aus dem Kfz-Verkehr darstellen (z. B. Partikel, siehe unten), als eigene biologische Effekte auszuüben.

5.1.3 Partikel

Die Bedeutung partikulärer Außenluftschadstoffe wird erst seit relativ kurzer Zeit erkannt. Partikel mit einem Durchmesser < 10 µm sind in der Lage, in den peripheren Atemwegen zu deponieren. Studien in den USA haben eine enge Assoziation zwischen der Immission von Partikeln (PM_{10} = particulate mass < 10 µm) und der Morbidität und Mortalität an chronischer Bronchitis bei Erwachsenen gezeigt. Die biologischen Effekte von PM_{10} bzw. noch kleineren Partikeln die im Alveolarbereich deponieren ($PM_{2,5}$) sind weitgehend unabhängig von biochemischen oder physikalischen Eigenschaften dieser Partikel. Am ehesten dürfte es zu unspezifischen, aber dosisabhängigen und klinisch relevanten Störungen der mukoziliären Clearance kommen. Bei Kindern stehen epidemiologische Daten nur begrenzt zur Verfügung. Einschränkungen der Lungenfunktion sind jedoch berichtet worden. Die Ursache dieser geringen Datenverfügbarkeit liegt zum Teil daran, dass zurzeit Partikelmessungen Respirationstrakt-gängiger Partikel flächendeckend in Europa noch nicht vorliegen, da man sich auf einen EU-Standard noch nicht festgelegt hat. Eine suszeptible Population konnte bis jetzt nicht identifiziert werden. Die PEACE-Studie, ein multizentrisches Projekt in 10 Ländern Europas zur Evaluation von Partikeleffekten bei Kindern mit chronischen Atemwegssymptomen, hat keine konsistenten Effekte nachweisen können. Die Partikelbelastung stellt in den kommenden Jahren den vermutlich relevantesten Außenluftschadstoff in Europa dar, bei dem auch eine Steigerung der Exposition, v. a. der ultrafeinen Partikeln ($PM_{2,5}$; $PM_{1,0}$) zu erwarten ist. Dies steht im Zusammenhang mit der steigenden Verbreitung dieselbetriebener Fahrzeuge, die vom Gesetzgeber zum Zweck der Reduktion von CO_2 aus Ottomotoren auch gefördert werden.

5.1.4 Passivrauchen

Das Passivrauchen stellt die wesentlichste Belastung mit Innenraumschadstoffen dar. Aufgrund der potenziellen Vermeidbarkeit kommt der Meidung des Passivrauchens auch die höchste präventive Bedeutung zu. Die Effekte des Passivrauchens sind seit Jahrzehnten gut dokumentiert, wobei die ersten epidemiologischen Untersuchungen eine Zunahme von Bronchitis, Pneumonien sowie Krankenhausaufenthalten wegen dieser Diagnosen bei rauchexponierten Kindern gezeigt haben. Diese Effekte sind bei Kleinkindern vor dem 2. Lebensjahr besonders ausgeprägt, wobei dem mütterlichen Rauchen die größte Rolle zukommt. Die plausibelste Erklärung für dieses Phänomen liegt im üblicherweise engen Kontakt zwischen Mutter und Kleinkind. Die Abnahme der Effekte mit dem Alter könnte einerseits mit diesem Mechanismus (Abnahme der Exposition) oder alternativ mit einer Abnahme der Empfindlichkeit der Atemwege des größeren Kindes erklärt werden. Der in vielen Populationsstudien beobachtete negative Effekt des niedrigen sozialen Status auf die Morbidität an Atemwegserkrankungen wird in erster Linie auf die höhere Passivrauchbelastung in dieser Population zurückgeführt. Passivrauchen des Kindes ist mit niedrigem Alter der Mutter, niedrigem Geburtsgewicht und Frühgeburtlichkeit des Kindes sowie einem schlechteren Zugang zu Gesundheitseinrichtungen in manchen Ländern assoziiert. Neue Studien belegen den schädlichen Effekt der intrauterinen Rauchexposition, die möglicherweise die Wirkung der frühkindlichen Belastung erklärt, da viele Mütter, die in der Schwangerschaft rauchen, auch nach der Geburt ihres Kindes weiterrauchen. Bei diesen Kindern wurde durch moderne Lungenfunktionsmessmethoden (Fluss-Volumen-Kurven durch infant-hugging) unmittelbar postpartal gezeigt, dass dosisabhängig eine intrauterine Rauchexposition zu einer Atemflussverminderung führt. Diese Kinder werden mit kleinen (verengten) Atemwegen geboren. Prospektive Studien bei diesen Kindern haben eine erhöhte Inzidenz von Episoden einer obstruktiven Bronchitis („wheezy bronchitis") ergeben, wobei bis zum sechsten Lebensjahr diese Symptomatik mit einem zunehmenden Durchmesser der Atemwege persistierte. Es zeigten sich jedoch weiterhin eingeschränkte Lungenfunktionswerte der kleinen Atemwege. Diese eingeschränkte Lungenfunktion kann konzeptionell aufgrund des guten „trackings" der Lungenfunktion bei Kindern, also der Entwicklung parallel zu Perzentilen, zu einer Verminderung der maximal erreichbaren Werte im 2. Lebensjahrzehnt führen. Aus Untersuchungen bei Erwachsenen ist bekannt, dass ein eingeschränkter FEV_1 der wichtigste prognostische Faktor für die Entwicklung einer chronisch obstruktiven Lungenerkrankung darstellt. Ein frühzeitiger Verlust an Lungenfunktion führt früher zu Grenzen unterhalb derer Symptome einer COPD häufig auftreten (Abbildung H 5.1). Hypothetisch muss daher befürchtet werden, dass fixiert eingeschränkte Lungenfunktionswerte bei Kindern das Risiko für spätere chronische Atemwegserkrankungen erhöhen. Diese Hypothese ist als „Holländische Hypothese" in die Literatur eingegangen. Dem Pädiater kommt aus diesen Überlegungen eine wesent-

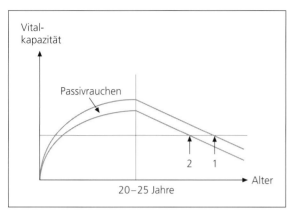

Abb. H 5.1: Die „Holländische Hypothese". Entwicklung der Lungenfunktion. Ein physiologischer Abfall der Lungenfunktion im Alter führt zu respiratorischen Symptomen bei Unterschreiten eines kritischen Wertes (1). Wird die maximale Lungenfunktion (z. B. durch Passivrauchen) nicht erreicht, kann dieser kritische Wert früher (2) im Leben erreicht werden.

liche Bedeutung in der Prävention zu, wobei hier die Prävention vor Passivrauchen an erster Stelle genannt werden muss.

5.2 Erhöhte Empfindlichkeit bei Kindern mit Asthma

Kinder stellen aufgrund ihrer im Vergleich zum Erwachsenen ungünstigeren Atemwegsgeometrie sowie einer generell höheren körperlichen Aktivität mit entsprechend gesteigerter Exposition eine suszeptible Gruppe für Effekte bei akuter Exposition dar. Diese Veränderungen sind z. B. bei Belastung mit Ozon oder partikulären Schadstoffen in Form diskreter Einschränkungen der Lungenfunktion messbar. Eine klinische Relevanz ist gegeben für Kinder mit Asthma, bei denen entweder diese kleinen Veränderungen bei einer schon eingeschränkten Lungenfunktion Symptome initiieren oder aber bei hoher Hyperreaktivität der Atemwege, bei der Außenluftschadstoffe als „trigger" fungieren, die eine bronchiale Obstruktion und die damit assoziierten Symptome auslösen können.

Sowohl Ozon als auch partikuläre Schadstoffe mit einer Teilchengröße < 10 µm, die in den tiefen Atemwegen deponieren, sind in der Lage, ein bestehendes Asthma zu verschlechtern. Ein weiterer pathophysiologischer Mechanismus wird in der Interaktion zwischen Allergieexposition und begleitender Schadstoffbelastung gesehen. Joerres und Mitarbeiter haben in kontrollierten Studien an Atopikern gezeigt, dass die Reaktion auf inhalative Allergene nach Vorbelastung mit Ozon gesteigert wird. Eine klinische Relevanz ergibt sich v. a. bei frühsommerlichen Ozonspitzen im Bereich der Vorwarnstufe von 90–100 ppb für Kinder mit instabilem Asthma bzw. starker Hyperreaktivität, bei denen stärkere körperliche Belastungen in den frühen Nachmittagsstunden vermieden werden sollten. Die minimalen Lungenfunktionsveränderungen, die man in dieser Situation bei gesunden Kindern beobachtet hat, sind ohne klinische Bedeutung. Eine Expositionsvermeidung ist deshalb für diese Kinder nicht notwendig.

Literatur

Frischer T, Kuehr J, Meinert R, Karmaus W, Barth R, Hermann-Kunz E, Urbanek R: Maternal smoking in early childhood: a risk factor for bronchial responsiveness to exercise in primary-school children. J Pediatr 121 (1): 17–22 (1992)

Health effects of outdoor air pollution. Committee of the Environmental and Occupational Health Assembly of the American Thoracic Society. Am J Respir Crit Care Med 153 (1): 3–50 (1996)

Health effects of outdoor air pollution. Part 2. Committee of the Environmental and Occupational Health Assembly of the American Thoracic Society. Am J Respir Crit Care Med 153 (2): 477–498 (1996)

Jorres RA, Holz O, Zachgo W, Timm P, Koschyk S, Muller B, Grimminger F, Seeger W, Kelly FJ, Dunster C, Frischer T, Lubec G, Waschewski M, Niendorf A, Magnussen H: The effect of repeated ozone exposures on inflammatory markers in bronchoalveolar lavage fluid and mucosal biopsies. Am J Respir Crit Care Med 161(6): 1855–1861 (2000)

Molfino NA, Wright SC, Katz I, Tarlo S, Silverman F, McClean PA, Szalai JP, Raizenne M, Slutsky AS, Zamel N: Effect of low concentrations of ozone on inhaled allergen responses in asthmatic subjects. Lancet 338 (8761): 199–203 (1991)

Sluiter HJ, Koeter GH, de-Monchy JG, Postma DS, de Vries K, Orie NG: The Dutch hypothesis (chronic non-specific lung disease) revisited. Eur Respir J 4 (4): 479–489 (1991)

I

Spezielle Aspekte des Asthmas bei Kindern und Jugendlichen

I 1 Säugling und junges Kleinkind

Im Säuglings- und Kleinkindesalter erleben 30 bis 50% aller Kinder mindestens eine Episode einer obstruktiven Atemwegserkrankung. Unter dem Begriff der obstruktiven Bronchitis werden Krankheiten unterschiedlicher Ätiologie zusammengefasst. Synonyma wie spastische oder asthmoide Bronchitis sind irreführend, da in der Kleinkindesperiode der Bronchospasmus kaum eine Rolle spielt und die Bezeichnung asthmoid lediglich Ausdruck der sich aufgrund der Obstruktion ergebenden akustischen Phänomene ist. Ein Großteil der obstruktiven Bronchitiden in den ersten drei Lebensjahren wird in Zusammenhang mit viralen Atemwegsinfekten beobachtet und der überwiegende Teil der Kinder (fast 60%) leidet nach dem 6. Lebensjahr nicht mehr an obstruktiven Atemwegsbeschwerden. Nur eine kleine Gruppe von Kindern (ca. 15% aller Kinder mit obstruktiven Episoden in den ersten 3 Lebensjahren) behält ihre Symptome über das Vorschulalter hinaus und entwickelt das Bild des klassischen Asthma bronchiale.

1.1 Klinik

Die obstruktive Bronchitis ist im Säuglings- und Kleinkindesalter ein Sammelbegriff für Erkrankungen, die durch unproduktiven Husten und zumeist Zeichen eines grippalen Infektes gekennzeichnet sind. Nächtlicher Reizhusten ist meist Ausdruck einer Atemwegshyperreaktivität. Im Status asthmaticus zeigen sich neben deutlichem Giemen und Brummen, Einziehungen und Tachypnoe. Der Allgemeinzustand ist anfangs nicht beeinträchtigt. Gelegentlich finden sich neben der betonten Exspirationsbehinderung auch inspiratorische Geräuschphänomene. Eine respiratorische Erschöpfung mit Hypoxie und Hyperkapnie ist selten und wird eher bei der Bronchiolitis obliterans gesehen, wo bei der Auskultation die Tachypnoe mit insgesamt leisem Atemgeräusch auffällt und neben Brummen und Giemen vor allem generalisierte hochfrequente Rasselgeräusche gefunden werden.

Oft besteht eine Diskrepanz zwischen eindrucksvollem Auskultationsbefund und einem guten Allgemeinzustand, vor allem bei gut gedeihenden Kindern (happy wheezer).

1.2 Prädisponierende physiologische Faktoren für das Auftreten einer Atemwegsobstruktion im Säuglingsalter

Ein rasches Wachstum des Lungenparenchyms bei schon voll entwickeltem Bronchialbaum, der nur relativ langsam in seinem Durchmesser zunimmt („dyssynaptisches Wachstum") führt postpartal v. a. bei Knaben zu einer Dysproportion zwischen Atemwegen und Parenchym im Sinne relativ „zu kleiner" Atemwege. Der Verschluss der Atemwege wird darüber hinaus durch die hohe elastische Retraktionskraft der Lunge, die hohe Compliance der Thoraxwand sowie die noch nicht voll entwickelte knorpelige Aussteifung der größeren Atemwege begünstigt. Bei normaler Ruheatmung des Säuglings kommt es zu einem end-exspiratorischen partiellen Kollaps der kleinen Atemwege in den basalen Lungenabschnitten. Atemphysiologisch wird deshalb bei Schwellung der Mucosa bzw. einer Dyskrinie im Rahmen von Infekten ein Air-trapping begünstigt. Kompensatorisch kommt es zu einer im Vergleich zum größeren Kind physiologisch erhöhten Atemmittellage. Diese anatomischen Faktoren sind an der hohen Inzidenz von obstruktiven Atemwegserkrankungen im ersten Lebensjahr mitverantwortlich.

1.3 Ätiologie und Risikofaktoren

Bei einem Großteil der Kleinkinder wird die Atemwegsobstruktion begleitend bei viralen Infekten gesehen. Die am häufigsten nachgewiesenen Erreger sind RS-Viren, Parainfluenza- und Adenoviren. Betroffen sind vorwiegend Kinder mit kongenital sehr kleinen Atemwegen und dementsprechend reduzierten Lungenfunktionswerten. Als Risikofaktoren für eine eingeschränkte Lungenfunktion gelten neben pränatalem Mitrauchen des noch ungeborenen Kindes und Frühgeburtlichkeit auch niedriger sozioökonomischer Status, postpartales Passivrauchen und männliches Geschlecht (siehe oben).

Bei genetisch prädisponierten Kindern kann eine obstruktive Bronchitis die Erstmanifestation von Asthma bronchiale sein. Fast 50% aller kindlichen Asthmatiker werden bereits in den ersten zwei Lebensjahren symptomatisch. Prädisponiert sind Kinder mit einer Familienanamnese für atopische Erkrankungen, vor allem bei einer mütterlichen Atopie- oder Asthmabelastung. Diese Kinder haben meist zum Zeitpunkt der Geburt normale Lungenfunktionswerte und entwickeln charakteristischerweise eine allergische Sensibilisierung (meist gegen Aeroallergene wie z. B. Dermatophagoides pteronyssinus bzw. farinae). Ob eine hohe Allergenexposition in einer vulnerablen Phase des Immunsystems eine frühkindliche Sensibilisierung und in weiterer Folge die allergische Atemwegsinflammation begünstigen kann, wird derzeit in mehreren Studien untersucht. Jüngste Untersuchungen scheinen den Zusammenhang zwischen einer frühkindlichen hohen „indoor"-Allergenexposition und der Entstehung von Asthma bei nicht sensibilisierten Kindern, zumindest in Regionen mit mittelgradiger Milbenbelastung, infrage zu stellen. Derzeit ist auch der Zusammenhang zwischen Virusinfekten und dem Auftreten einer späteren IgE-vermittelten Erkrankung des Respirationstraktes noch nicht genau geklärt.

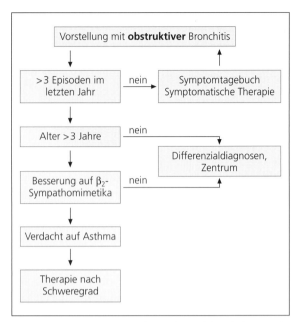

Abb. I 1.1: Vorgehen je nach Beschwerdehäufigkeit und Alter bei Vorstellung mit obstruktiver Bronchitis.

1.4 Differenzialdiagnosen

Differenzialdiagnostisch sollte als Ursache für die Atemwegsobstruktion neben der Fremdkörperaspiration, dem gastroösophagealen Reflux und der Immundefizienz (vor allem IgA- und IgG-Subklassen-Mangel), auch an anatomische Anomalien (z. B. Kompression durch ein aberrantes Gefäß, ösophagotracheale Fisteln, Bronchialstenosen, Bronchomalazie) gedacht werden. Als weitere mögliche Ursachen sollte die zystische Fibrose oder Ziliendefekte berücksichtigt werden.

1.5 Diagnostik

Die Diagnose wird im Wesentlichen durch die klinische Untersuchung gestellt. Die Lungenfunktionsdiagnostik ist im Kleinkindesalter aus methodischen Gründen äußerst schwierig und beschränkt sich auf wissenschaftliche Fragestellungen. Bei Säuglingen kann die pulmonale Überblähung (Air-trapping) durch eine ganzkörperplethysmographische Untersuchung bestätigt werden; Flussmessungen sind durch ein „infant-hugging" möglich.

Bei Kleinkindern ist eine Unterscheidung zwischen Asthma und rezidivierenden infektassoziierten obstruktiven Bronchitiden durch die einmalige klinische Untersuchung nicht möglich (Abbildung I 1.1). Oft kann nur durch eine prospektive Beobachtung der Kinder die Diagnose gestellt werden. Bei einem Alter von > 3 Jahren und gutem Ansprechen auf β_2-Sympathomimetika ist allerdings das Vorliegen von Asthma sehr wahrscheinlich.

Der Virusnachweis im Nasensekret mittels Immunfluoreszenztechniken oder serologisch hat nur eine geringe klinische Bedeutung. Der Häufigkeitsgipfel der infektassoziierten obstruktiven Bronchitiden liegt bei einem Alter von 6 bis 36 Monaten. Die Kinder haben oft kongenital kleine Atemwege ohne wesentliche bronchiale Hyperreaktivität. Sie entwickeln nur selten allergische Sensibilisierungen. Im Unterschied dazu haben Kinder mit hohem Asthmarisiko eine genetisch determinierte atopische Disposition. Eine Sensibilisierung gegen Aeroallergene kann aber im RAST vor dem 2. Lebensjahr selten nachgewiesen werden. Die Atemwege dieser Kinder sind bei der Geburt normal groß und oft hyperreaktiv. Der Häufigkeitsgipfel des frühkindlichen Asthmas liegt zwischen 3 und 10 Jahren. Ein wichtiger Hinweis können obstruktive Beschwerden nicht nur bei Infekten, sondern auch im Intervall sein.

Es konnte weder für Serum-IgE-Werte bei der Geburt noch für erhöhte Nabelschnur-IgE-Werte ein wesentlicher Vorhersagewert für die Abschätzung der weiteren Prognose gezeigt werden. Hohe Serumwerte des eosinophilen kationischen Proteins (ECP) bei der ersten obstruktiven Episode waren in einer eigenen

Studie für die Entwicklung von Asthma prädiktiv, niedrige schlossen es aber nicht aus.

1.6 Therapie

Die Therapie der obstruktiven Bronchitis richtet sich nach dem klinischen Bild unter Berücksichtigung der gestörten mukoziliären Clearance und der Infektionswahrscheinlichkeit. Eine ausreichende Hydratation hat gegenüber den häufig verwendeten Sekreto- und Mukolytika Vorrang. Antibiotika sind primär nicht indiziert (Ausnahme: bakterielle Begleitinfektion).

Inhalativ oder peroral verabreichte β_2-Sympathomimetika (Salbutamol, Terbutalin) sind nach dem 1. Lebensjahr meist gut bronchodilatatorisch wirksam. Innerhalb der ersten 12 Lebensmonate wird wegen des geringen Anteils des Muskelspasmus an der Atemwegsobstruktion oft kein oder nur ein schlechtes Ansprechen auf diese Therapie beobachtet. Eine bessere Bronchodilatation bei unter Zweijährigen erzielt man oft durch die Kombination eines β_2-Sympathomimetikums mit einer anticholinerg wirksamen Substanz (z. B. Ipratropiumbromid). Bei ausgeprägter Bronchialobstruktion ist eine ein- bis zweitägige systemische Steroidgabe (Prednisolon 1–2 mg/kg/d p. o. oder i. v. alle 6–12 Stunden) in Kombination mit der Inhalation eines β_2-Sympathomimetikums als Akutintervention sinnvoll. Die Betreuung sollte vor allem bei schwerem Verlauf, reduziertem Allgemeinzustand, Hypoxie und/oder Tachypnoe sowie sehr leisem Atemgeräusch zumindest initial stationär erfolgen.

Bei der sehr inhomogenen Gruppe der Kinder mit obstruktiver Bronchitis werden der Krankheitsverlauf und zukünftige akute Episoden durch eine antiinflammatorische Therapie nicht in jedem Fall beeinflusst. Da aber die Atemwegsinflammation für die Asthmapathogenese eine große Rolle spielt, erscheint es wichtig, aus dieser heterogenen Gruppe diejenigen Kinder mit hohem Asthmarisiko zu erkennen und durch eine frühzeitige therapeutische (antiinflammatorische) Intervention den weiteren Verlauf möglicherweise günstig zu beeinflussen. Als erste antiinflammatorische Maßnahme wird wegen des fehlenden Nebenwirkungsrisikos oft mit einer inhalativen Dinatriumcromoglycat- (DNCG: 3 × 10 mg/d) oder Nedocromiltherapie (2 × 4 mg/d) begonnen. Der Therapieerfolg muss mittels klinischer Untersuchung überwacht werden. Es gibt in dieser Altersgruppe keinen verlässlichen Marker zur Erfolgskontrolle einer antiinflammatorischen Therapie. Bei fehlendem Ansprechen sollte auf eine topische Corticosteroidtherapie (Budesonid bis 2 × 0,2 mg/d oder Fluticason 2 × 0,05–0,1 mg/d MDI mit Spacer) umgestellt werden. Ob die längerfristige Gabe von bezüglich der Nebenwirkungen als sicher geltenden inhalativen Dosen einen Einfluss auf das Lungen- und Längenwachstum haben kann, ist nach der gegenwärtigen Datenlage eher unwahrscheinlich.

Theophyllin ist wegen der geringen therapeutischen Breite (vor allem gastrointestinale Nebenwirkungen und Verhaltensauffälligkeiten) und der hohen Variabilität der Metabolisation im 1. Lebensjahr nicht Therapie der ersten Wahl. Die Therapie sollte durch Serumspiegelmessungen kontrolliert werden (8 bis 15 µg/ml).

Neuere Studien untersuchen die Wirksamkeit von Leukotrienantagonisten in dieser Altersgruppe.

1.7 Prognose

Ein Großteil der Kleinkinder mit obstruktiver Bronchitis wird nach dem 6. Lebensjahr beschwerdefrei sein. Inwieweit frühkindliche Atemwegserkrankungen als Folge kleiner Atemwege einen Risikofaktor für die Entwicklung einer chronischen obstruktiven Atemwegserkrankung (COPD) im Erwachsenenalter darstellen könnten, muss noch genauer untersucht werden. Das Alter, in dem erstmals eine Atemwegsobstruktion auftritt, der Schweregrad der Obstruktion oder/und der nachgewiesene Erreger lassen keinen Rückschluss auf den Verlauf zu. Genetisch prädisponierte Kinder können ihre obstruktive Atemwegserkrankung über das Vorschulalter hinaus behalten. Das Ausmaß der Allergenexposition, Geburtsjahreszeit, adjuvante Faktoren wie inhalative Schadstoffe und virale Infekte können für den Zeitpunkt der ersten Symptome wichtig sein. In Zukunft wird vielleicht ein genetisches Screening bei Kindern atopischer Eltern helfen, Träger von Atopiegenen zu identifizieren und möglicherweise gezielt Risikokinder einer Prävention zuzuführen.

Literatur

Hide DW, Matthews S, Tariq S, Arshad SH: Allergen avoidance in infancy and allergy at 4 years of age. Allergy 51: 89–93 (1996)

Koller DY, Wojnarowski C, Herkner KR, Weinländer G, Raderer M, Eichler J, Frischer T: High levels of eosinophil cationic protein in wheezing infants predict the development of asthma. J Allergy Clin Immunol 99: 752–756 (1997)

Martinez FD, Wright AL, Taussig LM, Holberg CJ, Halonen M, Morgan WJ, and the Group Health Medical Associates: Asthma and wheezing in the first six years of life. N Engl J Med 332: 133–138 (1995)

Silverman M, Taussig LM: Early childhood asthma: what are the questions? Am J Respir Crit Care Med 151: S1–S44 (1995)

Tariq SM, Matthews SM, Hakim EA, Stevens M, Arshad SH, Hide DW: The prevalence of and risk factors for atopy in early childhood: a whole population birth cohort study. J Allergy Clin Immunol 101: 587–593 (1998)

12 Das belastungsinduzierte Asthma im Kindesalter

Die belastungsinduzierte bronchiale Obstruktion ist ein häufiges, und schon von Floyer 1717 in einer detaillierten Selbstbeobachtung beschriebenes Phänomen beim Asthma. Auftreten und Schweregrad der durch die Belastung induzierten Obstruktion sind abhängig vom Ausmaß der erreichten und aufrechterhaltenen Ventilation sowie vom Wassergehalt der Inspirationsluft. Belastungsinduziertes Asthma (BIA) kann in jedem Alter auftreten, wobei die Symptome sich nicht von anderen akuten Asthmamanifestationen unterscheiden, jedoch üblicherweise von geringerer Dauer, nicht aber von geringerer Intensität sind. Nach einer initialen Bronchodilatation während der Belastung kommt es in der Folge zu einer zunehmenden Obstruktion, wobei das Maximum 3 bis 6 Minuten nach Beendigung der Belastung erreicht wird. Das BIA kann durch Inhalation eines β_2-Sympathomimetikums, eines Cromons oder eines Leukotrienantagonisten vor der Belastung verhindert werden. Das Auftreten einer asthmatischen Spätreaktion nach einem Belastungstest wird kontrovers diskutiert. Da eine antiobstruktive Therapie bei Provokationsversuchen prinzipiell abgesetzt werden muss, kann eine mögliche Spätreaktion von einer spontanen Verschlechterung durch Medikamentenentzug kaum differenziert werden. Klinische Beobachtungen zu Spätreaktionen sind jedoch selten und vermutlich klinisch irrelevant. Aufgrund der hohen körperlichen Aktivität bei Kindern ist die klinische Bedeutung des BIA im Kindesalter im Gegensatz zu Erwachsenen höher und kann empfindliche Störungen im sozialen Leben des Kindes nach sich ziehen. Dies betrifft v. a. den Beginn der Schulzeit, in der das Kind körperliche Aktivität als integralen Bestandteil seiner Entwicklung in seinem Sozialgefüge erlebt.

2.1 Mechanismus des belastungsinduzierten Asthmas

Nach heutigen pathophysiologischen Vorstellungen ist der Ausdruck „belastungsinduziertes Asthma" nicht ganz korrekt, da die körperliche Belastung lediglich einen Auslöser („trigger") für die Entwicklung einer bronchialen Obstruktion bei bestehendem Asthma darstellt, während der Ausdruck „Induktion" eine kausale Beziehung impliziert. Neue Daten haben keinen Hinweis dafür ergeben, dass eine belastungsinduzierte Obstruktion bei Kindern mit Asthma mit dem Auftreten einer Spätreaktion bzw. der damit verbundenen Atemwegsinflammation assoziiert ist. Eine extreme körperliche Belastung mit Hyperventilation trockener, kalter Luft, wie sie bei Hochleistungssportlern (v. a. Ski-Langläufern oder Marathonläufern) auftritt, kann jedoch auch bei Gesunden ein BIA auslösen. Untersuchungen an finnischen Athleten haben ergeben, dass durch diese extreme Formen der Belastung auch ein persistierendes Asthma entstehen kann. Hier spielt jedoch auch möglicherweise die hyperventilationsbedingte erhöhte Exposition gegen Aeroallergenen eine Rolle, da gezeigt wurde, dass auch atopische Manifestationen der oberen Atemwege bei dieser Population vermehrt vorkommen.

Nicht die Belastung per se löst die respiratorische Symptomatik beim BIA aus. Die *Abkühlung* der Bronchialmucosa sowie der daraus resultierende *Wasserverlust* mit konsekutiver Erhöhung der Osmolarität der Bronchialmucosa ist der pathophysiologisch wesentliche Mechanismus des BIA. Dementsprechend sind die Form der Belastung (z. B. ist Laufen ein stärkerer Stimulus als statische Belastungen) sowie die Umgebungsbedingungen maßgeblich für das Ausmaß der Obstruktion. Die Osmolaritätserhöhung kann bei vorhandener Inflammation der Atemwege zu einer Freisetzung von Mediatoren führen, wobei neben Histamin auch Leukotriene hier eine Rolle spielen dürften, da gezeigt wurde, dass Leukotrien-Rezeptorantagonisten ein BIA hemmen können.

2.2 Feststellung des belastungsinduzierten Asthmas

Der Einsatz von Belastungstests in der epidemiologischen Forschung liegt in der Abschätzung von Prävalenz, Schweregrad und zeitlichen Veränderungen kindlichen Asthmas in der Bevölkerung sowie in der Abschätzung von Risikofaktoren für die bronchiale Reaktivität. In pharmakologischen Studien stellt die Protektion gegen eine belastungsinduzierte bronchiale Obstruktion durch ein neues antiasthmatisches Medikament ein klinisch relevantes Modell dar, in dem die Wirksamkeit neuer Substanzen getestet werden kann.

Die isokapnische Hyperventilation (ISH) mit kalter Luft stellt ein weiteres Verfahren dar, um ein BIA im Kindesalter zu messen. Bei gleicher Ventilation, Temperatur und Feuchte der Inhalationsluft können die ISH und ein Belastungstest einen vergleichbaren Asthmaanfall auslösen. Auch die zeitliche Dynamik der Lungenfunktionsveränderungen ist ähnlich. Bezüglich der Anwendung der ISH ergeben sich Vorteile bei älteren Kindern, die zu einer längeren körperlichen Belastung nur schwer motiviert werden können. Weiterhin ist mit der ISH möglich, eine Dosis-Wirkungskurve mittels stufenweisen Anhebens der Minutenventilation zu konstruieren. Es wird jene provokative Minutenventilation berechnet, bei der ein 10%iger oder 20%iger Abfall des FEV_1 zu beobachten ist. Nachteile umfassen den vergleichsweise hohen apparativen Aufwand und die erschwerte Mitarbeit kleiner Kinder. Auch die Inhalation von hyperosmolaren Lösungen führt zur bronchialen Obstruktion über einen der belastungsinduzierten Obstruktion weitgehend ähnlichen Mechanismus. Auch bei dieser Provokation kann eine Dosis-Wirkungskurve erstellt werden. Ein aufgrund seiner Praktikabilität viel versprechendes neues Verfahren, das BIA indirekt über eine Osmolaritätsverschiebung der Bronchialmucosa zu erfassen, stellt die Inhalation von Mannitol dar.

2.3 Risikofaktoren

Die Kenntnis um Risikofaktoren für die bronchiale Hyperreaktivität erlaubt die Ergreifung präventiver Maßnahmen, ermöglicht gezielte Interventionen und vermittelt Einblicke in den natürlichen Verlauf des Asthmas im Kindesalter. Sowohl genetische als auch Umweltfaktoren werden für die Entwicklung von Asthma verantwortlich gemacht. Ergebnisse einer Untersuchung zur Prävalenz des BIA an einer Kohorte von 1362 Grundschulkindern in Baden-Württemberg sind aus Abbildung I2.1 ersichtlich. Das Auftreten einer positiven Reaktion im Lauftest (= zumindest 15%iger Abfall des peak-exspiratory-flow nach sechsminütigem freiem Laufen) wies eine enge Beziehung zur Atopie (definiert als die Summe der Quaddeldurchmesser der positiven Reaktionen auf sieben

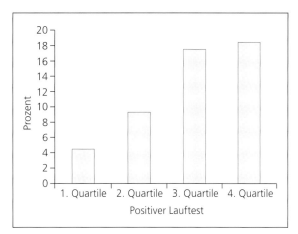

Abb. I2.1: Häufigkeit eines positiven Belastungstests in Abhängigkeit von der Summe der Quaddeldurchmesser (1.–4. Quartile).

häufige Aeroallergene im Hautpricktest) auf. Frühkindliche Faktoren, wie Passivrauchen im ersten Lebensjahr des Kindes, sowie die Frühgeburtlichkeit erwiesen sich ebenfalls als signifikante Risikofaktoren für ein BIA im siebenten Lebensjahr. Weiterhin zeigte sich ein Zusammenhang mit dem Sozialstatus insofern, als in Familien mit hoher Schulbildung der Eltern ein positiver Test seltener auftrat. Die Ergebnisse bestätigen die Beobachtungen anderer Untersucher, welche Risikofaktoren für bronchiale Hyperreaktivität oder Asthma untersucht haben und auf die Bedeutung von schädlichen Einflüssen wie Passivrauchen, Allergenbelastung oder niedriger Sozialstatus (als Indikator für schädliche Umweltbedingungen) besonders im frühesten Kindesalter aufgrund einer erhöhten Suszeptibilität gegenüber schädigenden Effekten hingewiesen haben.

Gemäß nationaler und internationaler Therapierichtlinien zur Behandlung von Asthma bronchiale ist der Erhalt der körperlichen Leistungsfähigkeit mit normaler Ausübung des Schulsportes ein wesentliches Ziel der modernen Asthmatherapie. Im Hinblick auf die schwierige Anamnese bezüglich der Symptomhäufigkeit bei Kindern kommt der Objektivierung einer belastungsinduzierten Obstruktion eine große klinische Bedeutung zu. Bronchiale Provokationstests zur Bestimmung des BIA sind kindgerecht, physiologisch und ethisch gut vertretbar. Therapeutische Konzepte zur Behandlung des BIA, welches die wesentlichste Form von Asthmabeschwerden im Schulalter darstellt, stehen dem behandelnden Arzt/Ärztin zur Verfügung.

Literatur

Brannan JD, Koskela H, Anderson SD, Chew N: Responsiveness to mannitol in asthmatic subjects with exercise- und hyperventilation-induced asthma. Am J Respir Crit Care med 158 (4): 1120–1126 (1998)

Frischer T, Kuehr J, Meinert R, Karmaus W, Barth R, Hermann-Kunz E, Urbanek R: Maternal smoking is a risk factor for bronchial responsiveness to exercise in primaryschool children. J Pediatrics 121: 17–22 (1992)

Haby MM, Peat JK, Mellis CM, Anderson SD, Woolcock AJ: An exercise challenge for epidemiological studies of childhood asthma: validity and repeatability. Eur Respir J 8 (5): 729–736 (1995)

Helenius IJ, Tikkanen HO, Sarna S, Haahtela T: Asthma and increased bronchial responsiveness in elite athletes: atopy and sport event as risk factors. J Allergy Clin Immunol 101 (5): 646–652 (1998)

Hofstra WB, Sont JK, Serk PJ, Neijens HJ, Kuethe MC, Duiverman EJ: Sample size estimation in studies monitoring exercise-induced bronchoconstriction in asthmatic children. Thorax 52 (8): 739–741 (1997)

13 „COUGH-VARIANT ASTHMA"

Kinder, vor allem im Vorschulalter, werden häufig wegen chronisch persistierenden Hustens, der unabhängig von Atemwegsinfektionen auftritt, dem Arzt vorgestellt. Differenzialdiagnostisch stellt sich hier die Frage, ob der Husten bei diesen Kindern eventuell das einzige Symptom ihres leicht ausgeprägten Asthmas darstellt. Diese Diagnose eines „cough-variant asthma", 1972 erstmals beschrieben, wird normalerweise bei Kindern gestellt, bei denen der Husten klinisch vor allem nachts oder nach körperlicher Belastung auftritt, bei denen im Lungenfunktionslabor bei normaler Ruhelungenfunktion eine bronchiale Hyperreagibilität nachgewiesen wird und bei denen laut Eigen- oder Familienanamnese Hinweise auf eine allergische Diathese bestehen. Wenn die Diagnose korrekt gestellt wird, sollte eine Asthmatherapie zum Verschwinden der Symptomatik führen. So wichtig es ist, die Diagnose bei betroffenen Kindern rechtzeitig zu stellen, um adäquat behandeln zu können, so ist doch vor unkritischer Diagnosestellung zu warnen, denn es häufen sich Daten, dass die (Fehl-)Diagnose eines „cough-variant asthma" weitaus zu häufig gestellt wird.

Es ist nicht bekannt, welcher Prozentsatz an Kindern mit chronischem Husten in der Tat an einem „cough-variant asthma" leidet. Bei Kindern, die wegen chronischen Hustens in pädiatrisch-pneumologischen Spezialambulanzen vorgestellt werden, wird nach einer Studie in ca. 30% die Diagnose eines „cough-variant asthma" gestellt, aber dieses Patientenkollektiv repräsentiert mit Sicherheit nicht die Verteilung im Patientengut des Allgemeinpädiaters.

Wissenschaftler aus Großbritannien führten kürzlich eine Follow-up-Studie mit jungen Schulkindern durch, bei denen im Vorschulalter chronisch rezidivierender Husten vorgelegen hatte (n = 226). An der Follow-up-Untersuchung nahmen nach Einladung nur noch ca. die Hälfte der Kinder teil, was den Schluss nahe legt, dass die betroffenen Familien inzwischen wenig Handlungsbedarf bezüglich der Atemwegsprobleme bei ihren Kindern sahen. 56% der nachuntersuchten Kinder waren beschwerdefrei geworden, 36,8% hatten weiterhin chronisch rezidivierenden Husten, und bei 7,2% war es inzwischen rezidivierend zu asthmatischer Symptomatik gekommen. Der Anteil der Kinder, die asthmatische Symptome entwickelte (7,2%), war hier nicht größer als der Anteil bei der Kontrollgruppe, die im Vorschulalter niemals Probleme mit rezidivierendem Husten gehabt hatte (6,7%); somit schloss man, dass der chronisch rezidivierende Husten im Kleinkindalter nicht als Risikofaktor für die Entwicklung von Asthma anzusehen ist. Die Gruppe der weiterhin hustenden Kinder (36,8% der nachuntersuchten) hatte im Mittel allerdings eine höhere bronchiale Reagibilität als die Kontrollgruppe, und bei zwei Dritteln von ihnen war ärztlicherseits die Diagnose eines „cough-variant asthma" gestellt worden.

In den USA wurde eine groß angelegte prospektive epidemiologische Langzeitstudie zu chronischem Husten bei Kindern und seiner Beziehung zum Asthma bronchiale durchgeführt. Kinder, die nur Husten ohne jegliche asthmatische Symptome hatten, unterschieden sich von beschwerdefreien Kindern weder im Hinblick auf Allergietestbefunde noch im Hinblick auf die Ergebnisse eines bronchialen Provokationstests; die klinische Prognose war generell gut. Dagegen wiesen Kinder, bei denen rezidivierend sowohl chronischer Husten als auch giemende Atmung vorgelegen hatte, eine signifikant höhere Allergisierungsrate und signifikant schlechtere bronchiale Provokationsbefunde auf. Husten, mit giemender Atmung vergesellschaftet, wurde eindeutig als Risikofaktor für die Entwicklung von Asthma bronchiale identifiziert. Dagegen unterscheidet sich der isolierte chronisch rezidivierende Husten ohne das Vorliegen giemender Atmung wie oben genannt in wesentlichen klinischen Charakteristika von klassischem Asthma.

Eine große australische Studie zeigte ebenfalls, dass Kinder mit chronischem Husten üblicherweise keine typischen Asthma-Charakteristika aufweisen. Die Autoren kamen zu dem Schluss, dass es sehr unwahrscheinlich ist, die Ursache chronischen Hustens bei Kindern in der Diagnose Asthma bronchiale zu suchen, und dass es sich in vielen Fällen von „cough-variant asthma" um Fehldiagnosen handelt.

Über die Epidemiologie hinausgehende Informationen zur Pathophysiologie liefert ein vor wenigen Jahren erschienener Bericht über Analysen von BAL-Zellprofilen bei verschiedenen respiratorischen Problemen im Kindesalter. In Übereinstimmung zu den amerikanischen und australischen epidemiologischen Daten zeigte sich hier, dass man in der Gruppe der Kinder mit isoliertem chronischem Husten ein vollkommen anderes BAL-Zellprofil findet als bei Asthma bronchiale und dass die Kinder mit chronischem Husten ein im Wesentlichen dem Normalbefund entsprechendes Zellprofil aufweisen. Allerdings gab es eine große Variabilität der Zellbefunde bei den Kindern mit chronischem Husten. Es wurde jedenfalls geschlossen, dass die Mehrzahl der chronisch hustenden Kinder pathophysiologisch nichts mit den Asthmatikern gemein hat und dass es in den meisten Fällen inadäquat ist, chronischen Husten mit Antiasthmatika zu behandeln.

Literatur

Brooke AM, Lambert PC, Burton PR, Clarke C, Luyt DK, Simpson H: Recurrent cough: Natural history and significance in infancy and early childhood. Pediatr Pulmonol 26: 256–261 (1998)

Faniran AO, Peat JK, Woolcock AJ: Persistent cough: is it asthma? Arch Dis Child 79: 411–414 (1998)

Marguet C, Jouen-Boedes F, Dean TP, Warner JO: Bronchoalveolar cell profiles in children with asthma, infantile wheeze, chronic cough, or cystic fibrosis. Am J Respir Crit Care Med 159: 1533–1540 (1999)

Wright AL, Holberg CJ, Morgan WJ, Taussig LM, Halonen M, Martinez FD: Recurrent cough in childhood and its relation to asthma. Am J Respir Crit Care Med 153: 1259–1265 (1996)

I4 KONTRAINDIZIERTE MEDIKAMENTE

Medikamente, gleich welcher Darreichungsform, können durch allergische und nicht allergische Mechanismen zahlreiche unerwünschte Nebenwirkungen auslösen. Mit Gewichtung soll auf kontraindizierte Medikamente und deren Bedeutung – soweit bekannt – im Kindesalter Bezug genommen werden. Die Fachliteratur bietet keine allzu aufschlussreichen Hinweise in diesem Zusammenhang. Meldungen über unerwünschte Arzneimittelwirkungen (UAW) in Verbindung mit Asthma bronchiale/obstruktiven Atemwegserkrankungen erlauben, da die UAW-Erfassung der Arzneimittelkommission der Deutschen Ärzteschaft ein Spontanerfassungssystem darstellt, keine Angaben zur tatsächlichen Inzidenz unerwünschter Wirkungen auf den Respirationstrakt, ermöglichen aber zusammen mit den Erhebungen aus dem BPI „Rote Liste®" Redaktionssystem (Tabelle I4.1) Rückschlüsse auf die einzelnen Substanzen oder Substanzklassen sowie Hinweise auf Präparate, die Asthma als Gegenanzeige, als Anwendungsbeschränkung, Nebenwirkung, Wechselwirkung im Einzelnen oder insgesamt enthalten. So zeichnen sich Häufigkeitstrends ab, die im Einzelnen in Bezug auf das kindliche Asthma zu überprüfen sind.

Eine Gruppe kontraindizierter Medikamente sind solche, die selbst eine asthmatische Symptomatik auslösen. Es handelt sich um die Gruppe der nichtsteroidalen Antiphlogistika (NSAID). Das Analgetika-Asthma-Syndrom definiert sich als:

- nicht allergische
- nicht Immunglobulin-vermittelte
  gruppenspezifische Unverträglichkeit nicht narkotischer Analgetika und nichtsteroidaler Antiphlogistika (NSAID) sowie verwandter Pharmaka vom Typ der Cyclooxygenase-Inhibitoren mit dem Hauptsymptom Asthma.

In diesem Zusammenhang sind die nichtsteroidalen Antirheumatika (NSAR) gesondert zu erwähnen. Das Analgetika-Asthma-Syndrom hat bei erwachsenen Asthmatikern eine wesentlich größere Bedeutung als bei Kindern. Die klinische Symptomatik beinhaltet eine Schleimhautpolyposis der Nase und Nebenhöhlen, eine nichtallergische Rhinitis und chronisch persistierende Sinusitis mit Asthma bronchiale. 13% der asthmakranken Kinder entwickelten nach Provokation mit ASS eine spirometrisch registrierbare Bronchokonstriktion. Zahlen zur Inzidenzrate im Kindesalter sind divergierend mit einer Häufigkeit von 1 bis 2%. Entsprechend des außerordentlich verbreiteten Einsatzes und ihres Nebenwirkungspotenzials entfallen auf NSAID etwa 25% aller registrierten Nebenwirkungen.

Farbzusätze bei Medikamenten und Lebensmitteln, wie der gelbe Farbstoff Tartrazin, sowie Konservierungsmittel und Stabilisatoren, insbesondere Sulfite, Glutamat und Benzoesäure, können ebenfalls anaphylaktoide Reaktionen mit Asthma auslösen. Diese Stoffe sind in zahlreichen Medikamenten enthalten. Kreuzreaktionen zur Analgetikaintoleranz gelten heute als widerlegt.

β-Blocker finden im Kindesalter zunehmend mehr Verbreitung (Antiarrhythmika, Hypertonus- und Migränetherapie, Ophthalmika). Sie sollen wegen der Verstärkung einer Bronchokonstriktion beim Asthma bronchiale nicht angewandt werden. Ähnliches gilt für Parasympathomimetika, es sei denn als Diagnos-

Tab. I4.1: Substanzen/Substanzgruppen, die in der Roten Liste 1998, unter „Gegenanzeige", bzw. „Anwendungsbeschränkung" einen Eintrag „Asthma bronchiale", „obstruktive Lungenerkrankungen" o. Ä. haben.

- Analgetika, zentral wirksam
- ASS
- Barbiturate/Thiobarbiturate
- β-Blocker, auch lokal am Auge
- Cholinergika, auch lokal am Auge
- Eukalyptusöl
- Menthol
- Metamizol
- Neuroleptika
- NSAR
- Östrogen-Gestagen-Kombinationen zur Langzeitverabreichung
- Phenytoin
- Propafenon
- Propyphenazon
- Prostaglandine in der Gynäkologie
- Protirelin
- Reserpin
- Vasopressin und Derivate

tika zur bronchialen Provokation (z. B. Acetylcholin, Methacholin, Carbachol). Bei der Behandlung der obstruktiven Bronchitis im Säuglings- und Kleinkindesalter gelten Sedativa und Antitussiva als kontraindiziert. Die in der Praxis bei Eltern so beliebten ätherischen Öle (Eukalyptusöl, Menthol, Cineol u. a.) als Externa oder Inhalativa können über die bronchiale Hyperirritabilität, über zentrale Wirkmechanismen oder allergische Reaktionen ihre Nebenwirkungen entfalten. Zentral wirkende Analgetika mit morphinartiger Wirkung (Morphin, Codein, Fentanyl) können Asthma auslösen oder die Hemmung des Atemzentrums bewirken. Neuroleptika, Hormone (HCG, Östrogen-Gestagenkombinationen), Antikonvulsiva (Phenytoin), Plasmaersatzmittel und Röntgenkontrastmittel sind kritisch in das diagnostische und therapeutische Handeln mit einzubeziehen. Die Medikation für den asthmakranken Patienten verlangt eine sorgfältige Auswahl und gute pharmakologische Kenntnisse. Selbst Antiasthmatika können Anfälle auslösen. Das Wesentliche in der Erkennung von unerwünschten Arzneimittelwirkungen im Zusammenhang mit Asthma besteht darin, überhaupt deren Möglichkeit in Betracht zu ziehen.

Weitere Information zur Pharmakovigilanz können aus dem jeweils aktuellen Kapitel der Zusammenstellung von Gegenanzeigen und Anwendungsbeschränkungen, Nebenwirkungen, Wechselwirkungen und Intoxikationen der Roten Liste® entnommen werden.

Behilflich sind das Rote-Liste-Sekretariat des Bundesverbandes der Pharmazeutischen Industrie e. V. in 60239 Frankfurt/Main, Karlsstr. 21, Tel.: 0 69-25 56-12 91, die Meldestelle der Arzneimittelkommission der deutschen Ärzteschaft in 50931 Köln, Aachener Str. 233–237, Tel.: 02 21-40 04-5 18, und das Bundesinstitut für Arzneimittel und Medizinprodukte (BfArM) in 53113 Bonn, Friedrich-Ebert-Allee 38, Tel.: 02 28-2 07-30. Zu toxikologischen Fragen im Zusammenhang mit Asthma bronchiale geben die pädiatrischen Vergiftungszentralen fachkundig Rat, zum anderen wird auf die einschlägige toxikologische Literatur verwiesen.

Literatur

Ammon HPT: Arzneimittelneben- und Wechselwirkungen. 4. Auflage, Wissenschaftliche Verlagsgesellschaft, Stuttgart 2001
Bush RK, Asbury D: Aspirin-sensitive asthma. In: Asthma and Rhinitis. Busse WW, Holgate ST (eds.). Blackwell Scientific Publications, Boston Mass. 1995
Jäger L, Merk HF: Arzneimittel-Allergie. Gustav Fischer Verlag, Jena 1996
Menz G: Analgetica-Asthma-Syndrom, Bedeutung, Diagnostik, Prophylaxe. Atemw-Lungenkrkh 23 (10): 583–587 (1997)
Mutschler E: Arzneimittelwirkungen, Lehrbuch der Pharmakologie und Toxikologie. 7. Auflage, Wissenschaftliche Verlagsgesellschaft, Stuttgart 1996

15 Impfungen

5.1 Grundimmunisierung

Die Grundimmunisierung gegen Diphtherie, Pertussis, Tetanus, Haemophillus influenzae Typ B, Hepatitis B, Polio, Masern, Mumps, Röteln sind für Allergiker/Asthmatiker gleichermaßen empfohlene Impfungen. Für sie stellen sich die Fragen nach

1. guter Verträglichkeit und
2. möglicher Induktion von Asthma durch die Impfstoffe.

Verträglich sind die o.g. Impfstoffe für den Asthmatiker in der gleichen Weise wie für den Nichtasthmatiker. Ausschlaggebend ist, ob eine Typ-I-Allergie gegen eine Impfstoffkomponente besteht. Bekannte, insgesamt jedoch sehr selten auftretende Typ-I-Reaktionen betreffen Hühnereiallergen (Masern, Mumps, Röteln, Influenza, Gelbfieber, FSME) und Allergene der Gelatine (Masern, Mumps, Röteln, Varizellen). Bei den Beispielen sind hier auch schon die fakultativen Impfungen mit aufgeführt, die das betreffende Allergen ebenfalls enthalten können.

Das entsprechende Vorgehen bei Verdacht auf Gefährdung durch eine solche Typ-I-Allergie ist weiter unten abgehandelt.

Die von Impfgegnern immer wieder behauptete Bahnung von Asthma durch einzelne oder die Gesamtheit der Grundimmunisierungs-Impfungen hat nie bewiesen werden können. Im Gegenteil wurde in prospektiven Studien gerade mit den neuen Pertussis-Impfstoffen gezeigt, dass die Asthmarate bis zum Kleinkindesalter bei den Geimpften eher niedrig liegt.

5.2 Indikationsimpfung

Die **Influenza-Impfung** wird in der jährlich von der WHO empfohlenen Zusammensetzung für alle Personen mit chronischen Luftwegserkrankungen, also auch Asthmatiker jeden Lebensalters, empfohlen. Die Applikation der Impfung ist unbedenklich, eine Reaktion der Bronchien auf den Impfstoff tritt nicht auf. Die Immunogenität ist auch bei Asthmatikern, die wegen einer Exazerbation mit Cortison behandelt werden, gut. In neueren Studien hat gezeigt werden können, dass die Rate der durch Influenza-Infektion bedingten Asthma-Attacken nur dann signifikant zurückgeht, wenn regelmäßig jedes Jahr geimpft wird. Ein günstiger Nebeneffekt dieser Impfstrategie ist die Reduzierung der Fälle von Otitis media um ein Viertel.

5.3 Hühnereiweißallergie

Die Impfstoffe gegen Gelbfieber, Influenza, Masern, Mumps, FSME und Tollwut enthalten in der genannten absteigenden Reihenfolge Antigene von Hühnern. Dabei mag zusätzlich eine Rolle spielen, dass Gelbfieber-Impfstoff auf Hühnerembryonen, Grippe-Impfstoff auf Allantois-Membranen, Mumps- und Masern-Impfstoff auf Hühnerfibroblasten gezogen werden.

Nur Patienten mit einer Typ-I-Reaktion sind überhaupt gefährdet, nicht aber solche mit beispielsweise einer Hühnerei-sensitiven atopischen Dermatitis.

Die Typ-I-Allergisierung wird durch Nachweis von spezifischem IgE oder auch im Pricktest bestätigt. Es hat sich in großen Serien von bis zu 410 Kindern an einem Zentrum durch diese Art Testung aber nie die individuelle Gefährdung nachweisen lassen, auch nicht durch intrakutane Vortestung. Das Risiko für eine lebensbedrohliche Soforttypreaktion oder Obstruktion war in diesen Serien 0%, was heißt, dass es unter Berücksichtigung des 95% Konfidenzintervalles deutlich unter 1% liegt.

5.4 Gelatine-Allergie

Erste Berichte über Sofortreaktion auf Masern-Mumps-Röteln-Impfstoff bei Kindern ohne nachweisbare Hühnereiallergie kamen aus Japan. Dort sind mittlerweile einige Kinder identifiziert worden, bei denen diese Reaktion auf Gelatine zurückzuführen ist, welche im Masern-, Mumps-, Röteln- und Varizellen-Impfstoff verwendet wird. Die Bestimmung von Gelatine-IgE ist prinzipiell möglich. Die Anwesenheit dieser Antikörper ist jedoch nicht spezifisch für die Vorhersage einer allergischen Sofortreaktion nach Impfung.

5.5 Prinzipien der Impfungen bei Allergikern/Asthmatikern

Die Grundimmunisierung kann bis auf sehr seltene Ausnahmen (Soforttypreaktion auf eine Impfung mit Ei- oder Gelatine-Antigen) durchgeführt werden.

Bei Impfreaktionen soll der Versuch gemacht werden, über die Anamnese eine Ursächlichkeit abzuklären. Nur bei systemischen Reaktionen ist eine Austestung angezeigt. Die Austestung sollte mit Einzelsubstanzen erfolgen, da erkannte Allergisierungen dann eine Bedeutung auch für Allergene haben, die nicht nur im Impfstoff vorhanden sind.

Bei bekannter Impfstoffallergie aber vitaler Indikation (Tollwut) kann die Impfung trotzdem unter Prämedikation (H_1- und H_2-Histamin-Antagonisten) und intensivmedizinischer Kontrolle durchgeführt werden.

Literatur

Cates CJ, Jefferson TO, Bara AL: Influenza vaccination in asthma: efficacy and side effects (Cochrane Review). In: The Cochrane Library, Issue 4, 1988. Oxford: Update Software 1988

Centers for Disease Control and Prevention. Update: vaccine side effects, adverse reactions, contraindications, and precautions-recommendations of the Advisory Committee on Immunization Practices (ACIP). MMWR 45 (No. RR-12): 1–35 (1996)

Nilsson L, Kjellman NI, Björksten B: A randomized controlled trial of the effect of pertussis vaccines on atopic disease. Arch Pediatrics Adolescent Med 152: 734–738 (1998)

Park CL, Frank AL, Sullivan M, Jindal P, Baxter BD: Influenza vaccination of children during acute asthma exacerbation and concurrent prednison therapy. Pediatrics 98: 196–200 (1996)

Sakaguchi M, Nakayama T, Inouye S: Food allergy to gelatin in children with systemic immediate-type reactions, including anaphylaxis, to vaccines. J Allergy Clin Immunol 98: 1058–1061 (1996)

Sakaguchi M, Yoshida T, Asahi T, Aoki T, Miyatani Y, Inouye S: Development of IgE antibody to gelatin in children with systemic immediate-type reactions to vaccines. J Allergy Clin Immunol 99: 720–721 (1997)

16 Physiotherapie

Asthma ist die häufigste „chronische" Krankheit im Kindesalter. Jedoch kann festgestellt werden, dass jeder Krankheitsverlauf unterschiedlich ist und es keine zwei Kinder mit gleichem Krankheitsverlauf gibt. Jeder kleine Patient ist eine eigenständige Persönlichkeit und unterscheidet sich in der Reaktion auf einzelne Auslösereize, in der Häufigkeit, Schwere und Dauer der Beschwerden sowie im Ansprechen auf die Therapie von jedem anderen Asthmapatienten.

Dementsprechend sollte die physiotherapeutische Asthmatherapie bei Kindern sein: stets individuell, auf die Besonderheiten des einzelnen Krankheitsbildes abgestimmt und mit den häuslichen Möglichkeiten abgeglichen; eine maßgeschneiderte Therapie, die folgende Aspekte beinhalten sollte:

Jedes Kind soll lernen, wie die Atmung funktioniert. Bildhaft und mithilfe von Anschauungsmaterial werden Bilderbrücken gebaut (Baum → Bronchialbaum), anhand derer der Gasaustausch in der Lunge erklärt wird.

Individuell auf die besondere eigene Problematik hinweisend, soll die Pathophysiologie erklärt werden: *Wann* „verkrampfen" meine Bronchien, *was* sind *meine* Auslösereize, und *wie* entsteht daraus Atemnot? Durch anschauliche Maßnahmen wird das Asthma begreifbar und für das Kind nachvollziehbar. Sie helfen ihm, die Krankheit anzunehmen und sich mit ihr auseinander zu setzen.

Wer kennt den Lungendetektiv? Dieser will ganz genau wissen, wie es der Lunge geht; mit seiner Hilfe lernt das Kind, den aktuellen Zustand der eigenen Lunge einzuschätzen. Durch Atem- und Wahrnehmungsschulung mit tieferen und flacheren Atemzügen wird nachgespürt, ob und wie bestimmte Lungenabschnitte an der Atembewegung teilhaben; die *Peak-flow-Messung* objektiviert den gewonnenen Eindruck. Die Benutzung des Peak-flow-Gerätes gehört in die physiotherapeutische Schulung, und sollte regelmäßig kontrolliert werden!

Jedes Asthma-Kind hat eigene Notsignale, die sein Körper zu Beginn eines Asthma-Anfalls sendet. Ein wichtiger Bestandteil der Physiotherapie ist es, diese gemeinsam mit dem Kind herauszustellen und zu überlegen, welche Maßnahmen zur Vermeidung einer Atemnot ergriffen werden können. Dazu gehören:

– Die *atemerleichternden Stellungen*: Dies sind Positionen, in denen der Patient mit möglichst wenig aktiver Muskelarbeit atmen kann. Das Gewicht des Schultergürtels, der Arme und evtl. des Kopfes wird abgelegt, durch eine freie Bauchbewegung lässt sich das Zwerchfell ohne Anstrengung und ohne Einsatz von Atemhilfsmuskulatur mit der Schwerkraft senken. *Wichtig ist, dass jeder Patient mit der Zeit seine ganz persönliche atemerleichternde Stellung entwickelt, in der er sich bestmöglich erholen kann.*
– Verschiedene *Entspannungstechniken* (autogenes Training, Yoga mit Kindern, progressive Muskelentspannung, Traumreisen u.a.): Diese sollten angesprochen und – angepasst an den jeweiligen Patienten – ausprobiert werden. Durch sie werden Atemwahrnehmung und Wohlbefinden gesteigert, Angst und Panik gemindert. *Wichtig ist, dass Atmung als etwas Schönes kennen gelernt und empfunden wird und negative Körperwahrnehmung abgebaut wird.*
– Die *Lippenbremse:* Sie ist eine einfache und wirksame Hilfe bei Atemnot; in der Physiotherapie lernt jedes Asthma-Kind ihren richtigen Einsatz. Sinnvoll ist es, die Lippenbremse alltagsorientiert, d.h. unter Belastung, mit dem Patienten zu üben. So ist sie leicht auf sportliche Aktivitäten zu übertragen.
– Werden *Dosieraerosole* mit entsprechenden *Inhalationshilfen* sowie *Feuchtinhalationen* verordnet, ist es dringend nötig, diese mit dem Kind eingehend zu üben, um eine optimale Ausschöpfung der verordneten Medikamente zu gewährleisten und Nebenwirkungen zu vermeiden.

Zur Physiotherapie bei Asthma gehören Übungen zur Erhaltung der Brustkorbbeweglichkeit und der Muskelkräftigung wie z.B. die *Therapeutischen Körperstellungen.*

Anti-Husten-Techniken sind ein weiterer Bestandteil der Atemschulung, um übermäßige Kollapsphänomene durch uneffektives Husten zu vermeiden.

Gemeinsam mit Eltern und Kindern werden Asthma-geeignete Sportarten überlegt. Diese machen Spaß, fördern geistig-emotionale und körperliche Funktionen, lassen Sozialverhalten erlernen und Berührungsängste abbauen.

■ Spezielle Aspekte des Asthmas

In jüngster Zeit hat sich insbesondere bei jugendlichen Patienten im fortgeschrittenen Krankheitsstadium die *Reflektorische Atemtherapie nach Brüne* bewährt.

Literatur

Brocke M, Berdel D, Ehrenberg H: Atemtherapie für Säuglinge und Kinder mit Asthma bronchiale oder obstruktiver Bronchitis. Pflaum Verlag, München 1995

Ehrenberg H: Atemtherapie in der Physiotherapie/Krankengymnastik. Pflaum Verlag, München 1998

Brüne L: Reflektorische Atemtherapie. Thieme Verlag, Stuttgart 1994

I7 Ernährung

Unter den Ernährungsgewohnheiten, welche möglicherweise Einfluss auf die Inzidenz und den Verlauf des Asthma bronchiale haben, ist neben Vitaminen und der bakteriellen Kontamination, welche eine Rolle für die Entwicklung der lokalen und systemischen Immunität spielt, in erster Linie die Versorgung mit mehrfach ungesättigten Fettsäuren zu nennen. Da Fettsäuren der ω-3- und ω-6-Reihe vom Menschen nicht synthetisiert werden können, spielt die Verfügbarkeit von ungesättigten Fettsäuren in der Nahrung eine entscheidende Rolle beim Aufbau der Zellmembran und der daraus gebildeten Lipidmediatoren (Abbildung I7.2). Spekulativ sind Hinweise, dass möglicherweise sogar das Gleichgewicht zwischen der TH1- und der TH2-Reaktion durch die Versorgung mit mehrfach ungesättigten Fettsäuren beeinflusst wird (Abbildung I7.1). Dennoch sollen einige der Hypothesen im Folgenden ausgeführt werden.

7.1 Einfluss von ω-6-Fettsäuren auf die TH2-Antwort

Zunächst konnte im Tierversuch gezeigt werden, dass die erhöhte Aufnahme von ungesättigten Fettsäuren der ω-6-Reihe (Beispiel Linolsäure) per se die Atemwegsreagibilität in nicht sensibilisierten Tieren erhöht. Zusätzlich ist ein begünstigender Effekt von ungesättigten Fettsäuren der ω-6-Reihe sowohl auf die allergische Sensibilisierung wie auch das allergische Asthma bronchiale nicht auszuschließen. Immunmodulatorische Effekte in der allergischen Sensibilisierungsphase sind insbesondere für das Prostaglandin E_1 (PGE_1) und Prostaglandin E_2 (PGE_2) beschrieben. PGE_2 inhibiert die IL-2- und IFN-γ-Produktion von aktivierten Lymphozyten und erhöht die Produktion des TH2-Zytokins IL-5. Zudem fördert PGE_2 die Proliferation von B-Zellen und könnte damit direkt zur Erhöhung der IgE-Synthese beitragen.

7.2 Einfluss von ω-3-Fettsäuren auf die TH2-Antwort

Demgegenüber ist für die ungesättigten Fettsäuren der ω-3-Reihe ein supprimierender Effekt auf die TH2-Antwort und die Atemwegsinflammation beschrieben. Dabei werden drei Reaktionswege postuliert, die zur verminderten PGE_2- und LTB_4-Produktion führen: (1) ω-3-Fettsäuren hemmen die Bildung von Arachidonsäure aus Linolsäure und (2) ω-3-Fettsäuren haben einen inhibierenden Einfluss auf das Enzym Cyclooxygenase, welches die Bildung von PGE_2 katalysiert. Dadurch entstünde weniger PGE_2, was zu einer geringeren Proliferation von B-Zellen und Repression der IgE-Synthese führt. (3) ω-3-Fettsäuren (insbesondere EPA) werden bevorzugt gegenüber ω-6-Fettsäuren (insbesondere Arachidonsäure mit der gleichen Kettenlänge) verstoffwechselt und es entstehen Metaboliten mit geringerer Wirkintensität (wie PGE_3 oder LTB_5).

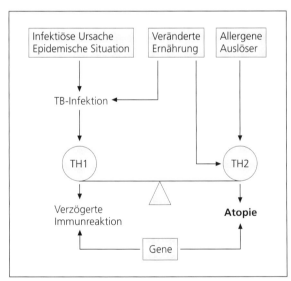

Abb. I7.1: Hypothese zum modifizierenden Einfluss der Ernährung als Teil der Umweltbedingungen auf die Entstehung von Allergien und Asthma.

Ernährung

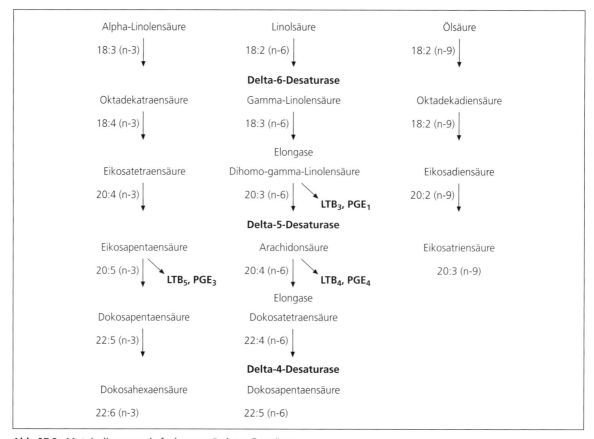

Abb. 17.2: Metabolismus mehrfach ungesättigter Fettsäuren.

7.3 Epidemiologische Daten zum Einfluss von ω-6-Fettsäuren auf die TH2-Antwort

Die Hypothese, dass ω-6-Fettsäuren in der Nahrung die Entwicklung von Allergien beeinflussen, entstand aus epidemiologischen Untersuchungen. In den industrialisierten Ländern ist seit 1970 parallel zur zunehmenden Inzidenz allergischer Erkrankungen eine vermehrte Aufnahme von mehrfach ungesättigten Fettsäuren wie Linolsäure aus Margarine zu verzeichnen. Zunächst in den USA, später in Großbritannien hat sich der Verzehr von mehrfach ungesättigten Fettsäuren in diesem Zeitraum nahezu verdoppelt. Eine einmalige Gelegenheit zur Untersuchung dieses Phänomens ergab sich durch die Wiedervereinigung Deutschlands. Im Vergleich zur Bevölkerung in Ostdeutschland wurden in Westdeutschland bis 1989 erheblich mehr ungesättigte Fettsäuren, insbesondere Linolsäure (18:2; n-6), über die Nahrung aufgenommen. Interessanterweise war auch die Häufigkeit von allergischen Erkrankungen in Westdeutschland um ein Vielfaches höher als in Ostdeutschland. In diesem Zeitraum wurden auch deutliche Unterschiede in der Rate allergischer Sensibilisierungen gefunden mit niedrigeren Raten im Osten. Nach Angleichung der Nahrung im Rahmen der Wende nahm auch die Zahl der allergischen Sensibilisierungen im Osten zu. Eine ähnliche Assoziation wurde in finnischen Studien beschrieben. Ein Landesteil im Süden, mit hohem Anteil von ω-6-Fettsäuren in der Nahrung, hat eine höhere Inzidenz von Asthma im Vergleich zu einem östlichen Landesteil. In den gleichen Populationen wurde der Spiegel der wichtigsten ω-6-Fettsäure, der Linolsäure, in den Cholesterolestern des Plasmas von Kindern bestimmt und es fand sich ein deutlich höherer Spiegel im Süden im Vergleich zu Ostfinnland. Es wurden auch wiederholt Auffälligkeiten im ω-6-Fettsäure-Stoffwechsel bei Personen mit atopischen Erkrankungen beschrieben, wobei auch hier ein diätetischer Einfluss nicht auszuschließen ist. Für diätetische Substitutionsempfehlungen von mehrfach ungesättigten Fettsäuren zur Atopieprävention ist der gegenwärtige Kenntnisstand aber unzureichend, da prospektive epidemiologische und vor allem experimentelle Untersuchungen fehlen.

7.4 Epidemiologische Daten zum Einfluss von ω-3-Fettsäuren auf die TH2-Antwort

Für die Aufnahme von ω-3-Fettsäuren wird aufgrund epidemiologischer Daten aus Australien ein hemmender Einfluss auf die Typ-2-Immunantwort, die für die Entwicklung des allergischen Phänotyps charakteristisch ist, postuliert. In der genannten finnischen Population mit niedriger Atopierate waren die Spiegel an ω-3-Fettsäuren, insbesondere EPA und DCH in den Cholesterinestern infolge einer höheren Aufnahme von ω-3-Fettsäuren signifikant erhöht. Der in einer großen Studie aufgezeigte günstige Effekt von Fischverzehr auf die chronisch obstruktive Lungenerkrankung und bronchiale Hyperreagibilität von Rauchern ist möglicherweise ebenfalls durch die verminderte Produktion proinflammatorischer Zytokine unter dem Einfluss von Fischöl bedingt.

Literatur

Betz M, Fox BS: Prostaglandn E_2 inhibits production of Th_1 lymphokines but not of Th_2 lymphokines. J Immunol 146: 108–113 (1991)

Black PN, Sharpe S: Dietary fat and asthma: is there a connection? Eur Respir J 10: 6–12 (1997)

Cookson WO, Moffatt MF: Asthma: an epidemic in the absence of infection? Science 275: 77–79 (1997)

Endres S, Ghorbany R, Kelley VE, Georgilis K, Lonnemann G, van der Meer JWM, Cannon JG, Rogers TS, Klempner MS, Weber PC, Schaefer EJ, Wolf SM, Dinarello CA: The effect of dietary supplementation with n-3 polyunsaturated fatty acids on the synthesis of interleukin-1 and tumor necrosis factor by mononuclear cells. N Engl J Med 320: 265–271 (1989)

Folkerts G, Engels F, Nijkamp FP: Endotoxin-induced hyperreactivity of the guinea-pig isolated trachea coincides with decreased prostaglandin E2 production by the epithelial layer. Br J Pharmacol 96: 388–394 (1989)

Hodge L, Salome CM, Peat JK, Haby MM, Xuan W, Woolcock AJ: Consumption of oily fish and childhood asthma risk. Med J Aust 164: 137–140 (1996)

Lee TH: Pharmacological modulation of leukotriene and platelet activating factor biosynthesis and activities by alternative dietary fatty acids. Clin Exp Allergy 19: 15–23 (1989)

Leichsenring M, Kochsiek U, Paul K: (n-6)-fatty acids in plasma lipids of children with atopic bronchial asthma. Pediatr Allergy Immunol 6: 209–212 (1995)

Mayatepek E, Paul K, Leichsenring M, Pfisterer M, Wagner D, Domann M, Sonntag HG, Bremer HJ: Dietary (n-3)-polyunsaturated fatty acids suppress LTB_4 and PGE_2 synthesis and lead to a progressive course of experimental tuberculosis in guinea pigs. Infection 22: 106–112 (1994)

Roper RL, Brown DM, Phipps RP: Prostaglandin E_2 promotes B-lymphocyte Ig isotype switching to IgE. J Immunol 154: 162–170 (1995)

18 Komplikationen

Schwere Komplikationen eines Asthma bronchiale im Kindesalter, wie Pneumothoraces, Atelektasen und maligne Asthmakrisen, die zum Tod führen können, sind seit Einführung der topischen Steroide selten geworden. Aber auch unter medikamentöser und intensivmedizinischer Therapie können Komplikationen auftreten.

8.1 Komplikationen verursacht durch die Pathophysiologie des Asthmas

8.1.1 Pulmonale Komplikationen

Asthma beruht auf einer Entzündung und Überempfindlichkeit der Atemwege. Triggerfaktoren, die Husten auslösen, oder auch forcierte Inspirationsmanöver bei vorbestehender Überblähung der Lunge können bei Kindern zum Auftreten eines Pneumothorax oder Pneumomediastinum führen. Kleine Pneumothoraces entgehen häufig der klinischen Untersuchung und sind radiologische Zufallsbefunde, die keiner spezifischen Therapie bedürfen. Gelegentlich führen sie über ein Pneumomediastinum zu einem tastbaren Hautemphysem der Halsweichteile. Ein Spannungspneumothorax ist sehr selten im Kindesalter und wird fast nur unter maschineller Beatmung beobachtet. Zur Therapie ist meistens eine Saugdrainage erforderlich. Synkopen und Rippenfrakturen als Folge des Hustens treten eher bei Vorerkrankungen des Herzens oder der Knochen auf. Durch zunehmende Eindickung des Sekrets in den Segmentbronchien (mucoid impaction) kommt es im Kindesalter häufig zur Bildung von Atelektasen. Atelektasen eines ganzen Lungenlappens, oder Lungenflügels sind allerdings eher selten und werden am häufigsten im rechten Mittellappen beobachtet. Hinweisend ist eine plötzlich auftretende Kurzatmigkeit. Zur sicheren Diagnose ist immer ein Röntgenbild des Thorax notwendig. Die Therapie ist primär konservativ mit β_2-Sympathomimetika, Steroiden und Physiotherapie. Nur selten ist eine bronchoskopische Absaugung erforderlich (cave Bronchospasmus!). Zunehmende Obstruktion mit permanent bestehendem Missverhältnis zwischen In- und Expiration, führt zur Überblähung und zum so genannten „Air-trapping". Mit weiter zunehmender Obstruktion muss ein immer höherer negativer intrapulmonaler Druck für ein ausreichendes Atemzugvolumen aufgebracht werden, was zu einer vermehrten linksventrikulären Belastung und damit zum Lungenödem führen kann. Bei einer kleinen Gruppe vor allem jugendlicher Patienten entwickelt sich gelegentlich sehr rasch auf dem Boden einer ausgeprägten Kontraktion der glatten Bronchialmuskulatur der kleinen Bronchien eine schwere periphere Obstruktion (so genannte stille Obstruktion), die unbehandelt zur Asphyxie führt. Hierbei kann die sofortige Gabe parenteraler β_2-Sympathomimetika unter intensivmedizinischer Überwachung lebensrettend sein.

8.1.2 Extrapulmonale Komplikationen

Reduzierte Flüssigkeitsaufnahme, Flüssigkeitsverlust durch Hyperventilation und verstärkter Flüssigkeitseinstrom ins Interstitium führen zu Hypovolämie und arterieller Hypotension. Hierdurch kommt es zu vermehrter Sekretion des antidiuretischen Hormons (ADH) mit Hyponatriämie und Plasmahypoosmolalität, was im Extremfall zum Hirnödem führen kann. Die Therapie ist primär antiasthmatisch und erfordert zusätzlich eine strenge Bilanzierung des Flüssigkeitshaushaltes und eventuell die Gabe hypertoner (1,5%) Kochsalzlösung (20 ml/kg) und eines Diuretikums (Furosemid). Genaue Bilanzierung ist aber auch zur Vermeidung einer so genannten „mucoid impaction" unabdingbar. Schlafstörungen werden nicht nur durch Hustenattacken verursacht, sondern auch durch zirkadian entkoppelte endogene Katecholamin- und Cortisolausschüttung. Dem kann pharmakotherapeutisch entgegengesteuert werden. An weiteren seltenen extrapulmonalen Komplikationen sind Erbrechen und subkonjunktivale Einblutungen gerade im Kindesalter zu beobachten.

8.2 Komplikationen als Folge antiasthmatischer Therapie

8.2.1 Komplikationen durch Antiasthmatika

8.2.1.1 β_2-Agonisten

Komplikationen durch die Applikation von β_2-Agonisten sind dosisabhängig. Sie betreffen vor allem das Herz-Kreislaufsystem und den Elektrolythaushalt. Insbesondere hoch dosiert oral und intravenös verabreichte β_2-Agonisten können zur Hypokaliämie führen und damit Dysrhythmien bis hin zum Herzstillstand auslösen. Deshalb sind regelmäßige Serumkaliumkontrollen unabdingbar. β_2-Agonisten dilatieren das pulmonale Blutgefäßsystem und beeinflussen dadurch das Verhältnis zwischen Ventilation und Perfusion, was zu einer vorübergehenden Hypoxie führen kann. Kontrollen mithilfe der Pulsoximetrie und entsprechend frühzeitige Sauerstoffgabe sind zu erwägen.

8.2.1.2 Anticholinergika

Ipratropiumbromid und Oxitropiumbromid werden fast nicht resorbiert und führen deshalb selten zu systemischen Nebenwirkungen. Über eine paradoxe Bronchokonstriktion aufgrund der Hypotonizität und des niedrigen pH-Wertes der Inhalationslösung wird gelegentlich berichtet.

8.2.1.3 Theophyllin

Theophyllin kann insbesondere bei Patienten mit erniedrigter Krampfschwelle zu Anfällen führen. Auch lebensbedrohliche Dysrhythmien sind, insbesondere bei kardialen Vorerkrankungen, möglich. Interaktionen mit Makroliden, Quinolonen, INH, Cimetidin, Calciumkanalblockern und oralen Kontrazeptiva, aber auch Virusinfekte und Fieber führen zu einer verminderten Theophyllinclearance und damit häufiger zu den oben genannten Komplikationen.

8.2.1.4 Lokale Corticosteroide

Schwere Komplikationen unter lokaler Steroidtherapie sind nicht bekannt. Lediglich eine kurzfristige Obstruktion nach Applikation des Steroids mittels eines Dosieraerosols wird in seltenen Fällen beobachtet.

8.2.1.5 Systemische Corticosteroide

Glücklicherweise ist nach Einführung topischer Steroide in die Asthmatherapie die Notwendigkeit einer systemischen Steroidgabe über einen längeren Zeitraum sehr selten geworden. Obwohl schon nach mehr als drei Tagen einer systemischen Gabe von 2 mg/kg Prednisolon mit einer Suppression der Nebennierenrinde gerechnet werden muss, erholt sich die Nebennierenfunktion sehr schnell wieder. Nach mehr als vier oralen Steroidzyklen im Jahr sind systemische Nebenwirkungen zunehmend häufiger zu erwarten.

8.2.1.6 Methotrexat

Bekannte Komplikationen des Methotrexat, wie Pneumonitis und Leberzirrhose sind unter antiasthmatischer Dosierung bisher noch nicht beschrieben. Trotzdem sollten insbesondere Kinder unter Methotrexat diesbezüglich genauestens überwacht werden.

8.2.2 Komplikationen unter maschineller Beatmung

Komplikationen als Folge einer maschinellen Beatmung sind bei Asthmatikern nicht selten und betreffen eine Vielzahl von Organsystemen. Ein Pneumothorax oder Pneumomediastinum tritt bei 25 % aller beatmeten Asthmapatienten auf. Ursache ist der für eine ausreichende Ventilation notwendige sehr hohe Spitzendruck (45–55 cmH$_2$O). Aber auch sehr kurze Exspirationszeiten und hohe Atemzugvolumina begünstigen die Entstehung eines Pneumothorax. Fast immer ist eine Pleuradrainage notwendig.

Mit zunehmender Beatmungsdauer ist mit gehäuftem Auftreten von Pneumonien (bei Asthmatikern 3-mal häufiger), kardialen Dysrhythmien, Sepsen und gastrointestinalen Blutungen zu rechnen.

Eine Hypophosphatämie, die nach der Korrektur einer respiratorischen Azidose auftritt, muss frühzeitig korrigiert werden, da sie zur Kontraktionsschwäche der Atemmuskulatur, insbesondere des Zwerchfells führt und damit zu Schwierigkeiten, den Patienten von der Beatmung zu entwöhnen. In seltenen Fällen tritt ein inadäquates ADH-Syndrom mit Hypervolämie und Hyponatriämie auf. Restriktives Bilanzieren und, bei Beteiligung des ZNS, Gabe von hypertoner Kochsalzlösung und Furosemid sind dann unumgängliche Therapiemaßnahmen.

8.3 Erkrankungen, die durch Asthma verstärkt werden

Bei der Behandlung des Asthmas muss auf Begleiterkrankungen Rücksicht genommen werden, da diese sowohl den Verlauf des Asthmas ungünstig beeinflussen können, aber auch durch die antiasthmatische Therapie selbst verstärkt werden.

8.3.1 Gastroösophagealer Reflux

Ein gastroösophagealer Reflux kann die Asthmasymptomatik durch vagal vermittelte Bronchokonstriktion oder auch durch Aspiration verstärken, und zu Bronchitis, Bronchiektasen, Atelektasen, Hämoptysen und letztendlich zur Fibrose führen und somit das Management des Asthmas verkomplizieren. Andererseits können Medikamente, wie Theophyllin und β_2-Agonisten, die den Sphinktertonus herabsetzen, zum Auftreten eines gastroösophagealen Reflux führen.

8.3.2 Sichelzellanämie

Patienten mit Sichelzellanämie sind durch Asthmaexazerbationen besonders gefährdet, da Hypoxie und Azidose eine Sichelzellkrise auslösen können.

8.3.3 Hypertonus

Bei der Behandlung von Patienten mit Hypertonus muss berücksichtigt werden, dass β_2-Agonisten, insbesondere Epinephrin, blutdrucksteigernd wirken können. β-Blocker, ACE-Hemmer und Reserpinderivate, die in der Behandlung des Hypertonus häufig verwandt werden, bewirken Bronchospasmus und Husten und sollten deshalb zurückhaltend eingesetzt werden.

8.4 Langzeitkomplikation durch Asthma bronchiale im Kindesalter

Langzeitkomplikationen sind einerseits dadurch bedingt, dass über lange Zeit keine ausreichende Therapie des Asthma bronchiale stattgefunden hat und es dadurch zu irreversiblen Schädigungen der Lunge oder der körperlichen Entwicklung gekommen ist. Bronchiektasien, das Auftreten einer „allergischen bronchopulmonalen Aspergillose" sowie die Entstehung eines Lungenemphysems seien beispielhaft angeführt. Ein pulmonaler Hypertonus kann die Folge sein. Reduziertes Längenwachstum wurde bei 10- bis 14-Jährigen mit schwerem Asthma gefunden. Eine Wachstumsretardierung ist häufig mit verspätetem Einsetzen der Pubertät assoziiert. Andererseits können Langzeitkomplikationen durch Nebenwirkungen der antiasthmatischen Therapie verursacht sein. So kann eine häufig oder über einen langen Zeitraum durchgeführte systemische Steroidtherapie zu Katarakt, Minderwuchs und Osteoporose führen, wobei diese Komplikationen heute nur noch selten gesehen werden.

Bis zu einem Fünftel der Kinder und Jugendlichen mit Asthma werden auch als Erwachsene Asthmatiker sein. Dabei handelt es sich vor allem um diejenigen, die schon sehr früh rezidivierende schwere Asthmasymptome hatten. Mädchen sind dabei langfristig häufiger betroffen als Jungen.

Literatur

Grol MH, Postma DS, Vonk JM, Schouten JP, Rijcken B, Koeter GH, Gerritsen J: Risk factors from childhood to adulthood for bronchial responsivness at age 32–42 yr. Am J Respir Crit Care Med 160 (1): 150–156 (1999)

Taussig L, Landau L: Pediatric Respiratory Medicine. Mosby, St. Louis 1999

Ulrik CS: Outcome of asthma: longitudinal changes in lung function. Eur Respir J 13: 904–918 (1999)

K

Psychosoziale und ökonomische Bedeutung des Asthmas

K1 Kindliches Asthma und Psyche

Bereits im 12. Jahrhundert hat der Arzt Maimonides darauf hingewiesen, dass Emotionen eine Rolle im asthmatischen Geschehen spielen. 1886 beschrieb McKinzie den Fall einer Frau, die beim Anblick einer Papierrose, die in einem Glasbehälter aufbewahrt wurde, Asthmaanfälle bekommen haben soll. Dass psychische Faktoren bei der Auslösung eines Asthma-Anfalles eine Rolle spielen können, ist bis heute unbestritten. Die Psyche als Ursache des Asthmas anzusehen wird aber dem heutigen Erkenntnisstand nicht mehr gerecht. Während man früher unter dem Stichwort Asthma und Psyche in der Regel die angeblichen psychischen Auffälligkeiten des Asthmatikers – oder seiner Mutter – abhandelte, ergibt sich unter diesem Stichwort heute ein wesentlich breiterer Problemhintergrund. Es stellt sich nicht nur die Frage nach dem Zusammenspiel von Psyche und Körper bei einem Asthma-Anfall, sondern immer mehr die Frage, welche psychischen Bedingungen es einem Asthmatiker und seiner Familie ermöglichen mit der Erkrankung so umzugehen, dass sie möglichst wenig beeinträchtigend auf die Entwicklung des Kindes und seiner Familie wirkt (Lebensqualität) und Folgeschäden vermieden werden können (tertiäre Prävention). Darüber hinaus stellt sich sowohl die Frage nach den psychischen Gegebenheiten, unter denen der Asthmatiker sicher leben kann (Perzeption, Selbstmanagement), als auch die Frage, unter welchen Gegebenheiten seine Behandlung am wirksamsten durchgeführt werden kann (Selbstwirksamkeit, Compliance, Empowerment).

Nachdem in der psychosomatischen Forschung zuerst untersucht wurde, welche frühkindlichen Konflikte der asthmatischen Persönlichkeit zugrunde liegen (Asthmapersönlichkeit), veränderte sich die Fragestellung dahingehend, wie Emotionen das Krankheitsverhalten beeinflussen. Heute geht man nicht mehr davon aus eine lineare Ursache-Wirkungsbeziehung herausfinden zu können, sondern sieht das Asthma als multifaktoriell bedingt und in vielfältigen Wechselbeziehungen sich verändernd (biopsychosoziales Krankheitsmodell).

1.1 Historischer Überblick

Während der 50er- und 60er-Jahre herrschte die psychogenetische Sichtweise vor. Die einflussreichste Publikation zur Psychogenese des Asthmas (Asthma als der unterdrückte Schrei nach der Mutter) ist die von French und Alexander (1941). Die „überbehütende Mutter" wurde von einigen Autoren als psychologische Hauptursache für das kindliche Asthma angesehen, andere machten einen fordernden, aber wenig unterstützenden Erziehungsstil verantwortlich. In den 30er-Jahren hatte die Beobachtung von Peshkin, dass asthmakranke Kinder, wenn sie von ihren Eltern getrennt werden, zu 92 % eine Besserung ihres Zustandes erfahren (parent-ektomy) in den USA zur Errichtung der Jewish National Home for Asthmatic Children geführt. Noch 1955 gab Peshkin Heilungsraten von 98 % bei den hier eingelieferten Patienten an. In den Jahren 1958 und 1959 hatte sich diese Rate auf 28 %, im Jahr 1969 gar auf 12 % verringert.

Inzwischen scheint die psychogenetische These des Asthmas von allen neueren Autoren aufgegeben worden zu sein, da sich Beweise für diese Annahmen nicht finden ließen. Die psychologisch „asthmatogene" Mutter gibt es nicht. Besonders problematisch war die Generalisierung auf alle asthmakranken Kinder im Gefolge der psychologischen Asthma-Entstehungsmodelle und die negativen Auswirkungen, die diese Vorstellungen heute noch auf Mütter asthmakranker Kinder haben. Inzwischen hat man auch die Suche nach gemeinsamen Persönlichkeitsmerkmalen der Asthmatiker weitgehend aufgegeben, da sich zeigte, dass die untersuchten Asthmakranken sehr heterogene Persönlichkeitsmerkmale aufwiesen, die sich teilweise sogar ausschlossen. Außerdem konnte nicht unterschieden werden, ob die gefundenen Ergebnisse Ursache oder Resultat der Asthmaerkrankung offenbarten. Von der Norm abweichende Charakteristika scheinen sich eher auf das Vorhandensein einer chronischen Krankheit als auf das Asthma selbst zu beziehen. Verhaltensstörungen asthmakranker Kinder sind zwar häufiger als in der Allgemeinbevölkerung, andererseits entspricht deren Häufigkeit in etwa der anderer Kinder mit körperlichen Erkrankungen. Nach den Untersuchungen, ob Persönlichkeitsfaktoren in der Entstehung der Krankheit Asthma eine Rolle spielen, untersuchte eine Reihe von Forschern die Frage, ob Kinder mit derselben chronischen Erkrankung bestimmte gemeinsame Persönlichkeitsmerkmale aufwiesen, d. h. ob die Krankheit bestimmte Einflüsse auf den Erwerb spezieller Persönlichkeitsstrukturen hat. Auch diese Forschungsstrategie und die dahinter stehenden Grundannahmen erwiesen sich als sehr problematisch.

Auch die Postulierung einer psychosomatischen Familienkonstellation und daraus resultierende Therapieempfehlungen haben sich nicht als entscheidend für den Verlauf der Erkrankung erwiesen, obwohl sie die Sicht auf das Problemfeld erweitert haben. Das Konzept der psychosomatischen Familie, die sich durch Rigidität, wenig flexible Interaktionsmuster und hohe emotionale Verstrickung sowie durch Vermeidung von Konflikten auszeichnet, scheint mit neueren Daten nicht mehr zusammenzupassen. Die systemtheoretische Betrachtungsweise ist eher theoriegeleitet als genügend empirisch untermauert um Allgemeingültigkeit beanspruchen zu können. Die Situation dieser Familien lässt sich häufig eher unter dem Konzept „burden of care" (zusätzliche Belastungen durch die Krankheit des Kindes) verstehen. Insgesamt muss man feststellen, dass die psychosomatische Theoriebildung uns zwar die Augen für bestimmte Problembereiche öffnen kann, dass die Materie aber zu komplex erscheint, als dass sie sich mit einer Theorie hinreichend erklären ließe. Daher ist es heute wichtig, auf dem Hintergrund verschiedener Erklärungsmuster sich dem jeweiligen Einzelfall zuzuwenden und das jeweilige Vorgehen individuell abzustimmen.

1.1.1 Überblick über die psychologische Therapie

Ähnlich wie sich die medizinische Behandlung des Asthma bronchiale in den letzten Jahren verändert hat, trat auch in der psychologischen Therapie ein entscheidender Wandel ein. Ausgehend von psychoanalytischen Modellen zur Psychogenese des Asthmas, über die Versuche der Veränderung der postulierten Persönlichkeitsmerkmale der Asthmatiker bis hin zu singulären verhaltenstherapeutischen Techniken wie Entspannung, Biofeedback, Densensibilisierung etc. hat sich auch hier inzwischen eine eher „ganzheitliche" Sichtweise herausgebildet, die gemeinsame Behandlungsstrategien im Sinne der multidimensionalen Verhaltenstherapie und des „self-management" propagiert. Die eher naiven Konzepte von Verhaltensänderung zu Beginn der Konzeptentwicklung wurden zunehmend durch empirisch fundierte Konzepte aus der Lern-, Verhaltens- und klinischen Psychologie abgelöst.

Verhaltensmedizinisches Vorgehen heißt, gesundheitsförderliches Wissen aufzubauen, Motivation zur Compliance zu erhöhen, Risiken vermeiden zu lernen, Verhaltens- und Denkgewohnheiten oder Problemkonstellationen zu beeinflussen, Kooperationsfähigkeit mit dem Arzt zu verbessern und psychische Verarbeitung der Krankheit zu erleichtern.

Nicht eine einzelne Ursache und ihre Auswirkung auf Kind oder Familie, sondern ein ganz komplexes Beziehungsmuster, ein Netz von unterschiedlichen Ursachen und Wirkungszusammenhängen beeinflusst das Kind, die Familie und die Krankheit. Diese Situation erfordert ein multidimensionales Vorgehen. Lineare Ursache-Wirkungszusammenhänge greifen nicht. Eine ganzheitliche Sichtweise, die die Vernetzung der unterschiedlichen Bereiche deutlich macht, ist notwendig. Nicht der eine Faktor „Krankheit" alleine ist entscheidend für die Persönlichkeitsentwicklung, sondern durch die „Risikokumulation" wird die Persönlichkeitsentwicklung gefährdet. Es ist notwendig, dass sich der Therapeut im ersten Schritt ein konkretes Modell der Störung macht, in dem die Problembereiche beschrieben und in dem Hypothesen formuliert werden. Ganzheitliche Sichtweise beinhaltet das Denken in Vernetzungen, das Einbeziehen der Familie, von Gefühlen und Kognitionen, des sozialen Lebensraums und der subjektiven Pläne sowie der Regelmechanismen, die die Menschen darüber in ihrem Kopf haben.

1.2 Ganzheitliche Betrachtungsweisen

Aufgrund dieser Überlegungen hat Könning ein mehrdimensionales Beschreibungsmodell zur ganzheitlichen Erfassung von Personen in ihrem Lebensraum entwickelt (Acht-Ebenen-Modell). In Bezug auf Asthma sieht er die acht Ebenen wie folgt.

I **Physiologische Ebene:** somatische Therapie, Lungenbefund, Bronchien, Medikamentenspiegel, Allergene, medikamentöser Stufenplan.

II **Ebene des subjektiven Körpererlebens:** Körperschema, Körperhaltung, „im Körper zu Hause sein", Selbsteinschätzung, Selbstwahrnehmung, Entspannung, Atemgymnastik.

III **Emotionale Ebene:** emotionale Grundbefindlichkeit, Fähigkeit zur Selbstwahrnehmung und zum Gefühlsausdruck, Abwehrformen.

IV **Kognitive Ebene:** Selbstkonzept des Kindes, Krankheitskonzepte von Kind und Familie, Kontrollüberzeugung, Attributionsmuster, Leistungsanspruchsniveau, rationale/irrationale Überzeugung („Belief-System").

V **Ebene des praktischen Verhaltens:** Handlungsstrategien zum Krankheitsmanagement (Inhala-

tion, Vermeiden von Auslösern ...), Verhaltensmöglichkeiten in sozialen Situationen (soziale Kompetenz).
VI **Sozialer Mikrokosmos:** Umgang der Familie mit Belastungen, Interaktion der Familie, Asthma als evtl. „organisierendes Prinzip" des Familienlebens, Umgang mit Grenzen, elterliches/eheliches Subsystem, Geschwistersubsystem, gemeinsames „Belief-System".
Soziale Kompetenz in der Peergruppe, Unterstützungsstrukturen in der Nachbarschaft und beim Hausarzt.
VII **Gemeindekontext:** Kontakte zum Lehrer, Konflikte mit Mitschülern bzw. Freunden; Hausarzt und Klinik(en): Kontakte, Kontaktqualität, Vertrauensbeziehung.
VIII **Makrosystemkontext:** gesellschaftlicher Lebensraum der Familie, Luftverschmutzung, gesellschaftlich vermittelte Bilder von Gesundheit und Krankheit, gesellschaftlicher Umgang mit Süchten (z. B. Rauchen).

Die Beschreibung der besonderen Problemlagen und Bewältigungsleistungen auf den einzelnen Ebenen ermöglicht es, für jeden Einzelfall ein angepasstes, interdisziplinäres Therapieschema zu entwickeln.

1.3 Angst und Asthma

Am Beispiel der Angst lässt sich die Vielfalt und Schwierigkeit der Beschreibung und Bewertung von Emotionen in Bezug auf das asthmatische Geschehen deutlich machen. Schon wegen der etymologischen Nähe der Worte Angst und Enge wurde hier immer ein Zusammenhang vermutet. Die Fragestellung ergab sich, ob es sinnvoll ist, die Emotion und das daraus resultierende Verhalten psychotherapeutisch zu beeinflussen. Hätten weniger ängstliche Asthmatiker auch weniger Asthma-Anfälle? Wie viel Angst ist nötig, um eine prophylaktische Asthmatherapie durchzuhalten? Erhöht die Auseinandersetzung mit der Erkrankung das Angstniveau?

Häufig werden asthmakranke Kinder als generell ängstlicher als gesunde Altersgenossen beschrieben. Diese These scheint heute nicht mehr haltbar zu sein. Für Einzelfälle mag dies stimmen, ansonsten hat sich das Bild des asthmakranken Kindes auch dank besserer Therapie in den letzten Jahren deutlich gewandelt.

In einer großen Untersuchung an erwachsenen Asthmatikern (Alter 22 bis 44 Jahre) gab es keinen Anhaltspunkt dafür, dass Patienten mit einem diagnostizierten Asthma mehr Angst oder Depression erleben würden als der Durchschnitt. Bei Patienten mit Angst oder Depression gab es allerdings signifikante Zusammenhänge mit asthmatischen Symptomen wie nächtlichen Asthma-Attacken, starkem Giemen oder Kurzatmigkeit in Ruhe oder nach Anstrengung, d. h. besonders ängstliche Patienten nehmen ihre Asthmaerkrankung anders wahr als weniger ängstliche.

Eine Untersuchung, die asthmakranke Jugendliche mit gesunden verglich, konnte zeigen, dass Asthmatiker mit einem milden Asthma sich nicht von den gesunden Jugendlichen unterschieden. Jugendliche mit mittelschwerem oder schwerem Asthma gaben jedoch häufiger als ihre gesunden Altersgenossen an, Angst zu haben. Dies korrelierte mit der Schwere der Erkrankung.

Richter kommentiert Untersuchungen, die eine ängstliche Asthmapersönlichkeit suggerieren mit dem Satz: „Nur sporadisch wurde dem nahe liegenden (und gerade von Pneumologen zu Recht geäußerten) Gedanken Rechnung getragen, dass eventuell nachweisbare Persönlichkeitsauffälligkeiten auch die Folge der oft lang andauernden existenziellen Bedrohung durch diese Krankheit sein könnten, somit das Ergebnis einer mehr oder weniger gelungenen seelischen Bewältigung der Angst vor dem Erstickungstod."

Eine genauere Betrachtung der Einflüsse vom Zusammenwirken von Angst und Asthma macht es nötig, zwei Hauptformen der Angst beim Asthmatiker zu unterscheiden, die allgemeine Angst (trait anxiety, persönlichkeitsspezifische Angst) und die asthmaspezifische Angst (state anxiety). Letztere kann man noch mal in drei Bereiche unterteilen:

die Angst vor dem Anfall (auslösende Angst)
die Angst während des Anfalls
die Angst vor dem nächsten Anfall (Erwartungsangst).

1.3.1 Persönlichkeitsspezifische Angst bei Kindern

Neben dem oben bereits erwähnten fanden wir in einer eigenen Untersuchung bei asthmakranken Kindern ebenfalls keine signifikant erhöhten Angstwerte in den entsprechenden Angstscores des Persönlichkeitsfragebogens für Kinder (PFK). Der Median der Ängstlichkeitsprozentwerte der 79 asthmakranken Kinder liegt bei 52 % (bei der Eichstichprobe bei 50 %).

1.3.2 Asthmaspezifische Angst

Die Aussage: „Ich bin ängstlich wegen meines Asthmas", beantworteten in unserer Untersuchung die Hälfte der asthmakranken Kinder mit „stimmt nicht", ein Drittel mit „stimmt weniger" oder „stimmt teilweise", zirka ein Fünftel stimmte der Aussage ganz oder teilweise zu.

Die Eltern dieser Kinder schätzten die asthmaspezifische Ängstlichkeit („Mein Kind ist ängstlich wegen seines Asthmas") noch etwas niedriger ein.

Auch wenn der Durchschnitt eher niedrig anzusiedeln ist, ist es doch wichtig für den Einzelfall festzustellen, ob ein Kind speziell unter asthmaspezifischer Angst leidet und wie es damit umgeht, d. h. ob diese Angst dazu führt, dass es panisch reagiert und damit den Asthma-Anfall verschlimmert.

1.3.2.1 Die Angst der Kinder vor dem Anfall (auslösende Angst)

Aus klinischer Erfahrung und aus Fallstudien ist immer wieder berichtet worden, dass starke emotionale Reaktionen wie Wut, Angst, Traurigkeit, aber auch Freude asthmatische Reaktionen provozieren können. Bei diesen Beispielen könnten Emotionen aber nicht nur direkt, sondern erst vermittelt über ihre psychophysiologischen Korrelate wirken. Creer vermutet, dass wenn ein Kind „intensive Asthma-Attacken in Verbindung mit starken Gefühlen von Angst und Hilflosigkeit erlebt, die Gefahr besteht, dass es im Sinne einer phobischen Entwicklung diese Verknüpfung auf solche Reize generalisiert, die aus medizinischer Sicht zunächst keine Auslösefunktion ausüben können und eigentlich keine Gefahr darstellen. Auch vergleichsweise harmlose Atemwegsobstruktionen können dann panische Reaktionen provozieren".

1.3.2.2 Die Angst während des Anfalls

Viele Kinder mit Asthma haben noch nie einen Asthma-Anfall erlebt. Allerdings berichten die Kinder, die bereits Asthma-Anfälle erlebt haben, dass die Intensität der Angst während der Luftnot bis zur Todesangst reichen kann. Jeder durchlebte Anfall beweist dem Patienten aber auch, dass er mit dem Anfall umgehen kann. Daher könnte man vermuten, dass die Angst entsprechend der Häufigkeit der „gemeisterten" Anfälle abnimmt.

Das direkte Messen der Angst während eines Anfalls ist kaum möglich. In einer Untersuchung mit Erwachsenen, in der im Labor eine Methacolin-induzierte Bronchialverengung provoziert wurde, wurde kein Zusammenhang zwischen der Wahrnehmung der Bronchokonstriktion und der Angst gefunden. Die Wahrnehmung der Einengung war bei Asthmatikern deutlicher als bei Gesunden ausgeprägt. Das Ausmaß der gemessenen Angst war niedrig.

1.3.2.3 Die Angst der Eltern um die Kinder

Der Aussage: „Ich habe wegen des Asthmas Angst um mein Kind", stimmen Eltern zu 40 % zu. Ein Drittel stimmt dem teilweise zu, etwa ein Viertel der Eltern verneinen dies.

Die Kinder schätzen die Angst ihrer Eltern etwas niedriger ein. 40 % verneinen die Frage: „Meine Eltern haben Angst um mich wegen meines Asthmas". 40 % bejahen sie, „stimmt teilweise" sagen hier knapp 20 %.

Staudenmayer brachte anhand seiner Untersuchung schlechtes Asthmamanagement mit hohen Angstwerten der Eltern in Verbindung. Für die schlechten Behandlungserfolge bei schweren Asthmafällen war weniger ein „intractable asthma" verantwortlich als vielmehr die Angst der Eltern in Verbindung mit anderen psychosozialen Faktoren.

Im Rahmen des „Puste mal"-Kurses fanden wir an einer kleinen Stichprobe von Kindern mit Asthma, dass sie Auffälligkeiten im Labilitätsbereich, im Sinne z. B. einer deutlich von der Standardnormalverteilung abweichenden höheren Ängstlichkeit zeigten. Diese Ängstlichkeit steht aber nicht im Zusammenhang mit dem Asthmaschweregrad oder der Dauer (Chronizität) der Krankheit. Es zeigte sich hier eine hochsignifikante positive Korrelation zwischen der Ängstlichkeit der Kinder und der Einschätzung ihrer Labilität durch die Mütter.

1.3.2.4 Krankheitsverhalten und Angst

Dahlem und Dirks haben herausgefunden, dass Patienten mit mittlerer Angst ihre Bedarfsmedikation entsprechend dem jeweiligen Lungenfunktionsbefund eingenommen haben, während Patienten mit geringer Angst unabhängig von ihrer Lungenfunktion wenig Bedarfsmedikamente einnehmen und Patienten mit hoher Angst in aller Regel zu häufig zu zusätzlichen Medikamenten greifen.

In einer weiteren Untersuchung wird asthmabezogene und persönlichkeitsspezifische Angst mit Rehospitalisierungen in Verbindung gebracht. Dabei zeigt sich, dass diejenigen Patienten die niedrigste Rehospitalisierungsrate haben, bei denen eine niedrige persönlichkeitsspezifische Angst mit hoher asthmaspezifischer Angst kombiniert ist. Besonders häufige Rehospitalisierungen ergeben sich bei niedriger asthmabezogener Angst in Verbindung mit hoher persönlichkeitsspezifischer Angst. Aber auch die Kombination niedrige asthmaspezifische Angst und niedrige persönlichkeitsspezifische Angst weist hohe Rehospitalisierungsraten auf.

Durch diese Untersuchungen wird deutlich, dass Angst zwar ein unangenehmes Gefühl ist, aber auch eine wichtige Funktion als Alarmsignal erfüllen kann.

Diese Ergebnisse haben Kinsman veranlasst, darauf hinzuweisen, dass der unkritische Gebrauch von angstreduzierenden Techniken, wie progressive Muskelrelaxation, Desensibilisierung und Biofeedback für *bestimmte* Patienten schädlich sein könnte. Er warnt davor, allgemein bei jedem Asthmatiker angstreduzierende psychologische Therapie ergänzend zur medizinischen Therapie einzusetzen. Er tut dies auf dem Hintergrund der oben dargestellten Untersuchungen und weist auf vier Fallen hin, die man bei einer zusätzlichen angstreduzierenden Therapie beachten muss. Der erste Denkfehler besteht in der Annahme: „Wenn Angst das Asthma verschlimmert, dann sollte eine Reduzierung der Angst das Asthma verbessern."

- Falle 1: Nicht alle Asthmatiker reagieren auf emotionale Auslösesituationen mit Atemwegsobstruktion.
- Falle 2: Asthmapatienten reagieren auch auf denselben Auslöser mit unterschiedlichen Gefühlen. (Die Untersuchung zeigt eigentlich, dass es unterschiedlich suggestible Menschen gibt.)
- Falle 3: Angst, die sich direkt auf Atembeschwerden bezieht, ist gut und das Fehlen dieser Angst ist schlecht.

Die Forschungsergebnisse deuten auf unterschiedliche Auswirkungen Angst reduzierender Maßnahmen bei Asthmatikern hin.

Hier bezieht sich Kinsman auf die dargestellte Untersuchung von Dahlem und auf Staudenmayer und argumentiert, dass psychologische (Angst reduzierende) Intervention die Symptomaufmerksamkeit (die mit hohem „illness related panic-fear" einhergeht) nicht beeinflussen sollte.

- Falle 4: Hohe persönlichkeitsspezifische Angst ist schlecht, aber auch besonders niedrige persönlichkeitsspezifische Angst.

Es kommt immer wieder darauf an, die individuelle Reaktion des betreffenden Kindes einzuschätzen, um zu entscheiden, ob das Ausmaß an Angst angemessen und bewältigbar ist, oder ob psychotherapeutische Interventionen an diesem Punkt einsetzen müssten.

Creer macht dies mit einer Anekdote deutlich. Vor mehr als zwei Jahrzehnten produzierte Jonathan Weiss einen Lehrfilm, in dem schwere Asthma-Anfälle von Kindern gezeigt wurden. Dieser Film wurde später in verschiedenen Studien eingesetzt. Dort diente er als Stressor für Asthmapatienten und Kontrollgruppen. Als der Film Zwillingen mit schwerem Asthma gezeigt wurde, zeigte keines der beiden Kinder eine besondere Reaktion. Zuerst dachte man, dass die beiden sich unmotiviert oder unkooperativ verhielten. Eine genauere Analyse aber ergab, dass es für die beiden keine besondere Stresssituation war einen anderen Menschen mit einem Asthma-Anfall zu beobachten, da sie diese Situation schon sehr häufig in ihrem Leben erlebt hatten.

1.3.2.5 Asthmaschulung und Angst

Erzeugen Asthmaschulungsprogramme Angst?

Weder in der Übersicht über die 19 bedeutendsten Asthmaschulungsprogramme für Kinder in den USA, noch in den durch MEDLINE erreichbaren Literaturabstracts der letzten Jahre wurde eine Zunahme der asthmaspezifischen Angst durch Schulungskurse für Kinder berichtet. Wir fanden in der Tat unmittelbar nach Abschluss von Asthmaschulungskursen, dass die Kinder das Symptom Angst als Begleiterscheinung bei Asthma-Anfällen häufiger nannten. Vor der Schulung gaben dies 21 % an, nach der Schulung 28 %, ein Jahr nach der Schulung allerdings war der Wert auf 15 % gefallen. Dies könnte man dahingehend interpretieren, dass in den Schulungskursen die Bereitschaft, alle Begleitsymptome zu nennen, gefördert wurde, da alle Begleiterscheinungen nach dem Kurs häufiger genannt wurden, andererseits, dass durch gute medikamentöse Therapie und verbessertes Krankheitsmanagement die Angst beim Asthma-Anfall sinkt.

1.4 Psyche und Compliance

Trotz immer besserer Medikamente und der Möglichkeit, Asthmasymptome weitgehend zu kontrollieren, schien die Umsetzung dieser Möglichkeiten in der hausärztlichen Praxis nicht zu gelingen. Das Thema „Compliance", also das Befolgen der ärztlichen Verordnung, wurde immer wichtiger. Gerade bei der Krankheit Asthma ist die Befolgung der ärztlichen Verordnung besonders schwer. Einerseits, weil es in den meisten Fällen nötig ist, kontinuierlich Medikamente einzunehmen, auch wenn subjektiv keine Beschwerden vorhanden sind, andererseits, weil die Einnahme der Medikamente mithilfe des Inhaliergeräts zeitaufwändig oder im Falle der Dosieraerosole gewöhnungsbedürftig ist. Auch wenn durch verbesserte Medikamente der Aufwand und die zur richtigen Inhalation erforderliche Geschicklichkeit vermindert werden konnte, ist allein die Tatsache täglich mehrere Medikamente einnehmen zu müssen ein zusätzlicher Stressfaktor.

Faktoren, die mit der medizinischen Compliance von Kindern und Jugendlichen zusammenhängen, sind:

- Ungenügendes Wissen über die Krankheit und ihre Behandlung

- Komplexität und Unbequemlichkeit der Behandlung
- Qualität der Arzt-Patientenbeziehung
- Lebensstressoren
- Glaube an die Effektivität der medizinischen Versorgung und allgemeine Gesundheitseinstellungen (Health Locus of Control)
- andere emotionale Schwierigkeiten und Verhaltensprobleme.

Auch die hohen Krankheitskosten, die in den USA schon in den 80er-Jahren im Schnitt 6,4%, im Extrem sogar 33% des Familieneinkommens betrugen, zwangen zu einem Umdenken in der Versorgung von chronisch kranken Patienten. Asthma als chronische Erkrankung bedarf der aktiven Mitarbeit des Patienten, nicht nur hinsichtlich der korrekten Einnahme von Medikamenten, sondern vor allem in Bezug auf die auslösenden Situationen und den angemessenen Umgang mit Asthmaepisoden. Eine größere Selbstverantwortung im Management seiner Erkrankung soll nicht nur Kosten senken, sondern auch die Lebensqualität des Patienten und seiner Familie verbessern.

Einen weiteren alarmierenden Faktor stellten die relativ hohen Sterberaten bei Jugendlichen dar.

In der retrospektiven Studie von Strunk an entlassenen Krankenhauspatienten wurden neben drei physiologischen Faktoren fünf psychologische Faktoren identifiziert, die eine Kontrollgruppe von der Gruppe der an Asthma verstorbenen Patienten unterschied: Physiologische Faktoren sind gemäß dieser Studie:

- mehrere lebensbedrohliche Anfälle im Zusammenhang mit asthmatischen Attacken
- Reduzierung der Cortisondosis um mehr als 50% während des Krankenhausaufenthaltes
- Notwendigkeit von topischem Steroid (Beclometason) zur Asthmatherapie.

Zu den psychologischen Faktoren zählen:

- Konflikte zwischen den Eltern des Patienten und dem Krankenhauspersonal über die medikamentöse Einstellung des Patienten
- Selbsthilfe im Krankenhaus war dem Alter des Patienten nicht angemessen
- verstärkte Asthmasymptome in der Woche vor der Entlassung
- depressive Symptome
- Verleugnung der Asthmasymptomatik.

In anderen Untersuchungen wurden folgende Gruppen als Risikopatienten eingestuft:

- Die Gruppe mit geringer „Panic-fear", die Atembeschwerden kaum wahrnehmen.
- Die Gruppe mit hoher Angstausprägung, die eine große cholinerge Aktivität durch erhöhte Vagusinnervation zeigen.
- Die depressive Gruppe, die wenig medizinische Compliance zeigt.
- Die „giving-up-, given-up"-Gruppe (die sich aufgegeben hat und aufgegeben wurde), die das höchste Risiko tragen könnte.

1.5 Asthma und Familie

Dass die Krankheit eines Kindes die ganze Familie betrifft, ist gut dokumentiert, Minuchin und Onis konnten zeigen, dass in Familien, in denen ein Kind an „intractable asthma" litt, folgende Charakteristika stärker ausgeprägt waren: Verstrickung (mit sehr instabilen und diffusen Familienbinnengrenzen), Überfürsorglichkeit, fehlende Konfliktlösefähigkeit und Rigidität. Andererseits behaupten McLean und Ching 1973, dass die Besserung des Asthmas unabhängig von der Güte der Familienbeziehung sei.

In einer interessanten Längsschnittuntersuchung wurden 100 Familien, die in der Familienanamnese Allergien aufwiesen, untersucht. Als die Kinder 3 Monate alt waren, zeigten sich bei mehr als einem Drittel der Familien unbalancierte oder dysfunktionale Familienstrukturen, die sich aber im Alter von 18 Monaten in funktionale Strukturen zurückverwandelten, wenn das Kind gesund blieb. Wenn das Kind aber angstprovozierende Symptome, wie Asthma, entwickelte, blieb das dysfunktionale Muster bestehen. Bei Familien, die vorher kein dysfunktionales Muster aufweisen, entwickelte es sich zu diesem Zeitpunkt. Bei den gesunden Kindern fand man mit 18 Monaten 12% dysfunktionale Familieninteraktionen, während der Prozentsatz bei den asthmatischen Kindern 52% betrug.

1.6 Psychologische Therapiemöglichkeiten

Es hat sich gezeigt, dass keine verhaltenstherapeutische Technik allein dem differenzierten Krankheitsbild des Asthma bronchiale als chronischer Krankheit gerecht werden kann. Die heterogene Gruppe der asthmakranken Kinder erfordert auch ein individualisiertes Vorgehen. Als Teil einer umfassenden Krankheitsbewältigungsstrategie, die versucht, auf die individuelle Lebenssituation von Kind und Familie einzugehen, haben diese Techniken aber ihren wichtigen Stellenwert.

Die oben dargestellten acht Ebenen sollten auch für eine psychologische Therapie des asthmakranken Kindes handlungsleitend sein. In der Regel wird daher als erste Intervention eine Schulungsmaßnahme in Betracht gezogen werden, sei es als Gruppen- oder in besonderen Fällen als Einzelschulung. Da die Schulung in einem eigenen Kapitel behandelt wird, möchte ich hier die Diskussion auf die Ebenen 6 bis 8 beschränken.

1.6.1 Sozialer Mikrokosmos, familiäre Interaktion

Die Verhaltensmedizin bezieht zunehmend sozialpsychologische Ansätze von Interaktion und Kommunikation in ihre Arbeit ein. Eltern und Geschwister sind direkte Bezugspersonen im Lebensraum des Kindes und verfügen damit direkt über Verstärkungsbedingungen für das Kind. Sie stellen wichtige emotionale Ressourcen für die Lebensbewältigung dar. Darüber hinaus schränkt die Familie durch das Regel-, Wert- und Normsystem innerhalb der Familie gleichzeitig auch Verhaltensoptionen und Entwicklungsmöglichkeiten ein. Von Schlippe macht deutlich, dass alle Bewältigungsprozesse von Kindern und Jugendlichen auch vom Norm- und Wertesystem in der Familie abhängig sind. Er schlägt deshalb in Weiterentwicklung des Lazarus'schen Bewältigungskonzeptes eine 3. Ebene, die tertiäre Beurteilungsebene vor: Wie verhält sich das familiäre Norm- und Regelsystem zum individuellen Bewältigungsversuch? Schlippe nennt dies Bewältigungspotenzial.

1.6.2 Gemeindekontext: Schule, Freundeskreis, Hausarzt

Je älter die Kinder werden, desto wichtiger werden die sozialen Austauschprozesse zwischen Gleichaltrigen im schulischen und beruflichen Bereich. In einem ganzheitlichen Betreuungsansatz, in dem es um Steigerung des Krankheitsbewältigungsverhaltens geht, müssen auch diese Lebensbereiche, je nach individueller Bedeutung, angegangen werden.

1.6.3 Makrosystemkontext

Diese Ebene wird in vielen psychotherapeutischen Prozessen schlichtweg ausgeblendet. Als Rahmenbedingung für Familie, Therapeut, Hausarzt und Schule ist sie aber von entscheidender Bedeutung. Dies wird besonders deutlich in der Arbeit mit ausländischen Familien, in denen häufig ein anderes Norm- und Wertesystem gegenüber dem Umgang mit Krankheit und Behinderung, der Aufgabenverteilung innerhalb der Familie und anderem besteht.

Schichtzugehörigkeit, Arbeitszeit, Verteilung der materiellen Ressourcen in unserer Gesellschaft, aber auch Bereiche wie Industrialisierung und Luftverschmutzung stellen Rahmenbedingungen für das individuelle Handeln in der Therapie dar. Veränderungsmöglichkeiten sind hier zwar nicht auf der therapeutischen Ebene gegeben, die Mitarbeit in Selbsthilfegruppen, Umweltschutzverbänden oder Parteien könnte sinnvolles Engagement für eine Verbesserung dieser Rahmenbedingungen sein.

Weitere psychische Prozesse, die durch Therapie zu beeinflussen sind: Deutlich sind die Probleme im Bereich der Wahrnehmung und richtigen Einschätzung von Atemnot. Hier kann durch ein intensives Training und durch objektive Rückmeldung über das Peakflow-Meter eine Aufmerksamkeitssteigerung erreicht werden. Ob sich tatsächlich die Wahrnehmung der Obstruktion zu kritischen Zeiten verbessert, ist noch nicht hinreichend untersucht.

1.6.3.1 Entspannung

Entspannungsverfahren wurden bei Kindern mit Asthma mit unterschiedlichen Ergebnissen eingesetzt. Insbesondere die länger dauernden Effekte scheinen eher auf den Plazebo-Effekt der erhöhten Aufmerksamkeit zurückzuführen zu sein. Die Lungenfunktionsparameter konnten nicht wesentlich verbessert werden, dennoch nahm die Anzahl der Notaufnahmen und der Medikamentenverbrauch ab.

Auch physiologisch sind tiefe Entspannungszustände für den Asthmatiker von zweifelhaftem Wert, da sie den Parasympathikus stimulieren und damit selbst obstruktiv wirken können. Malouvier machte die Feststellung, dass der Patient zwar angstfrei und sehr beruhigt, jedoch stärker obstruktiv als zuvor ist.

1.6.3.2 Biofeedbackverfahren

Durch aufwändige apparative Maßnahmen werden den Patienten biologische Körperfunktionen, die sonst nicht direkt vom Patienten beobachtbar sind, zurückgemeldet. Asthmapatienten sollen dadurch in die Lage versetzt werden, Strategien zu erlernen, die es ihnen ermöglichen, ihren Bronchialdurchmesser willentlich zu beeinflussen (d. h. zu vergrößern oder wenigstens konstant zu halten). Die dafür grundlegenden Experimente von Miller, die zeigen sollten, dass sich vegetativ geregelte physiologische Prozesse direkt (operant) konditionieren lassen, ließen sich später nicht replizieren, sodass man hier wohl von einer Fälschung ausgehen muss. Dennoch entspann sich ein weites Forschungsinteresse, das in einem Übersichtsartikel von Maß, Richter und Dahme (1989) beschrieben wird. Eine Kombination von Biofeedback und Entspannung führte zu besseren Werten. Weitere Untersuchungen in diesem Bereich erscheinen sinnvoll und interessant, denn Effekte des Biofeedback-Trainings könnten durchaus für bestimmte Patienten zu erreichen sein, insbesondere, wenn sie durch die aufwändige apparative Ausstattung zu einer Mitarbeit an ihrer Asthmatherapie bewegt werden könnten und die Fähigkeit zur Interozeption dadurch anstiege. Außerdem ist das Protokollieren der jeweiligen Befindlichkeit und des Atemwegswiderstandes in sich bereits eine asthmareduzierende Prozedur. Wenn es gelänge, die Patienten, die von einer solchen Maßnahme profitieren könnten, herauszufiltern, könnten Biofeedbackmethoden eine zusätzliche Variante im Asthmamanagement werden. Kritisch anzumerken ist, dass selbst wenn eine Bronchialmuskelentspannung gelingt, dies den geringeren Anteil an den asthmatischen Beschwerden hat, im Vergleich zur Entzündung und zur zusätzlichen Schleimverdickung.

1.6.3.3 Systematische Desensibilisierung

Es ist bekannt, dass Angstreaktionen einen Asthma-Anfall auslösen oder verschlimmern können, dies gilt insbesondere auch für die Erwartungsangst, d. h. die Angst vor einem Anfall. In diesen Fällen bietet sich die systematische Desensibilisierung, am besten in Kombination mit Entspannung, an.

1.7 Ausblick

Bisher haben sich die psychologischen Asthmamodelle zu wenig mit der Tatsache auseinander gesetzt, dass Asthma eine chronische Erkrankung ist. Zu lange wurde auf den Asthma-Anfall als entscheidende Outcome-Variable gesetzt. In der bisherigen psychologischen Asthmaforschung wurden häufig alle Daten auf ein Ereignis – nämlich das Asthma – bezogen. Ein Zustand, der in der Gesamtheit der Lebenssituation von untergeordneter Bedeutung sein kann und unter guter medizinischer Therapie in Zukunft noch weniger ins Gewicht fallen wird. Nötig ist eine Forschung, in der biologische und psychologische sowie soziale Faktoren und die jeweils wechselseitigen Interaktionsmöglichkeiten Berücksichtigung finden. Es wäre interessant herauszufinden, ob es psychosoziale Konstellationen gibt, die einen gewissen Schutz vor Asthma bieten. Auch das Zusammenwirken von Risiken und protektiven Faktoren in der Entwicklung des Asthmas ist zu wenig berücksichtigt. In zu wenigen Untersuchungen wurde eine Unterscheidung nach dem Schweregrad der Erkrankung getroffen, in wenigen wird das Therapieniveau in die Erklärungsansätze einbezogen.

Zu fordern wäre die Entwicklung von Standards für die Untersuchung. Welche Daten müssen in jeder Untersuchung genannt werden, damit die Daten vergleichbar sind. (Ähnlich wie dies Creer für die Evaluation von Asthmaschulungen aufgestellt hat, z. B. Dauer und Schwere der Erkrankung, Schweregrad mit oder ohne Therapie etc.) Auch Entwicklungspsychologische Aspekte wurden bisher zu wenig einbezogen.

Unter den Voraussetzungen einer optimierten medizinischen Therapie wäre es nötig, interdisziplinäre Forschung zu initiieren, die die untersuchten Personen in ihrem gesamten Lebenslauf betrachtet, die die Bewältigung einer chronischen Erkrankung im Gesamtkontext der altersspezifischen Entwicklung des Erkrankten und der Ressourcen der Familie und des sozialen Umfeldes einbezieht. Die Person muss als Ganzes ihres Lebenslaufes gesehen werden und nicht nur im Hinblick auf kurzzeitige und nahe Ziele. Auch bei klinischen Studien wird die Lebenslaufperspektive von sozialökologischen und historischen Rahmenbedingungen beeinflusst, etwa vom medizinischen Fortschritt, von ihren Bildungsmöglichkeiten und von den Einstellungen der Gesellschaft.

Literatur

French TM, Alexander F: Psychogenic factors in bronchial asthma. Psychosomatic Medicine Monograph 4, Nat. Research Council, Wash. D. C. 1941

Kinsman RA, Dirks JF, Jones NF: Psychomaintenance of chronic Psychic illness. In: Handbook of clinical health psychology. Millon T (ed.). Plenum Press, New York 1982

Könning J: Multidimensionale Krankheitsbewältigung beim kindlichen Asthma bronchiale. Hänse-Hohenhausen, Engelsbach 1994

Könning J, Gebert N, Niggemann B, Wahn U: Asthma bronchiale. In: Verhaltenstherapie und Verhaltensmedizin bei Kindern und Jugendlichen. Steinhausen HC, von Aster M (Hrsg.). 2. Aufl. Beltz, Weinheim 1999

Lehrer PM, Isenberg S, Hochron SM: Asthma and emotion: A review. J Asthma 30: 5–21 (1993)

Lob-Corzilius T, Petermann F (Hrsg.): Asthmaschulung – Wirksamkeit bei Kindern und Jugendlichen, 2. Aufl. Hogrefe, Göttingen 1997

Minuchin S, Rosman BL, Baker L: Psychosomatische Krankheiten in der Familie. Klett-Cotta, Stuttgart 1981

Onnis L, Tortolani D, Cancrini L: Systemic research on chronicity factors in infantile asthma. Family Process 25: 107–122 (1986)

Staudenmayer H, Harris P, Selner J: Evaluation of a self-help education exercise program for asthmatic children and their parents: six months follow-up. J Asthma 18: 1–5 (1991)

Steinhausen HC, von Aster M (Hrsg.): Verhaltenstherapie und Verhaltensmedizin bei Kindern und Jugendlichen, 2. Aufl. Beltz, Weinheim 1999

Strunk R: Psychische Faktoren und ihre Bedeutung für die Prognose des Asthmas. In: Asthma bronchiale im Kindes- und Jugendalter. Petermann F, Lechaler J (Hrsg.). Quintessenz, München 1991

K2 Asthma und Lebensqualität

2.1 Was versteht man unter gesundheitsbezogener Lebensqualität?

Lebensqualität (LQ) ist ein Begriff, der in letzter Zeit als Schlagwort häufig in Zusammenhang mit chronischer Erkrankung gebraucht wird. Tatsächlich erscheint es wichtig, je länger Patienten mit chronischer Krankheit überleben, nicht nur Morbidität und Mortalität als Zielkriterien zu erfassen, sondern auch die Frage nach der Qualität des Überlebens zu stellen. Obwohl also beim Umgang mit chronischer Erkrankung ein dringender Bedarf an Evaluationsmöglichkeiten neben den üblichen klinisch-physiologischen Messungen besteht, krankt das Instrument Lebensqualität noch an konzeptionellen Schwächen. Im Allgemeinen wird LQ als ein multidimensionales Konstrukt aufgefasst, das neben körperlichem Wohlbefinden auch psychisches Befinden, soziale Einbindung und Zufriedenheit mit der medizinischen Versorgung beinhaltet. In vielen Fragebögen werden diese Teilbereiche aber nur sehr unvollständig erfasst.

2.2 Warum soll man LQ beim Asthma messen?

Asthma ist die häufigste chronische Erkrankung im Kindesalter. Trotz einer Vielzahl von Medikamenten ist es bisher nicht gelungen, diese Erkrankung zu heilen. In der Regel gelingt es nicht einmal, eine völlige Beschwerdefreiheit zu erreichen. Untersuchungen haben gezeigt, dass die üblicherweise benutzten physiologischen Messungen zur Überprüfung des Schweregrades und zur Evaluation von Therapieerfolgen nur schlecht mit der subjektiv empfundenen Symptomstärke und den psychosozialen Auswirkungen der Erkrankung korrelieren. Wir alle kennen Patienten, die bei gleichem objektivem Symptomschweregrad sehr unterschiedliche Einschränkungen im Alltag erleben. Darüber hinaus ist Asthma eine Erkrankung, die mit plötzlichen Anfällen von Luftnot einhergeht, deren Schwere bei der nächsten ärztlichen Kontrolle mit den üblichen Lungenfunktionsparametern häufig nicht mehr erfasst werden kann. Auch die Einschränkungen durch die Therapie, wie regelmäßige Inhalationen meist verschiedener Medikamente mehrmals täglich, lässt sich mit objektiven klinischen Parametern nicht erfassen. Da dies jedoch ein wichtiger Parameter für die Therapiecompliance bei einer Langzeittherapie wie der des Asthmas ist, sollte dieser Aspekt bei der Evaluation neuer Therapieregime mit berücksichtigt werden. Vielleicht kann uns die Erfassung der LQ in Zukunft auch bei der Auswahl der für den individuellen Patienten effektivsten, weil am besten realisierbaren Therapie helfen.

2.3 Wie kann man LQ messen?

Es gibt grundsätzlich zwei verschiedene Ansätze. Einerseits Fragebögen zur allgemeinen gesundheitsbezogenen Lebensqualität (generische Instrumente), andererseits krankheitsspezifische Fragebögen. Beide haben unterschiedliche Konzepte und sind zu unterschiedlichen Fragestellungen zu benutzen.

Die Güte eines Instrumentes wird durch verschiedene psychometrische Tests wie Reliabilität, Validität und Veränderungssensitivität belegt. Bevor ein Instrument in klinischen Studien verwendet wird, ist zu fordern, dass diese Informationen über einen Fragebogen vorliegen. Die Erfassung der kindlichen LQ bereitet zusätzliche methodische Probleme. Zunächst haben sich Fragebögen an der kindlichen Entwicklung und dem kindlichen Krankheitsverständnis zu orientieren. Ein 5-jähriges Kind versteht in der Regel Fragen, die an einen 12-Jährigen gerichtet sind, nicht. Die Angaben von Kindern zu ihrem Wohlbefinden sind generell viel schwankender als die von Erwachsenen und sehr häufig situationsabhängig. Ein Kind beantwortet die gleichen Fragen bei gleichem Gesundheitszustand meist völlig anders, je nachdem ob es sich in der aktuellen Umgebung wohl fühlt oder ob z. B. gerade Blut abgenommen wurde. Reproduzierbare Ergebnisse wurden bisher mit Fragebögen erst etwa ab 8 Jahren erreicht. Bei kleineren Kindern gibt es die Möglichkeit der „by proxy"-Befragung der Eltern. Alle bisherigen Untersuchungen zeigen jedoch, dass die Angaben von Eltern zur kindlichen LQ nur schlecht mit dem Erleben der Kinder übereinstimmen. Sie sollten daher möglichst nur ergänzend erfasst werden. Ein weiterer Aspekt des kindlichen Asthmas betrifft die Auswirkungen auf die Familie. Es ist also zu überlegen, ob man auch die Lebensqualität der Eltern als Parameter für den Gesundheitszustand des Kindes mit heranzieht.

2.3.1 Generische LQ-Instrumente

Dies sind Fragebögen, die sehr allgemein gesundheitsbezogene LQ erfassen. Sie haben den Vorteil, dass man Einschränkungen durch ein Krankheitsbild mit denen anderer Erkrankungen vergleichen kann, z. B. Asthma mit Rheuma, Mukoviszidose, Herzfehlern etc. Sie haben den Vorteil, dass sie zum größten Teil in vielen verschiedenen Sprachen vorliegen und psychometrisch durch den häufigen Einsatz gut validiert sind. Beispiele für solche internationalen Fragebögen sind der SF 36, das Nottingham Health Profile oder für Kinder der Child Health Questionnaire. Ein deutschsprachiges Instrument für Kinder ist der KINDL von Bullinger. Diese Fragebögen sind von ihrem Konstrukt her eher diskriminativ, das heißt, sie sollen zwischen Gesunden und Kranken und eventuell noch zwischen verschiedenen Schweregraden unterscheiden können. Diese Instrumente haben jedoch den Nachteil, dass sie wenig sensitiv für Veränderungen über die Zeit sind. Sie sind kaum in der Lage, kleinere, aber für den Patienten relevante Veränderungen des Gesundheitszustandes, z. B. durch eine neue Therapie, zu erfassen. Daher sind sie für klinische Interventionsstudien weniger geeignet.

2.3.2 Krankheitsspezifische Instrumente

Dies sind Fragebögen, die speziell zur Erfassung der Belastungen durch Symptome und Therapie einer bestimmten Erkrankung formuliert wurden. Meist werden bei der Konstruktion solcher Fragebögen zunächst durch Interviews mit Patienten bestimmte Problemfelder identifiziert. Zu diesen Bereichen werden dann einzelne Items formuliert. Durch die detailliertere Erfassung wirklich krankheitsrelevanter Probleme sind diese Fragebögen wesentlich sensitiver für Veränderungen im Gesundheitszustand und damit für evaluative Zwecke besser geeignet.

Tab. K2.1: LQ-Instrumente für Kinder mit Asthma.

Instrument	Autor	Besonderheiten
Life Activity Questionnaire for Childhood Asthma	Creer et al. 1993	Alter 5–17 J. 71 Items
Childhood Asthma Questionnaire	Christie et al. 1993	3 Versionen (4–7 J./8–11 J./12–16 J.) 14 bis 31 Items je nach Alter
Pediatric Asthma Quality of Life Questionnaire	Juniper et al. 1996	Alter 7–17 J. 23 Items Interviewform für die jüngeren Kinder, validierte deutsche Fassung

2.4 Krankheitsspezifische LQ-Instrumente für Kinder mit Asthma

Es gibt zurzeit drei validierte Lebensqualitätsfragebögen für Kinder mit Asthma (Tabelle K 1.1), die alle im englischen Sprachraum entwickelt wurden. Für den Pediatric Asthma Quality-of-Life Questionnaire von Juniper liegt eine validierte deutsche Übersetzung vor. Im Folgenden sollen die Fragebögen kurz charakterisiert werden.

Childhood Asthma Questionnaire: Dieser Fragebogen hat den Vorteil, dass er in drei verschiedenen Versionen für unterschiedliche Altersstufen vorliegt. Die Version für 4- bis 7-jährige Kinder ist kürzer und die Antworten können auf einer durch „Smiley"-Gesichter visualisierten Scala gegeben werden. Der Nachteil dieses Fragebogens liegt in seinem generischen Teil, dessen Items wenig die Limitationen durch Asthma abbilden. Daher hat sich in den wenigen klinischen Interventionsstudien gezeigt, dass die Veränderungssensitivität nicht zufrieden stellend ist. Der Fragebogen wurde hauptsächlich bisher in epidemiologischen Studien eingesetzt und validiert.

Life Activities Questionnaire for Childhood Asthma: Dies ist ein multidimensionales Instrument, das Aktivitäten in fünf verschiedenen Domänen erfasst. Der Fragebogen ist für 5- bis 17-jährige Kinder und Jugendliche konzipiert, mit seiner Länge von 72 Items für die jüngeren Kinder jedoch sicherlich schwierig. Er fokussiert stark auf Aktivitäten auch in der Domäne Emotionen. Daten für die Veränderungssensitivität in klinischen Studien liegen noch nicht vor.

Pediatric Asthma Quality of Life Questionnaire: Nach dem erfolgreichen Einsatz des Asthma Quality of Life Questionnaires für Erwachsene wurde ein 23 Item kurzer Fragebogen für Kinder von 7 bis 17 Jahren entwickelt. Durch diese breite Altersgruppe kommen altersspezifische Probleme des Asthmas sicherlich zu kurz. Die Items beschäftigen sich überwiegend mit der subjektiven Wahrnehmung der Symptome und emotionalen Problemen. Problembereiche wie soziale Einbindung oder Belastungen durch die Therapie, die für jugendliche Patienten von Bedeutung sind, werden jedoch nicht berührt. Für die Sparte „Aktivitäten" können aus einer Liste von 35 Aktivitäten die für den Patienten relevanten ausgewählt werden. Dies ist für die individuelle Betrachtung sehr von Vorteil, bereitet jedoch bei der statistischen Auswertung unter Umständen Probleme. Trotzdem hat dieser Fragebogen sich bereits in mehreren klinischen Studien als sehr veränderungssensitiv erwiesen. Er liegt inzwischen in einer validierten deutschen Fassung vor.

Neben diesen LQ-Fragebögen für Asthma im Kindesalter gibt es noch eine Reihe von Instrumenten, die Teilbereiche des kindlichen Asthmas erfragen. Dies sind zum Beispiel der Asthma Symptom and Disability Questionnaire von Usherwood und die Functional Asthma Severity Scale nach Rosier, die beide überwiegend Funktionsbeeinträchtigungen im Alltag erfassen. Kürzlich wurde von Bukstein die Validierung eines Kurzfragebogens mit nur acht Items publiziert, der Tages- und Nachtsymptome sowie funktionelle Einschränkung durch das Asthma aus der Sicht der Eltern erfragt. Die psychometrischen Daten deuten darauf hin, dass dieses Instrument relativ gut Veränderungen des klinischen Zustandes erfasst und durch seine kurze Form wahrscheinlich in klinischen Studien gut einsetzbar ist.

Außerdem gibt es zwei Fragebögen zu Belastungen der Familie durch das Asthma des Kindes: den Pediatric Asthma Caregiver's Quality of life Questionnaire nach Juniper und einen allgemeineren Fragebogen, die Impact on Family Scale nach Stein.

2.5 Zusammenfassung

Die Erfassung gesundheitsbezogener Lebensqualität stellt ein wichtiges Zielkriterium zur Evaluation neuer therapeutischer Ansätze dar. Da die theoretischen Konzepte hinter den verschiedenen Fragebögen jedoch sehr unterschiedlich sind, ist es wichtig, bei der Auswahl eines Fragebogens genau zu beachten, welche Fragen er beantworten soll. Genauso wichtig ist es, bei der Interpretation der Ergebnisse genau den Fragebogen zu kennen, der benutzt wurde. Insbesondere bei der Erfassung der kindlichen LQ gibt es noch große methodische Probleme, da entwicklungspsychologische Erkenntnisse über die kognitiven Entwicklungsstufen der verschiedenen Altersgruppen bisher nicht befriedigend berücksichtigt sind. Ob sich die Erfassung von LQ je im klinischen Alltag zur individuellen Patientenführung durchsetzen wird, bleibt zurzeit sehr fraglich, hierzu sind die vorliegenden Fragebögen sicherlich zu umfangreich und zu kompliziert in der Auswertung.

Literatur

Bukstein DA, McGrath MM, Buchner DA, Landgraf J, Goss TF: Evaluation of a short form for measuring health-related quality of life among pediatric asthma patients. J Allergy Clin Immunol 105: 245–251 (2000)

Christie MJ, French D, Sowden A, West A: Development of child-centered disease-specific questionnaires for living with asthma. Psychosom Med 55: 541–548 (1993)

Creer TL, Wigal JK, Kotses H, Hatala JC, McConnaughy K, Winder JA: A life activities questionnaire for childhood asthma. J Asthma 30: 467–473 (1993)

Juniper EF, Guyatt GH, Feeny DH, Ferrie PJ, Griffith LE, Townsend M: Measuring quality of life in children with asthma. Qual Life Res 5: 35–46 (1996)

Osman L, Silverman M: Measuring quality of life for young children with asthma and their families. Eur Resp J, Suppl 21: 35s–41s (1996)

Rutishauser C, Sawyer SM, Bowes G: Quality-of-life assessment in children and adolescents with asthma. Eur Resp J 12: 486–494 (1998)

K3 Asthmaschulung

3.1 Entstehung und Ziele

Bereits in den 80er-Jahren wurden in Skandinavien und in den USA Asthmaschulungen etabliert. Basierend auf diesen eher auf Wissensvermittlung ausgerichteten Programmen hat sich Ende der 80er-Jahre auch die Asthmaschulung in Deutschland etabliert. Ausgehend vom Bewältigungsmodell einer Belastung durch eine chronische Erkrankung gilt es, über eine Asthmaschulung, die sowohl die Kinder/Jugendlichen als auch deren Familien einbezieht, die Bewältigungskompetenz von Patient und Familie auf verschiedenen Ebenen zu stärken (s. Tabelle K 3.1). Subjektive Ziele, Schemata und Lebenspläne gehen dabei gleichermaßen ein wie die in den Familien bestehenden Systemregeln. Patient, Familie und Therapeut entwickeln im Rahmen der Schulung gemeinsame Problemlösemodelle, die angemessene Hilfen umfassen sollen, in Form einer kombinierten medizinischen/psychologischen/physiotherapeutischen und pädagogischen Intervention.

Eine chronische Erkrankung (aus medizinischer Sicht) wird verstanden als eine Veränderung biologischer Abläufe, die von der Auslösung und vom Ablauf her nicht ausheilt, auch wenn Symptome fehlen. Eine chronische Erkrankung kann bzw. muss nicht zwingend zu biologischen, psychischen oder sozialen Folgen führen. Dieser Definition von Chronizität steht die psychologische gegenüber: Hier bedeutet Chronizität die Gesamtheit aller sprachlichen und gedanklichen Vorgänge um dieses körperliche Geschehen herum. Auch die Art und Weise, wie das soziale Umfeld und die Therapeuten über Asthma denken und reden, bestimmt gleichermaßen die Chronizität.

Nur wenn die unterschiedlichen Aspekte der Erkrankung, ihre psychischen, somatischen und sozialen Auswirkungen, in ein Schulungskonzept mit einbezogen werden, ist ein Zugang zu den Bereichen möglich, die es unter Umständen dem Kind/der Familie unmöglich machen, die ärztlicherseits indizierte und wünschenswerte Dauertherapie auch im Alltag umzusetzen und einzuhalten. Konsequenterweise werden strukturierte und evaluierte Schulungsprogramme heute als wesentlicher Teil von Asthmatherapieplänen angesehen.

Tab. K 3.1: Acht Ebenen der Bewältigung (nach Könning et al., 1977).

1. **Physiologische/Wissensebene**
   Somatische Diagnostik und Therapie, klinischer Befund, Pathogenese, Medikamente, Dauertherapie, Akuttherapie, Stufenplan, Labormethoden, Lungenfunktion.
2. **Ebene des subjektiven Körpererlebens**
   Körperschema, Körperhaltung, „im Körper zu Hause sein", Selbsteinschätzung, Entspannung, körperliche Belastbarkeit.
3. **Emotionale Ebene**
   Emotionale Grundbefindlichkeit, Gefühlsausdruck, Formen der emotionalen Abwehr, allgemeine und krankheitsspezifische Angst.
4. **Kognitive Ebene**
   Selbstkonzept des Kindes, Krankheitskonzept, Kontrollüberzeugung, Attributionsmuster, Leistungsanspruchsniveau, rationale – irrationale Überzeugung usw.
5. **Verhaltensebene**
   Handlungsstrategien im Umgang mit der Krankheit, Gebrauch von Medikamenten und technischen Hilfsgeräten, Einsatz von Selbstkontrollen, soziale Kompetenz usw.
6. **Sozialer Mikrokosmos – Familie –**
   Umgang der Familie mit Belastung, Krankheit als „organisierendes Prinzip", Umgang mit Grenzen, Geschwister usw.
7. **Sozialer Mikrokosmos – Gemeindekontext –**
   Peergroup, Schule, Nachbarschaft, Kinderarzt, Klinik.
8. **Sozialer Makrokosmos**
   Gesellschaftlicher Lebensraum der Familie, Struktur des Gesundheitssystems, gesellschaftlich vermittelte Bilder von Gesundheit/Krankheit, Risikofaktoren.

3.2 Inhalte und Durchführung

3.2.1 Wissensbereich

Jede Asthmaschulung beinhaltet trotz dieses umfassenden Ansatzes nur das Wissen, das für Kinder und Eltern handlungsrelevant und für ein Verständnis der Zusammenhänge notwendig ist. Der Wissensbereich umfasst die Inhalte, die in Tabelle K 3.2 angegeben sind. Die spielbaren Medikamentensymbole ermöglichen, dass Wirkungsweise und Unterschied zwischen Akut- und Dauertherapie verständlich werden.

Tab. K 3.2 Methodik-Didaktik der Asthmaschulung (gemäß Standards der AG Asthmaschulung).

Inhalt	Methodisch-didaktisches Material
1. Physiologie der Atmung	Kriechtunnel (Kind als Luft verzaubert); Anatomiemodelle
2. Was ist Asthma?	Scheibenmodell (4 Stufen/die „Drei Dicken" als Schicht mit Zunahme nach Grad der Obstruktion) Strohhalmübung (durch 1 bis 2 Minuten Atmung für Eltern Asthma selbst spürbar)
3. Auslöser + deren Meidung	eigene Erfahrung, Kenntnisse Krabbelsack mit kindgerechten Symbolen Memory
4. Medikamente/-wirkung	Roter Kreis für Akutmedikamente sowie grünes Viereck für Dauermedikamente. Die Wirkungsweise muss über entsprechende Spiele vermittelt werden (z. B. die Spiele vom „Luftiku(r)s", Osnabrück; „AVT", Berchtesgaden; „Puste Pänz", Köln)
5. Stufenplan der Dauertherapie	Treppenmodell
6. Notfallbehandlung	Rollenspiel inkl. Durchsetzungsstrategien
7. Symptomwahrnehmung/körperliche Aspekte	mehrfach täglich situationsbezogen Lungendetektiv und Peak-flow, inkl. Handlungsrelevanz täglich atemerleichternde Atemtechniken täglich Entspannungsübungen (progressive Muskelentspannung) Sport und Asthma (ein- bzw. zweimal pro Kurs)
8. Emotionale Aspekte	Gruppenschulung als Setting Rollenspiele mit Spiegelung der Gefühle Einzelintervention Elternerfahrungsrunde (ohne Kinder) Handpuppe/Leitfigur zur Identifikation
9. Kognitive und Verhaltensaspekte	Handpuppe als Leitfigur Rollenspiel mit Video-Feedback (Standardsituation, Anfallstraining, individuelle Themen zur sozialen Durchsetzungsstrategie)
10. Familien- und psychosoziale Aspekte	Gesprächsrunde (Eltern/Jugendliche) Rollenspiele familienmedizinisch orientierte Einzelgespräche

3.2.2 Körperlicher Bereich

Aspekte dieses Bereiches sind in Tabelle K 3.1 aufgelistet. Die alleinige Peak-flow-Messung als Selbsteinschätzung zur Steuerung des Krankheitsmanagements hat viele Unzulänglichkeiten, sodass die Kinder auch über eine geräteunabhängige Selbsteinschätzung bzw. Symptomwahrnehmung verfügen müssen *(Lungendetektiv)*. Eine Körperselbstwahrnehmung ist nur dann sinnvoll, wenn auch angemessene Interventionsstrategien beherrscht und eingesetzt werden können, um zumindest die Zeit bis zu einer ärztlichen Hilfe zu überbrücken. Praktische Übungen zu atemerleichternden Techniken sowie Asthmasport und Erfahrungen mit einer Entspannungstechnik sind weitere unverzichtbare Elemente.

3.2.3 Emotionaler Bereich

Jede Krankheit ist mit starken Gefühlen von Angst und Unsicherheit verbunden. Die Chronifizierung einer Erkrankung stellt eine zusätzliche emotionale Belastung für Kind und Familie dar. Innerhalb eines Schulungskurses sollte für die Eltern ein Gesprächskreis angeboten werden, der es Eltern erlaubt, über eigene Gefühle im Umgang mit der Krankheit zu sprechen. Diese Gruppengespräche bieten zudem die Möglichkeit, modellhaft alternative Problemlösungen zu erfahren (insbesondere im Umgang mit allgemeinen oder krankheitsspezifischen Ängsten). Dies betrifft insbesondere den Umgang mit Ängsten (seien es allgemeine oder krankheitsspezifische Ängste). Die kindgemäße Form der emotionalen Krankheitsbewältigung (Ärger über Krankheit und Therapie, Angst, Unsicherheit) verläuft über das Spiel und nicht über Reden. Über modellhaftes Lernen und alternative Selbstinstruktion im Rollenspiel kann die Intensität kindlicher Gefühle modifiziert werden. Bei Jugendlichen lassen sich über ein „Hilfs-Ich" Emotionen thematisieren.

3.2.4 Kognitiver Bereich

Der Bereich beschreibt Denk-, Bewertungs-, Urteils-, Entscheidungs- und Erinnerungsvorgänge, die eng miteinander verbunden sind. Die daraus entstehenden Konzepte steuern den täglichen Bewältigungsstil und müssen bei der Schulung mit berücksichtigt werden, desgleichen insbesondere das Entwicklungsalter. Therapeuten, Kinder und Familien müssen ein gemeinsames biopsychosoziales Steuerungsmodell erarbeiten, auf dessen Basis dann die Familie das Kranksein des Kindes annehmen kann. Es lässt sich dabei klären, wer welche krankheitsbedingten Belastungen trägt, bzw. wie Belastungen reduziert werden können. Dabei sind Prozesse der Um- und Neubewertung hilfreich.

3.2.5 Verhaltenstraining

Dieser Bereich umfasst einerseits den korrekten Einsatz der Medikamente und technischen Hilfsgeräte, andererseits das Training bezüglich Dauer- und Akuttherapie und vor allem sozialer Kompetenz im Rahmen von Rollenspielen (möglichst mit Video-Feedback). Dabei lassen sich verschiedene Möglichkeiten des Konfliktmanagements trainieren, die später auch im Alltag umsetzbar sein sollten.

3.2.6 Familiärer Bereich

Die Regeln, die den familiären Alltag bestimmen, wirken sich auch unmittelbar auf den Umgang mit chronischen Krankheiten bzw. Therapie aus. Sekundärer Krankheitsgewinn, Geschwisterrivalität, elterliche und großelterliche Vorstellungen und Normen, Grenzen zwischen den Generationen o. Ä. können evtl. stärker als andere Bereiche das Krankheitsmanagement prägen, sodass gezielt möglichst die gesamte Familie einbezogen werden sollte.

3.2.7 Sozialer Bezug

Die Peergroup der Jugendlichen hat eine ähnliche Bedeutung wie der familiäre Rahmen. Darüber hinaus sind Risikobereitschaft in diesem Alter (insbesondere in Bezug auf Rauchen) und das Desinteresse an langfristig sich auswirkenden gesundheitsfördernden Programmen zu berücksichtigen. Für Jugendliche sollten unbedingt die Eltern in die Schulung mit einbezogen werden (immerhin 34 % der Jugendlichen wünschen bei einer chronischen Krankheit die Unterstützung durch Eltern), daneben zumindest punktuell ein Gleichaltriger.

3.2.8 Umgang mit Hilfssystemen

Fast jede Familie hat Kontakt zu mehreren Helfersystemen (Hausarzt, Kinderarzt, Spezialambulanz, Rehabilitationseinrichtung, Schulungszentrum, Selbsthilfegruppe usw.). Schulungsteams haben die besondere Chance, über ihren erweiterten Ansatz die unterschiedlichen Aktivitäten zusammenzuführen und eine sinnvolle Strukturierung der für die Familie vorhandenen bzw. notwendigen Helfersysteme zu ermöglichen.

3.3 Rahmenbedingungen

Die Asthmaschulung ist sowohl ambulant als auch stationär (in Akut- oder Rehabilitationskliniken) durchführbar. Vor Beginn einer Schulung muss Klarheit über Konzept und Zeitplan, methodisch-didaktisches Vorgehen (inkl. vorhandener Materialien) und auch die Zielgruppe (Kursteilnehmer, Gruppengröße, Altershomogenität) bestehen. Kinder im Alter unter 5 Jahren gelten allgemein als nicht vollständig schulbar, hier bieten sich reine Elternschulungen an. Die Materialien müssen altersentsprechend sein. Auch die räumliche Gestaltung und das Konzept müssen der jeweiligen Altersgruppe (insbesondere bei Kindern ab 5 Jahren, aber auch bei Jugendlichen) gerecht werden. Das vermittelte Wissen muss für Kinder und Eltern handlungsrelevant sein. Viele der Stundenplanelemente können mit gutem Erfolg für Kinder und Eltern gemeinsam durchgeführt werden, um die Elternschulungskurse wissensmäßig nicht zu überfrachten (s. Tabelle K 3.3). Häufig sind kindgerechte Erklärungsmodelle für Eltern verständlicher als theoretische Abhandlungen oder reine wissensvermittelnde Elemente. Je jünger die Kinder sind, umso mehr ist auf die Spielbarkeit der verwendeten Erklärungsmodelle zu achten. Das methodisch-didaktische Vorgehen muss sorgfältig abgesprochen, logisch überschaubar und im Alltagsleben umsetzbar sein. Viele der Erklärungsmodelle lassen sich problemlos in die Arztsprechstunde integrieren, sodass allein dadurch ein Nachschulungseffekt ermöglicht wird.

Aus dem bisher Ausgeführten ergibt sich, dass die Asthmaschulung über eine fundierte Basisinformation deutlich hinausgeht und von einem Arzt nicht allein geleistet werden kann. Zudem fordern Aufbau und Durchführung einer Schulung vom Durchführenden neben dem eigenen Fachwissen und der eigenen Berufserfahrung auch berufsübergreifende Fähig-

Tab. K 3.3: Rahmenbedingungen für die Asthmaschulung.

- Stundenplan
  - gemeinsame Stundenplaneinheiten
    Begrüßung – Was ist Asthma? – Selbsteinschätzung – Inhalieren – Der Stufenplan für Dauertherapie – Sport/Entspannung
  - Kindereinheiten
    Ursachen und Auslöser – Rollenspiele – Notfallplan – Wiederholungsspiele
  - Elterneinheiten
    Ursachen und Auslöser – Elternerfahrungsgruppen – Medikamente in der Dauertherapie/Notfallplan
- Allgemeine Voraussetzungen
  - Kursteilnehmer
    Gruppengröße (Eltern, insbesondere die Väter einladen!) – Altershomogenität (5–7 Jahre, 8–12 Jahre, 13–18 Jahre)
  - Methodisch-didaktisch erprobte Materialien
  - Räume/Geräte/Videoeinheit usw.
- Interdisziplinarität im Schulungsteam (Arzt, Psychologe, Sporttherapeut, Kinderkrankenschwester, Pädagogen, Krankengymnast usw.)
  - Konzept und Zeitplan
  - Finanzrahmen

keiten und Kompetenzen. Da niemand alle Kompetenzen auf sich vereinigen kann und zudem die Durchführung von Rollenspielen häufig die Anwesenheit zweier Asthmatrainer erfordert, muss das Team multiprofessionell und interdisziplinär ausgerichtet sein. Nur das gemeinsame Erarbeiten ohne Delegationsstrukturen kann den gesteckten Ansprüchen gerecht werden. Interdisziplinarität bedeutet also neben einem gemeinsamen Konzept eine Gleichberechtigung jeder Perspektive sowie ein Lernen von der jeweilig anderen Berufsgruppe. Natürlich sollen dadurch nicht die Zuständigkeiten und Grenzen der beruflichen Kompetenz verwässert werden.

Für die Schulungsinhalte und deren Vermittlung bedarf es eines ausreichenden Zeitrahmens, der sowohl für ambulante als auch für stationäre Schulungsangebote mindestens 16 (bis 20) Unterrichtsstunden à 45 Minuten für Kinder und deren Eltern umfasst. Ambulante und stationäre Settings haben sowohl Vor- als auch Nachteile, ohne dass sich bisher Anhaltspunkte für eine differenzielle Indikation zwischen beiden Angeboten ergeben haben. Die bisher vorliegende Datenlage sowie auch entwicklungspsychologische und pädagogische Überlegungen zeigen die Notwendigkeit einer Nachschulung auf, sinnvollerweise im Abstand von 6 bis 12 Monaten.

3.4 Wirksamkeit und Ergebnisse

Die Evaluationsbemühungen im Bereich Asthmaschulung zeigen die Problematik auf, die durch medizinische Messmethoden bei psychologisch/pädagogischer Intervention entstehen. So sagen so genannte harte oder somatische Daten allein nicht genügend über die Effizienz aus. Im Bereich dieser so genann-

Tab. K 3.4: Asthmaschulung – Wirksamkeit bei Kindern und Jugendlichen. Studie der AG Asthmaschulung (Lob-Corzilius und Petermann, 1997).

- Ein Jahr nach der Schulung nahm die Häufigkeit der Beschwerden deutlich ab (Kindersicht, Elternsicht, Arztsicht).
- Die Therapieintensität, die zum Erreichen einer Beschwerdefreiheit notwendig war, war weniger umfangreich.
- Schulfehltage und Krankenhausaufenthalte nehmen signifikant ab.
- Die Körperselbstwahrnehmung ist deutlich und dauerhaft verbessert, somit eine erhöhte Kompetenz im Umgang mit Symptomen gegeben.
- Dadurch können Kinder frühzeitig und eigenverantwortlich handeln.
- Notwendige Fertigkeiten (Spray, Hilfsmittel, Lungendetektiv, Peak-flow) werden von den Kindern signifikant besser beherrscht. Diese Fertigkeiten bleiben ein Jahr nach der Schulung erhalten und sind stabil.
- Die asthmaspezifische Angst als Begleiterscheinung von Anfällen tritt nach einem Jahr deutlich seltener auf, die Fähigkeit zum Asthmamanagement wird besser, somit scheinen die Kinder zuversichtlicher in Hinblick auf eine Selbstkontrolle.
- Das Wissen um Frühsymptome und Symptome eines Anfalls ist deutlich besser als Voraussetzung für ein frühzeitiges Erkennen und Entgegenwirken.
- Atemhilfstechniken in Akutsituationen werden häufiger genannt (Kindersicht), häufiger eingesetzt (Elternsicht) und korrekt demonstriert (Verhaltensprobe).
- Kinder erleben weniger Angst im Zusammenhang mit Asthma, ihr Vertrauen, die Krankheit zu bewältigen, hat zugenommen.
- Nach dem Asthmatraining lassen sich bleibende Veränderungen im Verhalten, bei der Kontrollüberzeugung, im emotionalen und familiären Bereich feststellen.
- Die Eltern bestätigen in weiten Anteilen die Angaben der Kinder.
- Kinder und Eltern beurteilen den Umgang mit dem Asthma in der Familie positiver.
- Asthmaschulungsprogramme sind für Kinder mit leichtem und stärkerem Asthma Erfolg versprechend und sinnvoll.
- Der Trainingserfolg ist weitestgehend unabhängig von Alter, Geschlecht und Zeitraum zwischen Diagnosestellung und Schulungsbeginn.
- Eine Nachschulung ist sinnvoll. Die leichte Abschwächung der zentralen Effekte nach einem Jahr könnte dadurch kompensiert werden.

Tab. K 3.5: Veränderungen im Bereich somatischer Daten 1 Jahr nach der Schulung (nach Szczepanski et al. 1996).

	E1 (n = 27)	E2 (n = 32)	KG (n = 25)
Notfallvorstellungen in der Klinik	Trend ↓	Trend ↓	Trend ↓
Krankenhausaufenthalte	Trend ↓	Trend ↓	Trend ↓
Notfallvorstellung beim Hausarzt (HA)	↓ ($p<0{,}05$)	Trend ↓	Trend ↓
Wegen leichter Symptome bei HA (ohne Hyposensibilisierung)	↓ ($p<0{,}05$)	↓ ($p<0{,}05$)	ns
Dauertherapie	ns	ns	ns
Anfälle mit Zyanose	↓ ($p<0{,}05$)	ns	ns
Seltener leichte Symptome	↓↓ ($p<0{,}005$)	ns	ns
Asthma insgesamt leichter	↓ ($p<0{,}05$)	ns	ns
Schulfehltage seltener	↓ ($p<0{,}05$)	↓ ($p<0{,}05$)	ns
Seltener Symptome beim Sport	↓ ($p<0{,}005$)	ns	ns
Kind belastbarer	↓ ($p<0{,}05$)	ns	ns

(ns = kein Trend/keine Signifikanz)
E1: 1 Woche stationäre Schulung + 6 Monate Nachschulung
E2: 1 Woche stationäre Schulung
KG: Kontrollgruppe, keine Schulung, Betreuung in Spezialambulanz

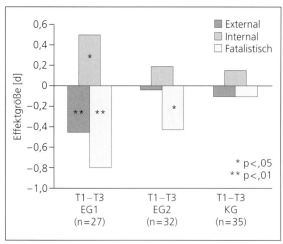

Abb. K 3.1: Veränderung der Kontrollüberzeugung ein Jahr nach Schulung; T1 = vor Schulung; T3 = 1 Jahr nach Schulung. EG1, EG2 und KG siehe Tabelle 3.5.
Externale Kontrollüberzeugung = das Kind kann mithilfe eines Experten seine Krankheit kontrollieren.
Internale Kontrollüberzeugung = das Kind kann selbst eine Krankheit kontrollieren.
Fatalistische Kontrollüberzeugung = das Kind glaubt, dass es weder selbst noch mithilfe des Arztes die Krankheit beherrschen kann.

ten harten Daten zeigen sich durchaus Effekte (z. B. Studie der Arbeitsgemeinschaft Asthmaschulung (s. auch Tabellen K 3.4 und K 3.5). Da die Asthmaschulung eine primär pädagogische und psychologische Intervention mit medizinischen Inhalten darstellt, sind entsprechende psychometrische oder auch Verhaltensproben geeigneter, die Effizienz von Schulungen abzubilden (s. Abbildung K 3.1).

Eine kürzlich durchgeführte prospektive Studie konnte auch die ökonomische Effizienz belegen (*Kosten-Nutzen-Analyse:* trotz höherer Primärinvestition Einsparung von € 5,83 pro Kind je Stunde Asthmaschulung; *Kosten-Wirksamkeits-Analyse:* Die Gesamtwirksamkeit nichtmonetärer Effekte (= Aspekte der Lebensqualität) bezogen auf die primären Kosten ist bei der Gruppe der geschulten Kinder um € 49,72 = 25 % günstiger.

3.5 Qualitätssicherung

Die Asthmaschulung ist Bestandteil einer wohnortnahen Rehabilitation (§ 43.2. SGB 5, s. Tabelle K 3.6). Hinsichtlich der Strukturqualität hat die Arbeitsgemeinschaft Asthmaschulung im Kindes- und Jugendalter e.V. verbindliche Standards definiert, die die medizinischen Inhalte, die psychologische Vorgehensweise und methodisch-didaktische Aspekte der Asthmaschulung im Kindes- und Jugendalter und Elternseminare sowie die Rahmenbedingungen (s. Tabelle K 3.3) festlegen. Außerdem sind Kriterien und Inhalte für Train-the-Trainer-Kurse festgelegt (s. Tabelle K 3.4).

3.6 Offene Fragen

Voraussetzung, Grundlagen, Vorgehen, Effizienz, Qualifikation, Kosten-Nutzen- und Kosten-Wirksamkeits-Analysen, Qualitätssicherung und Kostenübernahme-Fragen sind soweit geklärt, dass ein regelhaftes Angebot der Asthmaschulung sowohl im ambulanten als auch stationären Bereich möglich ist. Gleichwohl gibt es noch zahlreiche Punkte, die einer Klärung oder eines geeigneten Lösungsansatzes bedürfen.

3.6.1 Praktische Durchführung

Bisher gibt es unzureichende Kriterien für eine differenzielle Indikation (wer erhält wann welches Schulungsangebot).

In der Jugendzeit sind, bedingt durch die Kollision spezifischer Probleme dieses Alters mit den Belangen des Krankheitsmanagements, noch unzureichende Schulungsangebote vorhanden (inhaltlich und zahlenmäßig).

Soziale Randgruppen, ethnische oder sprachliche Besonderheiten, bedürfen gezielter Trainingsprogramme, die bislang vollständig fehlen.

Schule, Lehrer und berufsbildende Institutionen haben regelmäßig mit Kindern/Jugendlichen mit Asthma bronchiale zu tun, sind aber unzureichend informiert bzw. einbezogen.

Aktives und passives Rauchen sind bekannte Risikofaktoren (Jugendliche mit Asthma bronchiale zeigen eine erhöhte Bereitschaft zu Alkohol- und

Tab. K 3.6: Finanzierung von Asthmaschulungskursen.

- Kostenübernahme durch die Krankenkassen (§ 43 SGB 5: ergänzende Leistungen zur Rehabilitation; als wohnortnahe präventive Rehabilitation)
- Empfehlungen regionaler Arbeitsgemeinschaften der gesetzlichen Krankenversicherungen bzw. auf Basis von Gutachten des Medizinischen Dienstes (über AG Asthmaschulung zu erhalten)
- Konkrete Kostenübernahme mit den ortsansässigen Kassen absprechen, Antragsverfahren regeln
- Rezeptausstellung
- Ambulant außerhalb des EBM-Budgets
- zzt. erste Rahmenverträge (auf Länderebene mit Kassen)
- aktueller Stand über AG Asthmaschulung erfahrbar

Nikotingenuss!). Modelle und Pilotstudien sowie die Effizienz bestehender Schulungsprogramme sind in Hinblick auf eine entsprechende Prävention unzureichend.

3.6.2 Situation der Asthmatrainer

Das Zusammenarbeiten mit verschiedenen Berufsgruppen, die notwendige, über die eigene Professionalität hinaus zu erwerbende Kompetenz bergen Möglichkeiten und Risiken. Das bedeutet

- dass die dargestellte Interdisziplinarität innerhalb mancher etablierter Strukturen (insbesondere in Kliniken) Folgeprobleme nach sich zieht, die zum Teil nicht erwünscht sind
- dass von manchen niedergelassenen Ärzten die Notwendigkeit einer Kompetenzerweiterung im nichtärztlichen Bereich als Zumutung empfunden wird
- dass das Sicheinlassen auf eine Schulungssituation, die Interdisziplinarität sowie ein familienmedizinisches Vorgehen das eigene Rollenverständnis verunsichern kann
- dass der Schulungsansatz nicht a priori von einer Inkompetenz des Patienten und einer allumfassenden Kompetenz des Arztes ausgehen darf. Die aktuelle Compliance-Diskussion zeigt auf, wie problematisch eine alleinige Zuweisung der Verantwortlichkeit an den Patienten/die Familie ist und übersieht, dass im Bereich der Kommunikation (der Sprache) es durchaus eine therapeuteninduzierte Non-Compliance gibt
- dass die Durchführung einer Asthmaschulung nach einheitlichen Standards auch einheitliche therapeutische Standards voraussetzt.

3.6.3 Rahmenbedingungen und Strukturen

In letzter Zeit haben einige Kassen Rahmenverträge auf Landesebene abgeschlossen, in den meisten Regionen Deutschlands wird bei erworbenem Trainerzertifikat und bei Einhaltung der Standards eine Kostenerstattung und/oder Kostenbeteiligung gewährt. Gleichwohl gibt es auch hier noch unzureichend gelöste Fragen:

- Meist besteht noch die Notwendigkeit eines Antrages im Einzelkostenverfahren, somit ein erhöhter organisatorischer Aufwand.
- In vielen Kliniken besteht noch ein Unverständnis seitens der Verwaltungsleitung, dass auch Nichtärzte für Asthmaschulung Kompetenz erwerben und an der Durchführung beteiligt werden müssen. Das räumliche und zahlenmäßige Angebot ist bundesweit noch zu niedrig.

Nach wie vor gibt es Kureinrichtungen, die – anders als Rehabilitationseinrichtungen – zwar als Indikation Asthma bronchiale führen, jedoch Asthmaschulung als unverzichtbaren Rehabilitationsbaustein nicht anbieten.

Ein geeignetes Instrument zur fortlaufenden Qualitätssicherung wird zzt. erprobt.

3.7 Ausblick

Die Asthmaschulung wurde ursprünglich entwickelt, um die Compliance des Patienten zu steigern. Diese ursprüngliche Zielsetzung ist relativiert durch die Diskussion um ein neues Verständnis der Compliance bzw. des Arzt-Patienten-Verhältnisses. Über lange Zeit galt Non-Compliance als negatives Persönlichkeitsmerkmal des Patienten („schwieriger Patient"), somit als Hindernis für die Durchführung der ärztlicherseits intendierten Therapie. Die Ursachen dafür waren zu definieren, zu „überwinden", gegebenenfalls unter Einbezug einer Schulungsmaßnahme. Diese Sichtweise impliziert, dass der Arzt derjenige ist, der weiß, mitteilt bzw. veranlasst, was für den Patienten richtig und gut ist; der Patient ist dabei in der Rolle desjenigen, der gefügig einen Teil seiner oder die gesamte Verantwortung an den Arzt abgibt. Diese Entmündigungsstrategie kann durch eine ungeeignete Schulungsphilosophie noch verstärkt werden, wenn Letztere unterstellt, dass Patient und Familie ein grundsätzliches Defizit im Umgang mit der chronischen Krankheit haben, folglich nur über eine Pädagogisierung und psychologisch ausgefeilte Anleitung ein der Krankheit angemessenes Verhalten und normales Leben erlernen können.

Die Asthmaschulung kann nur effektiv sein, wenn die bisherige Definition der Compliance ersetzt bzw. erweitert wird und Ausdruck bzw. Ergebnis einer offenen und vertrauensvollen Arzt-Patienten-Beziehung ist, die von Kompetenz, gegenseitigem Respekt und gleichberechtigter Verantwortung getragen wird, ohne allerdings die Zuständigkeiten und Fachkompetenzen auflösen zu wollen.

Literatur

Arbeitsgemeinschaft Asthmaschulung: Qualitätssicherung in der Asthmaschulung von Kindern und Jugendlichen. Zuckschwerdt, München 2001

Brockmann G, Wegner R: Familienorientiertes Asthmatraining. Enke, Stuttgart 1998

Könning J, Szczepanski R, von Schlippe A: Betreuung asthmakranker Kinder im sozialen Kontext. Enke, Stuttgart 1997

Lob-Corzilius T, Petermann F: Asthmaschulung – Wirksamkeit bei Kindern und Jugendlichen. Beltz Verlag, Weinheim 1997

Mc Daniel S, Hepworth J, Doherty WJ: Familientherapie in der Medizin. Auer, Heidelberg 1997

Petermann F: Patientenschulung und Patientenberatung. Hogrefe, Göttingen 1997

Petermann F, Warschburger P: Asthma bronchiale. Hogrefe, Göttingen 2000

Scholtz, W, Haubrock M, Lob-Corzilius T, Gebert N, Wahn U, Szczepanski R: Kostennutzunenuntersuchung bei ambulanten Schulungsmaßnahmen für asthmakranke Kinder und ihre Familien. Pneumologie 50: 538–543 (1996)

Szczepanski R: Schulungsprogramme und andere complianceunterstützende Maßnahmen. In: Pneumologie des Kindes- und Jugendalters 768–781. Rieger C, v. d. Hardt H, Sennhauser F, Wahn U, Zach M (Hg.). Springer, Wien, Heidelberg 1999

Szczepanski R, Gebert N, Hümmelink R, Könning J, Schmidt S, Runde B, Wahn U: Ergebnis einer strukturierten Asthmaschulung im Kindes- und Jugendalter. Pneumologie 50: 544–548 (1996)

Szczepanski R, Lecheler J: Standards und Qualitätssicherung der Asthmaschulung im Kindes- und Jugendalter. Prävention Rehabilitation 7: 1–32 (1995)

K 4 Grundzüge des Qualitätsmanagements zum Krankheitsbild Asthma

4.1 Definitionen und Interpretationen der Qualitätsthematik

Die seit vielen Jahren andauernden Diskussionen rund um das Thema Qualität von Gesundheitsdienstleistungen zeigen ihren Einfluss auf aktuelle Strömungen und Entwicklungen im Gesundheitswesen. Gerade im Bereich der Versorgung und Betreuung chronisch kranker Menschen wie bei Asthma liegt es besonders nahe, dauerhafte bzw. lebenslange Versorgungsprozesse, nicht zuletzt aus Sicht der Kostenträger, effektiv zu gestalten.

Gesundheitsdienstleistungen sind hochkomplex, da die eigentliche Leistung – Heilung und Linderung – unter Mitwirkung mehrerer Versorgungsebenen (Klinik, Praxis, Rehabilitationszentren) sowie des Patienten selbst entsteht. Der Auszug aus dem Gesundheitsreformgesetz 2000 §136, bezüglich der Verpflichtung zur Qualitätssicherung (Tabelle K 4.1) zeigt deutlich wie der Gesetzesrahmen auf Druck der Spitzenverbände der Krankenkassen geschaffen wurde. Zertifizierungsverfahren zum Qualitätsmanage-

Tab. K 4.1: Auszug aus dem Gesundheitsstrukturgesetz.

§ 135 a, Verpflichtung zur Qualitätssicherung

(1) Die Leistungserbringer sind für die Sicherung und Weiterentwicklung der Qualität der von ihnen erbrachten Leistungen verantwortlich. Die Leistungen müssen dem jeweiligen Stand der wissenschaftlichen Erkenntnisse entsprechen und in der fachlich gebotenen Qualität erbracht werden.

(2) Vertragsärzte, zugelassene Krankenhäuser sowie Erbringer von Versorgungseinrichtungen oder Rehabilitationsmaßnahmen sind nach Maßgabe der §§ 136 a, 136 b, 137 und 137 d verpflichtet,
1. Einrichtungsintern ein Qualitätsmanagement einzuführen und weiterzuentwickeln, das durch zielgerichtete und systematische Verfahren und Maßnahmen die Qualität der Versorgung gewährleistet und kontinuierlich verbessert sowie die Anwendungen anerkannter Leitlinien fördert,
2. sich an einrichtungsübergreifenden Maßnahmen der Qualitätssicherung zu beteiligen, die insbesondere zum Ziel haben, die Ergebnisqualität zu verbessern und
3. bei der Leistungserbringung anerkannte Leitlinien für eine wissenschaftlich gesicherte Diagnostik und Behandlung anzuwenden; die kassenärztliche Bundesvereinigung, die Bundesärztekammer, die Spitzenverbände der Krankenkassen gemeinsam und einheitlich die Deutsche Krankenhausgesellschaft regeln das Verfahren ihrer Anerkennung. Für die Vertragszahnärztliche Versorgung regeln die Kassenzahnärztliche Bundesvereinigung …"

Tab. K 4.2: Definitionen zur Qualität.

Definition der Deutschen Gesellschaft für Qualität:
„Qualität ist die Gesamtheit der Merkmale, die ein Produkt oder eine Dienstleistung zur Erfüllung vorgegebener Forderungen geeignet macht."

DIN-Definition von 1987:
„Die Qualität sei eine Beschaffenheit einer Einheit bezüglich ihrer Eignung, festgelegte und vorausgesetzte Erfordernisse zu erfüllen."

Deutsches Institut für Normung 1987:
„Die Qualität an sich gibt es nicht, man müsste sie sonst messen können in Bezug auf Wünsche, Erwartungen oder Forderungen des Kunden."

ment im stationären und zunehmend auch im ambulanten Bereich werden seit 1993 durch die unten genannte Gesetzgebung vorangetrieben.

Die Funktion der Leitlinien im Gesundheitswesen dienen der transparenten Qualitätskontrolle und deren interdisziplinärem Management. Kostenträger und Gesetzgeber fordern Behandlungsrichtlinien als Basis für eine effektive Kostensenkung. Die Strukturen von Qualität in einem Unternehmen zu ergründen soll auf den folgenden Seiten in kurzer Form dargestellt werden.

Von „der" Qualität kann bis heute nicht gesprochen werden, da eine allgemein akzeptierte Definition fehlt. Hier helfen auch die abstrakten Definitionen der DIN-ISO-Normen nur bedingt weiter (Tabelle K 4.2).

Qualität ist zweckgebunden und stellt keinen *absoluten* Wert dar, sondern ist immer an eine bestimmte Anforderung gebunden. Dennoch soll im folgenden Abschnitt der Versuch unternommen werden, in Bezug zur Asthmatherapie und -begleitung, qualitätstheoretische Probleme im Zuge der Qualitätssicherung darzustellen sowie die Qualitätsentwicklung im Kontext zur Asthmaschulung (Prozessqualität) zu erörtern.

4.1.1 Qualität und Versorgungssysteme

Erst unter Berücksichtigung der subjektiven Zielsetzungen und Vorstellungen des Kunden/Patienten kann eine Basis für die Qualitätsdefinition gefunden werden. Leistungen, wollen sie bestehen, müssen gewünscht und nachgefragt werden. Unterschiedliche Sichtweisen aller Beteiligten in einem Versorgungssystem können die Sicherung von Qualität und deren

Management erschweren. Aus der Perspektive des Patienten rückt der Leitgedanke „Autonomie des Patienten" in den Mittelpunkt. Aus der Sicht des Dienstleisters (Versorgungsteam in Klinik und Praxis) rückt die Netzwerkthematik in das Zentrum des Geschehens. Welche Bedingungen müssen vorliegen, um den Patienten optimal zu versorgen? Wie sind die Aufgaben verteilt, optimal organisiert und umgesetzt worden? Gerade in der Versorgung von Menschen mit chronischen Erkrankungen bedarf es funktionierender Netzwerke, also Kooperationen von ambulanten und stationären Versorgungssystemen unter Berücksichtigung der o. g. Fragestellungen.

Die Zusammenarbeit von unterschiedlichen Gesundheitsdienstleistern wie Klinik und Praxis, der Wechsel von stationärer zu ambulanter und von ambulanter zu stationärer Versorgung, wird die kommenden Jahre prägen und ist bereits heute ein politisch notwendiges Thema, wenn die Zulassung einzelner Versorgungssysteme betrachtet wird. Das Vertrauen der Behandlungseinrichtungen untereinander, deren Zuverlässigkeit in der fachlichen Begleitung, die Erwartungssicherheit gegenüber den Kollegen und die interne Koordination sind die Aspekte für Qualität in der Behandlung, um Versorgungslücken zum Wohle des Patienten zu schließen.

Das Messen und Sichern der Qualität alleine befriedigt im Gesundheitssystem nicht mehr, weil die alleinige Prüfung der Ergebnisqualität nur einen kleinen Teil eines großen Feldes qualitätsrelevanter Einflussfaktoren berücksichtigt.

4.1.2 Beurteilung der Qualität

In der Medizin erfolgen Messungen (z. B. Peak flow) oder diagnostische Maßnahmen und Routineuntersuchungen mit dem Fernziel eine Standardisierung für die öffentliche Vergleichbarkeit zu erhalten. Die Vergleichswerte wiederum unterliegen einer ständigen Kontrolle, in Richtung Optimierung des existenten Versorgungssystems.

„Approach to quality assessment" – mit dieser vorsichtigen Formulierung nähert sich Avedis Donabedian dem Qualitätsbegriff zur Beurteilung von Leistungen im Gesundheitswesen.

Dabei geht der Ansatz Donabedians zurück auf eine Arbeit von Sheps (1955), in der er vier zentrale Kategorien der Qualitätsmessung benennt:

- prerequisites or desiderata for adequate care
- indexes of elements of performance
- indexes of the effects of care
- qualitative clinical evaluation.

Eine Übertragung dieser vier Kategorien zur Behandlungsqualität bei Asthmapatienten könnte wie folgt lauten:

- Teamstruktur sowie Bedürfnisstruktur der Patienten erkunden (Klinik und Praxis)
- Verzeichnis und Register für Leistungen in der Behandlung erstellen
- Verzeichnis der Behandlungseffekte aufzeigen (intern)
- qualitative Evaluation durch Langzeitkontrolle (extern).

Bei näherer Betrachtung, wie auch Donabedian selbst urteilt, handelt es sich nicht um eine Definition des Qualitätsbegriffes, sondern tatsächlich um den Versuch, den komplexen und wenig operationalisierbaren Definitionsansätzen zum Qualitätsbegriff ein praktisches Konzept für die Qualitätsmessung zur Seite zu stellen.

4.2 Idee und Konzept des Total Quality Management (TQM)

Was ist „*Totales Qualitätsmanagement*" (engl. „total quality management")?

In der nüchternen „Begriffssprache" der Deutschen Gesellschaft für Qualität e. V. heißt es: „*Auf der Mitwirkung aller ihrer Mitglieder beruhende Führungsmethode einer Organisation, die Qualität in den Mittelpunkt stellt und durch Zufriedenstellung der Kunden auf langfristigen Geschäftserfolg sowie auf Nutzen für die Mitglieder der Organisation und für die Gesellschaft zielt.*"

Für die meisten Unternehmen bedeutet die Einführung eines Qualitätsmanagementsystems eine Qualitätsentwicklung und Kostensenkung. Zwar wird der Arbeit nach DIN-ISO-Normen die Gefahr der Bürokratisierung nachgesagt, doch ein leistungsfähiges Qualitätsmanagement ist auch ohne großen Formalismus möglich. Gegenwärtige Revisionsvorhaben lassen erwarten, dass die völlig überarbeitete DIN EN ISO 9000:2000 Normenreihe wesentlich mehr Spielraum lässt, ein QM-System auf die individuellen Gegebenheiten einer Versorgungseinrichtung oder eines Unternehmens anzupassen. Die neuen Normen rücken konsequent die Elemente Prozessorientierung, Mitarbeiterorientierung und Kundenorientierung in den Mittelpunkt, was sich wiederum in zwei Leitfragen konkretisieren lässt:

- Machen wir es richtig – also werden unsere tatsächlich erbrachten Leistungen auch so von den Zielgruppen wahrgenommen, dass sie die gestellten Erwartungen erfüllen?
- Stimmen Angebote und Erwartungen überein?

Seit Ende des Jahres 2000 hat die neue Normenreihe mit nur vier zentralen Kernnormen die konkrete

Anwendung am Markt, also auch in der Medizin erfahren:

1. DIN EN ISO 9001:2000 – Begriffe/Definitionen
2. ISO 9001:2000 – Nachweisforderungen
3. ISO 9004:2000 – Leitlinie zur Verbesserung der Leistungen
4. ISO 10011:2000 – Auditwesen

Hiermit sind Möglichkeiten zum Zertifizierungsnachweis für individuelle Belange gegeben („Tailoring").

Das in Abb. K 4.1 dargestellte Modell beschreibt den formalen Prozess der o. g. Norm bildhaft und fordert die individuelle Abstimmung jeder Institution intern.

Eine langfristige Perspektive und ein stetiges Bemühen um hohe Qualität der erbrachten Leistungen weisen dem Qualitätsmanagement eine zentrale Bedeutung zu. Als Leistungen (Dienstleistungen und Produkte) können alle Beiträge einer Unternehmung interpretiert werden, die der Bedürfnisbefriedigung der Kunden dienen. Konsequent zu Ende gedacht, führen auch unterlassene Aktivitäten zu, wenn dann allerdings meist ungewollten, Leistungen.

In einem wettbewerbsorientierten Markt, und dazu gehört die Medizin in zahlreichen Teilbereichen, lautet die zentrale Frage des Leistungsanbieters, wie der Kunde die Qualität der angebotenen Leistungen beurteilt.

Das Konzept der Qualitätsorientierung im TQM fußt auf der konsequenten und kontinuierlichen Qualitäts-(Kunden-)orientierung aller Mitarbeiter der Unternehmung und geht auf vier Ansatzpunkte zurück:

- den Null-Fehler-Ansatz
- die Kundenorientierung
- den Systemansatz
- Verpflichtungen und Aufgaben der Leitung

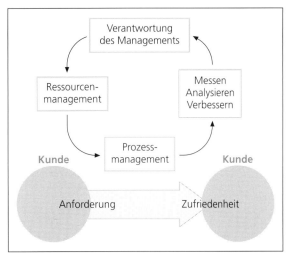

Abb. K 4.1: Prozessmodell der neuen ISO 9001:2000.

Voraussetzung für diesen Prozess ist die Offenlegung von persönlichen Handlungs-, Arbeits- und Verhaltensweisen aller Beteiligten, um auf der Basis fundierter Ist-Beschreibungen kontinuierliche Verbesserungsprozesse in die Wege zu leiten.

In der Übertragung zum gestellten Thema Asthma und Qualitätsmanagement entspricht die Ist-Beschreibung der konsequenten Darlegung von Aufgabenfeldern aller Teammitglieder in Klinik oder Praxis als Basis für die Qualitätsprüfung. Weiterhin führt die chronologische Listung der durchgeführten Untersuchungen am Patienten wie auch die pro Patient benötigte Zeit in der Übersicht zur aktuellen Beschreibung. Arbeitsplatzbeschreibungen und Tätigkeitsprotokolle (u. a. Kongressprotokolle) sind in der Klinik oder in der Praxis ein Instrument für die Forschung im Null-Fehler-Ansatz.

4.3 Ansatzpunkte des TQM

4.3.1 Der Null-Fehler-Ansatz

Das erklärte Handlungsziel lautet, stets fehlerfreie Qualität zu liefern. Dahinter verbirgt sich der Anspruch, sich fortlaufend zu verbessern. Als sehr wichtige und grundlegende Differenzierung bleibt festzuhalten, dass die zuvor geleistete Arbeit nicht schlecht war, sondern dass dieselbe immer noch verbessert werden kann. Der Null-Fehler-Ansatz hat nichts mit permanenter Kontrolle und Fehlersuche zu tun, da es der Qualitätsidee kaum dienlich wäre und diesem zurecht mit großer Skepsis und Unbehagen begegnet werden würde. Stattdessen ist die stete Suche nach Verbesserungsmöglichkeiten und Entwicklungschancen gemeint.

4.3.2 Die Kundenorientierung

Als wichtigste Maßgabe bei der Definition von Qualitätsanforderungen gilt das Prinzip der strikten Kundenorientierung, also Kundenwünsche frühzeitig zu erkennen und als feste Bestandteile in das Leitbild und die Qualitätspolitik eines Unternehmens aufzunehmen. Diese strategische Ausrichtung einer Organisation birgt eine Fülle an praktischen Handlungs- und Verhaltenskonsequenzen auf der operativen Ebene. Das Konzept der Kundenorientierung wird sogar auf die eigenen Mitarbeiter einer Unternehmung intern ausgeweitet, um die Orientierung untereinander selbst zu erleben. Dieser Ansatz lässt sich jedoch nur dann wirksam umsetzen, wenn bestehende Schranken, Vorurteile und Differenzen zwischen den verschiedenen Abteilungen, Arbeitsgruppen, Funktionsbereichen, Positionen und auch einzelnen Personen abgebaut

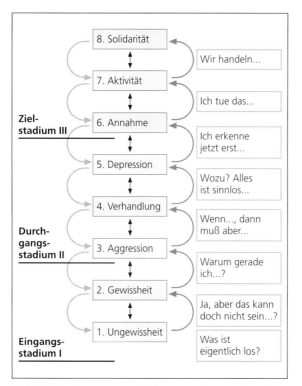

Abb. K 4.2: Akzeptanz-Modell von Kübler-Ross (1984), modifiziert nach Schuchardt (1987).

werden. Hier wird die Bedeutung der Vernetzung von Qualität und deren Organisation besonders deutlich.

Ein wichtiger Aspekt leitet sich aus dem Prinzip der Kundenorientierung im TQM ab: Um die Orientierung am Kunden zu erreichen, müssen zunächst seine Wünsche kennen gelernt werden, eine Aufgabenstellung, die dem Marketing zuzuordnen ist.

Die Bedürfnisse von chronisch kranken Menschen zu ermitteln, verlässt die ausschließlichen medizinischen Therapieverfahren. Das patientenorientierte Gespräch als Basis und Weg zur Kundenorientierung ist eine Methode. In der Therapieumsetzung werden gewünschte Verläufe durch Irritationen gekreuzt, die die Asthmatherapie nicht unmittelbar betreffen. Gemeint sind vornehmlich soziale Belange bezüglich Familie, Partnerschaft, Eltern-Kind-Konflikte oder Zeitmanagement für die Therapiedurchführung. Die

Tab. K 4.3: Akzeptanz-Modell nach Koos.

1. Schock/Verleugnung = Zeitpunkt der Diagnosestellung
   → nicht schulbar
2. Aggression = Warum ich?
3. Depression = eigene Wertschätzung → bedingt schulbar
4. Verhandeln = Alternativen suchen und ergründen
5. Akzeptanz = Annahme der chronischen Erkrankung
   → schulbar

Akzeptanzmodelle nach Koos oder Kübler-Ross zeigen in einer Phasendarstellung überdeutlich, dass die Kundenorientierung mehrere Belange betrifft und somit ebenfalls nicht durch ein starres Schema ersetzt werden kann (z. B. Schulbarkeit zum Zeitpunkt der Diagnosestellung).

Die ursprünglichen Phasen zur Krankheitsakzeptanz sind nach den Modellen von Koos (Tab. K 4.3) bzw. Kübler-Ross (Abb. K 4.2) interpretierbar:

Auf dem Weg zur Phase 5 (Koos) bzw. 6 (Kübler-Ross) können immer wiederkehrende Rückschritte zu verzeichnen sein, welche in der Therapiebegleitung patientenorientiert analysiert werden sollten.

Wird beispielsweise die Qualität der Schulungseffizienz gemessen, so werden die oben genannten Eingangsbedingungen der Kunden/Patienten als Einfluss gelten, um die Ergebnisse der geleisteten Arbeit ohne „Störfaktoren" zu analysieren, und weiterhin um eine Vergleichbarkeit der Schulungsarbeit gewährleisten zu können. Durch die differenten Zielgruppen bezüglich des Alters in der Asthmatherapie erweitert sich das o. g. 5-Phasenmodell für Angehörige bei der Betreuung der „kleinsten" Patienten.

4.3.3 Der Systemansatz

Die Leistung eines Systems entsteht aus dem Zusammenwirken seiner Elemente. Nur wenn es gelingt, die verschiedenen Menschen, Berufsgruppen, Abteilungen und Funktionsträger in einer Klinik, oder „im Kleinen" in einer ambulanten Versorgungseinrichtung, in einem umfassenden Qualitätssystem zu integrieren, kann der Weg der steten Verbesserung gegangen werden. Sicherlich muss der Qualitätsgedanke auf den obersten Führungsebenen initiiert und getragen werden. Durch alle Hierarchieebenen hinweg wird dieser aber durch konkrete Maßnahmen und Verhaltensweisen getragen. TQM steuert und gestaltet Leistungssysteme, ob es sich um ein Kleinunternehmen mit nur wenigen Mitarbeitern oder um ein mehrere tausend Mitarbeiter umfassendes Unternehmen handelt. Systematische Arbeitsteilungen in einem Versorgungssystem wie einer medizinischen Einrichtung verhelfen zu einer rationalen Arbeitsweise im Sinne von TQM.

4.3.4 Verpflichtungen und Aufgaben für die Leitung

Die Bereitschaft, den Qualitätsgedanken als oberstes Prinzip in alle Unternehmensentscheidungen mit einzubeziehen, bedeutet gleichzeitig eine starke Verpflichtung für die Leitung eines Unternehmens wie der Klinik oder der Praxis. Wie sich das im Einzelnen darstellt, wird wie folgt kurz zusammengefasst:

1. Langfristige Unternehmensziele und die Kundenorientierung haben Vorrang vor kurzfristigen Aktionen (z. B. gute therapeutische Versorgung mit Nachbetreuung, Kundenbindung durch erweiterte Dienstleistungen u. a.).
2. Unternehmensziele, Leitbild und Leitsätze müssen allen Mitarbeitern verständlich erklärt werden. Das erfordert ebenso die Einbindung aller Führungskräfte (Ziele der Schulungsangebote, Mundpropaganda ist die beste Werbung für unser Haus o. Ä.).
3. Qualitätsmängel und Schwachstellen dürfen nicht als unabwendbar hingenommen werden, sondern erfordern eine eingehende Analyse (W-Fragen-Konzept).
4. Qualitätskontrolle bedeutet nicht nur Ergebniskontrolle, sondern erfordert die Einbeziehung der Prozesse selbst. Auch gute Ergebnisse müssen aufgezeigt werden, um die motivierenden Elemente zu nutzen. Lob motiviert in viele Richtungen u. a. zum teamorientierten Arbeiten. Wie sind Sie zu diesem guten Ergebnis gekommen?
5. In der gesamten Organisation muss eine Identifizierung und Analyse der Schwachstellen möglich sein. Eine offene und aufrichtige Kommunikation ist hierfür eine unabdingbare Voraussetzung. Fehlerhafte Leistungen müssen kontinuierlich reduziert werden, d. h. Probleme zu verbalisieren, Lösungswege zu diskutieren und Alternativen aufzuzeigen (Qualitätszirkel, Teambesprechungen, Mitarbeiterbesprechungen).
6. Ein Fortbildungs- und Trainingsprogramm muss für alle Mitarbeiter angeboten und auch umgesetzt werden. Qualitätsorientierung bedarf des Arbeitens auf dem aktuellsten wissenschaftlichen Stand. Interne und externe Veranstaltungen anbieten und Kontakte durch Kongresse aufbauen.
7. Arbeitsnormen und Leistungsstandards sind nur dort zu empfehlen, wo sie die Sicherung der Qualität fördern oder bei der Durchführung der Aufgaben hilfreich sind. Wo sie einer kontinuierlichen Verbesserung im Wege stehen, müssen sie vermieden werden. Die Stärken und Schwächen der Mitarbeiter im therapeutischen Team entwickeln durch die Gewichtung von personellen Qualitäten einen gezielten Personaleinsatz mit individueller Kompetenzausschöpfung für eine verbesserte Qualität.
8. Bei Kooperationen mit externen Leistungserbringern oder Kollegen sind auch diese bezüglich der erbrachten Qualität zu beurteilen bzw. entsprechende Maßnahmen zur Optimierung abzuleiten. Die Zeit-Nutzen-Relation darf in Kooperationsvereinbarungen nicht außer Acht gelassen werden.

Die Leitungsaufgaben von 1–8 unterstützen die interne Kommunikation in fachlicher und organisatorischer Hinsicht für eine optimale Therapiebetreuung.

4.4 Unternehmenspolitik und Qualitätspolitik

Die Politik eines medizinischen Versorgungssystems kann niemals losgelöst von der individuellen Situation eines Leistungsanbieters betrachtet werden. Sie baut auf den individuellen Gegebenheiten, Chancen, Risiken, Stärken und Schwächen auf. Innerhalb dieses Rahmens kann eine Organisation aktiv werden, legt die Unternehmenspolitik einen bestimmten Kurs fest.

Die Unternehmenspolitik sucht die Antwort auf zwei grundsätzliche Fragen der Leistungserstellung:

1. Wen wollen wir erreichen?
2. Was können wir anbieten?

Notwendigkeit, Machbarkeit und Zweckmäßigkeit sind Eckpfeiler der Zielformulierungen in diesen Aufgabenbereichen, wobei die in Abbildung K 4.3 genannten Aufgabenfelder eine zusätzliche Rolle spielen.

Kundenpolitik: Im Mittelpunkt steht die Beschreibung der Zielgruppen einer Unternehmung. Je konkreter die Vorstellungen und Informationen bezüglich der Leistungsabnehmer sind, desto kundenorientierter können Leistungsangebote erbracht werden. Letztendlich hängt das Gesamtkonzept einer Organisation an dieser politischen Vorgabe. Der asthmakranke Patient sucht als Kunde erfahrungsgemäß eine Minimierung der Symptome, Lebensqualität im Alltag, unterstützt durch die optimale Therapie sowie durch das Selbstmanagement der Erkrankung für mehr Flexibilität. Leistungsangebote mit der genannten Zielausrichtung treffen die Wünsche der Kunden für eine effektive Zusammenarbeit.

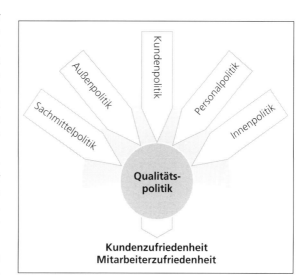

Abb. K 4.3: Aspekte der Qualitätspolitik.

Personalpolitik konzentriert sich auf den Erhalt und die Entwicklung der Leistungsfähigkeit und Leistungsbereitschaft der Mitarbeiter. Diese Themen öffnen das gesamte Spektrum des Personalmanagements, von der Beschaffung, Auswahl und Einarbeitung neuer Mitarbeiter, über Aus-, Fort- und Weiterbildungsprogramme bis hin zu Personalführungsaspekten, wie z. B. Mitarbeitergespräche, Beurteilungssysteme, Lohnanreizsysteme oder Teamentwicklung.

Sachmittelpolitik ist der unmittelbare, sicht- und erlebbare Ausdruck des Leitbildes einer Organisation. Sachmittelentscheidungen wie Geräteausstattung, Arbeitsmittel, Ausstattung der Arbeitszimmer oder auch Budgetsätze für die Kundenbetreuung prägen nicht nur das Image eines Hauses, sondern nehmen direkten Einfluss auf die Zufriedenheit von Mitarbeitern und Kunden und bilden die Grundlage für die Leistungserstellung.

Außenpolitik muss der Tatsache Rechnung tragen, dass keine Unternehmung im luftleeren Raum schwebt. Die Herausforderung ist, rechtzeitig zu erkennen, welche Chancen das Umfeld bietet, um diese zum Nutzen der eigenen Unternehmung zu gestalten. An bestimmten Partnern führt dabei kein Weg vorbei. So hat die Zusammenarbeit und der enge Kontakt zu Selbsthilfegruppen (ASTHMA) sowie die Öffentlichkeitsarbeit durch Vorträge (national) und Veröffentlichungen in Fach- und Patientenzeitschriften eine zielgerichtete positive Außenwirkung. Auch die Kooperationen mit Apotheken für eine konsequente Verfügbarkeit der Medikation für Asthmatiker ist über den Pfad der Außenpolitik ein zusätzlicher, sekundärer Gewinn für eine Kundenbindung. Auch Qualitätszirkel haben durch den kollegialen Austausch von Fachinformationen einen Publikationseffekt, der nicht unterschätzt werden sollte. Generelle Zielsetzung sollte stets sein, die eigenen Leistungsangebote transparenter zu machen und den Bekanntheitsgrad zu steigern. Die Öffentlichkeitsarbeit bedeutet einerseits Zeitinvestition, wirkt jedoch als Instrument der Außenwirkung für neue Kontakte.

Innenpolitik regelt die Zusammenarbeit in einer Organisation. Erst wenn sich Organisationsstrukturen, Informations- und Kommunikationswege und Rollensysteme sinnvoll ergänzen, kann sich Qualität als integrativer Bestandteil des Leistungserstellungsprozesses etablieren. Für die Klinik, aber auch zum Teil für die Praxis bedeutet das eine kooperative Zusammenarbeit der Leistungsmitglieder aller existenten Hierarchieebenen.

Die Kommunikationsform stellt hierbei das wichtigste Element der Innenpolitik dar. Insgesamt beschreiben die Zielvorgaben der Qualitätspolitik den Handlungsrahmen jedes einzelnen Mitarbeiters wie des ganzen Unternehmens, der im Folgenden etwas genauer betrachtet werden soll.

4.5 Handlungsrahmen des TQM (Asthma)

4.5.1 Der Kunde als Partner

„Der Kunde ist König", ein Kriterium, das die Medizin schon lange eingeholt hat. Die Kundensouveränität ist in jedem markt- und wettbewerbswirtschaftlichen System von enormer Bedeutung. Überall ist die Entwicklung einer verstärkten Aufmerksamkeit und Teilnahme der Verbraucher am Marktgeschehen zu beobachten. In der Medizin, v. a. in der therapeutischen Begleitung chronisch kranker Menschen, addiert sich dieser Aspekt zusätzlich zur erworbenen Beziehungsebene, die wiederum ein Potenzial zur Störungsebene aufweist.

Kann der Kunde auf Qualitätskriterien zurückgreifen? Wird es möglich, dass Patienten/Kunden sich eine Beurteilung bzw. Einschätzung erlauben können? Die Nachfrage und Akzeptanz der Leistungsangebote durch den Kunden sind die Grundvoraussetzung für die Existenz und den Erfolg der Gesundheitsinstitution auf dem Gesundheitsmarkt. Eine wissenschaftlich theoretisch fundierte Systematisierung einzelner Teilqualitäten sollte verfügbar sein, z. B. mittels eines dokumentarischen Werkzeuges der erforderlichen Routineuntersuchungen. Die Transparenz der absolvierten Leistung bewirkt ein zusätzliches Vertrauen beim Kunden.

Die in Abbildung K 4.4 dargestellten Aspekte der Qualitätseinschätzung aus Kundensicht sollen als praktische, „kundenorientierte" Hilfestellung dienen und werden nachfolgend erörtert.

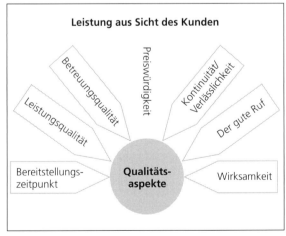

Abb. K 4.4: Aspekte der Qualitätseinschätzung.

4.5.1.1 Die Leistungsqualität

An erster Stelle der Erwartungen der Patienten steht die Forderung nach einer hohen und guten Qualität der Behandlung sowie der angebotenen Leistungen der Klinik bzw. der Praxis (Schulungen für Eltern und Kinder sowie Angehörige, Nachbetreuungen, Einzelgespräche). Wichtige zusätzliche Aspekte dieser Forderung sind u. a. die fachliche Kompetenz der Anbieter und die Transparenz der Angebote durch ausreichende Information, Beratung und Aufklärung, um aus der Sicht des Kunden eine treffsichere Entscheidung für die Behandlung fällen zu können. Die Therapierichtlinien zum Thema Asthma bronchiale von 1996 tragen dazu bei, dass die Leistungsqualität standardisiert werden kann. Die kontinuierliche Evaluierung durch Studien müsste nach Kusenbach und Paul durch vergleichende prospektive Multicenterstudien ergänzt werden, um den Qualitätskriterien wie bei den internationalen Therapierichtlinien zu genügen. Therapiepläne, die der Leistungsqualität genügen, aber die Betreuungsqualität (z. B. Überforderung der Patienten) vernachlässigen, verfehlen das Ziel in der Gesamtbilanz von Qualitätsaspekten.

4.5.1.2 Die Betreuungsqualität

Unter diesem Teilaspekt der Qualität von Unternehmensleistungen vereinen sich die indirekten Kriterien der Leistungsbeurteilung. Wie begegnen sich Anbieter und Kunde? Interessanterweise handelt es sich hierbei um Leistungen, die der Patient meist wesentlich schneller, deutlicher und direkter wahrnimmt, beurteilt und natürlich auch weitergibt, als die Qualität des eigentlichen Angebots. Die beiden Stichworte „Freundlichkeit und Zuwendung" sollen diesen Aspekt verdeutlichen. Wirtschaftlich ausgedrückt ist die Betreuungsqualität ein Transportmittel um Angebote am Markt zu platzieren. Die Qualität der Beziehungen zwischen Kunde und Anbieter spielt eine zentrale Rolle in der Beurteilung der existenten Leistungsangebote. Die Akzeptanz des Leistungsangebotes wächst proportional zur Qualität der Beziehungsebene zwischen Kunde und Anbieter, wobei dieser Sachverhalt nicht bedeutet, dass bei intakter Beziehungsebene alles „Unmögliche" als Leistung angeboten werden kann. Abgestimmte Standards (z. B. in der Therapie, Diagnoseverfahren o. Ä.) verhelfen dazu gewünschte fachliche Leistungen zu vereinheitlichen. Die fortwährende Aktualisierung der Fachinhalte ist unabdingbare Voraussetzung. Die speziellen pädiatrischen Bedürfnisse wie altersspezifische Besonderheiten, differente Therapieanpassungen oder die Maßnahmen der Selbstbehandlung rechtfertigen und fordern für eine gute Betreuungsqualität in der Asthmabehandlung eine altersabhängige Stufentherapie.

4.5.1.3 Der gute Ruf

Ein nicht zu unterschätzender Aspekt der Qualitätsbeurteilung ist der Ruf, der einem Anbieter vorauseilt. Hierbei ist der erste Eindruck, wie im Diagnosegespräch am schwersten zu revidieren, ob nun in negativer oder positiver Hinsicht. Um den ersten Eindruck zu ändern bedarf es mehr Aufwand als unmittelbar einen guten Erstkontakt zu schaffen.

4.5.1.4 Die Wirksamkeit der angebotenen Leistung

Wie wirksam, also *zufrieden stellend* und bedürfnisbefriedigend, erlebt der Kunde die ihm zukommende Leistung? Bringt der Patient die erhaltene Leistung mit dem Leistungsersteller in Zusammenhang oder werden diese Aspekte vom Patienten different betrachtet? Für Dienstleistungen ist der Qualitätsaspekt von entscheidender Bedeutung, da erforderliche Veränderungen ohne diese Analyse mit den o. g. Fragestellungen nicht erkannt werden können. In der Praxis liegt der Bezug zur Asthmatherapie in dem optimalen Therapieansatz (Minimum) für eine maximale Therapieeffizienz, mit einer spürbaren Verbesserung der Befindlichkeit für den Patienten.

4.5.1.5 Der Bereitstellungszeitpunkt

Hiermit ist zunächst die rechtzeitige Bereitstellung einer Leistung gemeint. Darüber hinaus stellen die für den Kunden mit dem Ablauf der Leistungserstellung verbundenen Termine und Wartezeiten eine wesentliche Qualitätskomponente dar (Wartezeiten mit mehr als 30 Minuten werden i. d. R. als organisatorischer Mangel eines Unternehmens wahrgenommen). Je unpassender der Bereitstellungszeitpunkt verläuft, desto höher müssen alle anderen Qualitäten als Ausgleich hinzukommen, um diesen Qualitätsmangel zu überdecken, z. B. durch fachliche Kompetenz.

4.5.1.6 Die Kontinuität der Betreuung

Eine gute Kooperation und Kommunikation, die über den eigentlichen akuten Therapiezeitraum, oder wirtschaftlich gesprochen den „Verkaufsakt" hinausragen, sind die Grundlage für Vertrauen. Dies ist die Grundlage einer längerfristigen „Kundenbeziehung" und Kundenbindung.

4.5.1.7 Die „Preiswürdigkeit"

Leistungen haben ihren Preis und müssen ihren Preis wert sein. Gute und dauerhafte Geschäfte sind nur dann zu erwarten, wenn beide Seiten davon profitieren. So sind spezialisierte medizinische Einrichtungen gehalten, durch Sonderverhandlungen mit den Kostenträgern ihren geleisteten Versorgungsstatus erstattet zu bekommen.

Im Rückblick auf diese Stichworte wird ein Zusammenhang sehr deutlich. TQM ist ohne entsprechende Marketingaktivität kaum denkbar. Das Marketing muss dem Management Informationen über die Kunden liefern, aus denen interne Qualitätsanforderungen abgeleitet werden können. Übertragen auf die Patientenversorgung erlaubt der Kundenkontakt eine vorausschauende Information hinsichtlich der „Kundenwünsche und -bedürfnisse". Das Marketing wiederum benötigt für die Kommunikation nach außen Informationen über die Qualitäten der erbrachten Leistungen, sodass Studien und Veröffentlichungen für Fachkreise und Patiententage bezüglich des Publikationsgrades einer Institution von herausragender Bedeutung sind.

4.5.2 Die Notwendigkeit des Marketings

Die Konzeptionierung von Leistungsangeboten, die Planung des Leistungsspektrums, das Definieren der Kundenzielgruppen und das Erfassen der Kundenwünsche werden im Fachjargon mit Marktforschung umschrieben, müssen ineinander greifen und dürfen nicht am Bedarf vorbeigewirtschaftet werden.

Wahrnehmungen und Urteile entstehen durch Informationen und subjektive Eindrücke. Das Bild einer Unternehmung wird unter anderem vom Verhalten der Mitarbeiter, von der Selbstdarstellung, von Serviceleistungen und der Atmosphäre geprägt. Wer über das Erwartete hinausgeht, hebt sich vom Üblichen ab, erntet die meiste Aufmerksamkeit. Kompetente fachärztliche Betreuung, freundliches Assistenzpersonal, eine gute patientenorientierte Beratung und fachlich qualifizierte Schulungen in der Patientenbetreuung prägen das Bild einer medizinischen Versorgungsstätte.

Je feiner die Abstimmung zwischen der Bedürfnisstruktur der Patienten, den angebotenen Leistungen, der medizinischen Qualität und der wirtschaftlichen Komponente erfolgt, desto erfolgreicher wird das optimale medizinische Management sein können.

Die Ansatzpunkte für ein nutzbringendes Qualitätsmanagement im Krankenhaus dürfen in keinem Fall den Missbrauch von Ergebnisqualität bewirken, indem harte und valide Parameter als Aushängeschild für gute Betreuungsqualität missbraucht werden. Die Aussagekraft von Evaluierungen muss einem wissenschaftlich-fachlichen Vergleich standhalten können, ohne dass verdeckte Mängel in der Prozessqualität entstehen.

Das Beispiel der gewünschten Vernetzung von Versorgungsstrukturen, ohne Konkurrenzgedanken, qualitativ zum Wohle des Patienten, ermöglicht zu einem hohen Anteil durch das Managementsystem (TQM) eine bessere Qualität.

4.5.3 Bedeutung der Organisationsstrukturen

Die bisherigen Ausführungen zeigen, dass TQM nicht durch die Bildung einer Qualitätsabteilung zu verwirklichen ist. Die gesamte Organisation muss sich der Qualitätsherausforderung stellen. Aufbau und Ablauf, das Zusammenwirken einzelner Abteilungen und Funktionsbereiche – Qualität ist stets ein Bestandteil der zu erfüllenden Aufgaben. Doch oft schaffen Abstimmungsschwierigkeiten in der Planung und Steuerung der Leistungserstellung durch berufsgruppenspezifisches und hierarchisches Denken oder Unverständnis bzw. Unkenntnis der berufsspezifischen Problemfelder große Hürden auf dem Weg zu einem die ganze Organisation umspannenden Qualitätsdenken.

Die Gefahr einer an Fachbereichen orientierten Führungs- und Organisationsstruktur ist groß, von Einzel-, Berufs- und Fachinteressen dominiert zu werden. Viele Kritiker gehen in ihrer Argumentation noch einen Schritt weiter. Die gesamte Organisationsführung ist weniger an dem Empfänger der Leistungen, nämlich den Kunden, sondern mehr an den internen Strukturen der fachlichen Aufgabenteilung ausgerichtet.

Gefordert wird eine so genannte Verrichtungsorientierung, die den Kunden in den Mittelpunkt rückt. Interdisziplinär arbeitende Gruppen bzw. Abteilungen bilden eigenverantwortliche Organisationseinheiten, deren zentrale Aufgabe die zielgerichtete, am Kunden orientierte Arbeitsorganisation zur durchgängigen Versorgung und Betreuung der Kunden ist. Verrichtungsorientierte Strukturen lassen die Forderung nach Einbeziehung aller Mitarbeiter im Qualitätsprozess unmittelbar umsetzen.

Die Bedeutung der Organisationsstruktur liegt zunächst in der fachlichen Abgleichung vorhandener Diskussionsthemen sowie in der eigentlichen Sicherung der Qualität der geleisteten Arbeit selbst, wie die Abbildung K 4.5 im Vorgehensmodell veranschaulicht.

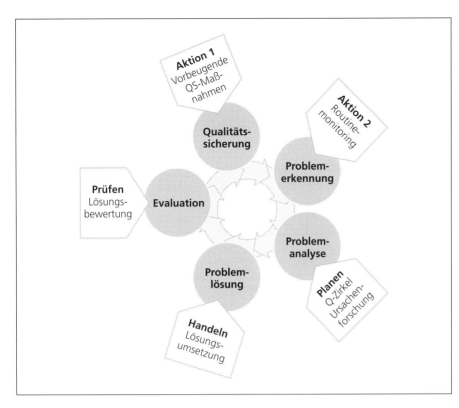

Abb. K 4.5:
Qualitätsprozess.

4.5.4 Abschließende Bemerkung

Abschließend bleibt anzumerken, dass Qualitätsmanagement als multifaktorielles Geschehen mit der kontinuierlichen Anwendung von Analyseverfahren zum TQM, der institutseigenen Selbstreflektionen im interdisziplinären Team sowie durch die Erhebung standardisierter Parameter und einer Evaluierung von Schulungserfolgen ein fortwährender Prozess ist, der zu keinem Zeitpunkt in Stillstand gerät (Abbildung K 4.1). Das Qualitätsmanagement in der Medizin wird beeinflusst durch die Qualitätssicherung an sich, die externe Qualitätskontrolle als ein Rationalisierungselement sowie den wachsenden Druck einer Bestrafung schlechter Qualität mit dem zunehmenden Kostendruck, den eine Institution nicht gerne übernehmen kann und will.

Eine gesteigerte kooperative Bereitschaft zwischen ambulanten und stationären Versorgungsgebieten wird durch die aktuelle Gesundheitspolitik gefordert. Höhere Standards bei gleichzeitiger Zunahme der Fallzahlen pro Behandlungszeitraum und stagnierender oder sinkender Personalstruktur stellen eine Herausforderung für jedes Behandlungszentrum dar und können durch Managemet im Sinne von TQM eine optimale Qualität erreichen, auch wenn der Aufwand zu Beginn den endlichen Nutzen nicht gleich erkennen lässt. Behandlungserfolge zum Krankheitsbild Asthma bronchiale sind durch nationale und internationale Abstimmungen für Therapie und Strukturen in der Patientenversorgung verstärkt zu erreichen, wenn der Qualitätsprozess wie in einem Kreislaufsystem fortwährend reflektiert und erneut geprüft wird.

Literatur

Deutsche Gesellschaft für Qualität: Begriffe zum Qualitätsmanagement. S. 29 ff. DQM Schrift 11–04 (1993)

Eberhardt HW, Schmidbauer H: Aus der Praxis für die Praxis. S. 100 ff. Anton Hauguth Verlag, Kronach 1999

Hillenbrand H, Schmidbauer H et al.: Qualitätsmanagement in der Diabetologie. Kirchheim Verlag 1995

Kaltenbach T: Qualitätsmanagement im Krankenhaus. Bibliomed Verlag 1993

Koos R: Families in trouble New York, S. 109. In: Schulung von Kindern mit chronischen Erkrankungen. Haller R. (Hrsg.). Quintessenz MMV Medizin Verlag GmbH, München 1995

Kusenbach G, Paul K: Stufentherapie des Asthma bronchiale. In: Asthma bei Kindern und Jugendlichen. WVA 2001

Schmidbauer H: Qualitätsmanagement in der Diabetesschulung. Ortho-Diagnostics Systems GmbH, Heidelberg 1995

Schutte AM: Die neue Normenreihe DIN EN ISO 9000:2000. Qualitätsmanagement in Klinik und Praxis, pmi-Verlag AG, Heft 6: 175–178 (1999)

K 5 THERAPIEKOSTEN

Die nachfolgend aufgelisteten Preise (in Euro) wurden nach der Roten Liste 2002 berechnet. Sie dienen zum direkten Vergleich der Tagestherapiekosten bei verschiedenen Medikamenten. Die Auflistung erhebt keinen Anspruch auf Vollständigkeit.

Medikament	Packungsgröße	Packungspreis in Euro	Tagesdosis	Tagestherapiekosten in Euro (Stand: Rote Liste 2002)
Kurz wirksame β-Sympathomimetika				
Apsomol® N Aerosol	200 ED	8,15	3 x 1 Hub	0,12
Bronchospray® novo Dosieraerosol	200 ED	9,80	3 x 1 Hub	0,15
Cyclocaps Salbutamol 200 µg Pul.	60 ED	7,34	2 x 1 Hub	0,25
Salbulair® N Autohaler	200 ED	15,45	3 x 1 Hub	0,23
Salbupp® Fertiginhalat Amp.	50 Amp.	20,35	3 x 1 Amp.	1,22
Sultanol® forte Fertiginhalat Amp.	40 Amp.	20,39	3 x 1 Amp.	1,53
Lang wirksame β-Sympathomimetika				
Foradil® P Kapseln	50 Kps.	42,61	2 x 1 Kps.	1,70
Foradil® Dosieraerosol	100 Hub	80,86	2 x 1 Hub	1,62
Oxis® Turbohaler® 12 µg	60 ED	49,03	2 x 1 Hub	1,63
Serevent® Dosieraerosol	120 Hub	47,78	2 x 2 Hub	1,59
Serevent® Diskus®	60 ED	47,78	2 x 1 Hub	1,59
Budesonid				
Budecort® 50 junior Dosieraerosol	200 Hub	15,10	2 x 4 Hub	0,60
Budecort® 200 Dosieraerosol	200 Hub	35,76	2 x 1 Hub	0,36
Cyclocaps Budesonid 200 µg Pul.	60 ED	17,64	2 x 1 Hub	0,59
Cyclocaps Budesonid 400 µg Pul.	60 ED	31,44	2 x 1 Hub	1,05
Pulmicort® Amp. 0,5 mg/2 ml	40 Amp.	98,77	2 x 2 ml	4,94
Pulmicort® Amp. 1,0 mg/2 ml	40 Amp.	138,36	2 x 2 ml	6,92
Pulmicort® Dosieraerosol	125 Hub	37,49	2 x 1 Hub	0,60
Pulmicort® Turbohaler® 200 µg	100 ED	33,99	2 x 1 Hub	0,68
	200 ED	63,70	2 x 1 Hub	0,64
Pulmicort® Turbohaler® 400 µg	200 ED	126,38	2 x 1 Hub	1,26
DNCG				
Flui®-DNCG Fertiginhalat	50 x 2 ml	21,94	4 x 2 ml	1,76
Flui®-DNCG Dosieraerosol	200 ED	14,78	4 x 2 Hub	0,59
Intal® N Aerosol Dosieraerosol	200 ED	16,62	4 x 2 Hub	0,66
Intal® Inhalationslösung 1 %	50 Amp.	23,92	4 x 1 Amp.	1,91
	100 Amp.	42,69	4 x 1 Amp.	1,71
Fluticason				
Flutide® junior 25 Dosieraerosol	120 Hub	15,40	2 x 2 Hub	0,51
Flutide® junior 50 Diskus®	60 Plv.	15,10	2 x 1 Hub	0,50
Flutide® junior 50 Rotadisk®	60 Plv.	15,10	2 x 1 Hub	0,50
Flutide-mite 100 Diskus®	60 Plv.	24,15	2 x 1 Hub	0,81

Therapiekosten

Medikament	Packungsgröße	Packungspreis in Euro	Tagesdosis	Tagestherapiekosten in Euro (Stand: Rote Liste 2002)
Fluticason (Fortsetzung)				
Flutide® N 125 Dosieraerosol	120 Hub	41,45	2 x 2 Hub	1,38
Flutide® N forte 250 Dosieraerosol	120 Hub	63,52	2 x 2 Hub	2,12
Flutide-250 Diskus®	60 Plv.	44,83	2 x 1 Hub	1,49
Flutide-forte 500 Diskus®	60 Plv.	71,57	2 x 1 Hub	2,39
Montelukast				
Singulair® mini 4 mg Kautbl.	20 Tbl.	47,98	1 x 1 Tbl.	2,40
	50 Tbl.	114,99	1 x 1 Tbl.	2,30
Singulair® junior® 5 mg Kautbl.	20 Tbl.	47,98	1 x 1 Tbl.	2,40
	50 Tbl.	114,99	1 x 1 Tbl.	2,30
	100 Tbl.	214,98	1 x 1 Tbl.	2,15
Singulair® 10 mg Filmtbl.	20 Tbl.	47,98	1 x 1 Tbl.	2,40
	50 Tbl.	114,99	1 x 1 Tbl.	2,30
	100 Tbl.	214,98	1 x 1 Tbl.	2,15
Theophyllin				
Bronchoretard® 100 junior Retardkps.	100 Kps.	16,19	2 x 1 Kps.	0,32
Bronchoretard® 200 mite Retardkps.	100 Kps.	24,58	2 x 1 Kps.	0,49
Bronchoretard®-350 Retardkps.	100 Kps.	34,48	2 x 1 Kps.	0,69
Bronchoretard®-500 forte Retardkps.	100 Kps.	42,75	2 x 1 Kps.	0,86
Kombinationspräparate				
Aarane® N Dosieraerosol	200 ED	44,75	4 x 2 Hub	1,79
Allergospasmin® N Dosieraerosol	200 ED	44,75	4 x 2 Hub	1,79
atmadisc® mite 50µg/100µg Diskus®	60 ED	53,60	2 x 1 Hub	1,79
atmadisc® 50µg/250µg Diskus®	60 ED	80,02	2 x 1 Hub	2,67
atmadisc® forte 50µg/500µg Diskus®	60 ED	124,79	2 x 1 Hub	4,16
atmadisc® mite Dosier-Aerosol 25µg/50µg	120 ED	53,60	2 x 2 Hub	1,79
atmadisc® Dosier-Aerosol 25µg/125µg	120 ED	80,02	2 x 2 Hub	2,67
atmadisc®-forte Dosier-Aerosol 25µg/250µg	120 ED	124,79	2 x 2 Hub	4,16
Ditec®-Dosieraerosol	200 ED	43,24	4 x 2 Hub	1,73
Symbicort® Turbohaler® 160µg/4,5µg	120 ED	80,02	2 x 1 Hub	1,33
Viani® mite 50µg/100µg Diskus®	60 ED	53,60	2 x 1 Hub	1,79
Viani® 50µg/250µg Diskus®	60 ED	80,02	2 x 1 Hub	2,67
Viani®-forte 50µg/500µg Diskus®	60 ED	124,79	2 x 1 Hub	4,16
Viani® mite Dosieraerosol 25µg/50µg	120 ED	53,60	2 x 1 Hub	0,89
Viani® Dosieraerosol 25µg/125µg	120 ED	80,02	2 x 1 Hub	1,33
Viani® forte Dosieraerosol 25µg/250µg	120 ED	124,79	2 x 1 Hub	2,08

K Psychosoziale und ökonomische Bedeutung

K 6 Geschriebene Pläne

„Patienten sollen einen geschriebenen Therapieplan basierend auf den klinischen Symptomen und/oder den Peak-flow-Werten bekommen", fordert das Expertengremium des „asthma education and prevention program". Für Schulkinder sollen nach Ansicht desselben Gremiums darüber hinaus ein schriftlicher Therapieplan und Notfallmedikamente für die Schule bereitgestellt werden. Für Kinder und Jugendliche, die an Asthma leiden, werden in vielen Asthma-Ambulanzen und Schwerpunktpraxen gedruckte Therapiepläne verwendet, die mit Angaben über die individuellen Medikamente und Dosierungen ergänzt werden. Sind die Kinder alt genug, um Peak-flow-Messungen durchzuführen, so werden die einzelnen Stufen der Therapie anhand der klinischen Zeichen des Asthmas (z. B. Husten, Giemen oder Atemnot) und des Abfalls der Peak-flow-Werte den Eltern und Patienten erläutert. Gebräuchlich ist bei der Peak-flow-Messung das „Ampel-Schema". Dabei geht man von den drei Signalfarben Grün-Gelb-Rot der Verkehrsampel aus. Peak-flow-Werte im grünen Bereich (80 bis 100%) des individuellen Peak-flow-Bestwertes bedeuten dabei, dass man die übliche Therapie fortsetzen kann. Abfälle der Peak-flow-Werte in den gelben Bereich (50 bis 80% des individuellen Bestwertes) erfordern Handeln entsprechend den schriftlich gegebenen und mündlich erläuterten Therapieempfehlungen (z. B. Inhalation eines kurz wirkenden β_2-Sympathomimetikums). Fallen die Peak-flow-Werte unter 50% des individuellen Bestwertes (Bereich Rot bedeutet Gefahr!), so ist rasches und konsequentes Handeln notwendig (z. B. neben dem kurz wirkenden β_2-Sympathomimetikum eine orale Steroidgabe und u. U. das Anfordern ärztlicher Hilfe bei ausbleibendem Therapieerfolg der o. g. Maßnahmen). Obwohl solche vorgedruckten und nur zu ergänzenden schriftlichen Therapiepläne an vielen Einrichtungen in der Routine und im Rahmen der Asthmaschulung verwendet werden, fehlen aussagekräftige Studien zu ihrer Wirksamkeit. Daher verwenden andere Kollegen auch ausschließlich handschriftlich verfasste Therapiepläne. Doch auch diese individuell verfassten Pläne enthalten die Rubriken Dauertherapie, Interventionsschritte bei Exazerbation, Hinweise auf Notfallbehandlung und weitere Bestandteile der Asthmatherapie (z. B. Hyposensibilisierung, Allergensanierung, Asthmasport).

Die im Anschluss abgebildeten schriftlichen Therapiepläne wurden freundlicherweise von den Ambulanzen zur Verfügung gestellt. Sie zeigen in ihrer Vielfalt, wie unterschiedlich die einzelnen Ambulanzen das Problem, schriftliche Therapiepläne zu erstellen, gelöst haben.

Literatur

National Heart, Lung and Blood Institute. National Institutes of Health. Expert Panel Report 2: Guidelines for the diagnosis and management of asthma. NIH pub no 97–4051 A. Bethesda, P.O. Box 30105, MD 20824-0105 (Internet: http://www.nhlbi.nih.gov/nhlbi/nhlbi.htm)

Partridge MR: Education of patients, parents, health professionals and others. In: Childhood asthma and other wheezing disorders, pp 465–472. Silverman M (ed.). Chapman & Hall, London 1995

UNIVERSITÄTSKLINIKUM – RHEINISCH-WESTFÄLISCHE TECHNISCHE HOCHSCHULE AACHEN

KINDERKLINIK

DIREKTOR: UNIVERSITÄTSPROFESSOR DR. MED. G. HEIMANN
BEREICH: PNEUMOLOGIE/ALLERGOLOGIE (TELEFON: 02 41-8 08 87 85)

Aachen, den _____

Therapieplan für: _____

1) Dauerbehandlung: _____
(jeden Tag vorbeugend
bei PEF > 80 %)

2) intensivierte Behandlung bei verstärkten Beschwerden (PEF 50–80 %):
– akute Beschwerden: z. B. kurzfristig Reizhusten, pfeifendes Atemgeräusch, leichte Luftnot:

– chronische Beschwerden: z. B. produktiver Husten, nächtliche Atembeschwerden, Verschleimung:

– Bindehautreizungen, Fließ- oder Stockschnupfen:

3) Notfalltherapie bei Atemnot (PEF < 50 %):
    1. Inhalation: _____
    2. Bei ausbleibender Besserung Inhalation nach 10 Minuten wiederholen
    3. Bei weiterhin ausbleibender Besserung: _____
       und umgehend in ärztliche Behandlung begeben!
    4. Zusätzliche Maßnahmen: Ruhe bewahren, Lippenbremse, Kutschersitz
    5. Telefonnummer im Notfall: _____

4) Sonstige Maßnahmen:
☐ Peak-flow-, bzw. Beschwerdeprotokoll   ☐ Hausstaubmilbensanierung (s. Merkblatt)
☐ Kontakt vermeiden zu: ☐ Diät:
☐ Kontrolluntersuchung hier: ☐ beim Hausarzt: nach Vereinbarung
☐ Sonstiges: _____

_____
Unterschrift der/des Ärztin/Arztes

K Psychosoziale und ökonomische Bedeutung

**Allergie- und Asthma-Ambulanz
der Kinderpoliklinik
der Universität München**
Direktor: Professor Dr. med. D. Reinhardt

80336 München _____
Pettenkoferstraße 8a
Telefon: 5160-3682
Durchwahl: 5160-3669

Behandlungsplan für _____

A) Dauerbehandlung:
1. _____
2. _____
3. _____
4. _____
5. _____

B) Bei Husten, Schnupfen, SOFORT:
1. _____
2. _____

C) Wenn ATEMNOT auftritt, SOFORT: _____

1. Wenn Besserung eintritt, kann erneut nach 4 Stunden _____ verabreicht werden.

2. Wenn keine Besserung eintritt:
_____
_____
und Hausarzt aufsuchen.

D) Zusätzliche Maßnahmen: _____
_____
_____
_____

Geschriebene Pläne

Kinderhospital Osnabrück

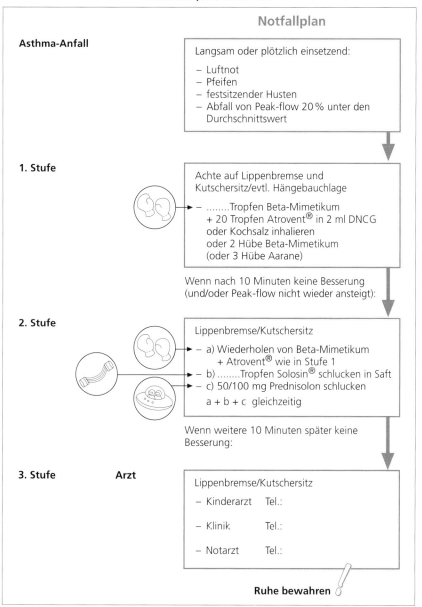

Geschriebene Pläne

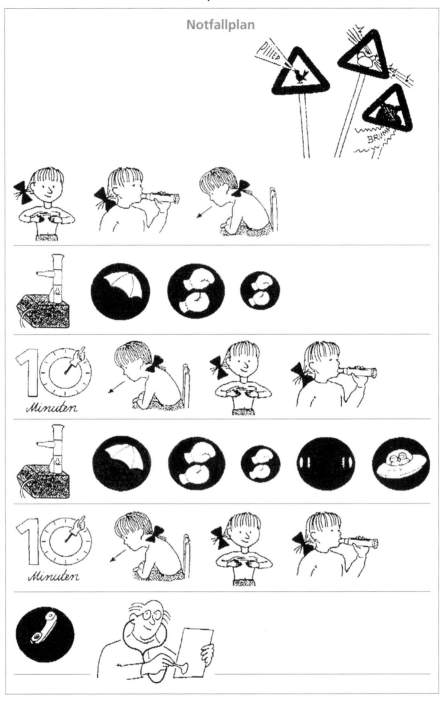

Anhang

ANHANG 1 MEDIKAMENTE

In der Pädiatrie gebräuchliche Antiasthmatika und ihre Dosierung.

Handelsname/ Präparateform	Intern. Freiname	Hersteller	Wirkstoffmenge	Säuglinge	Kleinkinder	Schulkinder	Erwachsene
Bronchodilatatoren							
Aarane® N – Dosieraerosol	Cromoglicinsäure + Reproterol	Aventis-Pharma	1 Hub = 1 mg + 0,5 mg		3–4 x 1 Hub	3–4 x 2 Hübe	3–4 x 2 Hübe
Aerodur® Turbohaler®	Terbutalin Reproterol	AstraZeneca pharma-stern	1 Hub = 0,5 mg			3 x 1 Hub	3 x 1–2 Hübe
Allergospasmin® N – Dosieraerosol	Cromoglicinsäure + Reproterol	ASTA Medica	1 Hub = 1 mg + 0,5 mg		3–4 x 1 Hub	3–4 x 2 Hübe	3–4 x 2 Hübe
Atrovent® – Dosieraerosol – LS (Lösung) 0,025 % – Inhaletten® (Kapseln) – Fertiginhalat	Ipratropiumbromid	Boehringer Ingelheim	1 Hub = 0,02 mg 1 ml = 0,25 mg 1 Kps. (Pulver) = 0,2 mg 2 ml = 0,25 mg 2 ml = 0,5 mg		2–4 x 0,4–1 ml (über Düsenvernebler)	3–4 x 1–2 Hübe 4 x 1 ml 3 x 1 Kps. inhal. 3–4 x 1 Dos.	3–4 x 1–2 Hübe 2–4 x 2 ml 3 x 1 Kps. inhal. 3–4 x 1 Dos. 3–4 x 1 Dos.
Berotec® 100/200 – Dosieraerosol – LS (Lösung) 0,1 % – Inhaletten® (Kapseln)	Fenoterol	Boehringer Ingelheim	1 Hub = 100 µg 1 ml = 1 mg 1 Kps. = 200 µg		bis 3 Tr. (über Respirator)	3 x 1–2 Hübe 4–8 Tr. (über Respirator) 3 x 1 Kps. inhal.	3 x 1–2 Hübe 4–8 Tr. (über Respirator) 3 x 1 Kps. inhal.
Bricanyl® – Inhalationslösung 1 % – Tabletten – forte Tabletten – Elixier – Injektionslösung – Duriles (Retardtablette)	Terbutalin	AstraZeneca pharma-stern	1 ml = 10 mg 1 Tbl. = 2,5 mg 1 Tbl. = 5 mg 1 ml = 0,3 mg 1 Amp. = 0,5 mg s.c. 1 Tbl. = 7,5 mg	2–3 Tr. 2–3 x 2,5 ml 2 x 0,1 ml s.c.	–5 Tr. 2 x ½ Tbl. 2–3 x 2,5–5 ml 2 x 0,2 ml s.c.	–10 Tr. 2–3 x 1 Tbl. 2–3 x 5–10 ml 2 x 0,3 ml s.c.	–20 Tr. (über Düsenvernebler) 4 x 1 Tbl. 2–3 x 1 Tbl. 2–3 x 10–15 ml 2–4 x 0,5 ml s.c. 2 x 1 Tbl.
Bronchoretard® – 100 junior Retardkps. – 200 mite Retardkps. – 350 Retardkps. – 500 forte Retardkps.	Theophyllin (H₂O-frei)	Fujisawa Deutschland	1 Kps. = 100 mg 1 Kps. = 200 mg 1 Kps. = 350 mg 1 Kps. = 500 mg		<20 kg: 2 x 1 Kps.	>20 kg: 2 x 1 Kps.	
Bronchospasmin® – Injektionslösung – Filmtablette	Reproterol	VIATRIS	1 Amp. = 0,09 mg i.v. 1 Tbl. = 20 mg			3 x ½ Tbl.	1 x 1–2 Amp. 3 x ½ Tbl.
Foradil® P – Pulver zur Inhal.	Formoterol	Novartis Pharma	1 Kps. = 12 µg		ab 4 J.: 2 x 1 Kps. inhalieren	2 x 1 Kps. inhalieren	2 x 1–2 Kps. inhalieren

Anhang 1 Medikamente

In der Pädiatrie gebräuchliche Antiasthmatika und ihre Dosierung. (Fortsetzung)

Handelsname/ Präparateform	Intern. Freiname	Hersteller	Wirkstoffmenge	Säuglinge	Kleinkinder	Schulkinder	Erwachsene
Bronchodilatatoren *(Fortsetzung)*							
Infectokrupp Inhal. – Pumpspray – Inhalationslösung	Epinephrin	Infectopharm	1 Sprühstoß = 0,2 mg 1 ml = 4 mg		1–2 Sprühstöße	1–2 Sprühstöße	2–4 Sprühstöße 1–2 ml (über Vernebler)
Loftan® – 4 mg Retardtbl. – 8 mg Retardtbl.	Salbutamol	GlaxoSmithKline	1 Tbl. = 4 mg 1 Tbl. = 8 mg		< 3 J.: 2 x 1 Tbl.	>12 J.: 2 x 1 Tbl.	>12 J.: 2 x 1 Tbl.
Oxis® Turbohaler® – 6 µg – 12 µg	Formoterol	AstraZeneca pharma-stern	1 Dos. = 6 µg 1 Dos = 12 µg			1–2 x 1 Inhal.	1–2 x 2 Inhalation 1–2 x 1 Inhalation
Serevent® – Dosieraerosol – Diskus®	Salmeterol	GlaxoSmithKline	1 Hub = 0,025 mg 1 Hub = 0,05 mg		>4 J.: 1–2 x 2 Hübe >4 J.: 1–2 x 1 Hub	1–2 x 2 Hübe 2 x 1 Hub	2 x 2–4 (max.) Hübe 2 x 1–2 Hübe
Singulair® – mini 4 mg Kautbl. – junior 5 mg Kautbl. – 10 mg Filmtbl.	Montelukast	Dieckmann	1 Tbl. = 4 mg 1 Tbl. = 5 mg 1 Tbl. = 10 mg		>2 J.: 1 x 1 Tbl.	1 x 1 Tbl.	1 x 1 Tbl.
Spiropent® – Tabletten – mite – Saft – Tropfen	Clenbuterol	Boehringer Ingelheim	1 Tbl. = 0,02 mg 1 Tbl. = 0,01 mg 5 ml = 0,005 mg 1 ml = 20 Tr. = 0,059 mg	2 x 2,5 ml	2 x 5–7 ml 2 x 3–4 Tr.	2 x 1–2 Tbl. <12 J.: 2 x 10–15 ml <12 J.: 2 x 6–7 Tr.	>12 J.: 2 x 1 Tbl. 2–3 x 1–2 Tbl. >12 J.: 2 x 10–40 ml >12 J.: 2 x 7 Tr.
Sultanol® – Dosieraerosol – Fertiginhalat – forte Fertiginhalat – Inhalationslösung – Rotadisk 200 – Rotadisk 400	Salbutamol	GlaxoSmithKline	1 Hub = 0,1 mg 1 Amp. = 1,25 mg 1 Amp. = 2,5 mg 1 ml = 5 mg 1 Hub = 200 µg 1 Hub = 400 µg		2–4 x 1 Hub 3–4 x 4–6 Tr. 3–4 x 1 Hub	<12 J.: bis 4 x 1 Hub 2–4 x 1 Amp. 3–4 x 8 Tr. 3–4 x 1–2 Hübe	>12 J.: bis 4 x 1–2 Hübe 4 x 1 Amp. 3–4 x 10 Tr. 3–4 x 1–2 Hübe
Suprarenin® – Injektionslösung	Epinephrin	Aventis Pharma	1 Amp. = 1 ml = 1 mg Lösung 1:1000	0,15 ml s.c.	0,2 ml s.c.	0,3–0,5 ml s.c.	0,7 ml s.c.
Symbicort® Turbohaler®	Budesonid + Formoterol	AstraZeneca Promed pharma-stern	1 Dos. = 160 µg + 4,5 µg				>12 J.: 2 x 1–2 Inhal.
Präventive Mittel							
Aarane® N – Dosieraerosol	Cromoglicinsäure + Reproterol	Aventis Pharma	1 Hub = 1 mg + 0,5 mg		3–4 x 1 Hub	3–4 x 2 Hübe	3–4 x 2 Hübe
Allergospasmin® N – Dosieraerosol	Cromoglicinsäure + Reproterol	ASTA Medica	1 Hub = 1 mg + 0,5 mg		3–4 x 1 Hub	3–4 x 2 Hübe	3–4 x 2 Hübe

Anhang 1 Medikamente

In der Pädiatrie gebräuchliche Antiasthmatika und ihre Dosierung. (Fortsetzung)

Handelsname/ Präparateform	Intern. Freiname	Hersteller	Wirkstoffmenge	Säuglinge	Kleinkinder	Schulkinder	Erwachsene
Präventive Mittel (Fortsetzung)							
Atemur®	Fluticason	GlaxoSmith-Kline					
– junior 25 Dosieraerosol			1 Hub = 0,025 mg			2 × 2 Hübe	2 × 2 Hübe
– N 125 Dosieraerosol			1 Hub = 0,125 mg		>4 J.: 2 × 2 Hübe	2 × 1–2 Hübe	>16 J.: 2 × 2–4 Hübe
– N forte 250 Dosieraerosol			1 Hub = 0,25 mg			2 × 1 (max.) Hub	>16 J.: 2 × 1–2 Hübe
– junior 50 Diskus®			1 Dos. = 0,05 mg		>4 J.: 2 × 1 Inhal.	2 × 1–2 Inhal.	
– mite 100 Diskus®			1 Dos. = 0,1 mg		>4 J.: 2 × 1 Inhal.	2 × 1 Inhal.	
– 250 Diskus®			1 Dos. = 0,25 mg				>16 J.: 2 × 1–2 Inhal.
– forte 500 Diskus®			1 Dos. = 0,5 mg				>16 J.: 2 × 1 Inhal.
– junior 50 Rotadisk®			1 Dos. = 0,05 mg		>4 J.: 2 × 2 Inhal.		
– 250 Rotadisk®			1 Dos. = 0,25 mg				2 × 1 Inhal.
atmadisc®	Salmeterol + Fluticason	Schwarz Pharma Sanol					
– mite 50/100 Diskus®			1 Dos. = 50 mg + 100 mg		>4 J.: 2 × 1 Dos.	2 × 1 Dos.	2 × 1 Dos.
– 50/250 Diskus®			1 Dos. = 50 mg + 250 mg			>12 J.: 2 × 1 Dos.	2 × 1 Dos.
– forte 50/500 Diskus®			1 Dos. = 50 mg + 500 mg				2 × 2 Hübe
– mite Dosieraerosol 25/50			1 Hub = 25 mg + 50 mg			>12 J.: 2 × 2 Hübe	2 × 2 Hübe
– Dosieraerosol 25/125			1 Hub = 25 mg + 125 mg			>12 J.: 2 × 2 Hübe	2 × 2 Hübe
– forte Dosieraerosol 25/250			1 Hub = 25 mg + 250 mg			>12 J.: 2 × 2 Hübe	2 × 2 Hübe
Beclomet Easyhaler®	Beclometason	Orion Pharma	1 Sog = 0,2 mg			1–2 × 1 Sog	2 × 1–2(–4) Söge
Celestamine® N 0,5 – liquidum – Tablette	Betamethason	Essex Pharma	1 ml = 0,5 mg 1 Tbl. = 0,5 mg		0,015–0,1 mg/kgKG tgl.	2 × 1 ml 2 × 1 Tbl.	2–4 × 1–3 ml 2–4 × 1–3 Tbl.
Celestamine® plus Antihistaminikum	Beclomethason + Pheniramin	Essex Pharma	1 Tbl. = 0,25 mg + 2 mg		2–3 × ¼–½ Tbl.	2–3 × ½–1 Tbl.	3 × 1–2 Tbl.
Ditec® Dosieraerosol	Cromoglicin-säure + Fenoterol	Boehringer Ingelheim	1 Hub = 1 mg + 0,05 mg		4–6 J.: 4 × 1 Hub	4 × 2 Hübe	4 × 2 Hübe
Flutide®	Fluticason	GlaxoSmith-Kline Cascan					
– junior 25 Dosieraerosol			1 Hub = 0,025 mg			2 × 2 Hübe	2 × 2 Hübe
– N 125 Dosieraerosol			1 Hub = 0,125 mg		>4 J.: 2 × 2 Hübe	2 × 1–2 Hübe	>16 J.: 2 × 2–4 Hübe
– N forte 250 Dosieraerosol			1 Hub = 0,25 mg			2 × 1 (max.) Hub	>16 J.: 2 × 1–2 Hübe
– junior 50 Diskus®			1 Dos. = 0,05 mg		>4 J.: 2 × 1 Inhal.	2 × 1–2 Inhal.	
– mite 100 Diskus®			1 Dos. = 0,1 mg		>4 J.: 2 × 1 Inhal.	2 × 1 Inhal.	
– 250 Diskus®			1 Dos. = 0,25 mg				>16 J.: 2 × 1–2 Inhal.
– forte 500 Diskus®			1 Dos. = 0,5 mg				>16 J.: 2 × 1 Inhal.
– junior 50 Rotadisk®			1 Dos. = 0,05 mg		>4 J.: 2 × 2 Inhal.		
– 250 Rotadisk®			1 Dos. = 0,25 mg				2 × 1 Inhal.
Halamid® – Suspension	Nedocromil-Natrium	VIATRIS	1 Hub = 2 mg			2–4 × 2 Hübe	2–4 × 2 Hübe
Inhacort® Dosieraerosol	Flunisolid	Boehringer Ingelheim	1 Hub = 0,25 mg			6–14 J.: 2 × 2 Hübe	2 × 2–4 Hübe
Intal® – Inhal.lösung	Cromoglicin-säure	Aventis Pharma	1 Amp. = 2 ml = 20 mg	2 × ½–1 Amp.	2 × 1 Amp.	2–3 × 1 Amp.	2–3 × 1–2 Ampl.

In der Pädiatrie gebräuchliche Antiasthmatika und ihre Dosierung. (Fortsetzung)

Handelsname/ Präparateform	Intern. Freiname	Hersteller	Wirkstoffmenge	Säuglinge	Kleinkinder	Schulkinder	Erwachsene
Präventive Mittel (Fortsetzung)							
– Pulver zur Inhal.			1 Kps. = 20 mg		3 × 1 Kps. inhal.	4 × 1 Kps. inhal.	4 × 1 Kps. inhal.
– Dosieraerosol			1 Hub = 1 mg		3 × 1 Hub	4 × 2 Hübe	4 × 2 Hübe
Pulmicort®	Budesonid	AstraZeneca pharma-stern					
– Dosieraerosol			1 Hub = 0,2 mg			<12 J.: 2 × 1 Hub	>12 J.: 2–4 × 1–2 Hübe
– Turbohaler®			1 Hub = 0,2 mg			<12 J.: 2 × 1 Hub	>12 J.: 2–4 × 1–2 Hübe
– Turbohaler® 400			1 Hub = 0,4 mg				
– Suspension			1,0 mg/2 ml	2 × 2–4 ml	2 × 1–2 ml	<12 J.: 2 × 1–2 ml	2–4 × 1–2 Hübe
			0,5 mg/2 ml		2 × 2–4 ml	<12 J.: 2 × 2–4 ml	>12 J.: 2 × 2–4 ml
							>12 J.: 2 × 4–8 ml (max.)
Sanasthmax® Dosieraerosol	Beclometason	GlaxoSmith-Kline Cascan	1 Hub = 0,25 mg			<12 J.: 2 × 1 Hub	>12 J.: 2 × 2–4 Hübe
Sanasthmyl®	Beclometason	GlaxoSmith-Kline Cascan					
– Dosieraerosol			1 Hub = 0,05 mg		2 × 1 Hub	<12 J.: 2 × 2–4 Hübe	>12 J.: 2 × 4–6 Hübe
– Rotadisk® 200			1 Sog = 0,2 mg		>4 J.: 1–2 × 1 Sog	<12 J.: 1–2 × 1(–2) Söge	>12 J.: 2 × 1–4 Söge
Singulair®	Montelukast	Dieckmann					
– mini 4 mg Kautbl.			1 Tbl. = 4 mg		>2 J.: 1 × 1 Tbl.		
– junior 5 mg Kautbl.			1 Tbl. = 5 mg			1 × 1 Tbl.	1 × 1 Tbl.
– 10 mg Filmtbl.			1 Tbl. = 10 mg				
Symbicort® Turbohaler®	Budesonid + Formoterol	AstraZeneca Promed pharma-stern	1 Dos. = 160 μg + 4,5 μg				>12 J.: 2 × 1–2 Inhal.
Tilade® – Dosieraerosol	Nedocromil-Natrium	Aventis Pharma	1 Hub = 2 mg			>6 J.: 2–4 × 2 Hübe	2–4 × 2 Hübe
Viani®	Salmeterol + Fluticason	GlaxoSmith-Kline Cascan					
– mite 50/100 Diskus®			1 Dos. = 50 mg + 100 mg		>4 J.: 2 × 1 Dos.	2 × 1 Dos.	2 × 1 Dos.
– 50/250 Diskus®			1 Dos. = 50 mg + 250 mg			>12 J.: 2 × 1 Dos.	2 × 1 Dos.
– forte 50/500 Diskus®			1 Dos. = 50 mg + 500 mg				2 × 2 Hübe
– mite Dosieraerosol 25/50			1 Hub = 25 mg + 50 mg			>12 J.: 2 × 2 Hübe	2 × 2 Hübe
– Dosieraerosol 25/125			1 Hub = 25 mg + 125 mg			>12 J.: 2 × 2 Hübe	2 × 2 Hübe
– forte Dosieraerosol 25/250			1 Hub = 25 mg + 250 mg			>12 J.: 2 × 2 Hübe	2 × 2 Hübe
Viarox® Dosieraerosol	Beclometason	Essex Pharma	1 Hub = 0,05 mg		2 × 1 Hub	<12 J.: 2 × 2–4 Hübe	>12 J.: 2 × 4–6 Hübe
Zaditen®	Ketotifen	Novartis Pharma					
– Kapseln			1 Kps. = 1 mg				2 × 1–2 Kps.
– Sirup			10 ml = 2 mg	2 × 1–2 ml	>3 J.: 2 × 2 ml	2 × 3–4 ml	2 × 5 (–10) ml

Anhang 2 Internetadressen

Infolge des häufigen Wechsels von Adressen im Internet können Autoren und Verlag keine Garantie für die Richtigkeit und Aktualität der aufgelisteten Adressen übernehmen.

http://www.aaaai.org
http://www.aarc.org/index.html
http://www.aerztezeitung.de
http://www.allergie-info.de
http://www.allergiecheck.de
http://www.ama-assn.org/aps/asthma/asthma.htm
http://www.asthma.de
http://www.atemwegsliga.de
http://www.bzga.de
http://www.derma-allergie.med.tu-muenchen.de/fachmitte.html
http://www.eznet.net/aarrc
http://www.ginasthma.de
http://www.hon.ch/Library/Theme/Allergy/Gloss
http://www.hsc.missouri.edu/~shrp/rtwww/rcweb/ndx.html
http://www.kinderaerzte-im-netz.de
http://www.LungUsa.org
http://www.medizinfo.de/waldundwiese/heuschnupfen.htm
http://www.nhlbi.nih.gov/guidelines/asthma/asthgdln.htm
http://www.pslgroup.com/ASTHMA.HTM
http://www.remcomp.com/asmanet/
http://www.riconet.de/aak/#vorstellen
http://www.thoracic.org/ajrccm.html
http://www.uminfo.de
http://www.WebVention.org
http://www.info2.informatik.uni-wuerzburg.de/partner/aid/db.thml
http://www.members.aol.com/AUKGE/index.html
http://pharmacie.de/info
http://tel.de/s/A/ASTHMA.htm

ANHANG 3 ALLGEMEINE LITERATUR

Beiträge, die von Herausgeber und Autoren als besonders wichtig eingestuft wurden, sind nachfolgend fett gedruckt.

Aalbers R, Smith M, Timens W: Immunohistology in bronchial asthma. Respir Med 87: 13–21 (1993)

Adkinson NF, Egglestone PA, Eney D, Goldstein ED, Schuberth KL, Bacon JR, Hamilton RG, Weiss ME, Arshad H, Meinert CL, Tomascia J, Wheeler B: A controlled trial of immunotherapy for asthma in allergic children. N Engl J Med 336: 324 (1997)

Agertoft I, Pedersen S: A randomized, double-blind dose reduction study to compare the minimal effective dose of budesonide turbohaler and fluticasone propionate diskhaler. J Allergy Clin Immunol 99: 773–780 (1997)

Agertoft I, Pederson S: Effects of long term treatment with an inhaled corticosteroid on growth and pulmonary function in asthmatic children. Respir Med 88: 373–381 (1994)

Allen DB, Mullen M, Mullen B: A meta-analysis of the effect of oral and inhaled corticosteroids on growth. J Allergy Clin Immunol 93: 967–976 (1994)

Anonymous: Long-term effects of budesonide or nedocromil in children with asthma. The Childhood Asthma Management Program Research Group. N Engl J Med 343: 1054–1063 (2000)

Arm JP, Lee TH: The pathobiology of bronchial asthma. Adv Immunol 51: 323–382 (1992)

Avital A, Godfrey S, Schachter J, Springer C: Protective effect of albuterol delivered via a spacer device (babyhaler) against methacholine induced bronchoconstriction in young wheezy children. Pediatr Pulmonol 17: 281–284 (1994)

Avital A, Springer C, Bar-Yishy E, Godfrey S: Adenosine, methacholine, and exercise challenges in children with asthma or paediatric chronic obstructive pulmonary disease. Thorax 50: 511–516 (1995)

Azzavi M, Johnston PW, Majundar S, Kay AB, Jeffrey PK: T lymphocytes and activated eosinophils in airway mucosa in fatal asthma and cystic fibrosis. Am Rev Respir Dis 145: 1477–1482 (1992)

Barnes PJ, Pedersen S: Efficacy and safety of inhaled corticosteroids in asthma. Am J Respir Dis 148: S1–S26 (1993)

Barnes PJ, O'Connor BJ: Use of a fixed combination β_2-agonist and steroid dry powder inhaler in asthma. Am J Respir Crit Case Med 151: 1053–1057 (1995)

Barnes PJ: Drug therapy: Inhaled glucocorticoids for asthma. N Engl J Med 332: 868–875 (1995)

Barnes PJ, Jonsson B, Klim JB: The costs of asthma. Eur Respir J 9: 636–642 (1996)

Barnes PJ, Pedersen S, Busse WW: Efficacy and safety of inhaled corticosteroids. New developments. Am J Respir Crit Care Med 157: 1–53 (1998)

Barnes PJ: Therapeutic strategies for allergic diseases. Nature 402 (25): B31–B38 (1999)

Bisgaard H, Anjoj J, Klug B, Berg E: A non-electrostatic spacer for aerosol delivery. Arch Dis Childhood 73(3): 226–230 (1995)

Bisgaard H, Nielsen M, Andersen B, Andersen P, Foget N, Fuglsang G, Host A, Leth C, Pedersen M: Adrenal function in children with bronchial asthma treated with belcometasone dipropionate or budesonide. J Allergy Clin Immunol 81: 1088–1095 (1988)

Bisgaard H: Automatic actuation of a dry powder inhaler into a non-electrostatic spacer. Am J Respir Crit Care Med 157: 518–521 (1998)

Boulet LP, Chapman KR, Cote J, Kalra S, Bhagat R, Swystun VA, Laviolette M, Cleland L, Deschesnes F, Su JQ, De Vault A, Fick RB, Cockcroft D: Inhibitory effects of an anti-IgE antibody E25 on allergen-induced early asthmatic response. Am J Respir Crit Care Med 155: 1835–1840 (1997)

Bousquet J, Chanez P, Lacoste JY, Barneon G, Ghavanian N, Enander I, Venge P, Ahlstedt S, Sinomy-Lafontaine J, Godard P, Michel FB: Eosinophilic inflammation in asthma. N Engl J Med 323: 1033–1039 (1990)

Bousquet J, Michel FB: Specific immunotherapy in asthma. J Allergy Clin Immunol 94: 1 (1994)

Britton J, Mortagy A, Tattersfield A: Histamine challenge testing: comparison of three methods. Thorax 41: 128–132 (1986)

Burrows B, Martinez FD, Halonen M, Barbee RA, Cline MG: Association of asthma with serum IgE levels and skin-test reactivity to allergens. N Engl J Med 320: 271–277 (1989)

Burrows B, Sears MR, Flannery EM, Herbison GP, Holdaway MD, Silva PA: Relation of the course of bronchial responsiveness from age 9 to age 15 to allergy. Am J Respir Crit Care Med 152: 1302–1308 (1995)

Calpin CM, Macarthur C, Stephens D, Feldman W, Parkin P: Effectiveness of prophylactic inhaled steroids in childhood asthma: a systematic review of the literature. J Allergy Clin Immunol 100: 452–457 (1997)

Canny GJ, Reisman J, Levison H: Does Ketotifen have a steroid-sparing effect in childhood asthma? Eur Respir J 10: 65 (1997)

Chylack LT: Cataracts and inhaled corticosteroids. N Engl J Med 337: 46 (1997)

Cloosterman SG, Hofland ID, Lukassen HG, Wienhga MH, Folgering HT, van der Heide S, Brusekeef B, van Schayck CP: House dust mite avoidance measures improve peak flow and symptoms in patients with allergy but without asthma: a possible delay in the manifestation of clinical asthma? J Allergy Clin Immunol 100: 313 (1997)

Cochrane Collaboration: The Cochrane Library. Issue 3, Oxford 1999

Collis GG, Cole CH, Souef PN: Dilution of nebulised aerosols by air entrainment in children. Lancet 3336: 341–343 (1990)

Corrigan CJ, Kay AB: T cells and eosinophils in the pathogenesis of asthma. Immunol Today 13: 501–507 (1992)

Crescioli S, Spinazzi A, Plebani M: Theophylline inhibits early and late asthmatic reactions induced by allergens in asthmatic subjects. Ann Allergy 66: 245 (1991)

Daniels SE, Bhattacharrya S, James A, Leaves NJ, Young A, Hill MR, Faux JA, Ryan GF, le Souef PN, Lathrop GM, Musk AW, Cookson WO: A genome-wide search for quantitative trait loci underlying asthma. Nature 383 (6597): 247–250 (1996)

Diaz P, Galleguillos FR, Gonzales M, Pantin CFA, Kay AB: Bronchial lavage in asthma: the effect of disodium cromoglycate on leukocyte count, immunoglubulins and complement. J Allergy Clin Immunol 74: 41 (1984)

Djukanovic R, Roche WR, Wilson JW, Beasley CR, Twentyman OP, Howarth RH, Holgate ST: Mucosal inflammation in asthma (Review): Am Rev Respir Dis 142: 434–457 (1990)

Durham SR, Varney VA, Gaga M, Frew AJ, Jacobson M, Kay AB: Immunotherapy and allergic inflammation. Clin Exp Allergy 21: 206 (1991)

Ehnert B, Lau-Schadendorf S, Weber A, Buettner P, Schou C, Wahn U: Reducing domestic exposure to dust mite allergen reduces bronchial hyperreactivity in sensitive children with asthma. J Allergy Clin Immunol 90: 135–138 (1992)

Essen-Zandvliet EE van, Hughes MD, Waalkens HJ, Duiverman EJ, Pocock SJ, Kerrebijn KF, CNSLD Study Group: Effects of 22 months of treatment with inhaled corticosteroids and/or β_2-agonists on lung function, airway responsiveness and symptoms in children with asthma. Am Rev Respir Dis 146: 547–554 (1992)

Fahy JV, Fleming HE, Wong HH, Lin JT, Su JQ, Reimann J, Fick RB Jr, Boushey HA: The effect of an anti-IgE monoclonal antibody on the early- and late-phase responses to allergen inhalation in asthmatic subjects. Am J Respir Crit Care Med 155: 1828–1834 (1997)

Gleeson JGA, Loftus BG, Price JF: Placebo controlled trial of systemic corticosteroids in acute childhood asthma. Acta Pediatr Scand 79: 1052 (1990)

Global Initiative for Asthma: Global strategy for asthma management and prevention NHLBI/WHO workshop report. National Heart, Lung and Blood Institute Publication No. 95-3659, January 1995

Haahtela T, Järvinen M, Kava T: Effects of reducing or discontinuing inhaled budesonide in patients with mild asthma. N Engl J Med 331: 700–705 (1994)

Haley KJ, Sunday ME, Wiggs BR, Kozkewich HP, Reilly JJ, Mentzer SJ, Sugarbaker DJ, Doerschuk CM, Drazen JM: Inflammatory cell distribution within and along asthmatic airways. Am J Respir Crit Care Med 158: 565–572 (1998)

Halonen M, Stern DA, Wright AL, Taussig LM, Martinez DF: Alternaria as a major allergen for asthma in children raised in a desert environment. Am J Respir Crit Care Med 155: 1356–1361 (1997)

Hamid Q, Azzawi M, Ying S, Moqbel R, Wardlaw AJ, Corrigan CJ, Bradley B, Durham SR, Collins JV, Jeffrey PK, Quint DJ, Kay AB: Expression of mRNA for interleukin-5 in mucosal bronchial biopsies from asthma. J Clin Invest 87: 1541–1546 (1991)

Hendeles L, Weinberger M, Szefler S, Ellis E: Safety and efficacy of theophylline in children with asthma. J Pediatr 120: 177–183 (1992)

Harris JP, Weinberger MM, Nassif E, Smith G, Milavetz G, Stillerman A: Early intervention with short courses of prednisone to prevent progression of asthma in ambulatory patients incompletely responsive to bronchodilators. J Pediatr 110: 627 (1987)

Helenius IJ, Tikkanen HO, Sarna S, Haahtela T: Asthma and increased bronchial responsiveness in elite athletes: atopy and sport event as risk factors. J Allergy Clin Immunol 101 (5): 646–652 (1998)

Henderson FW, Stewart PW, Burchinal MR, Voter KZ, Strope GL, Invins SS, Morris R, Wang OL, Henry MM: Respiratory allergy and the relationship between early childhood lower respiratory illness and subsequent lung funciton. Am Rev Respir Dis 145: 283–290 (1992)

Herz U, Gerhold K, Grüber C, Braun A, Wahn U, Paul K: BCG infection suppresses allergic sensitization and development of increased airway reactivity in an animal model. J Allergy Clin Immunol 102: 867–874 (1998)

Hill JM, Tattersfield AE: Corticosteroid sparing agents in asthma. Thorax 50: 577–582 (1995)

Hindmarsh PC, Crowley S, Brook CGD: Effects of asthma and asthma treatment on children's growth. Eur Respir Rev 3: 313–316 (1993)

Holgate ST, Bradding P, Sampson AP: Leukotriene antagonists and synthesis inhibitors: New directions in asthma therapy. J Allergy Clin Immunol 98: 1–13 (1996)

Holt P: Environmental factors and primary T-cell sensitisation to inhalant allergens in infancy: reappraisal of the role of infections and air pollution. Pediatr Allergy Immunol 6: 1–10 (1995)

Hoshino M, Nakamura Y: The effect of inhaled sodium cromoglycate on cellular infiltration into the bronchial mucosa and the expression of adhesion molecules in asthmatics. Eur Respir J 10: 858 (1997)

Hoshino M, Nakamura Y, Sim JJ, Tomioka H: A comparative study of the effects of ketotifen, disodium cromoglycate, and beclometasone dipropionate on bronchial mucosa and asthma symptoms in patients with atopic asthma. Respir Med 92 (7): 942–950 (1998)

Howarth PH: Small airways and asthma. Am J Respir Crit Care Med 157: 173 (1998)

ISAAC Steering Committee: Worldwide variation in the prevalence of symptoms of asthma, allergic rhinoconjunctivitis and atopic eczema: ISAAC. Lancet 351: 1225–1332 (1998)

Johnson M: Pharmacodynamics and pharmacokinetics of inhaled glucocorticoids. J Allergy Clin Immunol 97: 169–176 (1996)

Juniper EF, Guyatt GH, Ferrie PJ, Griffith LE: Measuring quality of life in asthma. Am Rev Resir Dis 147: 832–838 (1993)

Kay AB: Inflammatory cells in acute and chronic asthma. Am Rev Respir Dis 135: S63–S66 (1987)

Kemp JP, the salmeterol quality of life study group: Salmeterol improves quality of life in patients with asthma requiring inhaled corticosteroids. J Allergy Clin Immunol 101: 188 (1998)

Kerrebijn KF, Essen-Zandvliet, EEM van, Neijens HJ: Effect of long-term treatment with inhaled corticosteroids and β-agonists on the bronchials responsiveness in children with asthma. J Allergy Clin Immunol 79: 653–659 (1987)

Kirby JG, Hargreave FE, Gleich GJ, O'Byrne PM: Bronchoalveolar cell profiles of asthmatic and nonasthmatic subjects. Am Rev Respir Dis 136: 379–383 (1987)

Knorr B, Matz J, Bernstein JA, Nguyen H, Seidenberg BC, Reiss TF, Becker A: Montelukast for chronic asthma in 6- to 14-year-old children. J Am Med Assoc 279: 1181–1186 (1998)

Kraemer, R, Frey U, Sommer CW, Russi E: Short term effect of albuterol, delivered via a new auxillary device in wheezy infants. Am Rev Respir Dis 144: 347–351 (1991)

Kraemer, R: Practical interest in the detection of functional abnormalities in infants and children with lung disease: Eur J Pediatr 152: 382 (1993)

Kraft M, Djukanovic R, Wilson S, Holgate ST: Alveolar tissue inflammation in asthma. Am J Respir Crit Care Med 154: 1505–1510 (1996)

Kuehr J, Frischer T, Meinert R, Barth R, Forster J, Schraub S, Urbanek R, Karmaus W: Mite allergen exposure is a risk for the incidence of specific sensitization. J Allergy Clin Immunol 94: 44–52 (1994)

Kuehr J, Frischer T, Meinert R, Barth R, Schraub S, Urbanek R, Karmaus W, Forster J: Sensitization to mite allergen is a risk factor for early and late onset of asthma and for persistence of asthmatic signs in children. J Allergy Clin Immunol 95: 655–662 (1995)

Lack G, Renz H, Saloga J, Bradley KL, Loader J, Leung DYM, Larson G, Gelfand EW: Nebulized but not parenteral IFN-γ decreases IgE production and normalizes airway function in a murine model of allergen sensitization. J Immunol 152: 2546–2554 (1994)

Laitinen LA, Heino M, Laitinen A, Kava T, Haahtela T: Damage of the airway epithelium and bronchial reactivity in patients with asthma. Am Rev Respir Dis 131: 599–606 (1985)

Larsen GL, Coasurdo GN: Animal models of asthma. In: The Lung: Scientific Fondations (2nd ed.), pp. 1315–1331. Crystal RG, West JB, Weibel ER, Barnes PJ (eds.). Raven Press, New York 1997

Leckie MJ, ten Brinke A, Khan J, Diamant Z, O'Connor BJ, Walls CM, Mathur AK, Cowley HC, Chung KF, Djukanovic R, Hansel TT, Holgate ST, Sterk PJ, Barnes PJ: Effects of interleukin-5 blocking monoclonal antibody on eosinophils, airway hyper-responsiveness, and the late asthmatic response. Lance 356: 2144–2148 (2000)

Leff JA, Busse WW, Pearlman D, Bronsky EA, Kemp J, Hendeles L, Dockhorn R, Kundu S, Zhang J, Seidenberg BC, Reiss TF: Montelukast, a leukotrine-receptor antagonist, for the treatment of mild asthma and exercise-induced bronchoconstriction. N Engl J Med 339 (3): 147–152 (1998)

Lemanske RF, Green C: Asthma in infancy and childhood. In: Allergy: Principles and Practice. Middleton E, Reed C, Elles E, Adkinson F, Younginger J, Busse W (eds). 5th edition. Mosby Co. ST. Louis, MO (in press)

Lemanske RF, Larsen GL: Fatal asthma in children. In: Fatal asthma. Sheffer A (ed.). Marcel Dekker, Inc., New York (in press)

Lozewicz S, Gomez E, Ferguson H, Davies RJ: Inflammatory cells in the airways in mild asthma. BMJ 297: 1515–1516 (1988)

Malling HJ: WHO position paper. Allergen immunotherapy. Therapeutic vaccines for allergic diseases. Allergy 53 (Suppl 44): 1–42 (1998)

Malz JC, Nishikawa M, Barnes PJ: Glucocorticosteroids increase β_2-adrenergic receptor transcription in human lung. Am J Physiol 268: L41–L46 (1996)

Malz JC, Nishikawa M, Barnes PJ: Protective effects of a glucocorticoid on downregulation of pulmonary β_2-adrenergic receptors in vivo. J Clin Invest 96: 99–106 (1995)

Martinez FD, Wright AL, Taussig LM, Hoberg CJ, Haonen M, Morgan WJ and the Group Health medical Associates: Asthma and wheezing in the first six years of life. N Engl J Med 332: 133–138 (1995)

Martinez FD: Maturation of immune responses at the beginning of asthma. J Allergy Crit Immunol 103: 355–361 (1999)

Mazurek N, Berger G, Pecht I: A binding site on mast cells and basophils for the anti-allergic drug cromolyn. Nature 286: 722 (1980)

McFadden ER: Dosages of corticosteroids in asthma. Am J Respir Crit Care 147: 1306–1310 (1995)

Milgrom H, Bender B, Ackerson L, Bowry P, Smith B, Rand C: Noncompliance and treatment failure in children with asthma. J Allergy Clin Immunol 98: 1051–1057 (1996)

Milgrom H, Fick Jr. RB, Su JQ, Reimann JD, Busch RK, Watrous ML, Metzger WJ: Treatment of allergic asthma with monoclonal anti-IgE antibody. N Engl J Med 341: 1966–1973 (1999)

Moffat MF, Cockson WO: Linkage and candidate gene studies in asthma. Am J Respir Crit Care Med 156: 110–112 (1997)

Nelson JA, Strauss L, Skowronski M, Cinfo R, Novak R, McFadden ER: Effect of long-term salmeterol treatment on exercixe-induced asthma. N Engl J Med 339: 141 (1998)

Norman PS: Immunotherapy: past and present. J Allergy Clin Immunol 102: 1 (1998)

Oswald H, Phelan PD, Lanigan A, Hibbert M, Bowes G, Olinsky A: Outcome of childhood asthma in mid-adult life. Brit Med J 309: 95–96 (1994)

Oswald H, Phelan PD, Lanigan A, Hibbert M, Carlin JB, Bowes G, Olinsky A: Childhood asthma and lung function in mid-adult life. Pediatr Pulmonol 23: 14–20 (1997)

Pauwels RA, Löfdahl CG, Postma DS, Tattersfield AE, O'Byrne P, Barnes PJ, Ullmann A: Effect of inhaled formoterol and budesonide on exacerbations of asthma. N Engl J Med 337: 1405 (1997)

Peat JK, Li J: Reversing the trend: Reducing the prevalence of asthma. J Allergy Clin Immunol 103: 1–10 (1999)

Peat JK, van den Berg RH, Breen WF, Mellius CN, Leeder SR, Woolcock AJ: Changing prevalence of asthma in Australian children. Brit Med J 308: 1591–1596 (1994)

Pedersen S, Warner Jo, Price JF: Early use of inhaled steroids in children with asthma. Clin Exp Allergy 27: 995–1006 (1997)

Piacentini GL, Martinati L, Mingoni S, Boner AL: Influence of allergen avoidance on the eosinophil phase of airway inflammation in children with allergic asthma. J Allergy Clin Immunol 97: 1079 (1996)

Platts-Mills TAE, Tervloet D, Thomas W, Aalberse RC, Chapman MD: Indoor allergens and asthma: report of the third international workshop. J Allergy Clin Immunol 100: S1–S24 (1997)

Prescott SL, Macaubas C, Smallacombe T, Holt BJ, Sly PD, Holt PG: Development of allergen-specific T-cell memory in atopic and normal children. Lancet 353: 196–200 (1999)

Price JF, Russel G, Hindmarsh PC, Weller P, Heaf DP, Williams J: Growth during one year of treatment with fluticasone propionate or sodium cromoglycate in children with asthma. Pediatr Pulmonol 24: 178 (1997)

Robertson CF, Heycock H, Bishop J, Nolan T, Olinsky A, Phelan PD: Prevalence of asthma in Melbourne schoolchildren: changes over 25 years. BMJ 302: 1116–1118 (1991)

Robinson DS, Hamid Q, Ying S, Tsicopoulos A, Barkans J, Bentley AM, Corrigan C, Durham SR, Kay AB: Predominant Th2-like bronchoalveolar T-lymphocyte population in atopic asthma. N Engl J Med 326: 298–304 (1992)

Romagnani S: Human Th1 and Th2 subsets: Regulation of differentiation and role in protection and immunopathology. Int Arch Allergy Immunol 98: 279–285 (1992)

Scheinmann P, Pedersen S, Warner JO, Blic J de: Methods for assessment of airways inflammation: paediatrics. Eur Respir J 11: 53s–58s (1998)

Schuh S, Johnson DW, Callhan S, Canny G, Levison H: Efficacy of frequent nebulized ipratropium bromide added to frequent high dose albuterol therapy in severe childhood asthma. J Pediatr 126: 639–645 (1995)

Sears MR, Burrows B, Flannery GP, Hewitt CJ, Holdaway MD: Relation between airway responiveness and serum IgE in children with asthma and in apparently normal children. N Engl J Med 325: 1067–1071 (1991)

Sears MR, Robin DR, Print CG: Regular inhaled beta agonist treatment in bronchial asthma. Lancet 336: 1391 (1990)

Sears MR: Epidemiology of childhood asthma. Lancet 350: 1015–1020 (1997)

Silverman M: Out of the mouths of babes and sucklings: lessons from early childhood asthma. Thorax 48: 1200–1204 (1993)

Simons FER: A comparison of beclometasone, salmeterol and placebo in children with asthma. N Engl J Med 337: 1659 (1997)

Souef PN le: Validity of methods used to test airway responsiveness in children. Lancet 339 (8804): 1282–1284 (1992)

Sporik R, Holgate ST, Platts-Mills FAE, Cogswell JJ: Exposure to house dust mite allergen (Der p I) and the development of asthma in childhood: a prospective study. N Engl J Med 323: 502–507 (1990)

Sporik R, Ingram JM, Price W, Sussman JH, Honsinger RW, Platts-Mills TAE: Association of asthma with serum IgE and skin test reactivity to allergens among children living at high altitude. Am J Respir Crit Care Med 151: 1388–1392 (1995)

Sterk PJ, Fabbri LM, Quanjer PH, Cockroft DW, O'Byrne PM, Anderson SD, Juniper EF, Malo JL: Airway responsiveness:

standardized challenge testing with pharmacological, physical and sensitizing stimuli in adults. Eur Repir J 6 (Suppl. 16): 53–83 (1993)

Stick SM: Effects of maternal smoking during pregnancy and a family history of asthma on respiratory function in newborn infants. Lancet 384: 1060– 1064 (1996)

Szefler SJ, Bender BG, Jusko WJ, Lanier BQ, Lemanske RF, Skoner DP, Stempel DA: Evolving role of theophylline for treatment of chronic childhood asthma. J Pediatr 127: 176 (1995)

Szentivanyi A: The β adrenergic theory of the atopic abnormality in bronchial asthma. J Allergy 42: 203 (1968)

Tan S, Hall JP, Dewar J, Dow E, Lipworth B: Association between $β_2$-adrenoceptor polymorphism and susceptibility to bronchodilatar desensitisation in moderately severe stable asthmatics. Lancet 350: 995 (1997)

Tasche MJA, Wouden JC van der, Kigen JHJM, Ponsioen BP, Bernsen RMD, Suijlekom, LWA, Jongste JC de: Randomized placebo-controlled trial of inhaled sodium cromoglycate in 1–4-year old children with moderate asthma. Lancet 350: 1060 (1997)

Tinkelman D: Theophylline therapy for children with asthma. Eur Respir Rev 34: 79–83 (1996)

Tinkelman DG, Reed C, Nelson H, Offord P: Aerosol beclometasone diproprionate compared with theophylline as primary treatment of chronic mild to moderately severe asthma in children. Pediatrics 92: 64–77 (1993)

Tsiu SJ, Self TH, Burns R: Theophylline toxicity: update. Ann Allergy 64: 241 (1990)

Verberne AAPH, Frost C, Roorda RJ, van der Laag H, Kerrebijn KF and the Dutch Pediatric Asthma Group: One year treatment with salmeterol compard with beclometasone in children with asthma. Am J Respir Crit Care Med 156: 688–695 (1997)

von Mutius E, Fritzsch C, Weiland SK, Roll G, Magnussen H: Prevalence of asthma and allergic disorders among children in united Germany: a discriptive comparison. BMJ 305 (6866): 1395–1399 (1992)

von Mutius E, Martinez FD, Fritzsch C, Nicolai T, Roell G, Thiemann HH: Prevalence of asthma and atopy in two areas of west and east Germany. Am J Respir Crit Care Med 149: 358–364 (1994)

Warner JO, Naspitz CK, Cropp GJA: Third international pediatric consensus statement on the management of childhood asthma. Pediatric Pulmonol 25: 1–17 (1998)

Warner JO, Price JE, Soothill JF, Hey EN: Controlled trial of hyposensitisation to Dermatophagoides pteronyssimus in children with asthma. Lancet 2: 912–915 (1978)

Weinberger M, Bronsky EA: Evaluation of oral bronchodilator therapy in asthmatic children. J Pediatr 84: 421 (1974)

Wildhaber JH, Devadason SG, Hayden MJ, Jamer R, Dufty AP, Fox RA, Summers QA, Le Souef PN: Electrostatic charge on a plastic spacer device influences the delivery of salbutamol. Eur Respir J 9: 1943–1946 (1996)

Wood LJ, Inman MD, Denburg JA, O'Byrne PM: Allergen challenge increases cell traffic between bone marrow and lung. Am J Respir Cell Mol Biol 18: 759–767 (1998)

Wood RA, Chapman MD, Adkinson Jr. NF, Egglestone PA: The effect of cat removal on allergen content in household-dust samples. J Allergy Clin Immunol 83: 730–734 (1989)

Young S, Arnott J, Le-Souef PN, Geelhoed GC, Stick SM, Turner KJ, Landau LI: The influence of a family history of asthma and parental smoking on airway responsiveness in early infancy. N Engl J Med 324 (17): 1168–1173 (1991)

Young S, Arnott J, Le-Souef PN, Landau LI: Flow limitation during expiration in symptom-free infants and the subsequent development of asthma. J Pediatr 124: 681–688 (1994)

Bücher

Arbeitsgemeinschaft Asthmaschulung im Kindes- und Jugendalter e.V. (Hrsg.): Qualitätssicherung in der Asthmaschulung von Kindern und Jugendlichen. Zuckschwerdt, München 2001

Lindemann H, Riedel F: Asthma bronchiale im Kindes- und Jugendalter, 2. Aufl. Thieme, Stuttgart 2001

Paul K: Asthma bei Kindern. Springer, Berlin 1999

Reinhardt D: Asthma bronchiale im Kindesalter, 3. Aufl. Springer, Berlin 1999

Rieger C, von der Hardt H, Sennhauser FH, Wahn U, Zach M (Hrsg.): Pädiatrische Pneumologie. Springer, Berlin 1999

Abkürzungsverzeichnis

AA	Arachidonsäure	FEV	forciertes exspiratorisches Volumen
ACTH	adrenocorticotropes Hormon	FEV_1	forciertes exspiratorisches Volumen in der ersten Sekunde
ADH	antidiuretisches Hormon		
AHR	Atemwegs-Hyperreagibilität	FGF	fibroblast growth factor
ALTE	apparent life threatening event (akut lebensbedrohliches Ereignis)	FiO_2	inspiratorische Sauerstoffkonzentration
		FLAP	five lipoxigenase activating protein
AM	Adhäsionsmoleküle	FRC	funktionelle Residualkapazität
AP-1	activating protein-1	FVC	forced vital capacity
APC	Antigen-präsentierende Zellen	γ-GT	Gammaglutamyltransferase
ARDS	adult respiratory distress syndrome	GM-CSF	Granulozyten und Makrophagen colony stimulating factor
ASS	Acetylsalicylsäure		
AUC	area under the curve	GÖR	gastroösophagealer Reflux
BAL	bronchoalveoläre Lavage	GOT	Glutamat-Oxalacetat-Transaminase
BDP	Beclometason-Dipropionat	GPT	Glutamat-Pyruvat-Transaminase
BHR	bronchiale Hyperreaktivität	GT	gereinigtes Tuberkulin
BIA	belastungsinduziertes Asthma	HCG	humane choronic gonadotropin
BK	Bradykinin	HETE	Hydroxyeicosatetraensäure
bp	Basenpaare	HFA	Hydrofluoralkan
BUD	Budesonid	HFO	Hochfrequenzoszillation
CCR	Chemokin-Rezeptoren	HLA	human leucocyte antigen
CK-MB	Creatinkinase-Untereinheiten (muscle/brain)	HPETE	Hydroperoxyeicosatetraensäure
		HRCT	Hoch auflösende Computertomographie
COPD	chronisch-obstruktive Lungenerkrankung	IC	inspiratorische Kapazität
		ICAM	interstitial cell adhesion molecule
CPAP	continuous positive airway pressure	IFN	Interferon
CPK	Creatinphosphokinase	IG	Immunglobulin
CRH	corticotropin releasing hormone	IGF	Insulin-like growth factor
C_{rs}	Compliance des Respirationssystems	IL	Interleukin
CTMC	connective tissue mast cell	IRV	inspiratorisches Reservevolumen
CysLT	Cysteinyl-Leukotrien	ISH	isokapnische Hyperventilation
DA	Dosieraerosol	ISS	immunstimulierende DNA-Sequenzen
DCH	Dokosahexaensäure	KM	Knochenmark
DNCG	Dinatriumcromoglycat	LAR	late asthmatic reaction
EAR	early asthmatic reaction	LFA	lymphocyte function-associated antigen
ECMO	extracorporal membrane oxygenation	LO	Lipoxygenase
ECP	eosinophil cationic protein	LQ	Lebensqualität
EDN	eosinophil-derived neurotoxin	LT	Leukotrien
EGF	epidermal growth factor	Lufu	Lungenfunktion
EGFR	epidermal growth factor receptor	MAP	Mikrotubuli assoziierte Proteine
ELF	epitheliale Flüssigkeit	MAS-Studie	multizentrische Allergie-Studie
ELISA	enzyme linked immuno sorbent assay	MBP	major basic protein
Eos	eosinophile Zellen	MC	Mastzellen
EPA	Eicosapentaensäure	MEF	maximum exspiratory flow (maximaler exspiratorischer Fluss)
EPO	eosinophil peroxidase		
EPX	eosinophiles Protein X	MHC	major histocompatibility complex
ERV	exspiratorisches Reservevolumen	MIF	maximaler inspiratorischer Fluss
FCV	forcierte Vitalkapazität		

MMAD	mass median aerodynamic diameter (mittlerer aerodynamischer Massendurchmesser)	R_{rs}	Resistance des Respirationssystems
		RSV	Respiratory syncytial virus
		R_{tot}	totaler Atemwegswiderstand
MMC	mukosale Mastzellen	RV	Residualvolumen
NF-kB	nuclear factor kappa B	RV	Rhinoviren
NGF	nerve growth factor	SaO_2	arterielle Sauerstoffsättigung
NK-Zellen	natürliche Killerzellen	SAR	saisonale allergische Rhinitis
NNR	Nebennierenrinde	SBT	symptomatische Bedarfstherapie
NO	Stickstoffmonoxid	SCF	Stammzellfaktor
NOS	NO-Synthase	SCID	severe combined immunodeficiency
NSAID	nichtsteroidale Antiphlogistika	SIMV	synchronized intermittent mandatory ventilation
NSAR	nichtsteroidale Antirheumatika		
ÖGÜ	ösophagogastraler Übergang	SIT	Spezifische Immuntherapie
PAF	platelet activating factor	S-LO	S-Lipoxygenase
PC	Provokationskonzentration	SNAP	S-Nitroso-N-Acetylpenicillamin
PCR	polymerase chain reaction	SNP	Sodium-Nitroprussid
PD	Provokationsdosis	SP	Substanz P
PDE	Phosphodiesterase	TCR	T-Zell-Rezeptor
PDGF	platelet derived growth factor	TDT	Transmissions-Disäquilibrium-Test
PDT	prophylaktische Dauertherapie	TGF	Transforming growth factor
PEEP	positive endexspitatory pressure	TGV	thorakales Gasvolumen
PEF	peak exspiratory flow (exspiratorischer Spitzenfluss)	TLC	totale Lungenkapazität
		TNF	Tumor necrosis factor
PFK	Persönlichkeitsfragebogen für Kinder	TQM	total quality management
PG	Prostaglandin	Tx	Thromboxan
PIV	Parainfluenza-Virus	UAW	unerwünschte Arzneimittelwirkungen
PM	particulate mass	UÖS	unterer Ösophagussphinkter
PMN	polymorphonukleare Leukozyten	VC	Vitalkapazität
RAST	Radio-Allergo-Sorbent-Test	VCAM	vascular cell adhesion molecule
R_{aw}	Atemwegswiderstand	VLA	very late activation protein
R_{eff}	effektiver Atemwegswiderstand	V_T	Atemzugvolumen
R_{os}	Oszillometrie der Resistance		

Autorenverzeichnis

Dr. med. Hans Günter Berzel
Kinderarzt – Allergologie
Rastatter Str. 27
68239 Mannheim

PD Dr. med. Klaus Deichmann
Albert-Ludwigs-Universität
Universitätskinderklinik
Mathildenstr. 1
79106 Freiburg

Andrea Ernsting
Physiotherapie
Drevestr. 15
57392 Schmallenberg

Prof. Dr. med. Johannes Forster
St.-Josefskrankenhaus
Sautierstr. 1
79104 Freiburg

Dr. med. Frank Friedrichs
Rathausstr. 10
52072 Aachen

Prof. Dr. med. Thomas Frischer
Universitätsklinik für Kinderheilkunde
Währinger Gürtel 18–20
A-1090 Wien

Dipl.-Psych. Norbert Gebert
Kastanienallee 20
16341 Röntgental

PD Dr. med. Hartmut Grasemann
Zentrum für Kinderheilkunde
Universität-GHS Essen
Hufelandstr. 55
45122 Essen

Prof. Dr. med. Matthias Griese
Dr. von Haunersches Kinderspital
Kinderpoliklinik und Kinderklinik der
Ludwig-Maximilians-Universität München
Pettenkoferstr. 8 a
80336 München

Dr. rer. medic. Nicola Haller
Dipl. Medizinpädagogin
Referentin für Pädagogik und medizinische Schulung
Anton-Heinle-Str. 26
86316 Friedberg

Prof. Dr. med. Eckard Hamelmann
Universitätsklinikum Charité –
Campus Virchow-Klinikum
Klinik für Pädiatrie m. S. Pneumologie/Immunologie
Augustenburger Platz 1
13353 Berlin

PD Dr. med. Jürg Hammer
Pädiatrische Intensivstation
Universitäts-Kinderklinik Basel
Römergasse 8
CH-4005 Basel

Prof. Dr. med. Joachim Kühr
Universitätsklinikum
Zentrum für Kinderheilkunde und Jugendmedizin
Mathildenstr. 1
79106 Freiburg

PD Dr. med. Gregor Kusenbach (†)
Universitätskinderklinik Aachen
Pauwelstr. 30
52074 Aachen

PD Dr. med. Susanne Lau
Universitätsklinikum Charité –
Campus Virchow-Klinikum
Klinik für Pädiatrie m. S. Pneumologie/Immunologie
Augustenburger Platz 1
13353 Berlin

Dr. med. Renate Nickel
Universitätsklinikum Charité –
Campus Virchow-Klinikum
Klinik für Pädiatrie m. S. Pneumologie/Immunologie
Augustenburger Platz 1
13353 Berlin

Prof. Dr. med. Bodo Niggemann
Universitätsklinikum Charité –
Campus Virchow-Klinikum
Klinik für Pädiatrie m. S. Pneumologie/Immunologie
Augustenburger Platz 1
13353 Berlin

Prof. Dr. med. Karl Paul
Universitätsklinikum Charité –
Campus Virchow-Klinikum
Klinik für Pädiatrie m. S. Pneumologie/Immunologie
Augustenburger Platz 1
13353 Berlin

Prof. Dr. med. Felix Ratjen
Universitätsklinikum Essen
Zentrum für Kinder- und Jugendmedizin
Hufelandstr. 55
45122 Essen

Prof. Dr. med. Franz Riedel
Altonaer Kinderkrankenhaus
Bleickenallee 38
22763 Hamburg

Univ. Prof. Dr. med. Josef Riedler
Landesklinik für Kinder- und Jugendheilkunde
Müllner Hauptstr. 48
A-5020 Salzburg

Dr. med. Ernst Rietschel
Universität Köln
Klinik und Poliklinik für Kinderheilkunde
Joseph-Stelzmann-Str. 9
50921 Köln

Prof. Dr. med. Antje Schuster
Universitätsklinikum Düsseldorf
Zentrum für Kinderheilkunde
Postfach 10 10 07
40001 Düsseldorf

PD Dr. med. Jürgen Schwarze
Klinik für Kinder- und Jugendmedizin
Im St. Josef-Hospital Bochum, Universitätsklinik
Alexandrinenstr. 5
44791 Bochum

Prof. Dr. med. Heino Skopnik
Stadtkrankenhaus Worms gGmbH
Kinderklinik
Gabriel-von-Seidl-Str. 81
67550 Worms

Dr. med. Doris Staab
Lungenklinik Heckeshorn
Zum Heckeshorn 33
14109 Berlin

Dr. med. Rüdiger Szczepanski
Kinderhospital Osnabrück
Arbeitsgemeinschaft Asthmaschulung
Iburger Str. 187
49086 Osnabrück

PD Dr. med. Claudia Wojnarowski
Universitätsklinik für Kinderheilkunde
Währinger Gürtel 18–20
A-1090 Wien

Dr. med. Ruth Wolstein
Universitätsklinikum Essen
Zentrum für Kinder- und Jugendmedizin
Hufelandstr. 55
45122 Essen

Stichwortverzeichnis

Hinweis: Einträge wie „Diagnose" oder „Therapie" beziehen sich – ungenannt – auf den Oberbegriff „Asthma bronchiale". Wegen der komplexen inhaltlichen Querbeziehungen können Sie Stichworte auch unter dem Haupteintrag „Asthma" finden.

A

Abschilferung des Epithels 48
Acarizide 208
Acetylcholin, Provokationstest 83
Acetylcholinfreisetzung, Auerbach-Plexus 105
Adenoviren 52
Adhäsionsfähigkeit, Eos 40
Adhäsionsmoleküle 149
– CD44 48
β_2-Adrenorezeptor, Kandidatengen 34
Aeroallergene, Nachweis 222
Aerosole 162ff.
–, Verabreichung 161
Aerosolsysteme, Düsenvernebler 160
AHR 36, 53
–, Synopsis 42
Air-trapping 222, 238
airway remodelling 47
AKITA 161
Akzeptanz, Therapierichtlinien 173
Akzeptanz-Modell nach Koos 264
– von Kübler-Ross 264
Allergene 44ff.
–, Aeroallergene 222
–, Charakterisierung 44
Allergeneigenschaften 211
Allergenexposition 45
–, Hund 211
–, Katze 100, 211
–, Tier 45, 54, 211
–, Provokationstest 84, 102
Allergen-Gruppen, Hausstaubmilbe 45
Allergenkarenz, chronisches Asthma 64
Allergenminderung, Schimmelpilze 210
Allergenprovokation, inhalative 102
Allergenquellen 45
Allergenreduzierung, Tier 211
Allergenresorption 55
Allergien, Impfstoffzusätze 231
allergische Reaktion, Verhinderung 53f.
allergologische Diagnostik 98ff.
allergologische Maßnahmen 207ff.
Alpha-1-Antitrypsinmangel 108
Alveolarmakrophagen 93
Alveolen 91
–, Zahl 78
Aminophyllin, Intensivstation 198
Ampel-Schema 272
Analgetika-Asthma-Syndrom 229
Anamneseerhebung 69ff.
Anaphylatoxine, Eos 40
Angst, asthmaspezifische 245ff.

–, auslösende 246
– der Eltern 246
–, persönlichkeitsspezifische 245
– und Asthma 245
Ängstlichkeitsprozentwerte 245
anstrengungsinduzierte Bronchialobstruktion 86
Anti-Adhäsions-Moleküle 149
Antiasthmatika, Dosierung 279ff.
–, gebräuchliche 279ff.
–, Komplikationen 239
antiasthmatische Therapie, Komplikationen 239
anti-CCR3-Antikörper 57
Anticholinergika 131f.
–, Dauertherapie 132
Antigenpräsentierende Zellen 41
Antihistaminika 141f.
–, Wirkungen 141
Anti-IgE-Therapie 146
Anti-IL-4 147
antiinflammatorische Therapie 149
Antileukotriene 137ff., 149
antiphlogistische Medikamente 176
Ariflo 143
Arrhythmien, lebensbedrohliche 125
Aspiration 93
Assoziation, Statistik 29
Assoziationsstudie, Genetik 33
Asthma
– Anfall, akuter 63, 132, 189ff.
– –, –, Befund 189
– –, –, Behandlungsschritte 190
– –, –, in der Praxis 190
– , , zu Hause 189
– –, Befunde, Schema 192
– –, Intensivtherapie 194ff.
– –, Notfallplan 275f.
– –, Psyche 243
– –, schwerer, Kliniktherapie 192f.
– –, Symptome 69
–, aspirininduziertes 138
– bei Kleinkindern, spezielles 221
– bei Säuglingen, spezielles 221
–, belastungsinduziertes 224f.
– –, Auslöser 225
–, chronische Form 64f.
–, Cough-variant 227f.
–, Differenzialdiagnose 107
–, Ebenen der Bewältigung 254
–, erhöhte Empfindlichkeit 217
–, extrinsisches 41
–, fatales 48
– Genetik 31ff.
–, GÖR-assoziierte 104
– im Kindesalter, Langzeitstudien 58
–, intrinsisches 41
–, kindliches und Psyche 243
–, Komorbidität 240
–, malignes 66

–, Medikamente, Gruppen 177
– nach Infektionen, Vermeidung 57
–, Prädisposition 221
–, pseudo-steroidresistentes 152
–, Schweregradeinteilung 64
–, schwerstes 152f.
–, –, Therapie 153
–, steroidresistentes 152f.
– Stufentherapie 173ff.
–, – über 5 Jahre 178
–, tödlich verlaufendes 48
–, TQM 266ff.
– und Angst 245
– und Familie 248
– und Lebensqualität 251ff.
–, Ursachen 113
–, Verlauf, natürlicher 59
–, virusinduziertes, Pathomechanismen 53
Asthmaepisode, schwere 63
Asthmamedikament, ideales 111
Asthmaprävalenz, RSV-Infektionen 55
Asthmaprofil, individuelles 89
Asthmaschulung 66, 250, 254ff., 272
–, Finanzierung 258
–, Methodik-Didaktik 255
–, praktische Durchführung 258f.
–, Qualitätssicherung 258
–, Rahmenbedingungen 256f.
– und Angst 247
–, Wirksamkeit 257f.
–, Ziele 254
Asthmaspezifität, Kaltluft-Provokation 85
Asthmasport 255
Asthmatherapie, physiotherapeutische 233
–, Ziele 184
asthmatische Bronchitis 64
asthmatische Reaktion, frühe Phase 47
Asthmatrainer 259
Asthmaursachen 113
Atelektasen 238
Atemarbeit, Reduktion 200
Atemexkursionen 71
Atemgeräusche, Stufentherapie 174
Atemhilfsmuskulatur 189
Atemmuster, Düsenvernebler 160
Atemnot, Anamnese 69
–, Vermeidung 233
Atemspitzenstoß 87
Atemversagen 194
Atemwege, kartilaginäre 48
–, kleine 48
Atemwegepithel 48
Atemwegsbiopsien 47
Atemwegsentzündung, Synopsis 42
Atemwegserkrankungen, natürlicher Verlauf 59
Atemwegsfibrose 49
Atemwegshyperreagibilität 36, 53
Atemwegshyperreaktivität, RS-Virus 56
Atemwegsinfektion 52ff.

Stichwortverzeichnis

–, Asthma 55
–, virale 52
Atemwegsobstruktion, anstrengungsinduziert 86
–, Infektionen 53f.
–, Prädisposition 221
–, reversible 64
–, Synopsis 42
–, therapieresistente 152f.
–, virusinduzierte 52
–, –, Faktoren 54
–, –, Pathomechanismus 54
Atemwegsreagibilität 48
Atemwegsschleife 76
Atemwegssymptome, obstruktive 52
Atemwegswände, Verdickung 47f.
Atemwegswiderstand, Ganzkörperplethysmographie 76
Atemzugvolumen, Säugling 79
Ätherische Öle 230
Atopie 41
– Prävalenz 53
Atopieentwicklung 54
Ausatemmanöver, forcierte 78
Auskultation 72
Auslöser, Vermeidung 175
Außenluftschadstoffe 215
Autohaler 170
Autohaler Diskus 125
Autoimmunreaktionen 150
Auto-PEEP 200

B

BAL 91
–, diagnostischer Einsatz 93
–, therapeutische 93
Barrett-Ösophagus 105
basophile Zellen 39
Bauerneffekt 54
BCG 53
– Bakterien 54
– Impfung 150
BDP 118f.
Beatmung, assistierte 199ff.
–, HFO, Intensivstation 201
–, Intensivstation 199
–, Komplikationen 239
Beatmungsdrücke, Intensivstation 201
Beclometason
– Dipropionat 118f.
–, Dosisreduktion 170
Bedarfsmedikamente, Nebenwirkungen 184
belastungsabhängige Symptome 64
belastungsinduziertes Asthma 225
Benutzungszeit, Aerosolauswurf 161
Bereitstellungszeitpunkt 267
Bernstein-Test 104
Bestleistung, Peak-flow 174
Betreuungsqualität 267
Bewusstseinsverlust 66
BHR, Provokationstest 84
BIA 225
Biofeedbackverfahren 249
Blockierung, selektive, BAL 91
Blütenpollen, chronisches Asthma 65
Blutgefäßsystem, pulmonales 127
Blutungsneigung, BAL 91
Blutuntersuchungen, Serumspiegel 175
Bradykinin 53
bridging 39
bronchiale Hyperreagibilität 47ff.
bronchiale Hyperreaktivität 64
Bronchialepithel, Integrität 48

Bronchialmuskulatur, Tonus 47
Bronchialobstruktion, anstrengungsinduzierte 86
–, reversible 64
Bronchiektasen 105
Bronchitis, asthmatische 64
–, obstruktive, Vorgehen 222
bronchoalveoläre Lavage 91ff.
–, Durchführung 91ff.
Bronchodilatation 129
Bronchodilatatortherapie 122
Bronchokonstriktion 36
–, Neuropeptide 53
Bronchokonstriktor 36
Bronchoprovokation, Sicherheit 83
Bronchoskop, starres 91
Bronchospasmus, BAL 91
–, IgE-Produktion 41
Brummen 72
Budenosid 119, 161
„by proxy"-Befragung 251

C

Carbachol, Provokationstest 83
CC10-Promotor IL-6 49
CD40, IgE-Spiegel 43
Cetirizin 141
C-Fasern 53
Chemokine 38f.
–, Pathogenese 38
Chemokin-Inhibitoren 149
Chemokin-Rezeptoren 38
Childhood Asthma Questionnaire 252
Children's Respiratory Study 55
Chlamydia pneumoniae 52
Chromone 112ff.
Chromosom 5q31-q32 34
– 11q13 34
– 12q14-q24 34
– 16p12 34
chronisches Asthma 64f.
Chronizität, Definition 254
Churg-Strauss-Syndrom 139, 186
Clarithromycin 54
CO_2-Konzentration, Intensivstation 197
Compliance 247f.
– des Respirationssystems 81
–, Okklusionsmethode 81
–, Thoraxwand 78
Complianceprobleme, Dauertherapie 66
Controller 144
–, Nebenwirkungen 185f.
–, Pharmakotherapie 111
Coombs, Typ I 39
–, Typ IV 54
Coronaviren 52
Corticoide, Nebenwirkungen 117f.
–, systemische 122ff.
Corticoid-Rezeptor-Komplex 115
Corticophobie 120, 122
Corticosteroide, Dosisreduktion 170
–, inhalative 115ff., 139
–, –, Anwendung 119ff.
–, topische 176
–, Wachstum 117
–, Wirkmechanismus 115f.
–, Wirksamkeit 116f.
Cotton Rat, NO 53
Cough-variant Asthma 227f.
CpG-Oligonukleotid 54
Creola Bodies 48
Cromoglicinsäure, Pharmakologie 112
–, Wirkung 40

Crout'sche Kriterien 144
Cycloxygenase
– Inhibitoren 229
–, Mediatoren 36

D

Dauertherapie 174
–, Anticholinergika 132
–, Nebenwirkungen 184
α-Defensine 49
β-Defensine 49
Definition 25
Degranulation, Eos 40
–, Mastzellen 39
Dennie-Morgan-Lidfalte 71
Deposition, effektivere 170
Dermatophagoides 45
Desensibilisierung, systematische 250
Desloratadin 141
Desquamation, Bronchiolen 52
Diagnosekriterien, Stufentherapie 174
Diagnostik, allergologische 98ff.
–, Kleinkind 222
–, Säugling 222
diätetische Maßnahmen 176
Differenzialdiagnostik 107f.
Differenzialzytologie, BAL 92
–, Normalwerte 93
Dinatriumcromoglycat 112, 176
DIN-ISO-Normen 262
Disease-modifier 140
Dithiothreitol 95
DNCG 112, 176
–, Nebenwirkungen 185
–, Wirkung 112f.
Dosieraerosole 162ff.
–, Aufbau 162
–, Benutzung 163
–, Dosierung 164
–, Düsenvernebler 160
–, gängige Ansatzformen 163
– im Querschnitt 162
– mit Spacer 165
–, Wirkort 166
Dosis-Wirkungsbeziehung 122
down-regulation 185
Druckschwankung, intrapleurale 78
Druck-Volumen-Diagramm 76
Drüsenzellen, Hypersekretion 36
DTT 95
Düsenvernebler 158f.
–, Anwendung 160
–, Aufbau 159
„Dustscreen"-Streifentest 208
dysfunktionale Muster, Familie 248
Dyskrinie 221
dyssynaptisches Wachstum 221

E

EAR 41
early asthmatic reaction 41
ECMO 195, 201
ECP, Sputum 95
Effektorfunktion 41
EGFR 48f.
Eigenanamnese 69f.
Einteilung, Asthma bronchiale 26
Einziehung, epigastrische 189
Eisbergkonzept, chronisches Asthma 65
elektrostatische Aufladung 166
ELF 91
emotionale Ebene 244
emotionaler Bereich 255

Emphysem 77
Endothelin-I 49
Energiesparbauweise, Schimmelpilzbildung 210
Enteroviren 52
Entrainment, Düsenvernebler 160
Entspannung 249
Entzündung s. a. Inflammation 94
–, Suppression 115
Entzündungs-Mediatoren 36
Entzündungsreaktion 137
–, allergische 36ff.
–, Corticosteroide 115f.
–, Persistenz 117
Entzündungs-Zellen 39f.
eosinophile basische Proteine 37
– Granula 37
– IL-5 40
– Zellen 40
– –, Sputum 95
Eotaxin 49
Epidemiologie 29ff.
Epidermal growth factor receptor 48f.
Epithel der Atemwege 48
epitheliale Flüssigkeit 91
Epitope 44
Ernährung 235ff.
Ernährungsgewohnheiten 235
Erstgespräch, Themen 181
ETAC-Studie 141
Eukalyptusöl 230
Exazerbation 174
–, Erkennung 88
–, Peak-flow 89
Exposition, Milbenallergen 45
Expositionshäufigkeit, Statistik 29
Exspiration 71
extracorporal membrane oxygenation 195
extrapulmonale Komplikationen 238
extrathorakale Obstruktionen 79
extrinsisches Asthma 41

F

Faktoren, genetische 31
familiäre Interaktion 249
familiärer Bereich 256
Familienanamnese 70
–, atopische 58
Farbzusätze 229
Fassthorax 71
fatales Asthma 48
FCKW 162f.
Fenoterol 124, 128
Fettsäuren, Ernährung 235f.
–, Metabolismus 236
ω-3-Fettsäuren 235
ω-6-Fettsäuren 235
Feuchtinhalation 158
$FEV_{0,5}$ 74
FEV_1 83
–, Abnahme 47
Fibronektin 48f.
Fibrose, Subepitheliale 48
fibrotische Reaktionen 49
Fieber, BAL 91
FLAP 138
Fluor-Chlor-Kohlenwasserstoffe 162
Flüssigkeitszufuhr, Intensivstation 196
Fluss-Volumen-Kurve 74
–, Atemwegsobstruktion 79
–, exspiratorische 79, 81
–, mangelnde Mitarbeit 76
–, Ruheatmung 79

Flusswerte, exspiratorische 80
Fluticason 119
forcierte Atemmanöver 88
Formoterol 129
FRC 78
– Bestimmung 82
funktionelle Residualkapazität 78

G

ganzheitliche Therapie 244
Ganzkörperplethysmographie 73, 76f.
gastroösophagealer Reflux 103ff., 240
–, Komplikationen 103
–, Symptome 103
Gaze 92
Gelatine-Allergie 231
Gemeindekontext 245, 249
Genetik 31ff.
Genvarianten 31
Geschwistereffekt 53
Geschwisterpaar-Analyse, Genetik 32
Gesichtsmaske, Düsenvernebler 159
Gesundheitsstrukturgesetz 261
Giemen 72
–, Asthmaanfall 63
glanduläre Hypertrophie 47
Glucocorticoiddosis, ambulantes Vorgehen 181
Glucocorticoide s. a. Corticoide 122
–, Nebenwirkungen 186
–, systemische 123
–, Wirkung 123
Glucocorticoid-response-Elemente 116
Glucocorticoid-Rezeptor 116
Glucocorticosteroide, Reduktion 203
Glykoproteine 44
GM-CSF 49
GÖR s. gastroösophagealer Reflux
G-Protein 124
–, RSV-Infektion 56
Granula, Eos 40
Granulozyten, BAL 92
Granulozyten-/Makrophagen-Kolonie stimulierender Faktor 49
Grundimmunisierung 231

H

Hand-Mund-Lunge Koordination 168
happy wheezer 108
Hausbesuchsanforderung 190
Hausstaubmilben 207f.
–, Allergenquellen 45
–, Elimination 208
–, Matratzen 45
Hauttestung 98ff.
–, Indikation 98
Hautverdünnung, periorale 119
Heliox, Intensivstation 201
Helium-Sauerstoff-Gasgemische, Intensivstation 201
Heliumverdünnungsmethode 82
Hering-Breuer-Reflex 81
Herpes simplex, BAL 92
Herthoge-Zeichen 71
Heterogenität, genetische 31
HFA 163
Histamin 37, 39
–, Provokationstest 83
Histaminquaddel, Hauttestung 98
Histamin-Rezeptoren 37
H_2O_2 94, 96
Holländische Hypothese, Lungenfunktion 217

Hospitalisation, Kriterien 194
Hühnereiweißallergie 231
Hüllkurve, Lungenfunktionsprüfungen 73
Hund, Majorallergen 211
Husten-Artefakte, Fluss-Volumen-Kurve 76
Husten-Asthma 227f.
Husten, produktiver 64
Hydrofluoralkan 163, 170
Hyperaktivität 125
hyperkeratotische Follikulitis 71
Hyperreagibilität, bronchiale 47ff.
–, Messung 94
Hypertonus 240
–, pulmonaler 240
Hyperventilation, Asthmaanfall 63
–, isokapnische 225
Hypokaliämie 125
Hypophosphatämie 239
Hyposensibilisierung 150, 176, 213ff.
–, Allergenextrakte 213
–, Anamnese 70
–, Durchführung 214
–, Indikationen 213
–, orale 213
Hypoxie, Asthmaanfall 63

I

IFN-γ 53, 148
IgE 41
– Bestimmung 100f.
– Bildungsfreudigkeit, Tierspezies 211
– Produktion, Bronchospasmus 41
– –, Regulierung 41
– Rezeptor, Therapie 146
– Spiegel, CD40 43
–, Struktur 41
– Synthese, Inhibitoren 43
IL-4, IgE-Synthese 41
IL-5 147f.
– Eosinophile 40
–, RSV-Infektion 56
IL-8 49
IL-10 49
IL-11 49
IL-12 149
IL-13 49f., 147f.
–, IgE-Synthese 41
Immunantwort, RSV-Infektion 56
Immunoassays, Milbenallergenkonzentration 208
Impfstoffe 231
Impfungen 231f.
–, immunmodulierende 56
Indikationsimpfung 231
„indoor"-Allergenexposition 222
infant-hugging 222
Infektexazerbationen 122
Infektionen 52ff.
– als Auslöser 54ff.
– als Hemmer 52f.
Infektionsexposition 54
Inflammation
– der Atemwege 47
–, Messwerte 94ff.
–, nichtinvasive Messung 94ff.
Influenza-Impfung 231
Inhalationsallergene 44
Inhalationsanästhetika, Intensivstation 201
Inhalationsmethoden, altersabhängige Indikation 179
Inhalationssysteme 157ff.
–, HFA-basierte 170
–, treibgasfreie 170

Stichwortverzeichnis

Inhalationstechnik 164
–, patientenbezogene 159
inhalative Allergenprovokation 102
Innenraumallergen 46
Inspektion 71
Inspiration 78
Intensivstation, Kriterien 194
–, Standardtherapien 197
Interleukin-Cluster, Chromosom 34
Internetadressen 283
intrinsisches Asthma 41
Intubation, Intensivstation 198
Intubationskriterien, Status asthmaticus 199
In-vitro-Diagnostik 100f.
Inzidenz, Statistik 29
Ipratropiumbromid 131f.
–, Intensivstation 198
ISH 225
ISO 9001:2000, Prozessmodell 263
isokapnische Hyperventilation 225

K

Kältereiz, Dosieraerosole 163
Kaltluftprovokation 86
–, Durchführung 85
Kandidatengenanalysen 31
Kandidatengenregionen 33f.
Kapnographie, Intensivstation 196
kartilaginäre Atemwege 48
Katzenallergene 211
Katzenhaarallergie, IgE-Bestimmung 100
Ketamin, Intensivstation 196
ε-Kette 41
kindgerechter Notfallplan 276
kindgerechte Therapie 182
KINDL 252
Kleinkind, junges 221
Kleinkinder 190
Kleinkindspacer 166
klinische Zeichen 71
Klopfschalldämpfung 71
Knochendichtebestimmungen, Corticoide 118
Ko-Allergien 45
kognitive Ebene 244
kognitiver Bereich 255
Kollagenablagerung 48
Koma 189
Kombination, fixe 144
Kombinationspräparate 144f.
Kompartiment, alveoläres, BAL 91
Komplikationen 238
–, antiasthmatischer Therapie 239
–, Beatmung 239
–, extrapulmonale 238
–, Langzeit- 240
–, pulmonale 238
Kompressionsvernebler 179
Konfliktlösefähigkeit, fehlende 248
kontraindizierte Medikamente 229f.
Kontrollüberzeugung 258
Kontrolluntersuchungen, Erfassung unerwünschter Wirkungen 186
Kopplungsanalysen, Genomweite 31, 35
Körpererleben, subjektives 244
Körperlängenwachstum 117f.
körperliche Untersuchung 71f.
Kostensenkung 261
Krampfanfälle 66
kritischer Wert, Peak-flow 189
Kundenorientierung 263
Kurzatmigkeit 64

L

Lamina rara 48
Langzeit
– Pharmakotherapie 176
– $β_2$-Sympathomimetika 135
Langzeitkomplikation 240
Langzeitprognose 183
Langzeittherapie, Corticosteroide 115f.
Laufbelastung 86
–, Durchführung 86
Lavage-Flüssigkeiten 47
Lebensqualität 174, 251ff.
–, Corticoide 117
–, Messung 251f.
–, Pharmakotherapie 111
Lebensstil-Faktoren 30
Legionellen, BAL 92
Leistungsangebote 267
Leistungsqualität 267
Leukotrienantagonisten 135, 176
–, Nebenwirkungen 186
Leukotrienbiosynthesehemmstoffe 138
Leukotriene, Bedeutung 137
–, Cysteinyl- 137
–, Mediatoren 36
Leukotrieninhibitoren 137ff.
–, Bewertung 140
Leukotrienrezeptorantagonisten 138
Leukozyten, polymorphkernige 40
Levocetirizin 141
Lidocain, inhaliertes 153
Life Activities Questionnaire for Childhood Asthma 252
Lingula, BAL 91
Lipoxygenase 37
5-Lipoxygenaseinhibitor 138
Lippenbremse 189
5-LO-Hemmer 149
Luftpartikel 216
Luftreinigungsgeräte, Verminderung von Pilzsporen 210
Luftschadstoffe 215f.
Luftverschmutzung, Schutz 113
Lungendeposition, Düsenvernebler 159
Lungendetektiv 66, 233
Lungenerkrankungen 91
Lungenfunktion, inhalative Corticoide 116
–, Stufentherapie 174
–, Verschlechterung 47
Lungenfunktionsmessungen 78ff.
–, prospektive 30
Lungenfunktionsprüfung 73ff.
–, Artefakte 76
–, Kleinkinder 78ff.
–, Säuglinge 78ff.
Lungenfunktionsuntersuchungen, chronisches Asthma 65
Lungeninfiltrate, BAL 91
Lungenparenchym 91
Lungenvolumen, Spülmenge 91
Lungenvolumina, Bestimmung 82
–, statische 77
lung lining fluid 125
Lymphozyten 40f.
B-Lymphozyten 41
Lymphozytensubpopulationen, BAL 92

M

MAb-E25 146
Magnesiumsulfat, Intensivstation 198
Majorallergene 44, 46
Makrosystemkontext 245, 249
malignes Asthma 66

Marketing 268
Mastzellen 39
–, Aktivierung 39
–, Corticosteroide 116
Mastzellmediatoren 53
Mastzell-Typen 39
Matratzen, Hausstaubmilben 45, 208
Matrixmoleküle 48
Mausmodell, RSV-Infektion 53
Mediator-Antagonisten 149
Mediatoren
– Bestimmung 101
–, inflammatorische 36
–, Remodelling 48ff.
Medikamente, kontraindizierte 229f.
–, symptomatische 178
medikamentöse Provokationen 83f.
Medikation, Lungenfunktionsprüfungen 73
Mehrdosen-Pulverinhalatoren 168
Meidungsstrategie 102
Membranoxygenation, extrakorporelle 201
Metaplasie der Schleimhaut 48
Methacholin 84
–, Provokationstest 83
Methylprednisolon, Intensivstation 198
– Pulstherapie 153
Methylxanthine, Refluxtherapie 105
Midazolam, BAL 91
Mikrosatellitenmarkeranalyse, Genetik 32
Milbenallergene 45
–, Exposition 209
–, Konzentration 207
–, Reduktion, Produkte 208
Milbensanierung 208
Milbensensibilisierung 45
Milbenwachstum 207
Mittellappen, BAL 91
M2-Muskarinrezeptoren 53
Mometasonfuroat 119
Monitoring, Intensivstation 196
Montelukast 138
Mortalität 66
mucoid impaction 238
Multipoint-Analyse, Genetik 32
Mundpflege, Glucocorticoide 117
Mycobacterium tuberculosis, BAL 92
Mykobakterien 54
Mykoplasmen, BAL 92
Myofibroblasten, Hyperplasie 48
myozytäre Hyperplasie 48

N

Na-Bicarbonat, Intensivstation 196
Nachbehandlung 89, 203
Nahrungsallergene, IgE-Produktion 101
Nasenatmung, Düsenvernebler 159
Nasenlavage 95
Nasensekret 95
Nassinhalation, Vor- und Nachteile 168
Nebenwirkungen, Monitoring 184ff.
Nebenwirkungsrisiken 176
Nedocrom 176
Nedocromil, Nebenwirkungen 185
Nedocromil-Na, Pharmakologie 112
Neuraminidasen 53
Neuroleptika, Intensivstation 196
neuromuskuläre Blockade, Intensivstation 200
Neuropeptide, Abbau 53
Niedrigdosistherapie 186
NIH-Guidelines 173
NO s. a. Stickstoffmonoxid
NO 50, 94, 96

–, Cotton Rat 53
– Synthase 51
NO$_2$-Belastung 215f.
Notfallbereitschaft, Kaltluft-Provokation 85
Notfallplan, kindgerechter 276
Notsignale, Asthma-Kind 233
NSAR 229
Null-Fehler-Ansatz 263

O

Obstruktion, Asthmaanfall 63
–, extrathorakale 79
–, stumme 189
–, variable 79
obstruktive Ventilationsstörungen 74
Odds-ratio, Statistik 29
Okklusionsmethode 81
–, Variabilität 82
orbitaler Halo 71
Organisationsstrukturen, Qualität 268
Ösophagus-Breischluck 104
Osteoporose, Corticoide 118
Ovalbumin 54
Oxitropiumbromid 131
Ozon 217
Ozonbelastung 215
Ozonspitzen, frühsommerliche 217

P

Palpation 71
Parainfluenzaviren 52
Parasympatholytika, Nebenwirkungen 185
Partikel der Luft 216
Passivrauchen 216
–, Lungenfunktion 217
–, Provokationstest 84
–, Wirkung 30
Pathogenese, Asthma bronchiale 36
–, T-Zellen 41
Patientenschulung 177
PD 83
PDE-IV-Inhibition 143
PEACE-Studie, Partikeleffekte 216
Peak-flow 87
– Messung 87, 233
– –, Durchführung 88
– –, Grundlagen 87
– –, Interpretation 88
– –, Selbsteinschätzung 174
– Meter, akuter Asthmaanfall 88
– –, Geräte 87
– –, Neurotisierung 87
– Protokoll 174
– –, akuter Anfall 189
– Variabilität 88
– Werte 272
Pediatric Asthma Quality of Life Questionnaire 253
PEEP 199f.
Peergroup 256
Penetranz 31
Peptid-Immuntherapie 150
periphere Obstruktionen 66
Perkussion 71
Peroxynitrit 50
Persönlichkeitsmerkmale der Asthmatiker 243
Pfeifen, Asthmaanfall 63
Phänotyp
–, Asthma 30
–, –, Hypothesen 29
–, –, IgE-Produktion 45
–, Asthma bronchiale 26

Pharmakogenetik 35
Pharmakotherapie, Langzeit- 176
Phenytoin 229
pH-Metrie 104
24 h-pH-Metrie 104
Phosphodiesteraseinhibitoren 143
Phospholipide, Mediatoren 36
physiologische Ebene 244
Physiotherapie 233f.
Pläne, geschriebene 272ff.
Pleuratreiben 72
plugs, Sputum 95
Pneumocystis carinii, BAL 92
Pneumotachograph 79
Pneumothorax 238
Pollen, Allergenquellen 45
Prädisposition, atopische 55
–, IgE-Produktion 41
Prävalenz, Statistik 29
Prävalenzsteigerung 30
Prävention 150
Preiswürdigkeit 268
Pricktest 98
Prognose 58ff.
prokinetische Therapie 105f.
Propafenon 229
Prophylaxe 175
Propyphenazon 229
Prostaglandine, Mediatoren 36
Proteasen, Epithelzellen 49
Provokation, bronchiale, DNCG 113
Provokationsdosis 83
Provokationstests 83f., 102
Pseudorestriktion 75
Psyche 247f.
– und Körper 243
Psychogenese 243
psychologische Therapie 244, 248ff.
pulmonale Komplikationen 238
Pulsus paradoxus 63
Pulverinhalation 167
Pulverinhalatoren 169
–, atemzugvolumengesteuerte 125

Q

Qualität, Beurteilung 262
–, Definition 261
Qualitätsdefinition 261
Qualitätseinschätzung 266
Qualitätskontrolle 265
Qualitätsmanagement 261
Qualitätsmaßstäbe, Pharmakotherapie 111
Qualitätspolitik 265
Qualitätsprozess 269
Qualitätssicherung 173, 261
–, Asthmaschulung 258

R

RANTES 149
Rasselgeräusche 72
Reagin 41
reaktive Sauerstoffspezies 49
Recovery, BAL-Flüssigkeit 92
Referenzwerte, BAL 92f.
Reflexbögen, vagale 103
Reflux, gastroösophagealer 103ff., 176
Refluxkrankheit, gastroösophageale 105
–, Therapie 105f.
Reflux-Scores 104
Reibetest, Hauttestung 99
Reliever 144
–, Nebenwirkungen 184
–, Pharmakotherapie 111

Remodelling, Mediatoren 48ff.
REM-Schlaf 78
Residualvolumen 77
Resistance, Okklusionsmethode 81
respirable Partikel 170
respiratorische Insuffizienz, Indizien 191
Respiratory Syncytial Virus 52
restriktive Ventilationsstörungen 75
β$_2$-Rezeptor, Corticosteroide 116
–, Rezeptorpolymorphismen 124
Rezeptoren, hochaffine 39
Rezeptorpolymorphismen, β$_2$-Rezeptor 124
Rhinitis, chronische 176
Rhinokonjunktivitis, allergische 141
Rhinoviren 52
Risiko, individuelles 31
–, relatives 29
Risikofaktoren 26, 30
–, Asthmapersistenz 58
–, RSV-Bronchiolitis 55
–, Säuglinge 221
Rolipram 143
RSV 52
– Bronchiolitis, Asthma 55
– –, Risikofaktor 55
– Infektionen 52
Ruheatmung, Fluss-Volumen-Kurve 79

S

Salbutamol 127, 161
Salmeterol 129
Sauerstoff, Intensivstation 196
Sauerstoffpartialdruck, Schema 192
Sauerstoffradikale, Eos 40
Sauerstoffsättigung 72
Säugling 221
Säuglingsspacer 166
säuresuppressive Therapie 106
Schimmelpilze 210
Schleimhautödem, Corticosteroide 116
Schleimsekretion 47
Schulungsprogramme 254
Schweißtest, Anamnese 70
Schweregradbestimmung 194
Schweregradeinteilung, vereinfachte 180
Sedation, Intensivstation 200
Sedativa, Intensivstation 196
Sedierung, BAL 91
–, Lungenfunktionslabor 78
Sekret, Sputum 94
Sekretproduktion 124
Sekundärprävention, Evaluation 30
Sensibilisierung 45, 98
–, chronisches Asthma 64
–, Hausstaubmilben 45
–, Relevanz 176
Sensitivität 87
–, BAL-Flüssigkeit 92
Serum-ECP 95
sib-pair-Analyse, Genetik 32
Sichelzellanämie 240
Siguazodan 143
silent lung 189
Sofortreaktion, allergische 39
sozialer Bezug 256
sozialer Mikrokosmos 245, 249
Spacer
– bei Kindern 165f.
–, Dosieraerosole 164ff.
–, Prinzip 164
–, Querschnitt 164, 166
–, Vergleich gängiger 165
spasmolytische Wirkung 129

Stichwortverzeichnis

spezifisches IgE 44
Spinhaler 169
Spirometerasthma 73
Spirometrie 73ff.
Spirometriekurve 74
Spontanatmung 79
Sport, Asthmasport 255
Sprachgebrauch 69
Spülkatheter, BAL 91
Spülvorgang 91
Sputum 94f.
– ECP 95
–, Entnahme 94
–, Induktion 94
–, Sekret 94
Sputumlabor, Schweregrad, Asthma 95
Stalltiere 54
Statistik, allgemein 29f.
Status asthmaticus 63, 125, 194
–, Flussdiagramm 195
Staubfänger 46
step-down 203
–, ambulantes Vorgehen 181
step-up, ambulantes Vorgehen 181
Steroide, Intensivstation 198
Steroidtherapie, H_2O_2 im Atemkondensat 96
Stickstoffauswaschmethode 82
Stickstoffdioxid 215f.
Stickstoffmonoxid 50, 94, 96
–, Ausatemluft 96
–, Effekte 96
–, Messung 96
Stimulus 83, 86
Stridor 72
Stufendiagnostik 107
Stufentherapie 173
–, Säuglings- und Kleinkindesalter 179
–, vereinfachte 180
stumme Obstruktion 189
subepitheliale Fibrose 48f.
subepitheliale Kollagenablagerung, Myofibroblasten 48
Sudanrot 93
Surfactantphospholipide, BAL 92
β-Sympathomimetika, Refluxtherapie 105
$β_2$-Sympathomimetika 124ff.
–, BAL 91
–, Desensibilisierung 128
–, Downregulation 128
–, Intensivstation 197
–, kurz wirksame 126
–, lang wirksame 127ff.
–, Nebenwirkungen 125f., 184f.
–, Wechselwirkungen 125
–, Wirkstoffe 124
–, Wirkungsmechanismus 124
Symptome, Anamnese 69
–, Asthma 63
–, Asthmaanfall 69
Systemansatz, TQM 264

T

Tabakrauchexposition 175
Tagestherapiekosten 270f.
TDT, Genetik 32
Teilchenspektrum, Dosieraerosol 167
Terbutalin 125, 127
Testallergen, Hauttestung 98
Testgüte, Hauttestung 98
Tetrafluorethan 163
TGF-β 49
TGV 77
TH1-Immunantwort, RSV-Infektion 56

TH1-Immunmodulation 56
TH2-Zytokine 49
Theophyllin 133ff.
–, Anwendung 136
–, Intensivstation 198
–, Nebenwirkungen 185
–, Wirkmechanismen 134
Theophyllinpräparate, retardierte 133
Therapie, Anticholinergika 132
–, ganzheitliche 244
–, kindgerechte 182
–, Kleinkind 223
–, Langzeittherapie 176
–, Medikamentengruppe 177
–, Nebenwirkungen 175
–, psychologische 244
–, Säugling 223
–, Standard, Intensivstation 197
–, Theophyllin 135
–, Versagen 201
Therapieerfolg, optimaler 174
–, Überprüfung 182
Therapiekosten 270f.
Therapiemöglichkeiten, psychologische 248ff.
Therapien, experimentelle 146ff.
Therapieplan, Beispiele 273ff.
–, geschriebener 272f.
–, individueller 174, 177
Therapiereduktion, Entscheidungskriterien 182
Therapierichtlinien 173
Therapiestufen 176
Therapietreue, Theophyllin 135
Therapieziele 111
–, Sicht des Kindes 182
–, Stufentherapie 174
thorakale Muskulatur 78
thorakales Gasvolumen 77
Thoraxkompressionstechnik 79
–, Untersuchungsaufbau 80
Thromboxan, Mediatoren 36
Thrombozytopenie, BAL 91
Tierallergene 211
Tierhaare, Allergenquellen 45
Tierhautschuppen, Allergenquellen 45
Tiermodelle, RSV-Infektion 53
T-Lymphozyten 36, 40f.
Toleranzentwicklung 185
Tonus, Bronchialmuskulatur 47
topische Corticosteroide 115
Torsade de pointes 141
Total Quality Management 262ff.
TQM 262ff.
–, Ansatzpunkte 263
–, Asthma 266ff.
Trägersubstanz 166
Trainingsprogramm, Qualitätszirkel 265
Transforming growth factor-β 49
Transmissions-Disäquilibrium-Test
–, Genetik 32
Treibgase, Dosieraerosole 163
Trichterbrust 71
Trockeninhalation 167
–, Vor- und Nachteile 168
Tröpfchengrößen, Inhalation 158
Trypanexklusion 92
Tryptase 39, 93
–, Sputum 95
Tuberkulinreaktion 53
Tuberkulose, TH1-Reaktion 54
Tubus, BAL 91
Tuloburetol 125

Turbohaler 125

U

Überblähung, Asthmaanfall 63
Ultraschall-Vernebler 159
Umbauprozesse, Atemwege 47
Umwelteinflüsse 215ff.
Unterbrechertaste 160
Unternehmenspolitik 265
Untersuchung, körperliche 71f.
Ursachen und Auslöser 257

V

Vakzination, RSV-Infektion 56
Vakzinierung 150
Validität, Provokationstest 84
Variablen 88
variable Obstruktion 79
VC 73
Ventilationsstörungen, Fluss-Volumen-Kurve 74ff.
–, kombinierte 75
–, obere Atemwege 75
–, obstruktive 74
–, restriktive 75
Venturi-Effekt 158
Veranlagung, genetische 31
Vererbung, polygene 31
Verhalten, praktisches 244
Verhaltenstraining 256
Verlauf, Anamnese 69
Vernebelungszyklen 161
Verschiebung im Zeitraster, Provokationstest 84
Verwirrtheit 189
Virusinfektionen 52
Vitalkapazität 73
Vorschulalter, Therapie 173

W

Wachstumsbeeinträchtigung 118
Wasserfallphänomen 200
Wasserstoffsuperoxid 94, 96
–, Atemkondensat 96
western life style 54
wheezy bronchitis 216

Z

Zafirlukast 138
Zeitkonstante 81
Zelldetritus, Bronchiolen 52
Zellviabilität 92
Zigarettenrauchexposition, Anamnese 70
Zileuton 149
Zilienschlagfrequenz 124
Zyanose 64
–, Asthmaanfall 63
Zytokin-Antwort, Therapie 147
Zytokine 37f.
–, Pathogenese 38
Zytokin-Therapien, Ansatzpunkte 148
Zytologie, BAL 92
Zytomegalieviren, BAL 92
zytotoxische Aktivität, Eos 40

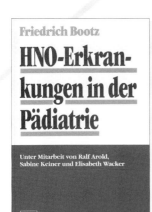

HNO-Erkrankungen in der Pädiatrie

Von Friedrich Bootz, Tübingen
315 Seiten. 91 Abbildungen. 23 Tabellen. Gebunden.
ISBN 3-7776-1339-4

€ 49,90 [D]/sFr 79,80

Die Diagnose von HNO-Erkrankungen kann bei Kindern gänzlich andere Probleme bereiten als bei Erwachsenen. Auch gibt es beim Kind bestimmte Notfallsituationen, die im Erwachsenenalter kaum mehr auftreten.

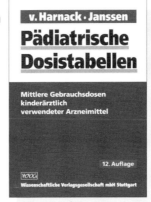

Pädiatrische Dosistabellen

Mittlere Gebrauchsdosen kinderärztlich verwendeter Arzneimittel

Von Prof. Dr. Gustav-Adolf Harnack, Düsseldorf, und Dr. Folker Janssen, Bielefeld
XVIII, 174 Seiten. Kartoniert.
ISBN 3-8047-1587-7

€ 22,50 [D]/sFr 36,–

„Ich kann mir kein Buch vorstellen, das der Pädiater in Klinik und Praxis jeden Tag häufiger zur Hand nimmt."

(Monatsschrift für Kinderheilkunde)

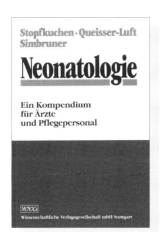

Neonatologie

Ein Kompendium für Ärzte und Pflegepersonal

Von Prof. Dr. Herwig Stopfkuchen, Mainz, u.a.
360 Seiten. 74 Abbildungen. 62 Tabellen. Gebunden.
ISBN 3-8047-1370-X

€ 50,10 [D]/sFr 80,20

Die wichtigsten neonatologischen Krankheitsbilder, die diagnostischen Möglichkeiten, Behandlungsstrategien und therapeutische Maßnahmen.

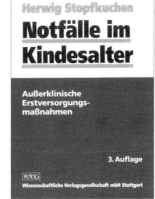

Notfälle im Kindesalter

Außerklinische Erstversorgungsmaßnahmen

Von Prof. Dr. Herwig Stopfkuchen, Mainz
188 Seiten. 15 Abbildungen. 9 Tabellen. Kartoniert.
ISBN 3-8047-1552-4

€ 14,80 [D]/sFr 23,70

Ein Buch über die Symptome und außerklinisch notwendigen Erstversorgungsmaßnahmen bei der Notfallversorgung schwerverletzter oder akut bedrohlich erkrankter Kinder.

WVG

Wissenschaftliche Verlagsgesellschaft mbH
Birkenwaldstraße 44 • 70191 Stuttgart • Telefon 0711 2582 342 (-341) • Fax 0711 2582 290
E-Mail: Service@wissenschaftliche-verlagsgesellschaft.de
Internet: www.wissenschaftliche-verlagsgesellschaft.de